经方儿科应用集萃

主编●刘建忠　张雪荣　林连美　陈瑶

华中科技大学出版社
http://press.hust.edu.cn
中国·武汉

内 容 简 介

本书分为两篇,上篇为经方荟萃,列举了儿科临床常用经方。下篇为从病选方,分为七章,分别从肺系疾病、脾系疾病、心肝系疾病、肾系疾病、传染病、寄生虫病和其他病证方面,介绍经方在儿科各系统疾病中的应用,并附医案,以拓展临床辨治思路。

本书可供中医专业师生学习,也可供临床医师及科研人员参考。

图书在版编目(CIP)数据

经方儿科应用集萃/刘建忠等主编. —武汉:华中科技大学出版社,2022.9
ISBN 978-7-5680-8786-5

Ⅰ. ①经… Ⅱ. ①刘… Ⅲ. ①小儿疾病-经方-汇编 Ⅳ. ①R272

中国版本图书馆 CIP 数据核字(2022)第 196298 号

经方儿科应用集萃
Jingfang Erke Yingyong Jicui

刘建忠　张雪荣　林连美　陈　瑶　主编

策划编辑：黄晓宇　周　琳
责任编辑：周　琳　方寒玉
封面设计：原色设计
责任校对：曾　婷
责任监印：周治超
出版发行：华中科技大学出版社(中国·武汉)　　电话：(027)81321913
　　　　　武汉市东湖新技术开发区华工科技园　　邮编：430223
录　　排：华中科技大学惠友文印中心
印　　刷：湖北恒泰印务有限公司
开　　本：787mm×1092mm　1/16
印　　张：23　插页：3
字　　数：493 千字
版　　次：2022 年 9 月第 1 版第 1 次印刷
定　　价：88.00 元

主编简介

刘建忠，医学博士，教授，主任医师（专业技术三级岗），博士生导师，昙华林名医。从事中西医结合儿科临床、教学及科研工作，专长于小儿内分泌疾病及名老中医学术思想经验传承研究，善于中西医结合治疗小儿生长发育、小儿脾胃方面疾病。

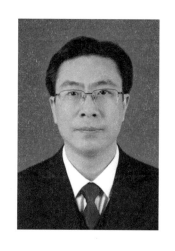

获湖北省科技进步奖一等奖（主持）、二等奖（参与）各 1 项，获省、市科技进步奖三等奖各 1 项。共主持或参与包括国家自然科学基金面上项目在内的各级各类科研课题 28 项。发表含 SCI 论文的专业论文 70 余篇，主编专著 5 部，参编 6 部。牵头研制医疗机构制剂 2 项，培养硕士、博士研究生 17 名。

担任国家科学技术奖评审专家、湖北省科学技术奖评审专家、湖北省科学技术厅科技专家库高端专家、湖北省医学伦理委员会委员。现任湖北省中医肝肾研究及应用重点试验室副主任，中国中药协会茯苓专业委员会主任委员，中华中医药学会中药临床药理分会副主任委员，湖北省中医药学会副会长兼任儿科专业委员会主任委员。

Foreword   序

毛泽东说:"中国医药学是一个伟大的宝库,应当努力发掘,加以提高。"邓小平明确指示:"要为中医创造良好的发展与提高的物质条件,抓紧解决中医队伍后继乏人的问题"。2021年2月9日国务院办公厅印发的《关于加快中医药特色发展的若干政策措施》中指出必须设法恢复中医自身的特色和优势。传承精华,守正创新,新的一轮总结经验和开拓未来的中医创新形式已然形成。经方是经典方,主要指记载在《伤寒论》《金匮要略》中的方子,经方作为伟大中医药宝库中的瑰宝在今天仍然活跃在中医儿科临床。20世纪60年代,国家全面开展了中医药临床研究,在名老中医的指导下,优秀的西学中人士与年轻中医师积极参与,各大中医院校都取得了极大的成绩,锻炼了医生队伍,培养了医学人才,积累了经验,我有幸参与了以白虎汤为主方治疗流行性脑脊髓膜炎的临床观察,深刻体会到了经方的疗效并一直将其应用到临床。

很多医生对于儿童使用中药有些顾虑,或者认为经方已经过时,不适合如今复杂的临床,而推崇时方的治疗。我在临床中擅治咳喘类疾病,对于小儿咳喘发作,尤其推崇小青龙汤,正如《金匮要略》云"病痰饮者,当以温药和之",而不是一见咳嗽、咳痰,就考虑"炎症"而多用凉药,这脱离了中医四诊及辨证论治,难有好的疗效。经方用药不仅仅是针对病原体,还是针对机体整体进行调治,可以调动机体自身抗病能力和自愈力,特别适合"稚阴稚阳"、有无限可塑性的儿童。

经方流传至今,是经历了长期临床验证而被传承下来的宝贵财富,对于年轻医生,我的建议是先树立对经方疗效的信心,然后熟悉、牢记,再应用于临床。树立对经方信心的途径,一是跟从师长亲身体会临床疗效;二是大量阅读文献,学习前辈应用经验。我很高兴看到中医儿科医生将经方在儿科的应用进行系统的整理,追溯了经方的历史源流、历代医家点评和现代应用,并具体总结了一些临床常见疾病的经方应用经验。刘建忠主编的《经方儿科应用集萃》是一本适合临床医生将经方实践于儿科临床的参考资料,希望有更多的中医儿科医生传承岐黄医术,造福儿童。

陈瑞林

2022年7月于湖北中医药大学黄家湖校区

Preface 前　言

　　习近平指出："要遵循中医药发展规律,传承精华,守正创新。"祖国医学源远流长,历代医家勤求古训、大胆创新,在与疾病几千年的抗争实践中积累了丰富的经验。纵观医学史不难发现,但凡中医大家,无一不是深究经典、博览群书。所以,传承是中医学的命脉所在,传承经方是我们发展中医药事业的基石。

　　仲景之方因其配伍严谨,疗效显著,深受儿科医家推崇。如四川著名儿科专家肖正安曾言："或曰,仲景之方,偏于辛热,不适宜于小儿,予则不以为然。盖仲景之法,辨证严谨。仲景之方,非止一端,其有温热者,有寒凉者,有寒温并用者,全在随证立法制方。仅以《伤寒论》为例,112方中,除去平剂和外用4方,其内服108方中,属温热者33方,属寒凉者18方,而寒温并用者即有57方,占108方中的一半以上。然小儿的生理特点是'稚阴稚阳',病理特点是'易寒易热',因而在遣方用药上,偏温燥者,易于伤阴化热,偏寒凉者,易于积寒伤阳。故在儿科用方中,温热之剂,多佐苦寒,寒凉之剂,多佐辛温,所以仲景经方,寒温并用者多,最利于幼科。"中医儿科泰斗江育仁在主编《中医儿科学》时亦云："师仲景法、用仲景方治疗小儿多种疾病,如肺炎喘嗽、水肿、痢疾、小儿暑温等,都有卓越疗效。"

　　本书以明代赵开美复刻本《伤寒论》及校刻本《金匮要略方论》为蓝本,参照国家"十二五"规划教材《伤寒论讲义》和《金匮要略讲义》,选取了儿科临床常用之经方106个,着重介绍其应用。全书共分为上、下两篇。上篇为经方荟萃,对每个经方从经典回顾、辨证要点、临床应用、各家论述四个方面进行介绍。其中经典回顾是将《伤寒论》及《金匮要略》原文附录在上,以助读者加强对经典的记忆;辨证要点是对经方的病机、症状、治法、方药及煎服法进行高度概括;临床应用是指经方在儿科临床的应用范围;各家论述是将医家对经方的认识附录在下,以便加深理解。下篇为从病选方,主要是从各个系统疾病出发,介绍经方在该系统疾病中的运用特点,并附医案,以拓展临床辨治思路。

　　本书内容丰富,实用性强,是一部临床应用经方诊治儿科疾病的参考书,所有编写人员希望每一位读者都能从中获益。唯编者水平不高,如有不妥之处,还请同行批评指正。

编委会

Contents 目 录

上篇——经方荟萃

十枣汤 ……………………………………………………………………… 3

大青龙汤 …………………………………………………………………… 5

大承气汤 …………………………………………………………………… 7

大柴胡汤 …………………………………………………………………… 10

大陷胸汤 …………………………………………………………………… 13

大黄甘草汤 ………………………………………………………………… 14

大黄牡丹汤 ………………………………………………………………… 15

大黄附子汤 ………………………………………………………………… 17

小半夏加茯苓汤 …………………………………………………………… 18

小青龙汤 …………………………………………………………………… 19

小青龙加石膏汤 …………………………………………………………… 20

小柴胡汤 …………………………………………………………………… 21

小陷胸汤 …………………………………………………………………… 23

五苓散 ……………………………………………………………………… 24

风引汤 ……………………………………………………………………… 26

乌梅丸 ……………………………………………………………………… 27

甘麦大枣汤 ………………………………………………………………… 28

甘草干姜汤 ………………………………………………………………… 29

甘草附子汤 ………………………………………………………………… 31

四逆散 ……………………………………………………………………… 32

生姜泻心汤 ………………………………………………………………… 34

白虎汤 ……………………………………………………………………… 35

白虎加人参汤 ……………………………………………………………… 36

白虎加桂枝汤 ……………………………………………………………… 38

半夏泻心汤 ································ 40

半夏厚朴汤 ································ 41

芍药甘草汤 ································ 43

当归芍药散 ································ 44

竹叶石膏汤 ································ 46

防己地黄汤 ································ 48

防己茯苓汤 ································ 49

防己黄芪汤 ································ 50

麦门冬汤 ································ 52

赤石脂禹余粮汤 ································ 54

苇茎汤 ································ 55

吴茱萸汤 ································ 57

附子汤 ································ 59

附子粳米汤 ································ 61

鸡屎白散 ································ 62

抵当汤（丸） ································ 63

苦参汤 ································ 64

苓甘五味姜辛汤 ································ 65

奔豚汤 ································ 67

肾气丸 ································ 68

炙甘草汤 ································ 69

泻心汤（大黄黄连泻心汤） ································ 71

茵陈五苓散 ································ 72

茵陈蒿汤 ································ 73

茯苓四逆汤 ································ 74

茯苓桂枝白术甘草汤 ································ 76

枳术汤 ································ 78

栀子豉汤 ································ 79

厚朴七物汤 ································ 81

厚朴三物汤 ································ 82

厚朴大黄汤 ································ 83

厚朴麻黄汤 ································ 84

真武汤 ································ 85

桂枝汤（阳旦汤） ································ 87

桂枝二越婢一汤 ································ 89

桂枝附子汤 ································ 91

桂枝茯苓丸 …………………………………………… 92

桂枝人参汤 …………………………………………… 93

桂枝甘草龙骨牡蛎汤 ………………………………… 95

桂枝加大黄汤 ………………………………………… 96

桂枝加龙骨牡蛎汤 …………………………………… 97

桂枝加芍药汤 ………………………………………… 98

桂枝加附子汤 ………………………………………… 99

桂枝加厚朴杏子汤 …………………………………… 100

桂枝加桂汤 …………………………………………… 102

桂枝加黄芪汤 ………………………………………… 103

桂枝加葛根汤 ………………………………………… 104

桂枝芍药知母汤 ……………………………………… 105

桂枝救逆汤 …………………………………………… 107

桂枝麻黄各半汤 ……………………………………… 108

桔梗汤 ………………………………………………… 109

瓜蒌桂枝汤 …………………………………………… 110

桃核承气汤 …………………………………………… 111

柴胡加龙骨牡蛎汤 …………………………………… 113

柴胡桂枝干姜汤 ……………………………………… 115

柴胡桂枝汤 …………………………………………… 116

射干麻黄汤 …………………………………………… 117

理中丸(人参汤) ……………………………………… 118

黄芪建中汤 …………………………………………… 119

黄芪桂枝五物汤 ……………………………………… 121

黄连阿胶汤 …………………………………………… 122

调胃承气汤 …………………………………………… 124

黄土汤 ………………………………………………… 125

猪苓汤 ………………………………………………… 127

麻黄汤 ………………………………………………… 128

麻黄杏仁石膏甘草汤 ………………………………… 130

麻黄杏仁薏苡甘草汤 ………………………………… 131

麻黄连轺赤小豆汤 …………………………………… 132

麻黄附子细辛汤 ……………………………………… 134

旋覆代赭汤 …………………………………………… 135

越婢汤 ………………………………………………… 136

越婢加术汤 …………………………………………… 137

越婢加半夏汤 ···························· 139

葛根汤 ······································ 140

葛根黄芩黄连汤 ·························· 141

葶苈大枣泻肺汤 ·························· 142

酸枣仁汤 ··································· 144

薯蓣丸 ······································ 145

薏苡附子败酱散 ·························· 146

橘皮竹茹汤 ································ 147

橘皮汤 ······································ 148

鳖甲煎丸 ··································· 149

下篇——从病选方

第一章　肺系疾病 ···························· 155

第一节　感冒 ······························· 155

第二节　鼻衄 ······························· 162

第三节　乳蛾 ······························· 166

第四节　咳嗽 ······························· 172

第五节　肺炎喘嗽 ························· 188

第六节　哮喘 ······························· 202

第七节　反复呼吸道感染 ················· 213

第二章　脾系疾病 ···························· 216

第一节　口疮 ······························· 216

第二节　呕吐 ······························· 217

第三节　腹痛 ······························· 222

第四节　泄泻 ······························· 228

第五节　便秘 ······························· 237

第六节　厌食 ······························· 240

第七节　积滞 ······························· 244

第八节　疳证 ······························· 245

第九节　痢疾 ······························· 247

第十节　滞颐 ······························· 249

第三章　心肝系疾病 ·························· 252

第一节　汗证 ······························· 252

第二节　夜啼 ······························· 256

第三节　儿童睡眠障碍 ··················· 259

第四节　病毒性心肌炎 …………………………………………………… 262

第五节　注意缺陷多动障碍 ……………………………………………… 265

第六节　抽动障碍 ………………………………………………………… 267

第七节　惊风 ……………………………………………………………… 272

第八节　癫痫 ……………………………………………………………… 276

第九节　黄疸 ……………………………………………………………… 280

第四章　肾系疾病 …………………………………………………………… 282

第一节　水肿病 …………………………………………………………… 282

第二节　尿血 ……………………………………………………………… 291

第三节　尿频 ……………………………………………………………… 296

第四节　遗尿 ……………………………………………………………… 300

第五节　五迟、五软 ……………………………………………………… 307

第五章　传染病 ……………………………………………………………… 308

第一节　麻疹 ……………………………………………………………… 308

第二节　猩红热 …………………………………………………………… 310

第三节　流行性腮腺炎 …………………………………………………… 311

第四节　病毒性脑炎 ……………………………………………………… 313

第五节　百日咳 …………………………………………………………… 315

第六章　寄生虫病 …………………………………………………………… 317

第七章　其他病证 …………………………………………………………… 319

第一节　发热 ……………………………………………………………… 319

第二节　皮肤黏膜淋巴结综合征 ………………………………………… 324

第三节　夏季热 …………………………………………………………… 325

第四节　传染性单核细胞增多症 ………………………………………… 327

第五节　湿疹 ……………………………………………………………… 330

第六节　过敏性紫癜 ……………………………………………………… 333

第七节　厥证 ……………………………………………………………… 338

第八节　痉证 ……………………………………………………………… 339

第九节　神志病 …………………………………………………………… 340

参考文献 ……………………………………………………………………… 343

上篇
——经方荟萃

十 枣 汤

【经典回顾】

太阳中风,下利呕逆,表解者,乃可攻之。其人漐漐汗出,发作有时,头痛,心下痞硬满,引胁下痛,干呕短气,汗出不恶寒者,此表解里未和也,十枣汤主之。(《伤寒论·辨太阳病》第 152 条)

脉沉而弦者,悬饮内痛。(《金匮要略·痰饮咳嗽病》第 21 条)

病悬饮者,十枣汤主之。(《金匮要略·痰饮咳嗽病》第 22 条)

夫有支饮家,咳烦,胸中痛者,不卒死,至一百日,或一岁,宜十枣汤。(《金匮要略·痰饮咳嗽病》第 33 条)

【辨证要点】

病机:水饮停聚胸胁,气机不利。

症状:胸胁咳唾引痛,干呕短气,心下痞硬,腹胀,一身皆肿。或兼头痛目眩、汗出发作有时,但不恶寒,脉沉弦。

治法:峻逐水饮。

方药及煎服:芫花(熬)、甘遂、大戟各等份。各别捣为散,以水一升半,先煮大枣肥者十枚,取八合,去滓,纳药末。强人服一钱匕,羸人服半钱,温服之,平旦服。若下少,病不除者,明日更服,加半钱。得快下利后,糜粥自养。

【临床应用】

本方可用于治疗小儿渗出性胸膜炎、肝硬化腹水、肾炎水肿、急性单纯性肠梗阻、急性胆囊炎、急性阑尾炎、急性胰腺炎等。

许传礼等使用十枣汤治疗小儿病毒性肺炎,收到了较好疗效,在退热时间,喘息、干啰音、湿啰音消失时间及用药时间方面均较利巴韦林组明显缩短。其用量为年龄 6 个月以内 0.5 g,6 个月～1 岁 0.75 g,1～1.5 岁 1.0 g,1.5～3 岁 1.5 g,4 岁及以上 1.5～2.0 g,服用时取大枣十枚煎汤约 50 mL 冲服,每日 1 次。

【各家论述】

《本草纲目》 十枣汤驱逐里邪,使水气自大小便而泄,乃《内经》所谓洁净府,去菀陈莝法也……芫花、大戟、甘遂之性，逐水泄湿，能直达水饮窠囊隐僻之处，但可徐徐用之，取效甚捷，不可过剂，泄人真元也。陈言《三因方》以十枣汤药为末，用枣肉和丸，以治水气喘急浮肿之证，盖善变通者也。

《金镜内台方议》 下利呕逆者，里受邪也。若其人漐漐汗出，发作有时者，又不恶寒，此表邪已解，但里未和。若心下痞硬满，引胁下痛，干呕，短气者，非为结胸，乃伏饮所结于里也。若无表证，亦必烈快之剂泄之乃已。故用芫花为君，破饮逐水；甘遂、大戟为臣；佐之以大枣，以益脾而胜水为使。经曰：辛以散之者，芫花之辛，散其伏饮。苦以泄之者，以甘遂、大戟之苦，以泄其水，甘以缓之者，以大枣之甘，益脾而缓其中也。

《伤寒附翼》 仲景利水之剂种种不同，此其最峻者也。凡水气为患，或喘或咳，或利或吐，或吐利而无汗，病一处而已。此则外走皮毛而汗出，内走咽喉而呕逆，下走肠胃而下利。水邪之泛溢者，既浩洁莫御矣，且头痛短气，心腹胁下皆痞硬满痛，是水邪尚留结于中；三焦升降之气，拒隔而难通也。表邪已罢，非汗散所宜；里邪充斥，又非渗泄之品所能治，非选利水之至锐者以直折之，中气不支，亡可立待矣。甘遂、芫花、大戟，皆辛苦气寒，而秉性最毒，并举而任之，气同味合，相须相济，决渎而大下，一举而水患可平矣。然邪之所凑，其气已虚，而毒药攻邪，脾胃必弱，使无健脾调胃之品主宰其间，邪气尽而元气亦随之尽，故选枣之大肥者为君，预培脾土之虚，且制水势之横，又和诸药之毒，既不使邪气之盛而不制，又不使元气之虚而不支，此仲景立法之尽善也。用者拘于甘能缓中之说，岂知五行承制之理乎？

《注解伤寒论》 辛以散之，芫花之辛，以散饮；苦以泄之，甘遂、大戟之苦，以泄水。水者，肾所主也；甘者，脾之味也。大枣之甘者，益土而胜水。

《仲景伤寒补亡论》 十枣汤乃攻里大峻药也，非和里药也。设或误用，杀人过于承气。

《伤寒论条辨》 此盖邪热伏饮，搏满胸胁，与结胸虽涉近似，与胃实则大不相同，故但散之以芫花，达之以甘遂。泻虽宜苦，用则大戟；胜之必甘，汤斯大枣。是皆蠲饮逐水之物，而用情自尔殊常。

《医方考》 伤寒表证已去，其人漐漐汗出，心下痞硬，胁痛，干呕，短气者，此邪热内蓄而有伏饮也，本方主之。芫花之辛能散饮，戟、遂之苦能泄水。又曰：甘遂能直达水饮所结之处。三物皆峻利，故用大枣以益土，此戎衣之后而发巨桥之意也。是方也，惟壮实者能用之，虚羸之人，未可轻与也。

《医宗金鉴》引柯琴 仲景治水之方，种种不同，此其最峻者也。凡水气为患，或喘或咳，或悸或噎，或吐或利，病在一处而止。此则水邪留结于中，心腹胁下痞满硬痛，三焦升降之气阻隔难通。此时表邪已罢，非汗散之法所宜；里饮实盛，又非淡渗之品所能胜，非选逐水至峻之品以折之，则中气不支，束手待毙矣。甘遂、芫花、大戟之味，皆辛苦气寒而禀性最毒，并举而用之，气味相济相须，故可夹攻水邪之巢穴，决其渎而大下之，一举而患可平也。然邪之所凑，其气必虚，以毒药攻邪，必伤及脾胃，使无冲和甘缓之品为主宰，则邪气尽而大命亦随之矣。然此药最毒至峻,参术所不能君,甘草又与之反,故选十枣之大而肥者以君之,一以顾其脾胃,一以缓其峻毒。得快利后,糜粥自养,一以使谷气内充,一以使邪不复作。此仲景用毒攻病之法,尽美又尽善也。昧者惑于甘能中满之说而不敢用,岂知承制之理乎!

大 青 龙 汤

【经典回顾】

太阳中风,脉浮紧,发热恶寒,身疼痛,不汗出而烦躁者,大青龙汤主之。若脉微弱,汗出恶风者,不可服之,服之则厥逆,筋惕肉瞤,此为逆也。(《伤寒论·辨太阳病》第38条)

伤寒,脉浮缓,身不疼但重,乍有轻时,无少阴证者,大青龙汤发之。(《伤寒论·辨太阳病》第39条)

病溢饮者,当发其汗,大青龙汤主之,小青龙汤亦主之。(《金匮要略·痰饮咳嗽病》第23条)

【辨证要点】

病机:外有风寒,内有郁热。

症状:恶寒发热,无汗烦躁,身痛或重,脉浮紧或浮缓。

治法:散寒解表,兼清郁热。

方药及煎服:麻黄六两(去节),桂枝二两(去皮),甘草二两(炙),杏仁四十枚(去皮尖),生姜三两(切),大枣十枚(擘),石膏如鸡子大(碎)。上七味,以水九升,先煮麻黄,减二升,去上沫;纳诸药,煮取三升,去滓,温服一升,取微似汗。汗出多者,温粉粉之。一服汗者,停后服。若复服,汗多亡阳,遂虚,恶风,烦躁,不得眠也。

【临床应用】

本方可用于治疗小儿感冒、支气管肺炎、哮喘、鼻出血、汗腺闭塞症、风湿性关节炎等。

【各家论述】

《伤寒贯珠集》 伤寒脉浮缓者,脉紧去而成缓,为寒欲变热之证,经曰:脉缓者多热是也。伤寒邪在表则身疼,邪入里则身重,寒已变热而脉缓,经脉不为拘急,故身不疼而但重,而其脉犹存,则邪气在或进或退之时,故身体有乍重乍轻之候也。是以欲发其表,则经已有热;欲清其热,则表犹未解。而大青龙汤兼擅发表解热之长,苟无少阴汗出厥逆等证者,则必以此法为良矣。不云主之而云发之者,谓邪欲入里,而以药发之,使从表出也。

《伤寒来苏集》 寒有重轻,伤之重者,脉阴阳俱紧而身疼;伤之轻者,脉浮缓而身重。亦有初时脉紧渐缓,初时身疼,继而不疼者,诊者勿执一以拘也……然脉浮紧者必身疼,脉浮缓者身不疼,中风伤寒皆然,又可谓之定脉定证矣。脉浮缓下,当有发热恶寒、无汗、烦躁等证,盖脉浮缓身不疼,见表证亦轻,但身重乍有轻时,见表证将罢,必以无汗烦躁,故合用大青龙耳。无少阴证,仲景正为不汗出而烦躁之证,因少阴亦有发热、恶寒、无汗、烦躁之证,与大青龙同,法当温补,若反与麻黄之散、石膏之寒,真阳立亡矣。必使人细审其所不同,然后不失其所当用也。

《注解伤寒论》 此中风见寒脉也。浮则为风,风则伤卫;紧则为寒,寒则伤荣。荣卫俱病,故发热恶寒,身疼痛也。风并于卫者,为荣弱卫强;寒并于荣者,为荣强卫弱。今风寒两伤,则荣卫俱实,故不汗出而烦躁也。与大青龙汤发汗,以除荣卫风寒。若脉微弱,汗出恶风者,为荣卫俱虚,反服青龙汤,则必亡阳,或生厥逆,筋惕肉瞤,此治之逆也。

《医宗金鉴》 太阳中风,脉当浮缓,今脉浮紧,是中风之病而兼伤寒之脉也。中风当身不痛,汗自出,今身疼痛,不汗出,是中风之病而兼伤寒之证也。不汗出而烦躁者,太阳郁蒸之所致也。风,阳邪也;寒,阴邪也。阴寒郁于外则无汗,阳热蒸于内则烦躁,此风寒两伤,荣卫同病,故合麻桂二汤加石膏,制为大青龙汤,用以解荣卫同病之实邪也。若脉微弱,汗出恶风者,即有烦躁,乃少阴之烦躁,非太阳之烦躁也。禁不可服。服之则厥逆,筋惕肉瞤之患生,而速其亡阳之变矣。故曰:此为逆也。

《伤寒明理论》 青龙,东方甲乙木神也。应春而主肝,专发主之令,为敷荣之主,万物出甲开甲,则有两歧,肝有两叶,以应木叶,所以谓之青龙者,以发散荣卫两伤之邪,是应肝木之体耳,桂枝汤主中风,麻黄汤主伤寒,二者发散之纯者也,及乎大青龙汤则不然,虽为发汗之剂,而所主又不一,必也中风脉浮紧,为中风见寒脉,是风寒两伤也。伤寒脉浮缓,为伤寒见风脉,是风寒两伤也。风兼寒,寒兼风,乃大青龙汤专主之也。见兹脉证,虽欲与桂枝汤解肌以祛风,而不能已其寒,则病不去,或欲以麻黄汤发汗以散寒,而不能去其风,则病仍在,兹仲景所以特处大青龙汤,以两解之。麻黄味甘温,桂枝味辛热,寒则伤荣,必以甘缓之;风则伤卫,必以辛散之,此风寒两伤,荣卫俱病,故以甘辛相合,而为发散之剂,表虚肤缓者,则以桂枝为主,此以表实腠理密,则以麻黄为主,是先麻黄后桂枝,兹麻黄为君,桂枝为臣也。甘草味甘平,杏仁味甘苦,苦甘为助,佐麻黄以发表,大枣味甘温,生姜味辛,温辛甘相合,佐桂枝以解肌,石膏味甘辛微寒。风阳邪也,寒阴邪也,风则伤阳,寒则伤阴,荣卫阴阳,为风寒两伤,则非轻剂所能独散也,必须轻重之剂以同散之,乃得阴阳之邪俱已,荣卫之气俱和。是以石膏为使,石膏为重剂,而又专达肌表者也。大青龙汤,发汗之重剂也,非桂枝汤之所同,用之稍过,则又有亡阳之失。经曰:若脉微弱,汗出恶风者,不可服,服之则厥逆,筋惕肉瞤,此为逆也。又曰:一服汗者停后服,若复服,汗多亡阳,遂虚恶风,烦躁不得眠也,即此观之,剂之轻重可见矣,其用汤者,宜详审之。

《伤寒论后条辨》 脉则浮紧,证则发热恶寒、身疼痛、不汗出而烦躁,是阴寒在表,郁住阳热之气在经而生烦热,则并扰其阴而作躁……则寒得麻黄之辛热而外出,热得石膏之甘寒而内解,龙升雨降,郁热顿除矣。然此非为烦躁设,为不汗出之烦躁设。若脉微弱、汗出恶风者,虽有烦躁证,乃少阴亡阳之象,全非汗不出而郁蒸者比。

大 承 气 汤

【经典回顾】

阳明病,脉迟,虽汗出,不恶寒者,其身必重,短气,腹满而喘,有潮热者,此外欲解,可攻里也。手足濈然汗出者,此大便已硬也,大承气汤主之。若汗多,微发热恶寒者,外未解也,其热不潮,未可与承气汤。若腹大满不通者,可与小承气汤,微和胃气,勿令至大泄下。(《伤寒论·辨阳明病》第208条)

阳明病,潮热,大便微硬者,可与大承气汤;不硬者,不可与之。若不大便六七日,恐有燥屎,欲知之法,少与小承气汤。汤入腹中,转矢气者,此有燥屎也,乃可攻之;若不转矢气者,此但初头硬,后必溏,不可攻之,攻之必胀满不能食也。欲饮水者,与水则哕。其后发热者,必大便复硬而少也,以小承气汤和之。不转矢气者,慎不可攻也。(《伤寒论·辨阳明病》第209条)

伤寒,若吐若下后,不解,不大便五六日,上至十余日,日晡所发潮热,不恶寒,独语如见鬼状。若剧者,发则不识人,循衣摸床,惕而不安,微喘直视,脉弦者生,涩者死。微者,但发热谵语者,大承气汤主之。若一服利,则止后服。(《伤寒论·辨阳明病》第212条)

阳明病,谵语,有潮热,反不能食者,胃中必有燥屎五六枚也。若能食者,但硬耳,宜大承气汤下之。(《伤寒论·辨阳明病》第215条)

汗出谵语者,以有燥屎在胃中,此为风也。须下者,过经乃可下之。下之若早,语言必乱,以表虚里实故也。下之则愈,宜大承气汤。(《伤寒论·辨阳明病》第217条)

二阳并病,太阳证罢,但发潮热,手足漐漐汗出,大便难而谵语者,下之则愈,宜大承气汤。(《伤寒论·辨阳明病》第220条)

阳明病,下之,心中懊憹而烦,胃中有燥屎者,可攻。腹微满,初头硬,后必溏,不可攻之。若有燥屎者,宜大承气汤。(《伤寒论·辨阳明病》第238条)

病人不大便五六日,绕脐痛,烦躁,发作有时者,此有燥屎,故使不大便也。(《伤寒论·辨阳明病》第239条)

病人烦热,汗出则解,又如疟状,日晡所发热者,属阳明也。脉实者,宜下之;脉浮虚者,宜发汗。下之与大承气汤,发汗宜桂枝汤。(《伤寒论·辨阳明病》第240条)

大下后,六七日不大便,烦不解,腹满痛者,此有燥屎也。所以然者,本有宿食故也,宜大承气汤。(《伤寒论·辨阳明病》第241条)

病人小便不利,大便乍难乍易,时有微热,喘冒不能卧者,有燥屎也,宜大承气汤。(《伤寒论·辨阳明病》第242条)

得病二三日,脉弱,无太阳、柴胡证,烦躁,心下硬。至四五日,虽能食,以小承气汤少少与,微和之,令小安,至六日,与承气汤一升。若不大便六七日,小便少者,虽不受食,但初头硬,后必溏,未定成硬,攻之必溏;须小便利,屎定硬,乃可攻,宜大承气汤。(《伤寒论·辨阳明病》第251条)

伤寒六七日,目中不了了,睛不和,无表里证,大便难,身微热者,此为实也,急下之,宜大承气汤。(《伤寒论·辨阳明病》第252条)

阳明病,发热汗多者,急下之,宜大承气汤。(《伤寒论·辨阳明病》第253条)

发汗不解,腹满痛者,急下之,宜大承气汤。(《伤寒论·辨阳明病》第254条)

腹满不减,减不足言,当下之,宜大承气汤。(《伤寒论·辨阳明病》第255条)

阳明少阳合病,必下利,其脉不负者,为顺也;负者,失也,互相克贼,名为负也。脉滑而数者,有宿食也,当下之,宜大承气汤。(《伤寒论·辨阳明病》第256条)

痉为病,胸满口噤,卧不着席,脚挛急,必齘齿,可与大承气汤。(《金匮要略·痉湿暍病》第13条)

腹满不减,减不足言,当须下之,宜大承气汤。(《金匮要略·腹满寒疝宿食病》第13条)

问曰:人病有宿食,何以别之?师曰:寸口脉浮而大,按之反涩,尺中亦微而涩,故知有宿食,大承气汤主之。(《金匮要略·腹满寒疝宿食病》第21条)

脉数而滑者,实也,此有宿食,下之愈,宜大承气汤。(《金匮要略·腹满寒疝宿食病》第22条)

下利不欲食者,有宿食也,当下之,宜大承气汤。(《金匮要略·腹满寒疝宿食病》第23条)

下利三部脉皆平,按之心下坚者,急下之,宜大承气汤。(《金匮要略·呕吐哕下利病》第37条)

下利脉迟而滑者,实也,利未欲止,急下之,宜大承气汤。(《金匮要略·呕吐哕下利病》第38条)

下利脉反滑者,当有所去,下乃愈,宜大承气汤。(《金匮要略·呕吐哕下利病》第39条)

下利已差,至其年月日复发者,以病不尽故也,当下之,宜大承气汤。(《金匮要略·呕吐哕下利病》第40条)

病解能食,七八日更发热者,此为胃实,大承气汤主之。(《金匮要略·妇人产后病》第3条)

产后七八日,无太阳证,少腹坚满,此恶露不尽;不大便,烦躁发热,切脉微实,再倍发热,日晡时烦躁者,不食,食则谵语,至夜即愈,宜大承气汤主之。热在里,结在膀胱也。(《金匮要略·妇人产后病》第7条)

【辨证要点】

病机:燥屎内结,阳明热实。

症状:腹部或脐周胀满、疼痛,拒按,大便秘结,潮热,谵语,甚者不识人,循衣摸床,惕而不安,微喘直视,手足濈然汗出,脉沉实有力。

治法:攻下热实,荡涤燥结。

方药及煎服:大黄四两(酒洗),厚朴八两(去皮,炙),枳实五枚,芒硝三合。上四味,以水一斗,先煮二物,取五升,去滓,纳大黄,更煮取二升,去滓,纳芒硝,更上微火一二沸,分温再服。得下,余勿服。

【临床应用】

本方可用于治疗小儿支气管炎、支气管肺炎、过敏性紫癜、支气管哮喘、细菌性痢疾、急性化脓性扁桃体炎、流行性腮腺炎、急性单纯性肠梗阻、急性胆囊炎、急性阑尾炎等。

小儿成而未全,全而未壮,常不耐攻伐,故方中大黄的使用需要根据病情,酌情选择用生大黄或制大黄,一般3~9g,亦有用到生大黄15g者,宜后下,且中病即止。

【各家论述】

《医方考》 伤寒阳邪入里,痞、满、燥、实、坚全俱者,急以此方主之……厚朴苦温以去痞,枳实苦寒以泄满,芒硝咸寒以润燥软坚,大黄苦寒以泄实去热。

《医宗金鉴》 诸积热结于里而成满、痞、燥、实者,均以大承气汤下之也。满者,胸胁满急膜胀,故用厚朴以消气壅;痞者,心下痞塞硬坚,故用枳实以破气结;燥者,肠中燥屎干结,故用芒硝润燥软坚;实者,腹痛大便不通,故用大黄攻积泻热。然必审四证之轻重,四药之多少,适其宜,始可与也,若邪重剂轻,则邪气不服;邪轻剂重,则正气转伤,不可不慎也。

《本经疏证》 柯韵伯曰,厚朴倍大黄为大承气,大黄倍厚朴为小承气。是承气者在枳、朴,应不在大黄矣。曰:此说亦颇有理。但调胃承气不用枳、朴,亦名承气,则不可通耳!三承气汤中有用枳、朴者,有不用枳、朴者;有用芒硝者,有不用芒硝者;有用甘草者,有不用甘草者,惟大黄则无不用,是承气之名,固当属之大黄。况厚朴三物汤,即小承气汤,厚朴分数且倍于大黄,而命名反不加承气字,犹不可见承气不在枳、朴乎!

《汤头歌诀》 大黄治大实,芒硝治大燥大坚,二味治无形血药;厚朴治大满,枳实治痞,二味治有形气药。热毒传入阳明胃腑,痞、满、燥、实、坚全见,杂证、三焦实热,并须以此下之。胃为水谷之海,土为万物之母。四旁有病,皆能传入胃腑,则不复传他经矣。

《医法圆通》 一治头晕,人昏乱无主,三五日一发,夫头晕之症,原非应下之候。其所以应下者,盖以阴血虚极,不能制其亢龙,龙奔于上,则浊火乱其神明,故昏昏无主。大承气汤力能制其亢龙,故治之而愈。

《伤寒来苏集》 诸病皆因于气,秽物之不去,由于气之不顺也。故攻积之剂,必用气分之药,因以承气名汤。方分大、小者,有二义焉:厚朴倍大黄,是气药为君,名大承气,味多性猛,制大其服,欲令大泄下也;大黄倍厚朴,是气药为臣,名小承气,味少性缓,制小其服,欲微和胃气也。煎法更有妙义。大承气用水一斗,先煮枳朴,取五升,去滓,内大黄,再煮取二升,内芒硝,何哉?盖生者气锐而先行,熟者气纯而和缓,仲景欲使芒硝先化燥屎,大黄继通地道,而后枳、朴除其痞满故耳。若小承气则三味同煎,不分次第,只服四合,但求地道之通,不故用芒硝之峻,而且远于大黄之锐矣,故称为微和之剂。

大 柴 胡 汤

【经典回顾】

太阳病,过经十余日,反二三下之,后四五日,柴胡证仍在者,先与小柴胡汤,呕不止,心下急,郁郁微烦者,为未解也,与大柴胡汤,下之则愈。(《伤寒论·辨少阳病》第 103 条)

伤寒十余日,热结在里,复往未寒热者,与大柴胡汤。但结胸,无大热者,此为水结在胸胁也,但头微汗出者,大陷胸汤主之。(《伤寒论·辨太阳病》第 136 条)

伤寒发热,汗出不解,心中痞硬,呕吐而下利者,大柴胡汤主之。(《伤寒论·辨少阳病》第 165 条)

按之心下满痛者,此为实也,当下之,宜大柴胡汤。(《金匮要略·腹满寒疝宿食病》第 12 条)

【辨证要点】

病机:少阳阳明合病。

症状:往来寒热,胸胁胀满,郁郁微烦,口苦呕恶,心下满痛或痞硬,大便不解或下利不畅,小便黄,舌苔黄,脉弦数。

治法:和解少阳,通下里实。

方药及煎服:柴胡半斤,黄芩三两,芍药三两,半夏半升(洗),生姜五两(切),枳实四枚(炙),大枣十二枚(擘),大黄二两。上七味,以水一斗二升,煮取六升,去滓,再煎,温服一升,日三服。

【临床应用】

本方可用于治疗小儿不明原因发热、支气管炎、急性化脓性扁桃体炎、急性胰腺炎、急性胆囊炎、胆石症、胃及十二指肠溃疡等。

【各家论述】

《医方考》 伤寒阳邪入里,痞、满、燥、实、坚全俱者,急以此方主之。调胃承气汤不用枳、朴者,以其不作痞、满,用之恐伤上焦虚无氤氲之元气也;小承气汤不用芒硝者,以其实而未坚,用之恐伤下焦血分之真阴,谓不伐其根也。此则上、中、下三焦皆病,痞、满、燥、实、坚皆全,故主此方以治之。厚朴苦温以去痞,枳实苦寒以泄满,芒硝咸寒以润燥软坚,大黄苦寒以泄实去热。

《医宗金鉴》 柴胡证在,又复有里,故立少阳两解法也。以小柴胡汤加枳实、芍药者,仍解其外以和其内也。去参、草者,以里不虚。少加大黄,以泻结热。倍生姜者,因呕不止也。斯方也,柴胡得生姜之倍,解半表之功捷。枳、芍得大黄之少,攻半里之效徐,虽云下之,亦下中之和剂也。

《此事难知》 大柴胡汤治有表复有里。有表者,脉浮,或恶风,或恶寒,头痛,四症中或有一、二尚在者,乃是十三日过经不解是也。有里者,谵言妄语,掷手扬视,此皆里之急者也。欲汗之则里已急,欲下之则表证仍在。故以小柴胡中药调和三阳,是不犯诸阳之禁。以芍药下安太阴,使邪气不纳;以大黄去地道不通;以枳实去心痞下闷,或湿热自利。若里证已急者,通宜大柴胡汤,小柴胡减人参、甘草,加芍药、枳实、大黄是也。欲缓下之,全用小柴胡加枳实、大黄亦可。

《金镜内台方议》 柴胡性凉,能解表攻里,折热降火,用之为君。黄芩能荡热凉心,用之为臣。枳实、芍药二者合用,而能除坚破积,助大黄之功,而下内热,而去坚者;生姜、半夏辛以散之;大枣之甘,缓中扶土,五者共为其佐。独用大黄为使,其能斩关夺门,破坚除热,宣行号令,而引众药共攻下者也。

《伤寒缵论》 此汤治少阳经邪,渐入阳明之腑,或误下引邪内犯,而过经不解之证。故于小柴胡方中除去人参、甘草助阳恋胃之味,而加芍药、枳实、大黄之沉降,以涤除热滞也,与桂枝大黄汤同义。彼以桂枝、甘草兼大黄,两解太阳误下之邪;此以柴胡、芩、半兼大黄,两解少阳误下之邪,两不移易之定法也。

《伤寒附翼》 伤寒发热,汗出不解,十余日结热在里,心下痞硬,呕吐下利,复往来寒热,或妄下后,柴胡证仍在,与小柴胡汤,呕不止,心下急,郁郁微烦者,此皆少阳半表里气分之症。此方是治三焦无形之热邪,非治胃腑有形之实邪也。其心下急烦痞硬,是病在胃口而不在胃中,结热在里,不是结实在胃,因不属有形,故十余日复能往来寒热。若结实在胃,则蒸蒸而发热,不复知有寒矣。因往来寒热,故倍生姜,佐柴胡以解表;结热在里,故去参、甘,加枳、芍以破结。条中并不言及大便硬,而且有下利症,仲景不用大黄之意晓然。后要因有下之二字,妄加大黄以伤胃气,非大廖乎?……大、小柴胡,俱是两解表里之剂,大柴胡主降气,小柴胡主调气。调气无定法,故小柴胡除柴胡、甘草外,皆可进退;降气有定局,故大柴胡无加减法。后人每方俱有加减,岂知方者哉!

《伤寒论辩证广注》 大柴胡汤,即小柴胡汤加减。何为乎不留人参也?余答云,小柴胡汤中用人参者,乃辅正气以除邪气也;大柴胡汤证,为邪实而正未虚,……故去人参而加大黄、枳实。并甘草亦恐其满中而不用。其留大枣者,和诸药之性也。其加芍药者,非酸以涌泄之意,取其和营而助阴也。况病热之人,止虞阴虚,勿虚阳损。

《医方集解》 此足少阳、阳明药也。表证未除,故用柴胡以解表;里证燥实,故用大黄、枳实以攻里。芍药安脾敛阴,黄芩退热解渴,半夏和胃止呕,姜辛散而枣甘缓,以调营卫而行津液。此表里交治,下剂之缓者也。

《金匮玉函经二注》 心下者,胸也。满且痛,不属有形乎?故曰实。实则当去,然何取于大柴胡汤?柴胡,表药也,非有外邪,无取两解。乃必出于此者,正以实则必满,按则必痛,以至于内发热,津液耗而元气下陷,势所必至也。故仲景以柴胡升清阳为主治。而散满者,去热者,收阴者,下结者,各有分治。且兼姜、枣以益脾液,取意岂浅鲜哉!

《医方概要》 寒热往来,胸下硬满,呕吐不止,甚至心烦便秘,是胃家热结已重,少阳证少,阳明证多。故宜去小柴胡之参、草,以免壅滞,而以柴胡、黄芩疏少阳来路之邪以清热,芍药助柴胡泄犯胃之肝邪以止呕,半夏和胃气之滞,枳实、大黄攻其满而清其热,生姜、大枣以回复胃气之疲,则证可解。故大柴胡汤为胃病已重,少阳未尽之主方。

《重订通俗伤寒论》 少阳证本不可下,而此于和解中兼以缓下者,以邪从少阳而来,渐结于阳明。而少阳证未罢,或往来寒热,或胸痛而呕,不得不借柴胡、生姜以解表,半夏、黄芩以和里。但里证已急,或腹满而痛,或面赤燥渴,或便秘溺赤,故加赤芍以破里急,枳实、生军以缓下阳明将结之热;佐以大枣,以缓柴胡、大黄发表攻里之烈性,而为和解少阳阳明、表里缓治之良方。但比小柴胡专于和解少阳一经者,力量较大,故称大。

《汉方简义》 发热汗出,谓发热,自汗出也。系伤寒已传阳明之候,再见呕吐,则更入少阳,且与阳明并病也。阳明之腑属胃,夫惟邪腑而化热,故犯胃中则呕吐,犯上则痞硬,犯下则泄利,无非邪热入胃之所致,故宜攻下。然不用调胃承气而独任大柴胡,盖由呕吐一症,止见于太、少二阳,今既伤寒,又曰汗出,则知伤寒非太阳之伤寒,而呕吐为少阳之呕吐矣。故用姜、半扶胃阳以平呕,芩、芍抑邪热以止利,枳以消痞,枣以生津,然后使轻芳之柴胡策外,沉雄之大黄靖内,一切姜、半、芩、芍、枳、枣为佐辅以成功。其邪之在阳明、少阳者,均得而解散矣。方名大柴胡者,即由柴胡汤加芍药、枳实、大黄而扩之使大云。

大 陷 胸 汤

【经典回顾】

太阳病,脉浮而动数,浮则为风,数则为热,动则为痛,数则为虚。头痛发热,微盗汗出,而反恶寒者,表未解也。医反下之,动数变迟,膈内拒痛,胃中空虚,客气动膈,短气躁烦,心中懊侬,阳气内陷,心下因硬,则为结胸。大陷胸汤主之。若不结胸,但头汗出,余处无汗,剂颈而还,小便不利,身必发黄。(《伤寒论·辨太阳病》第134条)

伤寒六七日,结胸热实,脉沉而紧,心下痛,按之石硬者,大陷胸汤主之。(《伤寒论·辨太阳病》第135条)

伤寒十余日,热结在里,复往来寒热者,与大柴胡汤;但结胸,无大热者,此为水结在胸胁也,但头微汗出者,大陷胸汤主之。(《伤寒论·辨太阳病》第136条)

太阳病,重发汗而复下之,不大便五六日,舌上燥而渴,日晡所小有潮热,从心下至少腹硬满而痛,不可近者,大陷胸汤主之。(《伤寒论·辨太阳病》第137条)

【辨证要点】

病机:水饮与邪热搏结于胸腹。

症状:心下硬满,甚则从心下至少腹硬满而痛,拒按,大便秘结,日晡小有潮热,口渴不多饮,苔黄腻或兼水滑,脉沉迟或沉紧。

治法:逐水泄热。

方药及煎服:大黄六两(去皮),芒硝一升,甘遂一钱匕。上三味,以水六升,先煮大黄取二升,去滓;纳芒硝,煮一两沸;纳甘遂末,温服一升。得快利,止后服。

【临床应用】

本方可用于治疗小儿不明原因发热、支气管炎、热性惊厥、急性脑膜炎、哮喘、急性化脓性扁桃体炎、急性胰腺炎等。

【各家论述】

《成方便读》 治太阳表邪不解而反下之,热陷于里,其人素有水饮停胸,以致水热互结心下,满而硬痛,手不可近,不大便,舌上燥而渴,成结胸胃实之证。以甘遂之行水直达所结之处,而破其辟囊;大黄荡涤邪热;芒硝咸润软坚。三者皆峻下之品,非表邪尽除、内有水热互结者,不可用之。

《伤寒明理论》 结胸,由邪在胸中,处身之高分。……气不通,壅于心下,为硬为痛,是邪正因结于胸中,非虚烦、膈实之所同,是须攻下之物可理。低者举之,高者陷之,以平为正。结胸为高邪,陷下以平之,故治结胸,曰陷胸汤。甘遂味苦寒,苦性泄,寒胜热,虽曰泄热,而甘遂又若夫间之,遂直达之气,陷胸破结,非直达者不能透,是以甘遂为君;芒硝味咸寒,《内经》曰:咸味下泄为阴。又曰:咸以软之。气坚者,以咸软之;热胜者,以寒消之,是以芒硝为臣;大黄味苦寒,将军也,荡涤邪寇,除去不平,将军之功也,陷胸涤热,是以大黄为使。利药之中,此为峻剂。伤寒错恶,结胸为甚,非此汤则不能通利之。剂大而数少,取其迅疾,分解结邪,此奇方之制也。

《金镜内台方议》 脉沉者,为病在里,紧为里实;心下结者,邪气上结也,此为大结胸之症。若非大下泄之,其病不去也。故用大黄为君,而荡涤邪结,苦以散之;芒硝为臣,以软其硬,咸以软之;甘遂为佐为使,以通其水,而下其邪之峻烈者也。

《医方考》 三阳经表证未解,而用承气汤以攻里者,此下之早也。下之早则里虚,里虚则表邪乘之而入,三焦皆实,故心下至少腹硬满而痛不可近也。此其为证危急,寻常药饵不能平矣,故用大黄以荡实,硝石以软坚,甘遂以直达。

《伤寒附翼》 甘遂以浚太阳之水,硝黄以攻阳明之实。汤以荡之,是为两阳表里之下法也。

《绛雪园古方选注》 大陷胸汤,陷胸膈间与肠胃有形之垢并解,邪从心下至少腹硬满而痛不可近,邪不在一经矣。胸膈为阳明之维,太阳之门户,太阳寒水之气结于阳明,当以猛烈之剂,竟从阳明攻陷。大黄陷热结,甘遂攻水结,佐以芒硝之监制二者之苦,不令直行而下,使其引入硬满之处,软坚破结,导去热邪。

《医学衷中参西录》 结胸之证,虽填塞于胸中异常满闷,然纯为外感之风热内陷,与胸中素蓄之水饮结成,纵有客气上干至于动膈,然仍阻于膈而未能上达,是以若枳实、厚朴一切开气之药皆无须用。惟重用大黄、芒硝以开痰而清热,又虑大黄、芒硝之力虽猛,或难奏效于顷刻,故又少佐以甘遂,其性以攻决为用,异常迅速,与大黄、芒硝化合为方,立能清肃其空旷之府,使毫无障碍。制此方者,乃霹雳手段也。

大黄甘草汤

【经典回顾】

食已即吐者,大黄甘草汤主之。(《金匮要略·呕吐哕下利病》第17条)

【辨证要点】

病机:胃肠积热,气机上逆。

症状:食入即吐,吐势急迫,食欲不振,或大便秘结,苔黄,脉滑实。

治法:通腑泄热,降逆止呕。

方药及煎服:大黄四两,甘草一两。上二味,以水三升,煮取一升,分温再服。

【临床应用】

本方可用于治疗小儿厌食症、脓疱疮、新生儿不乳、呕吐、便秘、口疮,急性五官科疾病如急性喉炎、鼻衄、牙龈炎、急性中耳炎等。

【各家论述】

《高注金匮要略》 此胃热上熏之吐,为吐家之变证变治,而非胃反也。……以苦寒泻火之大黄为君,而佐以守中之甘草,不特浮大黄下趋之性,使从胃脘而下,且治急冲者,惟宜以缓降胜之也。

《金匮要略论注》 食已即吐,非复呕病矣,亦非胃弱不能消,乃胃不容谷,食已即出者也。明是有物伤胃,荣气闭而不纳,故以大黄通荣分已闭之谷气,而兼以甘草调其胃耳。《外台》治吐水,大黄亦能开脾气之闭,而使散精于肺,通调水道,下输膀胱也。

《证治准绳》 病人欲吐者,不可下之,又用大黄甘草治食已即吐,何也?曰:欲吐者,其病在上,因而越之,可也,而逆之使下,则必抑塞愤乱而益以甚,故禁之。若既已吐矣,吐而不已,有升无降,则当逆而折之,引令下行,无速于大黄者也,故不禁也。

《医宗金鉴》 吐者,有物无声之谓也。朝食暮吐者寒也,食已即吐者火也,以寒性迟,火性急也。故以大黄甘草汤,缓中泻火,火平自不吐也。

《医宗金鉴》 经云:诸逆冲上,皆属于火。食已即吐,是胃热上逆而不能容食,与反胃寒呕水饮不同,故用是汤以平胃热。

大黄牡丹汤

【经典回顾】

肠痈者,少腹肿痞,按之即痛如淋,小便自调,时时发热,自汗出,复恶寒;其脉迟紧者,脓未成,可下之,当有血;脉洪数者,脓已成,不可下也。大黄牡丹汤主之。(《金匮要略·疮痈肠痈浸淫病》第4条)

【辨证要点】

病机:热毒内结肠腑,气血瘀滞不通。

症状：肠痈初起，右少腹疼痛，按之痛如淋，甚则局部有肿块，发热恶寒，自汗出，或右足屈而不伸，小便不调，苔黄腻，脉滑数。

治法：消痈散结，泄热逐瘀。

方药及煎服：大黄四两，牡丹一两，桃仁五十个，瓜子半升，芒硝三合。上五味，以水六升，煮取一升，去滓，纳芒硝，再煎沸，顿服之，有脓当下，如无脓，当下血。

【临床应用】

本方可用于治疗小儿急腹症、过敏性紫癜、急性阑尾炎、急性胆囊炎、髂窝脓肿、急性肠梗阻等。

李超群研究表明，过敏性紫癜儿童确实会发生肠道菌群失调，其中以革兰氏阴性菌为主；大黄牡丹汤对其有肠道菌群再分布的调整功能，其中乳酸杆菌为药物敏感益生菌的代表。大黄牡丹汤对体外乳酸杆菌有促增殖作用，并能促其释放更多的酸性代谢产物乳酸。乳酸能够改善 LPS 诱导的肠上皮细胞炎性免疫信号 NF-KB 通路的靶蛋白平衡，并且具有促进细胞骨架蛋白及紧密连接的治疗作用。

【各家论述】

《千金方衍义》 大黄下瘀血血闭；牡丹治瘀血留舍；芒硝治五脏积热，涤去蓄结，推成致新之功，较大黄尤锐；桃仁治疝瘕邪气，下瘀血血闭之功，亦与大黄不异；甜瓜瓣，《别录》治腹内结聚成溃脓血，专于开痰利气，为内痈脉迟紧未成脓之专药。

《医宗金鉴》引李彣 大黄，芒硝泄热，桃仁行瘀，丹皮逐血痹，去血分中伏火，瓜子主溃脓血。

《成方便读》 夫肠痈之病，皆由湿热瘀聚郁结而成。故用大黄之苦寒行血，芒硝之咸寒软坚，荡涤一切湿热瘀结之毒，推之而下。桃仁入肝破血，瓜子润肺行痰，丹皮清散血分之郁热，以除不尽之余气耳。

《医宗金鉴》 肠痈者，其证则少腹肿硬，按之即痛，可知痈在内也；尿时如淋，尿色自调，可知肿碍之也。时时发热，汗出恶寒，似有表病，而实非表病也。其脉迟紧，则阴盛血未化，其脓未成，可下之，大便当有血也。若其脉洪数，则阳盛血已腐，其脓已成，不可下也。下之以大黄牡丹汤，消瘀泻热也。

《类证治裁》 脉洪数者脓已成（大黄牡丹汤）。脓从疮出，或有出脐者，惟大便下脓血者自愈。按小便数似淋，或小便出脓血者，为小肠痈。大便出脓血者，为大肠痈。脓从脐中出者，为盘肠痈，多不治。此症总因湿毒瘀血，结滞肠内而成。其始发热恶寒，小腹满痛，反侧不便，或腿缩难伸，即肠痈确候。其腹皮急，按之濡，不烦渴者，属阴寒。其小腹痞坚，按之痛而烦热者，属结热（大黄牡丹汤）。

大黄附子汤

【经典回顾】

胁下偏痛，发热，其脉紧弦，此寒也，以温药下之，宜大黄附子汤。（《金匮要略·腹满寒疝宿食病》第15条）

【辨证要点】

病机：寒邪与积滞互结肠道。

症状：腹胁疼痛，大便秘结，伴发热，手足厥逆，舌苔白腻，脉弦紧。

治法：温里通便，散寒止痛。

方药及煎服：大黄三两，附子三枚（炮），细辛二两。上三味，以水五升，煮取二升，分温三服；若强人煮取二升半，分温三服。服后如人行四、五里，进一服。

【临床应用】

本方可用于治疗小儿急腹症、久泻、急性阑尾炎、急性肠梗阻、睾丸肿痛、胆绞痛、胆囊术后综合征、尿毒症等。

【各家论述】

《医宗金鉴》 大黄附子汤，为寒热互结，刚柔并济之和剂。近世但知寒下一途，绝不知有温下一法。盖暴感之热结可以寒下，久积之热结亦可寒下乎？……大黄附子汤用细辛佐附子，以攻胁下寒结，即兼大黄之寒以导之。寒热合用，温攻并施，此圣法昭然，不可思议者也。

《温病条辨》 附子温里通阳，细辛暖水脏而散寒湿之邪；肝胆无出路，故用大黄，借胃腑以为出路也。大黄之苦，合附子、细辛之辛，苦与辛合，能降能通，通则不痛也。

《成方便读》 阴寒成聚，偏着一处，虽有发热，亦是阳气被郁所致。是以非温不能散其寒，非下不能去其积，故以附子、细辛之辛热善走者搜散之，而后大黄得以行其积也。

《金匮要略心典》 胁下偏痛而脉紧弦，阴寒成聚，偏着一处，虽有发热，亦是阳气被郁所致。是以非温不能已其寒，非下不能取其结，故曰宜以温药下之。程氏曰，大黄苦寒，走而不守，得附子、细辛之大热，则寒性散而走泄之性存是也。

《金匮要略论注》 偏痛为实邪，况脉紧弦，虽发热，其内则寒。正《内经》所谓感于寒者，皆为热病也。但内寒多，故以温药下之。附子、细辛与大黄合用，并行而不悖，此即

《伤寒论》大黄附子泻心汤之法也。

《曹氏伤寒金匮发微》 方中附子、细辛,以去寒而降逆,行水而止痛,更得大黄以利之,则寒之凝瘀者破,破而胁下水逆通矣。

《历代名医良方注释》 此方温下,开后人无限法门,变承气之例,不用朴枳而用细辛。盖降破之力,细辛不如朴枳,而宣通之力,则朴枳不如细辛也。上条生地大黄汤,是泻中兼益肾家之真阴;此方是泻中兼启肾家之真阳。

小半夏加茯苓汤

【经典回顾】

卒呕吐,心下痞,膈间有水,眩悸者,小半夏加茯苓汤主之。(《金匮要略·痰饮咳嗽病》第 30 条)

先渴后呕,为水停心下,此属饮家,小半夏加茯苓汤主之。(《金匮要略·痰饮咳嗽病》第 41 条)

【辨证要点】

病机:饮停心下。

症状:呕吐,心下痞满,膈间有水,头晕心悸。

治法:降逆止呕,引水下行。

方药及煎服:半夏一升,生姜半斤,茯苓三两。上三味,以水七升,煮取一升五合,分温再服。

【临床应用】

本方可用于治疗小儿腹泻、周期性呕吐、流涎、支气管炎及百日咳等。

高新利治疗小儿腹泻,方用半夏 6～9 g、生姜 6～9 g、茯苓 12～20 g,腹泻不止者加益智仁 6～15 g,升麻 6～9 g。

刘春莲教授治疗再发性呕吐(周期性呕吐),用小半夏加茯苓汤治疗 8 例,疗效可。方用半夏 10 g,生姜 10 g,茯苓 15 g。

【各家论述】

《金匮玉函经二注》 经云:以辛散之。半夏、生姜皆味辛。《本草》:半夏可治膈上痰、心下坚、呕逆者;眩,亦上焦阳气虚,不得升发,所以半夏、生姜并治之;悸,则心受水凌,非半夏可独治,必加茯苓去水,下肾逆之安神,神安则悸愈矣。

《医方集解》 此足太阳、阳明药也,半夏、生姜行水气而散逆气,能止呕吐;茯苓宁心气而泄肾邪,能利小便;火因水而下行,则悸眩止而痞消矣。

《金匮方歌括》 水滞于心下则为痞,水凌于心则眩悸,水阻胸膈则阴阳升降之机不利为呕吐。方用半夏降逆,生姜利气,茯苓导水。合之为涤痰定呕之良方。

《医方论》 古人立方,又药味少而分两重者,专走一门,为功甚巨,如半夏等汤是也。痰去,则眩悸自止,湿去,则痞满自消;气顺,则呕吐不作矣。

《四圣心源》 百病之生,悉由土湿,是以多有痰证,而鼓胀、噎膈、虚劳、吐衄、嗽喘、惊悸之家更甚。原因土湿阳虚,气滞津凝。法宜燥土泻湿,利气行郁,小半夏加茯苓、橘皮,是定法也。

《四圣心源》 白物者,脾肺湿淫所化。湿旺津凝,则生痰涎,在脾则克其所胜,在肺则传其所生,皆入膀胱。膀胱湿盛,而下无泄窍,湿气淫泆,化为带浊。白物粘联,成块而下,即带浊之凝聚者也。与脾肺生痰,其理相同。淋家下见白物,上必多痰。泻湿宜重用苓、泽,若其痰多,用仲景小半夏加茯苓、橘皮以泻之。

《温病条辨》 既咳且嗽,痰涎复多,咳声重浊,重浊者,土音也,其兼足太阴湿土可知。不甚渴,渴不多饮,则其中之有水可知,此暑温而兼水饮者也。故以小半夏加茯苓汤,蠲饮和中。

《温病条辨》 阳明湿温,呕而不渴者,小半夏加茯苓汤主之。

小 青 龙 汤

【经典回顾】

伤寒表不解,心下有水气,干呕,发热而咳,或渴,或利,或噎,或小便不利,少腹满,或喘者,小青龙汤主之。(《伤寒论·辨太阳病》第 40 条)

伤寒,心下有水气,咳而微喘,发热不渴。服汤已渴者,此寒去欲解也。(《伤寒论·辨太阳病》第 41 条)

病溢饮者,当发其汗,大青龙汤主之,小青龙汤亦主之。(《金匮要略·痰饮咳嗽病》第 23 条)

咳逆倚息不得卧,小青龙汤主之。(《金匮要略·痰饮咳嗽病》第 35 条)

妇人吐涎沫,医反下之,心下即痞,当先治其吐涎沫,小青龙汤主之。涎沫止,乃治痞,泻心汤主之。(《金匮要略·妇人杂病》第 7 条)

【辨证要点】

病机:风寒外束,水饮内停。

症状:咳而微喘,发热不渴,无汗,或小便不利,舌苔白滑,脉弦紧。

治法:发汗解表,温肺化饮。

方药及煎服:麻黄(去节)三两,桂枝(去皮)三两,干姜三两,细辛三两,半夏半升,五味子半升,芍药三两,炙甘草半升。以上八味,以水一斗,先煮麻黄,减二升,去上沫,纳诸药。煮取三升,去滓,温服一升。

【临床应用】

本方可用于治疗小儿感冒、咳嗽、支气管哮喘、咳嗽变异性哮喘、过敏性鼻炎和支气管肺炎等。

【各家论述】

《太平圣惠方》 治伤寒四日,因下后大渴,服冷药过多,喘急者,阴盛故也。宜服小青龙汤方。

《世医得效方》 加味青龙汤治表有寒邪,喘,水饮,咳嗽急,不得睡卧。

《医宗必读》 太阳汗后饮多,水停而喘,小青龙汤去麻黄,加杏仁。

《温病条辨》 秋湿内伏,冬寒外加,脉紧无汗,恶寒身痛,喘咳稀痰,胸满,舌白滑,恶水,不欲饮,甚则倚息不得卧,腹中微胀,小青龙汤主之。

《备急千金要方》 治伤寒表未解,心下有水气,干呕发热而咳,或渴或痢或噎或小便不利、小腹满或喘者方。

《备急千金要方》 病溢饮者,当发其汗。

《备急千金要方》 甘草泻心汤治妇人霍乱,呕逆吐涎沫,医反下之,心下即痞,当先治其涎沫,可服小青龙汤。涎沫止,次治其痞可与此方。

小青龙加石膏汤

【经典回顾】

肺胀,咳而上气,烦躁而喘,脉浮者,心下有水,小青龙加石膏汤主之。(《金匮要略·肺痿肺痈咳嗽上气病》第14条)

【辨证要点】

病机:外感风寒,饮郁化热。

症状:咳唾涎沫,烦躁而喘,心下有水气,舌苔黄腻水滑,脉浮微弦紧。

治法:解表蠲饮,清热除烦。

方药及煎服:麻黄、芍药、桂枝、细辛、甘草、干姜各三两,五味子、半夏各半升,石膏二两。上九味,以水一斗,先煮麻黄,去上沫,纳诸药,煮取三升。强人服一升,羸者减之,日三服,小儿服四合。

【临床应用】

本方可用于治疗小儿咳喘、腺病毒肺炎、重症肺炎、喘息性支气管炎等。

【各家论述】

《备急千金要方》 咳而上气,肺胀,其脉浮心下有水气。胁下痛引缺盆,设若有实者,必躁,其人常倚伏,小青龙加石膏汤主之。

《医宗金鉴》引李彣 心下有水,麻黄、桂枝发汗以泄水于外,半夏、干姜、细辛温中以散水于内,芍药、五味子收逆气以平肝,甘草益脾土以制水,加石膏以去烦躁,兼能解肌出汗也。

《金匮要略论注》 《伤寒论》中寒得风脉而烦躁者,主以青龙汤,故亦主小青龙;然壅则气必热,故仍加石膏耳。

《金匮要略心典》 此外邪内饮相搏之证,而兼烦躁,则挟有热邪。麻、桂药中,必用石膏,如大青龙之例也……心下寒饮,则非温药不能开而去之,故不用越婢加半夏,而用小青龙加石膏,温寒并进,水热俱捐,于法尤为密矣。

《王旭高医书六种》 肺胀咳喘,多因水饮,而烦躁则挟热邪,故于小青龙汤加石膏,寒温并进,水热俱蠲,于法尤为密矣。

小 柴 胡 汤

【经典回顾】

太阳病,十日已去,脉浮细而嗜卧者,外已解也,设胸满胁痛者,与小柴胡汤。(《伤寒论·辨太阳病》第 37 条)

伤寒五六日,中风,往来寒热,胸胁苦满,默默不欲饮食,心烦喜呕,或胸中烦而不呕,或渴,或腹中痛,或胁下痞硬,或心下悸,小便不利,或不渴,身有微热,或咳者,小柴胡汤主之。(《伤寒论·辨少阳病》第96条)

伤寒四五日,身热恶风,颈项强,胁下满,手足温而渴者,小柴胡汤主之。(《伤寒论·辨少阳病》第99条)

伤寒,阳脉涩,阴脉弦,法当腹中急痛,先与小建中汤;不差者,小柴胡汤主之。(《伤寒论·辨少阳病》第100条)

妇人中风七八日,续得寒热,发作有时,经水适断者,此为热入血室。其血必结,故使如疟状,发作有时,小柴胡汤主之。(《伤寒论·辨少阳病》第144条)

伤寒五六日,头汗出,微恶寒,手足冷,心下满,口不欲食,大便硬,脉细者,此为阳微结,必有表,复有里也,脉沉,亦在里也。汗出,为阳微,假令纯阴结,不得复有外证,悉入在里,此为半在里半在外也。脉虽沉紧,不得为少阴病。所以然者,阴不得有汗,今头汗出,故知非少阴也,可与小柴胡汤。设不了了者,得屎而解。(《伤寒论·辨少阳病》第148条)

阳明病,发潮热,大便溏,小便自可,胸胁满不去者,与小柴胡汤。(《伤寒论·辨少阳病》第229条)

阳明病,胁下硬满,不大便而呕,舌上白苔者,可与小柴胡汤。上焦得通,津液得下,胃气因和,身濈然而汗出而解。(《伤寒论·辨少阳病》第230条)

阳明中风,脉弦浮大,而短气,腹都满,胁下及心痛,久按之气不通,鼻干不得汗,嗜卧,一身及面目悉黄,小便难,有潮热,时时哕,耳前后肿。刺之小差,外不解。病过十日,脉续浮者,与小柴胡汤。(《伤寒论·辨阳明病》第231条)

本太阳病不解,转入少阳者,胁下硬满,干呕不能食,往来寒热,尚未吐下,脉沉紧者,与小柴胡场。(《伤寒论·辨少阳病》第266条)

呕而发热者,小柴胡汤主之。(《伤寒论·辨厥阴病》第378条)

伤寒差以后,更发热,小柴胡汤主之。脉浮者,以汗解之;脉沉实者,以下解之。(《伤寒论·辨阴阳易差后劳复病》第394条)

产妇郁冒,其脉微弱,不能食,大便反坚,但头汗出。所以然者,血虚而厥,厥而必冒。冒家欲解,必大汗出。以血虚下厥,孤阳上出,故头汗出。所以产妇喜汗出者,亡阴血虚,阳气独盛,故当汗出,阴阳乃复。大便坚,呕不能食,小柴胡汤主之。(《金匮要略·妇人产后病》第2条)

【辨证要点】

病机:邪在少阳,经气不利。

症状:往来寒热,胸胁满闷,神情默默,不欲饮食,心烦喜呕,口苦咽干,眩晕,舌苔薄白,脉弦。

治法:和解少阳,扶正祛邪。

方药及煎服:柴胡半斤,黄芩三两,人参三两,甘草三两,半夏半斤,生姜三两,大枣十二枚。共七味,以水一斗二升,煮取六升,去滓再煎,取三升,温服一升,日三服。

【临床应用】

本方可用于治疗小儿发热、咳嗽、鼻衄、头痛、过敏性鼻炎等。

【各家论述】

《备急千金要方》 治妇人在蓐得风,盖四肢苦烦热,皆自发露所为,若头不痛但烦热,与三物黄芩汤,头痛与小柴胡汤方。

《医学源流论》 盖古人制方之法,分经别脏,有神明之道焉。如疟疾之小柴胡汤,疟之寒热往来,乃邪在少阳,木邪侮土,中宫无主,故寒热无定。

《温病条辨》 于小柴胡,先露其端。此证疟邪扰胃,致命胃气上逆,而亦用此辛温寒苦合法者何? 盖胃之为腑,体阳而用阴,本系下降,无上升之理;其呕吐哕痞,有时上逆,升者,胃气,所以使胃气上升者,非胃气也,肝与胆也,故古人以呕为肝病,今人则以为胃病已耳。

《金匮要略释义》 中风,指外感之中风证而言,即具有发热,汗出恶风,脉浮缓之脉证者。七八日,谓已病中风七八日。续来寒热,发作有时,谓七八日之前,业已热除身凉和,乃至七八日之间,又作寒热,故曰续来,寒热者,寒时即不热,热时即不寒,来去皆有定时,故曰发作有时。经水适断,谓续来寒热时,月经适于此时停而未行也。热入血室四句,谓中风之热邪,乘其行经之虚而入于胞中,胞中之血为热邪所遏,致经停而不得畅行,卫气行到其间,遇阻而不能达,遂与邪相争,而发为寒热。卫气之行经其处也有定时,故寒热亦休作有时也。故用小柴胡汤透达卫气,使邪热随卫透达于外,则血分自清矣。

《金匮要略浅注补正》 人之卫气,昼行于阳二十五度,夜行于阴二十五度,疟邪伏于膜原之中,卫气会之,阻不得行,则相争为寒热,今妇人热入血室,其血必聚结不得散,阻其卫气,遇卫气行到其间,阻而不达,遂亦相争发为寒热,有如热伏,发作有时,视卫气所过之时而发也。故小柴胡汤透达卫气为主,使邪热随卫气透达于外,则血分自清矣。

小 陷 胸 汤

【经典回顾】

小结胸病,正在心下,按之则痛,脉浮滑者,小陷胸汤主之。(《伤寒论·辨太阳病》第138 条)

23

【辨证要点】

病机:邪热内陷,痰热互结。

症状:心下痞闷,按之则痛,恶心呕吐,咳吐黄痰,舌苔黄腻,脉滑数。

主治:涤痰清热,宽胸散结。

方药及煎服:黄连一两,半夏半升(洗),瓜蒌实大者一个。上三味,以水六升,先煮瓜蒌实,取三升,去滓,纳诸药,煮取二升,去滓,分温三服。

【临床应用】

本方可用于治疗小儿发热、肺炎、厌食、急性胃炎等。

【各家论述】

《温病条辨》 温病三焦俱急,大热大渴,舌燥。脉不浮而燥甚,舌色金黄,痰涎壅甚,不可单行承气者,承气合小陷胸汤主之。

《张氏医通》 凡咳嗽面赤,胸腹胁常热,惟手足乍有凉时,其脉洪者,热痰在膈上也。小陷胸汤。

《注解伤寒论》 心下硬痛,手不可近者,结胸也。正在心下,按之则痛,是热气犹浅,谓之小结胸。结胸脉沉紧,或寸浮关沉,今脉浮滑,知热未深结,与小陷胸汤,以除胸膈上结热也。

《金镜内台方议》 心下硬,不按而痛,手不可近者,大结胸也。心下满,按之则痛者,邪热浅结,为小结胸也,此不可下,只宜散也。故用瓜蒌为君,其味苦性寒,能破胸膈结气;半夏为佐为使,以辛能散气也;黄连为臣,苦以泄之,以辅君主之药,而下心下之结也。

《医方考》 三阳经表证未去而早下之,则表邪乘虚而入,故结胸。结胸者,阳邪固结于胸中,不能解散,为硬为痛也;按之则痛者,不按犹未痛也,故用小陷胸汤。黄连能泻胸中之热,半夏能散胸中之结,瓜蒌能下胸中之气。然必下后方有是证,若未经下后,则不曰结胸。

五苓散

【经典回顾】

太阳病,发汗后,大汗出,胃中干,烦躁不得眠,欲得饮水者,少少与饮之,令胃气和则愈。若脉浮,小便不利,微热消渴者,与五苓散主之。(《伤寒论·辨太阳病》第71条)

发汗已,脉浮数,烦渴者,五苓散主之。(《伤寒论·辨太阳病》第72条)

伤寒,汗出而渴者,五苓散主之;不渴者,茯苓甘草汤主之。(《伤寒论·辨太阳病》第73条)

中风发热,六七日不解而烦,有表里证,渴欲饮水,水入则吐者,名曰水逆,五苓散主之。(《伤寒论·辨太阳病》第74条)

本以下之,故心下痞,与泻心汤。痞不解,其人渴而口燥,烦,小便不利者,五苓散主之。(《伤寒论·辨太阳病》第156条)

太阳病,寸缓关浮尺弱,其人发热汗出,复恶寒,不呕,但心下痞者,此以医下之也。如其不下者,病人不恶寒而渴者,此转属阳明也。小便数者,大便必硬,不更衣十日,无所苦。渴欲饮水,少少与之。但以法救之,渴者,宜五苓散。(《伤寒论·辨阳明病》第244条)

假令瘦人脐下有悸,吐涎沫而癫眩,此水也,五苓散主之。(《金匮要略·痰饮咳嗽病》第31条)

脉浮,小便不利,微热消渴者,宜利小便、发汗,五苓散主之。(《金匮要略·消渴小便不利淋病》第4条)

渴欲饮水,水入则吐者,名曰水逆,五苓散主之。(《金匮要略·消渴小便不利淋病》第5条)

【辨证要点】

病机:太阳经腑同病之蓄水证。

症状:头痛发热,烦渴欲饮或水入即吐,小便不利,或水肿、泄泻,或短气而咳,或脐下悸动,舌苔白,脉浮或弦紧。

治法:温阳化气利水。

方药及煎服:猪苓十八铢(去皮),泽泻一两六铢半,茯苓十八铢,桂枝半两(去皮),白术十八铢。上五味为末,以白饮和服方寸匕,日三服,多饮暖水,汗出愈。小儿可酌情减量。

【临床应用】

本方可用于治疗小儿遗尿、尿频、黄疸、泄泻、小儿疝气、肾积水及术后久咳等。

【各家论述】

《古今名医方论》 标邪传入膀胱,是为犯本。其人必渴,必小便不利,宜可消水矣。(此伤寒五苓论。)乃一症以水入则拒而吐,一症以水入则消,何居?膀胱为津液之腑,热入而蓄邪水,致小便不利也。是则水气挟热而上升,必至格水,此渴欲饮水,水入则吐也。用五苓者,取其开结利水也,水泉不致留结,邪热从小便出矣。若热微消渴,是则热入膀胱,而燥其津液,乃成消渴。此膀胱无邪水之蓄,亦用五苓者,以化气回津也,使膀胱之气腾化,故渴亦止而病愈。(一取开结利水,一取化气回津,尽太阳犯本之治矣。)然症必以脉浮数,烦渴,为脉表症里,知非阳明之里,而仍为太阳之里,故以五苓主之也。

《医方考》 上焦有火,渴欲凉水,水为火格,不得润下,停留于膈,水寒射肺,故令人咳。淡足以渗水,故用茯苓、猪苓、泽泻、白术;辛温足以散寒,故用桂心。向非水寒为患,则五苓非所宜矣。有表证者,以伤寒门小青龙汤主之。

《伤寒论条辨》 以证有里而人燥渴,故用四苓以滋之,以表在而脉浮数,故凭一桂以和之,谓五苓散能两解表里者,此也……五苓散者,润津液而滋燥渴,导水饮而荡结热,所以又得为消痞满之治也。

《备急千金要方》 假令瘦人脐下有悸者,吐涎沫而癫眩,水也,此方主之。

《四圣心源》 痰之陈宿缠绵,胶固难行者,加枳实开之。饮之停瘀脏腑者,上在胸膈,用十枣汤泻其气分,下在脐腹,用猪苓汤泻于水道。流溢经络者,用五苓散泻之汗孔。

《伤寒明理论》 五苓之中,茯苓为主,故曰五苓散。茯苓味甘平,猪苓味甘平,虽甘也,终归甘淡。《内经》曰:淡味渗泄为阳。利大便曰攻下,利小便曰渗泄。水饮内蓄,须当渗泄之,必以甘淡为主,是以茯苓为君,猪苓为臣。白术味甘温,脾恶湿,水饮内蓄,则脾气不治,益脾胜湿,必以甘为助,故以白术为佐。泽泻味咸寒。《内经》曰:咸味下泄为阴,泄饮导溺,必以咸为助,故以泽泻为使。桂枝味辛热,肾恶燥,急食辛以润之,散湿润燥可以桂枝为使。

风　引　汤

【经典回顾】

风引汤:除热瘫痫。(《金匮要略·中风历节病》)

【辨证要点】

病机:肝阳上亢,热盛风动。

症状:突然仆卧倒地,喉中痰鸣,双目上视,神志不清,舌红苔黄腻,脉滑。

治法:清热息风,镇肝潜阳。

方药及煎服:大黄、干姜、龙骨各四两,桂枝三两,甘草、牡蛎各二两,寒水石、滑石、赤石脂、白石脂、紫石英、石膏各六两。上十二味,杵,粗筛,以韦囊盛之,取三指撮,井花水三升,煮三沸,温服一升。

【临床应用】

本方可用于治疗小儿癫痫、注意缺陷多动障碍、抽动障碍等。

【各家论述】

《备急千金要方》 治两脚疼痹肿,或不仁拘急,不得行方。

《千金方衍义》 此方引风内泄,故用大黄兼甘草、桂心、滑石、石膏以化风热;干姜以为反谍,使火无拒格之虞;紫石英、寒水石以润血燥;赤、白石脂,龙骨,牡蛎以补其空,绝风火复来之路。

《成方切用》 风邪内并则火热内生,五脏亢盛,逆归于心,故以桂、甘、龙、牡通阳气,安心肾为君;然厥阴风木与少阳相火同居,火发必风生,风生必挟木势侮其脾土,故脾气不行,聚液成痰,流注四末,因成瘫痪,故用大黄以荡涤风火湿热之邪为臣;随用干姜之止而不行者以补之为反佐;又取滑石、石膏清金以伐其木,赤、白石脂厚土以除其湿,寒水石以助肾水之阴,紫石英以补心神之虚为使。

乌 梅 丸

【经典回顾】

伤寒,脉微而厥,至七八日肤冷,其人躁,无暂安时者,此为脏厥,非蛔厥也。蛔厥者,其人当吐蛔。令病者静,而复时烦者,此为脏寒。蛔上入其膈,故烦,须臾复止,得食而呕,又烦者,蛔闻食臭出,其人当自吐蛔。蛔厥者,乌梅丸主之。又主久利。(《伤寒论·辨厥阴病》第338条)

蛔厥者,当吐蛔,今病者静而复时烦,此为脏寒,蛔上入膈,故烦,须臾复止,得食而呕,又烦者,蛔闻食臭出,其人当自吐蛔。(《金匮要略·趺蹶手指臂肿转筋阴狐疝蛔虫病》第7条)

蛔厥者,乌梅丸主之。(《金匮要略·趺蹶手指臂肿转筋阴狐疝蛔虫病》第8条)

【辨证要点】

病机:胃热肠寒,蛔虫内扰。

症状:腹痛,或见久痢,或见吐蛔,或见颠顶头痛,时发时止,躁烦呕吐,手足厥冷。

治法:清上温下,安蛔止痛。

方药及煎服:乌梅三百枚,细辛六两,干姜十两,黄连一斤,当归四两,附子六两(炮),蜀椒四两(去汗),桂枝六两,人参六两,黄柏六两。上十味,异捣筛,合治之,以苦酒渍乌梅一宿,去核,蒸之五升米下,饭熟,捣成泥,和药令相得,内白中,与蜜,杵二千下,丸如梧桐子大,先食饮,服十丸,日三服,稍加至二十丸。禁生冷、滑物、臭食等。

【临床应用】

本方可用于治疗小儿腹痛、泄泻、肠系膜淋巴结炎、类百日咳综合征、大叶性肺炎、嗜异症及虫证等。

【各家论述】

《备急千金要方》 下痢热诸治不瘥方。

《四圣心源》 凡物湿而得温,覆盖不发,则郁蒸而虫化,或热或寒,不能生也。故虫不生于寒冰热火之中,而独生于湿木者,以木得五行之温气也。温气中郁,下寒上热,故仲景乌梅丸方,连、柏与姜、附并用,所以清子气之上热,温母气之下寒也。不去中下之湿寒,而但事杀蛔,土败木枯,则蛔愈杀而生愈繁。

《肘后备急方》 治一切疟,乌梅丸方。

《医方集解》 此足阳明、厥阴药也。蛔得酸则伏,故以乌梅之酸伏之;蛔得苦则安,故以连、柏之苦安之;蛔因寒而动,故以桂、附、姜、椒温其中脏,而以细辛、当归调其肾肝;人参用以助脾;乌梅兼以敛肺。

《伤寒缵论》 乌梅丸主胃气虚,而寒热错杂之邪积于胸中,所以蛔不安而时时上攻。故仍用寒热错杂之味治之。方中乌梅之酸以开胃,蜀椒之辛以泄滞,连、柏之苦以降气。盖蛔闻酸则定,见辛则伏,遇苦则下也。其他参、归以补中气之虚寒,姜、附以温胸中之寒饮。若无饮,则不呕逆,蛔亦不上矣。辛、桂以祛陷内之热邪,若无热邪,虽有寒饮,亦不致于呕逆。若不呕逆,则胃气纵虚,亦不致于蛔厥矣。

《伤寒悬解》 乌梅丸,乌梅、姜、辛杀蛔止呕而降气冲,人参、桂、归补中疏木而润风燥,椒、附暖水而温下寒,连、柏泻火而清上热也。

甘麦大枣汤

【经典回顾】

妇人脏躁,喜悲伤欲哭,象如神灵所作,数欠伸,甘麦大枣汤主之。(《金匮要略·妇人杂病》第6条)

【辨证要点】

病机:脏阴不足,躁扰不宁。

症状:情志不宁,悲伤欲哭,肢体倦怠,心烦易怒,失眠,便秘。

治法:补益心脾,宁心安神。

方药及煎服:甘草三两,小麦一升,大枣十枚。上三味,以水六升,煮取三升,温分三服。

【临床应用】

本方可用于治疗小儿盗汗、夜啼、厌食、抽动障碍、注意缺陷多动障碍、神经性尿频、紫癜性肾炎、腹泻、夏季热等。

【各家论述】

《金匮要略论注》 小麦能和肝阴之客热,而养心液,且有消烦利溲止汗之功,故以为君。甘草泻心火而和胃,故以为臣。大枣调胃,而利其上壅之燥,故以为佐。盖病本于血,心为血主,肝之子也,心火泻而上气和,则胃气下达。肝脏润,肺气调,燥止而病自除也。补肝气者,火为土之母,心得所养,则火能生土也。

《绛雪园古方选注》 小麦,苦谷也。经言心病宜食麦者,以苦补之也。心系急则悲,甘草、大枣甘以缓其急也,缓急则云泻心。然立方之义,苦生甘是生法,而非制法,故仍属补心。

《金匮要略心典》 小麦为肝之谷,而善养心气;甘草、大枣甘润生阴,所以滋脏气而止其躁也。

《金匮要略浅注》 此为妇人脏躁而出其方治也。麦者,肝之谷也,其色赤,得火色而入心;其气寒,秉水气而入肾;其味甘,具土味而归脾胃。又合之甘草、大枣之甘,妙能联上下水火之气而交会于中土也。

《顾松园医镜》 此方以甘润之剂调补脾胃为主,以脾胃为生化气血之源也,血充则燥止,而病自除矣。

《经方例释》 此为诸清心方之祖,不独脏躁宜之,凡盗汗、自汗皆可用。《素问》:麦为心谷,《千金》曰:麦养心气。

甘草干姜汤

【经典回顾】

伤寒脉浮,自汗出,小便数,心烦,微恶寒,脚挛急,反与桂枝欲攻其表,此误也。得之便厥,咽中干,烦燥,吐逆者,作甘草干姜汤与之,以复其阳。若厥愈足温者,更作芍药甘草汤与之,其脚即伸;若胃气不和,谵语者,少与调胃承气汤;若重发汗,复加烧针者,四逆

汤主之。(《伤寒论·辨太阳病》第29条)

肺痿吐涎沫而不咳者,其人不渴,必遗尿,小便数,所以然者,以上虚不能制下故也。此为肺中冷,必眩,多涎唾,甘草干姜汤以温之。若服汤已渴者,属消渴。(《金匮要略·肺痿肺痈咳嗽上气病》第5条)

【辨证要点】

病机:肺中虚冷。

症状:肢厥,烦躁,吐逆,腹泻,或吐涎唾,不咳(或咳),遗尿,小便频数。

治法:温肺复气。

方药及煎服:甘草四两(炙),干姜二两。上二味,以水三升,煮取一升五合,去滓,分温再服。

【临床应用】

本方可用于治疗小儿遗尿、肺炎、咳嗽、寒疝腹痛、鹅口疮、腹泻等。

【各家论述】

《金镜内台方议》 脉浮,自汗出,恶寒者,为中风。今此又兼小便数者,心烦脚挛急,为阴阳之气虚,不可发汗。反与桂枝汤误汗之,得之便厥,咽中干,烦躁上逆也,此乃不可汗而误攻其表,营卫之气虚伤所致也。故与甘草为君,干姜为臣,二者之辛甘合之,以复阳气也。

《伤寒温疫条辨》 此即四逆汤去附子也。辛甘合用,专复胸中之阳气,其夹食夹阴,面赤足厥,发热喘嗽,腹痛便滑,内外合邪,难于发散,或寒冷伤胃,不便参、术者,并宜服之,真胃虚挟寒之圣药也。

《伤寒论今释》 干姜与附子,俱为纯阳大热之药,俱能使机能亢进。惟附子之效,遍于全身;干姜之效,限于局部。其主效在温运消化管,而兼及于肺,故肺寒、胃寒、肠寒者,用干姜;心脏衰弱,细胞之生活力减退者,用附子。吉益氏《药徵》谓附子主逐水,干姜主结滞水毒。盖心脏衰弱者,往往引起瘀血性水肿,其舌淡胖,如经水浸,用干姜附子以强心,则水肿自退,非干姜附子能逐水也。

《伤寒论条辨》 脚挛急者,足经始终于足,寒则拘挛也。以上言风寒俱有之表里证,故谓与桂枝汤为反,盖桂枝是中风之主治。反,不顺也。厥,谓四肢冷也。咽中干,烦躁吐逆者,误汗损阳,阳虚阴独盛也。甘草益气,干姜助阳,复其阳者,充其气之谓也。厥愈足温,阳气复也。

《伤寒贯珠集》 脉浮,自汗出,微恶寒者,虽伤于寒,而表不实,乃桂枝汤证也。然小便数,心烦,脚挛急,则阴虚而里热矣。是当以甘辛攻表,而以甘寒顾里。乃反与桂枝汤,治表而遗里,宜其得之而便厥也。咽中干,烦躁吐逆,皆阴虚阳逆之象。设非以温药徒攻其表,何至此哉?夫既阴虚于下,而又阳逆于上,则必先复阳气,而后复阴气。故作甘草干姜汤,甘辛复阳之剂,阳复则厥愈而足温矣。更作芍药甘草汤,甘酸复阴之剂,阴生则两脚自伸矣。阴阳既复,而或胃气有未和,因而谵语者,则少与调胃承气汤,以和其胃,胃和则谵语止矣。盖甘草、干姜,固足以救虚阳之逆,而亦能伤胃气之和,此咸寒调胃之法,不得不斡旋于阴阳既复之后也。若重发汗,复加烧针,是逆而再逆,其厥逆之象,必有加于前。而补救之法,必非甘草、干姜所能胜任者矣。

甘草附子汤

【经典回顾】

风湿相搏,骨节疼烦,掣痛不得屈伸,近之则痛剧,汗出短气,小便不利,恶风不欲去衣,或身微肿者,甘草附子汤主之。(《金匮要略·痉湿暍病》第 24 条)

【辨证要点】

病机:风湿相搏,表里阳虚。

症状:骨节疼痛剧烈,屈伸不利,兼见汗出恶风,小便不利,或身微肿。

治法:温阳散寒,祛风除湿。

方药及煎服:甘草二两(炙),附子二枚(炮,去皮),白术二两,桂枝四两。上四味,以水六升,煮取三升,去滓,温服一升,日三服。初服得微汗则解,能食,汗出复烦者,服五合,恐一升多者,服六七合为妙。

【临床应用】

本方可用于治疗小儿蛔厥、气厥等。

【各家论述】

《新编伤寒论类方》 对本方证的认识有两种意见。以《医宗金鉴》为代表的,则拘于条文中"风湿"二字,认为本方是驱风湿之邪的汗剂。以章虚谷为代表的,则认为本证是脾肾两虚、营卫虚极、表里皆虚、邪痹不出,本方是大补脾肾之阳,不必散邪而寒湿自去。我们认为章氏的说法是比较正确的。本方共四味药,附子配白术,而有术附汤之义,用以扶阳气而驱寒湿,故能治身体痛、骨节痛。桂枝配甘草,即桂枝甘草汤之义,用以振奋心阳,而治短气与小便不利。所以,从小便不利、汗出恶风、短气等证来看,本证实为风寒湿三邪伤于心脾肾三脏,正虚而邪恋。至于方后注云"得微汗出则愈",并非桂枝发汗的作用。尤在泾说得好："云得微汗则解者,非正发汗也,阳复而阴自解耳。"

《金镜内台方议》 风则伤卫,湿流关节,风湿相搏,两邪乱经,故骨节疼烦,掣痛不得屈伸,近之则痛剧。风胜则卫气不固,汗出短气,恶风不欲去衣,为风在表也。湿胜则水气不行,小便不利,或身微肿,为湿气内搏也。故用附子为君,除湿祛风,温经散寒;桂枝为臣,祛风固卫;白术去湿为使;甘草为佐,而辅诸药。疏风去寒湿之方也。

《医方考》 风湿相搏,故骨节疼烦;伤风则恶风,故不欲去衣;小便不利,而大便燥者,为热;今小便不利而大便反快,则湿可知矣。附子之热,可以散寒湿;桂枝之辛,可以解风湿;甘草健脾,则湿不生;白术燥脾,则湿有制。是方也,以桂、附之辛热而治湿,犹之潦了之地,得太阳曝之,不终朝而湿去,亦治湿之一道也。

《金匮玉函经二注》 汗出短气,恶风不欲去衣,邪风袭人而中,卫之正气俱虚也;小便不利,身微肿者,中外为湿所持,而膀胱之化不行也,安得不以甘、术和中,桂、附去邪耶? 然此症较前条更重,且里已受伤,曷为反减去附子耶? ……此条风湿半入里,入里者妙在缓攻,仲景正恐附子多则性猛且急,骨节之窍未必骤开,风湿之邪岂能托出? 徒使汗大出而邪不尽尔。君甘草者,欲其缓也,和中之力短,恋药之用长也。此仲景所以前条用附子三枚者,分三服,此条止二枚者。初服五合,恐一升为多,宜服六七合,全是不欲尽剂之意。

《绛雪园古方选注》 甘草附子汤,两表两里之偶方,风淫于表,湿流关节,阳衰阴盛,治宜两顾。白术、附子顾里胜湿,桂枝、甘草顾表化风,独以甘草冠其名者,病深关节,义在缓而行之,徐徐救解也。

四　逆　散

【经典回顾】

少阴病,四逆,其人或咳,或悸,或小便不利,或腹中痛,或泄利下重者,四逆散主之。(《伤寒论·辨少阴病》第 318 条)

【辨证要点】

病机:阳郁厥逆。

症状:四肢厥逆,脘腹疼痛,或见泄利下重,胁肋胀满,脉弦。

治法:疏畅气机,疏肝理脾。

方药及煎服:甘草(炙),枳实(破,水渍,炙干),柴胡,芍药。上四味,各十分,捣筛,白饮和服方寸匕,日三服。咳者,加五味子、干姜各五分,并主下利;悸者,加桂枝五分;小便不利者,加茯苓五分;腹中痛者,加附子一枚,炮令坼;泄利下重者,先以水五升,煮薤白三升,煮取三升,去滓,以散三方寸匕,纳汤中,煮取一升半,分温再服。

【临床应用】

本方可用于治疗小儿抽动障碍、叹息样呼吸、屏气发作、腹痛、胃脘痛、呕吐、腹泻、疳积、发热、过敏性咳嗽、遗尿、疝气等。

柴胡用量过大易劫肝阴,故儿童用量一般不超过 10 g,由于枳实质重性猛,破气力强,小儿体质较弱,故临床上常用枳壳代替枳实,若兼有血热,可赤芍、白芍同用。

【各家论述】

《医方考》 少阴病四逆者,此方主之。此阳邪传至少阴,里有热结,则阳气不能交接于四末,故四逆而不温。用枳实所以破结气而除里热,用柴胡所以升发真阳而回四逆,甘草和其不调之气,芍药收其失位之阴。是证也,虽曰阳邪在里,甚不可下,盖伤寒以阳为主,四逆有阴进之象。若复用苦寒之药下之,则阳益亏矣,是在所忌。论曰:诸四逆者,不可下之。盖谓此也。

《医方集解》 此足少阴药也。伤寒以阳为主,若阳邪传里而成四逆,有阴进之象,又不敢以苦寒下之,恐伤其阳。经曰:诸四逆不可下也。故用枳实泄结热,甘草调逆气,柴胡散阳邪,芍药收元阴,用辛苦酸寒之药以和解之,则阳气散布于四末矣。此与少阳之用小柴胡意同。有兼证者,视加法为治。

《注解伤寒论》 四逆者,四肢不温也。伤寒邪在三阳,则手足必热;传到太阴,手足自温;至少阴则邪热渐深,故四肢逆而不温也;及至厥阴,则手足厥冷,是又甚于逆。四逆散以散传阴之热也。……《内经》曰:热淫于内,佐以甘苦,以酸收之,以苦发之。枳实、甘草之甘苦,以泄里热;芍药之酸,以收阴气;柴胡之苦,以发表热。

《医学入门》 以邪渐入深,则手足渐冷,是以用枳实之苦,佐甘草以泄里热;芍药之酸,以收阴气;柴胡之苦,以发表热。经曰:热淫之内,以酸收之,以苦发之是也。如咳者,肺寒气逆,下痢者,肺与大肠为表里,加五味子以收逆气,干姜以散肺寒;悸者,气虚而不能通行,心下筑筑然悸动,加桂枝以导阳气;小便不利,加茯苓以淡渗之;里虚腹痛,加附子以补虚;泄利后重,下焦气滞也,加薤白以泄气滞。

《伤寒论三注》 少阴至于四逆,热深而厥亦深矣。热邪内入,欲其散,非苦寒如柴胡不足以升散也;欲其泄,非苦降如枳实不足以下泄也。且阳邪入则必至于劫阴,故欲其收,非酸寒如白芍不足以收之也;合甘草以和中。仍是二味祛邪,二味辅正,无偏多偏少于其间者,邪正各为治也。

《成方便读》 以柴胡自阴而达阳,邪自表而里者,仍自里而出表,使无形之邪,从此解散。然邪既自表而里,未免有形之痰食留恋。其邪结不开,邪终不能尽彻。故以枳实破结除痰,与柴胡一表一里,各得其宜。而以芍药、甘草,护阴和中,相需相济,自然邪散厥回耳。

生姜泻心汤

【经典回顾】

伤寒汗出解之后，胃中不和，心下痞硬，干噫食臭，胁下有水气，腹中雷鸣，下利者，生姜泻心汤主之。（《伤寒论·辨太阳病》第157条）

【辨证要点】

病机：寒热互结，水饮内停。

症状：心下痞硬，按之不痛，肠鸣下利，噫气带有食臭味，舌淡苔白或黄，多滑腻，脉弦滑，关弱稍沉，或濡数。

治法：补中降逆，散水消痞。

方药及煎服：生姜四两（切），甘草三两（炙），人参三两，干姜一两，黄芩三两，半夏半升（洗），黄连一两，大枣十二枚（擘）。上八味，以水一斗，煮取六升，去滓；再煎取三升，温服一升，日三服。

【临床应用】

本方可用于治疗小儿腹泻、肠梗阻等。

【各家论述】

《伤寒大白》 泻心汤五方，三方皆用干姜、半夏、黄连、黄芩，两热两寒，豁痰清热。此方因汗出表解，胃阳虚，不能敷布水饮，腹中雷鸣而下利，故用生姜佐干姜和胃阳，此以痰热方中，化出逐寒饮之法。

《伤寒论本义》 雷鸣下利，亦是中气运行不健之故，鸣则为虚，利则为热；痞硬少气为虚，干噫食臭为热。虚热二字，合成此证。此生姜泻心以苦治热，以甘补虚，以辛散痞，为对证之剂也。

《绛雪园古方选注》 泻心汤有五，总不离乎开结、导热、益胃，然其或虚或实，有邪无邪，处方之变，则各有微妙。先就是方胃阳虚不能行津液而致痞者，惟生姜辛而气薄，能升胃之津液，故以名汤。干姜、半夏破阴以导阳，黄芩、黄连泻阳以交阴，人参、甘草益胃安中，培植水谷化生之主宰，仍以大枣佐生姜发生津液，不使其再化阴邪。通方破滞宣阳，是亦泻心之义也。

《医宗金鉴》 名生姜泻心汤者，其义重在散水气之痞也。生姜、半夏散胁下之水气，人参、大枣补中州之土虚,干姜、甘草以温里寒,黄芩、黄连以泻痞热。备乎虚、水、寒、热之治,胃中不和下利之痞,未有不愈者也。

《医方发挥》 本方即半夏泻心汤减少干姜,另加生姜而成。因本证胃虚食滞,兼有水饮内停,故重用生姜,以为主药,取其和胃降逆,宣散水气而消痞满,更与半夏相配,则增强和胃降逆化饮之功。姜、夏与芩、连为伍,仍属辛开苦降法,以调理脾胃,而复升降之职。清阳能升,浊阴得降,则痞硬自消,而气逆下利并止。更佐以人参、甘草、大枣,补益脾胃,扶正祛邪。故本方具有和胃消痞,宣散水气。主治水热互结,胃中不和,而见心下痞硬、干噫食臭、腹中雷鸣下利。

白 虎 汤

【经典回顾】

伤寒脉浮滑,此以表有热、里有寒,白虎汤主之。(《伤寒论·辨阳明病》第176条)

三阳合病,腹满身重,难以转侧,口不仁面垢,谵语遗尿。发汗则谵语。下之则额上生汗,手足逆冷。若自汗出者,白虎汤主之。(《伤寒论·辨阳明病》第219条)

伤寒脉滑而厥者,里有热,白虎汤主之。(《伤寒论·辨厥阴病》第350条)

【辨证要点】

病机:气分热盛。

症状:壮热面赤,汗出,口渴欲饮,甚或腹满,身重,面垢,谵语,遗尿,脉洪大有力。

治法:清热生津。

方药及煎服:知母六两,石膏一斤(碎),甘草二两(炙),粳米六合。上四味,以水一斗,煮米熟汤成,去滓,温服一升,日三服。

【临床应用】

本方可用于治疗小儿发热、夏季热、腮腺炎、川崎病、斯蒂尔病、难治性支原体感染、慢性咳嗽、肺炎、感冒、急性化脓性扁桃体炎、多动症、腹泻、厌食、汗证、磨牙、口腔溃疡、唇炎、牙槽脓肿等。

【各家论述】

《伤寒明理论》 白虎,西方金神也,应秋而归肺……夏热秋凉,暑暍之气,得秋而止。秋之令曰处暑,是汤以白虎名之,谓能止热也。知母味苦寒,《内经》曰:"热淫所胜,佐以苦甘。"又曰："热淫于内，以苦发之。"欲彻表热，必以苦为主，故以知母为君。石膏味甘微寒，热则伤气，寒以胜之，甘以缓之，热胜其气，必以甘寒为助，是以石膏甘寒为臣，甘草味甘平，粳米味甘平，脾欲缓，急食甘以缓之，热气内蕴，消燥津液，则脾气燥，必以甘平之物缓其中，故以甘草、粳米为之使，是太阳中暍，得此汤则顿除之，即热见白虎而尽矣。

《医方考》 石膏大寒，用之以清胃；知母味浓，用之以生津；大寒之性行，恐伤胃气，故用甘草、粳米以养胃。是方也，惟伤寒内有实热者可用之。若血虚身热，证象白虎，误服白虎者死无救，又东垣之所以垂戒矣。

《伤寒来苏集》 石膏大寒，寒能胜热，味甘归脾，质刚而主降，备中土生金之体；色白通肺，质重而含脂，具金能生水之用，故以为君，知母气寒主降，苦以泄肺火，辛以润肺燥，内肥白而外皮毛，肺金之象，生水之源也，故以为臣。甘草皮赤中黄，能土中泻火，为中宫舟楫，寒药得之缓其寒，用此为佐，沉降之性，亦得留连于脾胃之间矣。粳米稼穑作甘，气味温和，禀容平之德，为后天养命之资，得此为佐，阴寒之物，庶无伤损脾胃之虑也。煮汤入胃，输脾归肺，水精四布，大烦大渴可除矣。

《医方集解》 烦出于肺，躁出于肾，石膏清肺而泻胃火，知母清肺而泻肾火，甘草和中而泻心脾之火，或泻其子，或泻其母，不专治阳明气分热也。

《医宗金鉴》 此言伤寒太阳证罢，邪传阳明，表里俱热，而未成胃实之病也。脉浮滑者，浮为表有热之脉，阳明表有热，当发热汗出，滑为里有热之脉，阳明里有热，当烦渴引饮。故曰：表有热，里有热也。此为阳明表里俱热之证，白虎乃解阳明表里俱热之药，故主之也。不加人参者，以其未经汗吐下，不虚故也。

白虎加人参汤

【经典回顾】

服桂枝汤，大汗出后，大烦渴不解，脉洪大者，白虎加人参汤主之。（《伤寒论·辨太阳病》第 26 条）

伤寒若吐若下后，七八日不解，热结在里，表里俱热，时时恶风，大渴，舌上干燥而烦，欲饮水数升者，白虎加人参汤主之。（《伤寒论·辨阳明病》第 168 条）

伤寒无大热，口燥渴，心烦，背微恶寒者，白虎加人参汤主之。（《伤寒论·辨阳明病》第 169 条）

伤寒脉浮，发热无汗，其表不解，不可与白虎汤。渴欲饮水，无表证者，白虎加人参汤主之。（《伤寒论·辨阳明病》第 170 条）

若渴欲饮水，口干舌燥者，白虎加人参汤主之。（《伤寒论·辨阳明病》第 222 条）

太阳中热者,暍是也,汗出恶寒,身热而渴,白虎加人参汤主之。(《金匮要略·痉湿暍病》第 26 条)

渴欲饮水,口干舌燥者,白虎加人参汤主之。(《金匮要略·消渴小便不利淋病》第 12 条)

【辨证要点】

病机:阳明热盛,津气两伤。

症状:身大热,大汗出,口燥渴,心烦,伴见时时恶风或背微恶寒,脉洪大。

治法:清热泻火,益气生津。

方药及煎服:知母六两,石膏一斤(碎,绵裹),甘草二两(炙),粳米六合,人参三两。上五味,以水一斗,煮米熟汤成,去滓,温服一升,日三服。

【临床应用】

本方可用于治疗小儿发热、腺样体肥大、幼儿急疹、肺炎支原体肺炎,外用可治疗皮肤瘙痒等。

【各家论述】

《绛雪园古方选注》 阳明热病化燥,用白虎加人参者,何也?石膏辛寒,仅能散表热;知母甘苦仅能降里热;甘草、粳米仅能载药留于中焦。若胃经热久伤气,气虚不能生津者,必须人参养正回津,而后白虎汤乃能清化除燥。

《伤寒贯珠集》 桂枝汤后,大汗出,脉洪大,与上条同,而大烦渴不解,则其邪去表而之里,不在太阳之经,而入阳明之腑矣。阳明者,两阳之交,而津液之腑也。邪气入之,足以增热气而耗津液,是以大烦渴不解。方用石膏,辛甘大寒,直清胃热为君,而以知母之咸寒佐之,人参、甘草、粳米之甘,则以之救津液之虚,抑以制石膏之悍也。曰白虎者,盖取金气彻热之义云耳。

《注解伤寒论》 若吐,若下后,七八日则当解,复不解,而热结在里。表热者,身热也,里热者,内热也。本因吐下后,邪气乘虚内陷为结,若无表热而纯为里热,则邪热结而为实,此以表热未罢,时时恶风。若邪气纯在表,则恶风无时。若邪气纯在里,则更不恶风。以时时恶风,知表里俱有热也。邪热结而为实者,则无大渴。邪热散漫,则渴。今虽热结在里,表里俱热,未为结实,邪气散漫,熏蒸焦膈,故大渴。舌上干燥而烦,欲饮水数升,与白虎加人参汤,散热生津。

《伤寒溯源集》 但言吐下,不言发汗,明是失于解表,故七八日不解。又因吐下之误,邪气乘虚陷入,故热邪内结于里,表里俱热。时时恶风,是邪未尽入,当以表里两解为是。若大渴,舌上干燥而烦,欲饮水数升,则里热甚于表热矣。谓之表热者,乃邪热已结于里,非尚有表邪也。因里热太甚,其气腾达于外,故表间亦热,即阳明篇所谓蒸蒸发热,自内达外之热也,时时恶风者,言失常恶风也,若邪气在表,只称恶风而不曰时时也,即所谓热则生风,及内热生外寒之义,故不必解表,而以白虎汤急解胃热。更加人参者,所以收其津液,而补其汗下之虚也。

《医宗金鉴》 伤寒身无大热,不烦不渴,口中和,背恶寒,附子汤主之者,属少阴也。今伤寒身无大热,知热渐去表入里也。口燥渴,心烦,知热已入阳明也。虽有背微恶寒一证,似乎少阴,但少阴证口中和,今口燥渴,是口中不和也。背恶寒非阳虚恶寒,乃阳明内热熏蒸于背,汗出肌疏,故微恶之也。主白虎汤以直走阳明,大清其热。加人参者,盖有意以顾肌疏也。

《伤寒论条辨》 所以用白虎两解表里之热,加人参润其燥而消其渴也。

《伤寒来苏集》 白虎为西方金神,用以名汤者,秋金得令而炎暑自解,此四时之序也。更加人参,以补中益气而生津,协和甘草、粳米之补,承制石膏、知母之寒,泻火而土不伤,乃操万全之术者。

《长沙方歌括》 主以石膏之寒以清肺,知母之苦以滋水,甘草、粳米之甘,人参之补,取气寒补水以制火,味甘补土而生金,金者水之源也。

《伤寒论辩证广注》 白虎汤加人参,虽云取其生津液止渴,然亦必汗下后,胃气大虚,更兼汗多,热渴不解者,方可议加人参,否则勿轻加也。

《伤寒六经辨证治法》 白虎加人参汤,用石膏甘寒,善解在里风热,同知母、人参、粳米,助胃生津而止烦渴,俾胃津不竭,则邪去而病得解矣。

《伤寒论类方》 白虎加参汤,大段治汗、吐、下之后,邪已去而有留热在于阳明,又因胃液干枯,故用之以生津解热,若更虚羸,则为竹叶石膏汤症矣。壮火食气,此方泻火,即所以生气者。

《医学衷中参西录》 凡人外感之热炽盛,真阴又复亏损,此乃极危险之证,此时若但用生地黄、玄参诸滋阴之品不能奏效,即将此等药加于白虎汤中,亦不能奏效,惟生石膏与人参并用,独能于邪热炽盛之时立复真阴,此所以伤寒汗吐下后与渴者治以白虎汤时,仲圣不加他药而独加人参也。

白虎加桂枝汤

【经典回顾】

温疟者,其脉如平,身无寒但热,骨节疼烦,时呕,白虎加桂枝汤主之。(《金匮要略·疟病》第4条)

【辨证要点】

病机:寒邪外束,内热炽盛。

症状:身无寒但热,汗出不彻,骨节疼烦,身热微寒,时有呕吐,脉弦。

治法:清热生津,解表达邪。

方药及煎服:知母六两,甘草二两(炙),石膏一斤,粳米二合,桂枝(去皮)三两。上锉,每五钱,水一盏半,煎至八分,去滓,温服,汗出愈。

【临床应用】

本方可用于治疗小儿外感发热、慢性扁桃体炎、咳嗽、传染性单核细胞增多症等。

【各家论述】

《金匮方论衍义》 《内经》名温疟亦有二。一者谓先伤风,后伤寒。风,阳也,故先热后寒;一者为冬感风寒,藏于骨髓之中,至春夏,邪与汗出,此病藏于肾,先从内出之外,寒则气复反入,是亦先热后寒。二者之温疟,则皆有阴阳往复寒热之症,而此之无寒但热,亦谓之温疟……一皆以邪热为重而名之,夫阴不与阳争,故无寒;阴阳不相争,寒热不往复,此痹于骨节,不与阳通,则骨节痛烦;火气上逆则时呕,用白虎治其阳盛也;加桂疗骨节痹痛,通血脉,散疟邪,和阴阳以取汗也。

《千金方衍义》 白虎以治阳邪,加桂以通营卫,则阴阳和,血脉通,得汗而愈矣。

《金匮要略心典》 此与《内经》论温疟文不同。《内经》言其因,此详其脉与证也。瘅疟、温疟,俱无寒但热,俱呕,而其因不同。瘅疟者,肺素有热,而加外感,为表寒里热之证,缘阴气内虚,不能与阳相争,故不作寒也。温疟者,邪气内藏肾中,至春夏而始发,为伏气外出之证,寒蓄久而变热,故亦不作寒也。脉如平者,病非乍感,故脉如其平时也。骨节烦疼,时呕者,热从肾出,外舍于其合,而上并于阳明也。白虎甘寒除热,桂枝则因其势而达之耳。

《绛雪园古方选注》 方义原在心营肺卫,白虎汤清营分热邪,加桂枝引领石膏、知母上行至肺,从卫分泄热,使邪之郁于表者,顷刻致和而疟已。

《金匮要略浅注补正》 身无寒但热,为白虎汤之主证。加桂枝者,以有骨节烦痛证,则有伏寒在于筋节,故用桂枝以逐之也。

《金匮要略方义》 本方所治之温疟,乃以身无寒但热,骨节疼烦,时呕为主症。其用白虎汤者,当是气分大热,或为暑热所中,即《内经》"至春则阳气大发,邪气不能自出,因遇大暑……或有所用力,邪气与汗皆出"之谓是也。因里热壅盛,故但热不寒。其用桂枝者,是为骨节疼烦而设,殆因复感外邪,风寒犯表,故为身疼。表邪阻滞,肺气不利,胃气不和,则时而作呕,犹如桂枝汤证之身疼而呕。方后云:"汗出愈",亦为之凭。总之,此乃里热外寒之证,里热重于外寒,表证极其轻微。故其证以无寒但热为主,兼有骨节疼烦,时呕。此外,尚应见自汗口渴等。

半夏泻心汤

【经典回顾】

伤寒五六日,呕而发热者,柴胡汤证具。而以他药下之,柴胡证仍在者,复与柴胡汤,此虽已下之,不为逆,必蒸蒸而振,却发热汗出而解,若心下满而硬痛者,此为结胸也,大陷胸汤主之;但满而不痛者,此为痞,柴胡不中与之,宜半夏泻心汤。(《伤寒论·辨太阳病》第149条)

呕而肠鸣,心下痞者,半夏泻心汤主之。(《金匮要略·呕吐哕下利病》第10条)

【辨证要点】

病机:脾胃升降失常,寒热错杂。

症状:心下痞,满而不痛,干呕,肠鸣下利,舌红苔腻。

治法:调和寒热,散结除痞。

方药及煎服:半夏半升(洗),黄芩、干姜、人参、甘草(炙)各三两,黄连一两,大枣十二枚(擘)。上七味,以水一升,煮取六升,去滓,再煮取三升,温服一升,日三服。

【临床应用】

本方可用于治疗小儿肠系膜淋巴结炎、呕吐、泄泻、厌食、急慢性胃炎、胃食管反流症、支气管炎、慢性咳嗽、嗜酸性粒细胞增多症、消化不良、急性肠炎等。

临床上常用半夏2~8 g,党参5~20 g,黄芩3~8 g,黄连2~6 g,干姜2~8 g,大枣2~5 g,甘草2~5 g。水煎服,每日1剂,口服4~6次。小儿若因气滞或食积所致心下痞满,不宜使用。若湿热蕴结中焦,呕甚而痞,中气不虚,或舌苔厚腻者,可去人参、甘草、大枣、干姜,加枳实、生姜以下气消痞止呕。

【各家论述】

《医方考》 伤寒下之早,胸满而不痛者为痞,此方主之。伤寒自表入里……若不治其表,而用承气汤下之,则伤中气,而阴经之邪乘之矣。以既伤之中气而邪乘之,则不能升清降浊,痞塞于中,如天地不交而成痞,故曰痞。泻心者,泻心下之邪也。姜、夏之辛,所以散痞气;芩、连之苦,所以泻痞热;已下之后,脾气必虚,人参、甘草、大枣所以补脾之虚。

《医方集解》 苦先入心,泻心者,必以苦,故以黄连为君,黄芩为臣,以降阳而升阴也;辛走气,散痞者必以辛,故以半夏、干姜为佐,以分阴而行阳也;欲通上下交阴阳者,必和其中,故以人参、甘草、大枣为使,以补脾而和中,则痞热消而大汗以解矣。

《伤寒来苏集》 伤寒五六日,误下后,心下满而胸胁不满者,则去柴胡、生姜,加黄连、干姜以和之。此又治少阳半表里之一法也。然倍半夏而去生姜,稍变柴胡半表之治,推重少阳半里之意耳。君火以明,相火以位,故仍名曰泻心,亦以佐柴胡之所不及。

《成方便读》 所为痞坚之处,必有伏阳,故以芩、连之苦以降之,寒以清之,且二味之性皆燥,凡湿热为病者,皆可用之。但湿浊粘腻之气,与外来之邪,既相混合,又非苦降直泄之药所能去,故必以干姜之大辛大热以开散之。一升一降,一苦一辛。而以半夏通阴阳行湿浊,散邪和胃,得建治痞之功。用甘草、人参、大枣者,病因里虚,又恐苦辛开泄之药过当,故当助其正气,协之使化耳。

《金镜内台方议》 病在半表半里,本属柴胡汤,反以他药下之,虚其脾胃,邪气所归,故结于心下,重者成结胸,心下满而硬痛也;轻者为痞,满而不痛也。若此痞结不散,故以黄连为君,苦入心以泄之;黄芩为臣,降阳而升阴也;半夏、干姜之辛温为使,辛能散其结也;人参、甘草、大枣之甘,以缓其中,而益其脾胃之不足,使气得平,上下升降,阴阳得和,其邪之留结者,散而已矣。

《伤寒贯珠集》 按痞者,满而不实之谓。夫客邪内陷,即不可从汗泄,而满而不实,又不可从下夺,故惟半夏、干姜之辛,能散其结。黄连、黄芩之苦,能泄其满,而其所以泄与散者,虽药之能,而实胃气之使也,用参、草、枣者,以下后中虚,故以之益气,而助其药之能也。

《金匮玉函经二注》 自今观之,是证由阴阳不分,塞而不通,留结心下为痞,于是胃中空虚,客气上逆为呕,下走则为肠鸣,故用是汤分阴阳,水升火降,而留者去,虚者实。成注是方:连、芩之苦寒入心,以降阳而升阴也;半夏、干姜之辛热,以走气而分阴行阳也;甘草、参、枣之甘温,补中而交阴阳,通上下也。

《金匮要略心典》 是虽三焦俱病,而中气为上下之枢,故不必治其上下,而但治其中。黄连、黄芩苦以降阳,半夏、干姜辛以升阴,阴升阳降,痞将自解;人参、甘草则补养中气,以为交阴阳,通上下之用也。

《金匮悬解》 呕而肠鸣,心下痞者,半夏泻心汤主之。寒邪冲激,则肠中雷鸣。胆胃升郁,则心下痞硬。心痞则火无降路,必生上热,半夏泻心汤,黄芩、黄连,清上而泻火,姜、甘、参、枣,温中而补土,半夏降逆而止呕也。

半夏厚朴汤

【经典回顾】

妇人咽中如有炙脔,半夏厚朴汤主之。(《金匮要略·妇人杂病》第5条)

41

【辨证要点】

病机:痰凝气滞。

症状:咽中自觉有物阻塞,吞吐不得,或脘腹痞满,痰涎壅盛,苔白腻,脉弦滑。

治法:开结化痰,顺气降逆。

方药及煎服:半夏一升,厚朴三两,茯苓四两,生姜五两,干紫苏叶二两。上五味,以水七升,煮取四升,分温四服,日三夜一服。

【临床应用】

本方可用于治疗小儿过敏性鼻炎、咳嗽、喉源性咳嗽、久咳、慢性咽炎、厌食、胃炎、秋季腹泻、新生儿幽门痉挛、失眠、梅核气、肠系膜淋巴结炎、咽喉部微波术后黏膜修复等。

【各家论述】

《金匮要略论注》 气为积寒所伤,不与血和,血中之气溢而浮于咽中,得水湿之气而凝结难移。妇人血分受寒,多积冷结气,最易得此病,而男子间有之。药用半夏厚朴汤,乃二陈汤去陈皮、甘草,加厚朴、紫苏、生姜也。半夏降逆气,厚朴兼散结,故主之;姜、苓宣至高之滞而下其湿;苏叶味辛气香,色紫性温,能入阴和血而兼归气于血,故诸失血以赤小豆和丸服,能使血不妄行,夏天暑伤心阴,能下暑郁,而炙䏤者用之,则气与血和,不复上浮也。

《金匮要略心典》 此凝痰结气,阻塞咽嗌之间。……半夏、厚朴、生姜,辛以散结,苦以降逆;茯苓佐半夏利痰气;紫苏芳香,入肺以宣其气也。

《医宗金鉴》 咽中如有炙䏤,谓咽中有痰涎,如同炙肉,咯之不出,咽之不下者,即今之梅核气病也。此病得于七情郁气,凝涎而生。故用半夏、厚朴、生姜,辛以散结,苦以降逆;茯苓佐半夏,以利饮行涎;紫苏芳香,以宣通郁气,俾气舒涎去,病自愈矣。此证男子亦有,不独妇人也。

《金匮悬解》 湿土堙塞,浊气上逆,血肉凝涩,结而不消,则咽中如有炙䏤。半夏厚朴汤,茯苓泻湿而消瘀,朴、半、姜、苏降逆而散滞也。

《高注金匮要略》 妇人心境逼窄,凡忧思愤闷,则气郁于胸分而不散,故咽中如有炙䏤,嗳之不得出,咽之不得下者,留气之上塞横据,而不降不散之候也。故以降逆之半夏为君,佐以开郁之厚朴、宣郁之生姜,加渗湿之茯苓,以去郁气之依辅;散邪之苏叶,以去郁气之勾结。则下降旁散,而留气无所容矣。

《金匮方歌括》 盖妇人气郁居多,或偶感客邪,依痰凝结,窒塞咽中,如有炙䏤状。即《千金》所谓咽中贴贴状,吞之不下,吐之不出者,今人名曰梅核气是也。主以半夏厚朴汤者,方中以半夏降逆气,厚朴解结气,茯苓消痰,尤妙以生姜通神明,助正祛邪,以紫苏之辛香散其郁气。郁散气调,而凝结焉有不化者哉?后人以此汤变其分两,治胸腹满闷呕逆等症,名七气汤,以治七情之病。

《成方便读》 半夏、茯苓化痰散结,厚朴入脾以行胸腹之气,紫苏达肺以行肌表之气,气顺则痰除。故陈无择《三因方》以此四味而治七情郁结之证。《金匮》加生姜者,亦取其散逆宣中,通彻表里,痰可行而郁可解也。

《曹氏伤寒金匮发微》 湿痰阻滞,咽中气机不利,如有物梗塞,吐之不出,咽之不下,仲师于无可形容之中,名之曰如有炙肉,即俗所称梅核气也。方用姜、夏以去痰,厚朴以宽胸膈,苏叶以升肺,茯苓以泄湿。务令上膈气宽,湿浊下降,则咽中出纳无阻矣。

芍药甘草汤

【经典回顾】

伤寒,脉浮,自汗出,小便数,心烦,微恶寒,脚挛急,反与桂枝欲攻其表,此误也。得之便厥,咽中干,烦躁,吐逆者,作甘草干姜汤与之,以复其阳。若厥愈足温者,更作芍药甘草汤与之,其脚即伸;若胃气不和,谵语者,少与调胃承气汤;若重发汗,复加烧针者,四逆汤主之。(《伤寒论·辨太阳病》第29条)

问曰:证象阳旦,按法治之而增剧,厥逆,咽中干,两胫拘急而谵语。师曰:言夜半手足当温,两脚当伸,后如师言。何以知此?答曰:寸口脉浮而大,浮为风,大为虚,风则生微热,虚则两胫挛,病形象桂枝,因加附子参其间,增桂令汗出,附子温经,亡阳故也。厥逆,咽中干,烦躁,阳明内结,谵语,烦乱,更饮甘草干姜汤,夜半阳气还,两足当热。胫尚微拘急,重与芍药甘草汤,尔乃胫伸,以承气汤微溏,则止其谵语,故知病可愈。(《伤寒论·辨太阳病》第30条)

【辨证要点】

病机:阴血不足,筋脉失养。

症状:脚挛急,足温,自汗出,心烦,脘腹疼痛,小便数,微恶寒。

治法:滋阴养血,柔筋缓急。

方药及煎服:芍药、甘草(炙)各四两。上二味,以水三升,煎取一升五合,去滓,分温再服。

【临床应用】

本方可用于治疗小儿顿咳、咳嗽、哮喘发作期、腹痛、秋季腹泻、抽动障碍、夜惊、荨麻疹、过敏性紫癜、肺炎支原体感染后慢性咳嗽、肠系膜淋巴结炎、腹型癫痫等。

原方中芍药与甘草比例为1∶1,临床应用时芍药与甘草可有多种比例和剂量。如治疗秋季腹泻、肠痉挛时芍药与甘草比例常为1∶1。治疗功能性腹痛、肠系膜淋巴结炎的一般比例是3∶1。治疗6个月以下婴儿肠绞痛时芍药、甘草等量,婴儿按1 g/kg体重用药。婴幼儿便秘时用量为白芍8～16 g、甘草6～12 g,多发性抽动障碍为白芍10～12 g、甘草2～6 g等。

【各家论述】

《注解伤寒论》 芍药,白补而赤泻,白收而赤散也。酸以收之,甘以缓之,酸甘相合,用补阴血。

《医方集解》 此足太阴、阳明药也。气血不和,故腹痛。白芍酸收而苦涩,能行营气;炙草温散而甘缓,能和逆气。又痛为木盛克土,白芍能泻肝,甘草能缓肝和脾也。

《伤寒附翼》 盖脾主四肢,胃主津液,阳盛阴虚,脾不能为胃行津液以灌四旁,故足挛急。用甘草以生阳明之津,芍药以和太阴之液,其脚即伸,此亦用阴和阳法也。

《绛雪园古方选注》 此亦桂枝汤之变,偏于营分,纯一不杂之方。读《伤寒论》反烦、更烦、心悸而烦,皆用芍药止烦,不分赤白。孙尚、许叔微亦云白芍,惟许弘《方议》《圣惠方》是赤芍。今里气不和,阴气欲亡,自当用白芍补营,佐以甘草,酸甘化阴止烦。观其去姜枣,恐生姜散表,大枣泄营,是用白芍无疑。

《伤寒分经》 甘酸合用,专治营中之虚热。其阴虚阳乘,至夜发热,血虚筋挛,头面赤热,过汗伤阴,发热不止,或误用辛热扰其营血不受补益者,并宜用之。

《伤寒论浅注补正》 芍药味苦,甘草味甘,甘苦合用,有人参之气味,所以大补阴血。血得补则筋有所养而舒,安有拘挛之患哉。

当归芍药散

【经典回顾】

妇人怀妊,腹中疠痛,当归芍药散主之。(《金匮要略·妇人妊娠病》第5条)
妇人腹中诸疾痛,当归芍药散主之。(《金匮要略·妇人杂病》第17条)

【辨证要点】

病机:肝脾不调,气滞血瘀。

症状:腹中拘急,绵绵作痛,头晕,小腹重坠,或小便不利,下肢水肿,舌淡苔白腻。

治法:养血调肝,健脾祛湿。

方药及煎服:当归三两,芍药一斤,茯苓四两,川芎半斤,白术四两,泽泻半斤。上六味,杵为散,取方寸匕,酒和,日三服。

【临床应用】

本方可用于治疗小儿肾病综合征、白癜风、疝气、低热不退等。

本方应注意,方中川芎的用量宜小,因川芎为血中气药,味辛走窜。当归芍药散原方中当归 10~15 g、芍药 15~30 g、川芎 6~18 g、泽泻 12 g、白术 12 g、茯苓 12 g,水煎服或作散剂,用作散剂时每次 6 g,每日 2 次。

目前临床常用的剂量中川芎用 8~13 g,白术用 12~16 g,泽泻用 12~16 g,茯苓用 13~19 g,白芍用 14~55 g。临床作散剂,每服 6~9 g,日服 3 次,温开水送下。或作汤剂,水煎服,温服,每日 2~3 次。

【各家论述】

《金匮要略论注》 疞痛者,绵绵而痛,不若寒疝之绞痛,血气之刺痛也。乃正气不足,使阴得乘阳,而水气胜土,脾郁不伸,郁而求伸,土气不调,则痛绵绵矣。故以归、芍养血,苓、术扶脾,泽泻泻其余之旧水,川芎畅其欲遂之血气。不用黄芩,疞痛因虚,则稍挟寒也。然不用热药,原非大寒,正气充则微寒自去耳。

《金匮方歌括》 怀妊腹痛,多属血虚,而血生于中气,中者土也,土过燥不生物,故以归、芎、芍药滋之。土过湿亦不生物,故以苓、术、泽泻渗之。燥湿得宜,则中气治而血自生,其痛自止。

《金匮玉函经二注》 此与胞阻痛者不同,因脾土为木邪所克,谷气不举,浊淫下流以塞搏阴血而痛也。用芍药多他药数倍以泻肝木,利阴塞,佐以芎、归补血止痛;又佐茯苓渗湿以降于小便也;白术益脾燥湿;茯、泽行其所积,从小便出。盖内外六淫皆能伤胎成痛,不但湿而已也。

《金匮要略方论本义》 妇人妊娠,腹中疞痛,血气虚阻,如上条所言而证初见者也,主以当归芍药散。归、芍以生血,川芎以行血,茯苓、泽泻渗湿利便,白术固中补气。方与胶艾汤同义。以酒和代干姜,无非温经补气,使行阻滞之血也。血流通而痛不作,胎斯安矣。

《金匮要略心典》 《说文》:疞,音绞,腹中急也,乃血不足,而水反侵之也,血不足而水侵,则胎失其所养,而反得其所害矣,腹中能无疞痛乎?归、芎、芍药益血之虚,苓、术、泽泻除水之气。

竹叶石膏汤

【经典回顾】

伤寒解后,虚羸少气,气逆欲吐,竹叶石膏汤主之。(《伤寒论·辨阴阳易差后劳复病》第 397 条)

【辨证要点】

病机:热病之后,余热未清,气阴两伤。

症状:身热多汗,心烦口渴,身体虚弱消瘦,少气懒言,乏困无力,气逆欲吐,或虚烦不寐,小便短赤,舌红少苔,脉虚数。

治法:清热生津,益气和胃。

方药及煎服:竹叶二把,石膏一斤,半夏半升(洗),麦冬一升(去心),人参二两,甘草二两(炙),粳米半升。上七味,以水一斗,煮取六升,去滓,纳粳米,煮米熟,汤成,去米,温服一升,日三服。

【临床应用】

本方可用于治疗小儿肺炎后期、口疮、厌食症、流涎、消化不良、消化道功能紊乱、急性肾小球肾炎、夏季热、盗汗、麻疹后期、外感热病后低热不退、手足口病、传染性单核细胞增多症等。

小儿用此方时应注意本方清凉质润,如内有痰湿,或阳虚发热,均应忌用。小儿脾胃虚弱,方中所用石膏、竹叶、麦冬为甘寒之品,不宜过多,恐损伤脾胃,碍于运化。临床常用竹叶、制半夏各 6～12 g,石膏 18～30 g,麦冬 10～20 g,人参(或白晒参、党参)5～10 g,炙甘草 3 g,粳米 8 g。水煎服,每日 1 剂,酌情分 3 次或多次服完。

【各家论述】

《注解伤寒论》 辛甘发散而除热,竹叶、石膏、甘草之甘辛,以发散余热;甘缓脾而益气,麦门冬、人参、粳米之甘,以补不足;辛者,散也,气逆者,欲其散,半夏之辛,以散逆气。

《金镜内台方议》 伤寒解后,虚热不尽,则少气,气逆欲吐也。故用竹叶为君,石膏为臣,以解虚邪内客也;以半夏为佐,以治逆气欲吐者;以人参、粳米、甘草、门冬四者之甘,以补不足而缓其中也。

《医方考》 伤寒瘥后，虚羸少气，气逆欲吐者，此方主之。伤寒由汗、吐、下而瘥，必虚羸少气，虚则气热而浮，故逆而欲吐。竹叶、石膏、门冬之寒，所以清余热；人参、甘草之甘，所以补不足；半夏之辛，所以散逆气；用粳米者，恐石膏过寒损胃，用之以和中气也。

《伤寒贯珠集》 大邪虽解，元气未复，余邪未尽，气不足则因而生痰，热不除则因而上逆，是以虚羸少食，而气逆欲吐也。竹叶石膏汤乃白虎汤之变法，以其少气，故加参、麦之甘以益气，以其气逆有饮，故用半夏之辛以下气蠲饮，且去知母之咸寒，加竹叶之甘凉，尤于胃虚有热者为有当耳。

《医方集解》 此手太阳、足阳明药也。竹叶、石膏之辛寒，以散余热；人参、甘草、麦冬、粳米之甘平，以益肺安胃，补虚生津；半夏之辛温，以豁痰止呕。故去热而不损其真，导逆而能益其气也。

《伤寒溯源集》 竹叶性寒而止烦热，石膏入阳明而清胃热，半夏蠲饮而止呕吐，人参补病后之虚，同麦冬而大添胃中之津液，又恐寒凉损胃，故用甘草和之，而又以粳米助其胃气也。

《绛雪园古方选注》 竹叶石膏汤分走手足二经，而不悖于理者，以胃居中焦，分行津液于各脏，补胃泻肺，有补母泻子之义也。竹叶、石膏、麦冬泻肺之热，人参、半夏、炙草平胃之逆，复以粳米缓于中，使诸药得成清化之功，是亦白虎、越婢、麦冬三汤变方也。

《医宗金鉴》 是方也，即白虎汤去知母，加人参、麦冬、半夏、竹叶也。以大寒之剂，易为清补之方，此仲景白虎变方也。《经》曰：形不足者，温之以气；精不足者，补之以味。故用人参、粳米，补形气也；佐竹叶、石膏，清胃热也；加麦冬生津，半夏降逆，更逐痰饮，甘草补中，且以调和诸药也。

《血证论》 口之所以发渴者，胃中之火热不降，津液不升故也。方取竹叶、石膏、麦冬以清热，人参、甘草、粳米以生津。妙在半夏之降逆，俾热气随之而伏；妙在生姜之升散，俾津液随之而布，此二药在口渴者，本属忌药，而在此方中，则能止渴，非二药之功，乃善用二药之功也。

《成方便读》 夫热病之后，余邪尚未肃清，肺胃阴津早为枯槁，故见虚烦少气呕吐等证。即夏月暑伤肺胃，元气虚者亦有之。故方中以竹叶、石膏清肺胃之热，然热则生痰，恐留恋于中，痰不去热终不除，故以半夏辛温体滑之品，化痰逐湿而通阴阳，且其性善散逆气，故又为止呕之圣药，况生姜之辛散，以助半夏之不及，一散一清，邪自不能留恋。人参、甘草、粳米以养胃，麦冬以保肺，此方虽云清热，而却不用苦寒，虽养阴又仍能益气，不伤中和之意耳。

防己地黄汤

【经典回顾】

防己地黄汤:治病如狂状,妄行,独语不休,无寒热,其脉浮。(《金匮要略·中风历节病》附方)

【辨证要点】

病机:血虚受风。

症状:狂躁,妄行,独语不休,入夜不寐,无寒热,或手足蠕动,瘛疭,脉浮。

治法:养血清热,疏风散邪。

方药及煎服:防己一钱,桂枝三钱,防风三钱,甘草一钱。上四味,以酒一杯,浸之一宿,绞取汁;生地黄二斤,咬咀,蒸之如斗米饭久,以铜器盛其汁,再绞地黄汁,和,分再服。

【临床应用】

本方可用于治疗小儿急性肾小球肾炎、痉证等。

生地黄 30～60 g(可酌情增至 90 g),防风 9～12 g,防己 6～12 g,桂枝 9 g,甘草 6 g。水煎服,日 1 剂,分 2 次温服。忌茶、咖啡及辛辣炙博之品。若用鲜地黄可将其榨汁,与其他煎取之药液兑服。

【各家论述】

《金匮玉函经二注》 此狂者,谓五脏阴血虚乏,魂魄不清,昏动而然也。桂枝、防风、防己、甘草酒浸绞汁,用是轻清归之于阳,以散其邪;用生地黄之凉血补阴,熟蒸以归五脏,益精养神也。盖药生则散表,熟则补衰,此煎煮法也,又降阴法也。

《千金方衍义》 此皆惊痰堵塞于心包,乱其神识所致,故以防己逐其痰气,防风泻其木邪,桂心通其关窍,地黄安其本神,甘草专和桂心、地黄寒热之性也。

《成方切用》 此亦风之迸入于心者也。风升必气涌,气涌必滞涩,涩滞则流湿,湿留壅火,邪聚于心,故以二防、桂、甘去其邪,而以生地最多,清心火,凉血热,谓如狂妄行,独语不休,皆心火炽盛之证也。况无寒热,则知病不在表,不在表而脉浮,其为火盛血虚无疑后尔。后人地黄饮子、犀角地黄汤等,实祖于此。

《医略六书·杂病证治》 生渍取清汁,归之于阳以散邪热,蒸取浓汁汤,归之于阴以养血,此皆治风邪归附于心而为,癫痫惊狂之病,与中风风痹自当另看。

《金匮要略心典》 狂走谵语,身热脉大者属阳明也。此无寒热,其脉浮者,乃血虚生热,邪并于阳而然。桂枝、防风、防己、甘草酒浸取汁,用是轻清,归之于阳,以散其邪;用生地黄之甘寒,熟蒸使归于阴,以养血除热。盖药生则散表,熟则补衰。此煎煮法,亦表里法也。

《金匮要略编注》 盖热风邪入于心,风火相搏,神识躁乱不宁,故如狂状妄行。而心主语,风火炽盛于心,独语不休,经谓心风焦绝善怒吓是也。风邪入内,表无寒热,但脉浮耳。此少阴时令感冒风火入心,是为温热病之制,非治中风之方,乃编书者误入。然中风证非四肢不收,即喝僻半身不遂,何能得其狂状妄行? 读者详之。因心经血虚,火盛受风,故用生地凉血养血为君,乃取血足风灭之义,甘草以和营卫,防风、防己驱风而使外出也。

防己茯苓汤

【经典回顾】

皮水为病,四肢肿,水气在皮肤中,四肢聂聂动者,防己茯苓汤主之。(《金匮要略·水气病》第 24 条)

【辨证要点】

病机:水湿内停,阳气被遏。

症状:四肢浮肿,按之没指,肿处时有轻微跳动之感,小便不利。

治法:通阳化气,表里分消。

方药及煎服:防己三两,黄芪三两,桂枝三两,茯苓六两,甘草二两。上五味,以水六升,煮取二升,分温三服。

【临床应用】

本方可用于治疗小儿肾病综合征、慢性肾炎等。临床常用黄芪 30～90 g,防己 10～30 g,茯苓 15～30 g,桂枝 3～6 g,甘草 3～6 g。水煎服,日 1 剂,分 2～3 次温服。

【各家论述】

《金匮玉函经二注》 此证与风水脉浮用防己黄芪同,而有浅深之异。风水者,脉浮在表,土气不发,用白术、姜、枣发之。此乃皮水郁其荣卫,手太阴不宣。治法:金郁者泄之,水停者以淡渗,故用茯苓易白术;荣卫不得宣行者,散以辛甘,故用桂枝、甘草以易姜、枣。《内经》云:肉蠕动,名曰微风。以四肢聂聂动者,为风在荣卫,触于经络而动,故桂枝、甘草亦得治之也。

《金匮要略论注》 皮水……四肢肿,聂聂动,以申明水气在皮肤之状,而后皮字义晓然矣。药亦用防己黄芪汤,但去术加桂、苓者,风水之湿在经络近内,皮水之湿在皮肤近外,故但以苓协桂渗周身之湿,而不以术燥其中气也。不用姜、枣,湿不在上焦之荣卫,无取乎宣之耳。

《医方集解》 本方去白术、姜、枣,加茯苓(为君)、桂枝,名防己茯苓汤。治水在皮肤,四肢聂聂而动,名皮水。防己行经络,茯苓善渗泄,黄芪达皮肤,桂枝走肢节。

《沈注金匮要略》 此邪在皮肤而肿也。风入于卫,阳气虚滞,则四肢肿。经谓结阳者,肿四肢,即皮水也。皮毛气虚,受风而肿,所谓水气在皮肤中,邪正相搏,风虚内鼓,故四肢聂聂动,是因表虚也。盖肺与三焦之气,同入膀胱而行决渎,此肺虚抑郁,不入膀胱,而水亦不行,则当使小便利而病得除。故用防己、茯苓除风湿而宣水道,以黄芪补卫而实表气,表实则邪不能容。甘草安土而制水邪,桂枝以和营卫,又行阳化气,而实四末。俾风从外出,水从内泄矣。

《医门法律》 风水下郁其土气,则用白术崇土,姜、枣和中,皮水内合于肺,金郁泄之,水渍于皮,宜淡渗之,故以茯苓易白术,加桂枝解肌,以散水于外,不用姜、枣之和于中也。况四肢聂聂,风在荣卫,触动经络,桂枝尤不可少耶。

《医宗金鉴》 皮水之病,是水气相搏在皮肤之中,故四肢聂聂眴动也。以防己茯苓汤补卫通荣,祛散皮水也。

《金匮悬解》 阳受气于四肢,皮水为病,阳衰湿旺,故四肢肿。水气在皮肤之中,郁遏风木之气,故四肢聂聂动摇。《左传》:风淫末疾,譬之树在风中,根本未动,而枝叶先摇。防己茯苓汤,甘草补中而培土,黄芪、桂枝宣营卫之郁,防己、茯苓泻皮肤之水气也。

《金匮要略心典》 皮中水气,浸淫四末而壅遏卫气,气水相逐,则四肢聂聂动也。防己、茯苓善驱水气,桂枝得茯苓,则不发表而反行水,且合黄芪、甘草助表中之气,以行防己、茯苓之力也。

防己黄芪汤

【经典回顾】

风湿,脉浮,身重,汗出恶风者,防己黄芪汤主之。(《金匮要略·痉湿暍病》第22条)

风水,脉浮,身重,汗出恶风者,防己黄芪汤主之。腹痛加芍药。(《金匮要略·水气病》第22条)

【辨证要点】

病机:风湿表虚或风水表虚。

症状:身重,汗出恶风,面目肿,或手足浮肿,或肢节疼痛,小便不利,舌淡苔白,脉浮。

治法:补虚固表,利水除湿。

方药及煎服:防己一两,甘草半两(炒),白术七钱半,黄芪一两一分(去芦)。上到麻豆大,每抄五钱匕,生姜四片,大枣一枚,水盏半,煎八分,去滓,温服,良久再服。喘者加麻黄半两,胃中不和者加芍药三分,气上冲者加桂枝三分,下有陈寒者加细辛三分。服后当如虫行皮中,从腰下如冰,后坐被上,又以一被缠腰以下,温令微汗,差。

【临床运用】

本方可用于治疗小儿肾病综合征、急性肾小球肾炎、过敏性紫癜、急性荨麻疹等。临床常用黄芪 30~90 g,防己 10~30 g(临床一般以小剂量起用),甘草 3~6 g,白术 10~15 g。姜枣适量为引,水煎服,日 1 剂,日 2~3 次温服。

【各家论述】

《金匮要略论注》 治风水,脉浮为在表,其人或头汗出,表无他病。病者当下重,从腰以上为和,已下当肿及阴,难以屈伸。

《金匮要略心典》 风湿在表,法当从汗而解,乃汗不待发而自出,表尚未解而已虚,汗解之法,不可守矣。故不用麻黄出之皮毛之表,而用防己驱之肌肤之里。服后如虫行皮中,及从腰下如冰,皆湿下行之征也。然非芪、术、甘草,焉能使卫阳复振,而驱湿下行哉?

《金匮方歌括》 恶风者,风伤肌腠也;身重者,湿伤经络也;脉浮者,病在表也。何以不用桂枝、麻黄以发表祛风,而用防己、黄芪以补虚行水乎?盖以汗出为腠理之虚,身重为土虚湿胜。故用黄芪以走表塞空,枣、草、白术以补土胜湿,生姜辛以去风,温以行水。重于防己之走而不守者,领诸药环转于周身,使上行下出,外通内达,迅扫而无余矣。

《金匮方论衍义》 脉浮表也,汗出恶风,表之虚也,身重,水客分肉也。防己疗风肿、水肿,通腠理;黄芪温分肉,补卫虚;白术治皮风止汗;甘草和药益土;生姜、大枣辛甘发散。腹痛者,阴阳气塞,不得升降,故加芍药收阴。

《医宗金鉴》 风水之病,外风内水也。脉浮恶风者风也,身重肿者水也。汗出表虚,故用防己黄芪汤,固表以散风水也。

《金匮要略直解》 防己疗风肿水肿,故以为君,白术治皮间风水结肿,故以为臣,生姜主逐风湿,故以为佐,三味去风行湿也。风湿去,则荣卫虚,黄芪、大枣、甘草为使,用以养正除邪,调和营卫,为治风湿之缓剂。

《医方集解》 此足太阳、太阴药也。防己大辛苦寒,通行十二经,开窍泻湿,为治风肿、水肿之主药;黄芪生用达表,治风注肤痛,温分肉实腠理,白术健脾燥湿,与黄芪并能止汗为臣;防己性险而捷,故用甘草甘平以缓之,又能补土制水为佐;姜、枣辛甘发散,调和荣卫为使也。

《金匮悬解》 风客皮毛,是以脉浮;湿渍经络,是以身重;风性疏泄,是以汗出恶风。防己黄芪汤,甘草、白术补中而燥土。黄芪、防己发表而泻湿也。

《医方论》 去风先养血,治湿先健脾,此一定之法。此症乃风与水相乘,非血虚生风之比,故但用治风逐水健脾之药,而不必加血药,但得水气去而腠理实,则风亦不能独留矣。

《成方便读》 此治卫阳不足,风湿乘虚客于表也。风湿在表,本当以风药胜之,从汗出而愈,此为表虚有汗,即有风去湿不去之意,故不可更用麻黄、桂枝等药再发其汗,使表益虚。防风、防己二物,皆走表行散之药,但一主风而一主湿,用各不同,方中不用防风之散风,而以防己之行湿。然病因表虚而来,若不振其卫阳,则虽用防己,亦不能使邪退去而病愈,故用黄芪助卫气于外,白术、甘草补土德于中,佐以姜、枣通行营卫,使防己大彰厥效。服后如虫行皮中,土部之湿欲解也。或腰以下如冰,用被绕之,令微汗出瘥,下部之湿仍从下解,虽下部而邪仍在表,仍当以汗而解耳。

麦 门 冬 汤

【经典回顾】

大逆上气,咽喉不利,止逆下气者,麦门冬汤主之。(《金匮要略·肺痿肺痈咳嗽上气病》第10条)

【辨证要点】

病机:肺胃津伤,虚火上炎。

症状:咳唾涎沫,短气喘促,痰黏难咳,口咽干燥,欲饮水,舌红少苔,脉虚数。

治法:清养肺胃,止逆下气。

方药及煎服:麦冬七升,半夏一升,人参三两,甘草二两,粳米三合,大枣十二枚。上六味,以水一斗二升,煮取六升,温服一升,日三夜一服。

【临床应用】

本方可用于治疗百日咳、支原体感染、咽炎、支气管哮喘、厌食、消化不良等。

【各家论述】

《医门法律》 此胃中津液干枯,虚火上炎之证,治本之良法也。夫用降火之药,而火反升;用寒凉之药,而热转炽者,徒知与火热相争,未思及必不可得之数,不惟无益,而反害之。凡肺病有胃气则生,无胃气则死。胃气者,肺之母气也……孰知仲景有此妙法,于麦冬、人参、甘草、粳米、大枣大补中气,大生津液,队中增入半夏之辛温一味,其利咽下气,非半夏之功,实善用半夏之功,擅古今未有之奇矣。

《千金方衍义》 于竹叶石膏汤中偏除方名二味,而加麦门冬数倍为君,人参、甘草、粳米以滋肺母,使水谷之精皆得以上注于肺,自然沃泽无虞。当知火逆上气,皆是胃中痰气不清,上溢肺隧,占据津液流行之道而然,是以倍用半夏,更用大枣通津涤饮为先,奥义全在乎此。若浊饮不除,津液不致,虽日用润肺生津之剂,焉能建止逆下气之绩哉?俗以半夏性燥不用,殊失立方之旨。

《金匮要略心典》 火热挟饮致逆,为上气,为咽喉不利,与表寒挟饮上逆者悬殊矣。故以麦冬之寒治火逆,半夏之辛治饮气,人参、甘草之甘以补益中气。盖从外来者,其气多实,故以攻发为急;从内生者,其气多虚,则以补养为主也。

《绛雪园古方选注》 麦门冬汤,从胃生津救燥,治虚火上气之方……用人参、麦门冬、甘草、粳米、大枣大生胃津,救金之母气,以化两经之燥,独复一味,半夏之辛温,利咽止逆,通达三焦,则上气下气皆得宁谧,彻土绸缪,诚为扼要之法。

《血证论》 参、米、甘、枣四味,大建中气,大生津液,胃津上输于肺,肺清而火自平,肺调而气自顺,然未逆未上之火气,此固足以安之,而已逆已上之火气,又不可任其迟留也,故君麦冬以清火,佐半夏以利气,火气降则津液愈生,津液生而火气自降,又并行而不悖也。用治燥痰咳嗽,最为对症,以其润利肺胃,故亦治膈食。又有冲气上逆,挟痰血而干肺者,皆能治之。

《本草新编》 麦门冬,泻肺中之伏火,清胃中之热邪,补心气之劳伤,止血家之呕吐,益精强阴,解烦止渴,美颜色,悦肌肤,退虚热神效,解肺燥殊验,定咳嗽大有奇功,真可恃之为君,而又可藉之为臣使也。但世人未知麦冬之妙用,往往少用之而不能成功为可惜也。不知麦冬必须多用,力量始大,盖火伏于肺中,烁干内液,不用麦冬之多,则火不能制矣;热炽于胃中,熬尽其阴,不用麦冬之多,则火不能息矣……更有膀胱之火,上逆于心胸,小便点滴不能出,人以为小便大闭,由于膀胱之热也,用通水之药不效,用降火之剂不效,此又何用乎?盖膀胱之气,必得上焦清肃之令行,而火乃下降,而水乃下通。夫上焦清肃之令禀于肺也,肺气热,则肺清肃之令不行,而膀胱火闭,水亦闭矣。故欲通膀胱者,必须清肺金之气,清肺之药甚多,皆有损无益,终不若麦冬清中有补,能泻膀胱之火,而又不损膀胱之气,然而少用之,亦不能成功,盖麦冬气味平寒,必多用之而始有济也。

《本经疏证》 麦门冬……其味甘,甘中带苦,又合从胃至心之妙,是以胃得之而能输精上行,自不与他脏腑绝。肺得之而能敷布四脏,洒陈五腑,结气自尔消熔,脉络自尔联续,饮食得为肌肤,谷神旺而气随之充也……香岩叶氏起而明之,曰,知饥不能食,胃阴伤也。曰:太阴湿土得阳始运,阳明燥土得阴乃安。所制益胃阴方,遂与仲景甘药调之之义合……《伤寒论》《金匮要略》用麦门冬者五方,惟薯蓣丸药味多,无以见其功外,于炙甘草汤,可以见其阳中阴虚,脉道泣涩;于竹叶石膏汤,可以见其胃火尚盛,谷神未旺;于麦门冬汤,可以见其气因火逆;于温经汤,可以见其因下焦之实,成上焦之虚。虽然下焦实证,非见手掌烦热,唇口干燥,不可用也;上气因于风,因于痰,不因于火,咽喉利者,不可用也;虚羸气少,不气逆欲吐,反下利者,不可用也;脉非结代微而欲绝者,不可用也。盖麦门冬之功,在提曳胃家阴精,润泽心肺,以通脉道,以下逆气,以除烦热,若非上焦之证,则与之断不相宜。

赤石脂禹余粮汤

【经典回顾】

伤寒,服汤药,下利不止,心下痞硬,服泻心汤已,复以他药下之,利不止,医以理中与之,利益甚。理中者,理中焦。此利在下焦,赤石脂禹余粮汤主之。复不止者,当利其小便。(《伤寒论·辨太阳病》第159条)

【辨证要点】

病机:脾肾阳衰,统摄无权。

症状:久泻,久痢,滑脱不禁,懒言短气,腹痛喜按,体困身重,舌淡,苔薄白,脉沉。

治法:涩肠止泻,收敛固脱。

方药及煎服:赤石脂一斤(碎),禹余粮一斤(碎)。上二味,以水六升,煮取二升,去滓,分温三服。

【临床应用】

本方可用于治疗小儿泄泻、尿崩、急性肠胃炎等。

【各家论述】

《医方考》 下之利不止者,下之虚其里,邪热乘其虚,故利;虚而不能禁固,故不止;更无中焦之证,故曰病在下焦。涩可以固脱,故用赤石脂;重可以镇固,故用禹余粮。然惟病在下焦可以用之。

《伤寒来苏集》 利在下焦,水气为患也。惟土能制水,石者,土之刚也。石脂、余粮,皆土之精气所结;石脂色赤,入丙,助火以生土;余粮色黄,入戊,实胃而涩肠,虽理下焦,实中宫之剂也,且二味皆甘,甘先入脾,能坚固堤防而平水气之亢,故功胜于甘、术耳。

《经方直解》 赤石脂禹余粮汤,肠寒极而虚脱,则用药宜直达至肠温之、涩之。是以方用赤石脂、禹余粮,两药皆质重而性温,兼能涩肠。肠得温则功能正常,得涩则滑脱为止。

《医宗金鉴》 甘、姜、参、术,可以补中宫元气之虚,而不足以固下焦脂膏之脱。此利在下焦,未可以理中之剂收功也。然大肠之不固,仍责在胃,关门之不紧,仍责在脾,此二味皆土之精气所结,能实胃而涩肠,盖急以治下焦之标者,实以培中宫之本也。要知此证是土虚而非火虚,故不宜于姜、附。若水不利而湿甚,复利不止者,则又当利其小便矣。

《金镜内台方议》 理中汤乃治中焦之泄也。今此下利,由气下而中虚,下焦滑也,故用之不应。必与赤石脂之涩为君,以固其滑,涩可去脱也;以禹余粮之重镇,固下焦,为臣佐使。以此二味配合为方者,乃取其固涩以治滑泄也。

《绛雪园古方选注》 仲景治下焦利,重用固涩者,是治以阳明不合,太阴独开,下焦关闸尽撤耳。若以理中与之,从甲巳化土,复用开法,非理也。当用石脂酸温敛气,余粮固涩胜湿,取其性皆重坠,直走下焦,从戊巳化土合法治之。故开太阳以利小便,亦非治法。惟从手阳明拦截谷道,修其关闸,斯为直捷痛快之治。

《伤寒寻源》 伤寒服汤药,下利不止,心下痞硬,服泻心汤已,复以他药下之,利不止,医以理中与之,利益甚,理中者,理中焦,此利在下焦,赤石脂禹粮汤主之。复利不止者,当利其小便。按:此段经文,本已自解明白,利在下焦,关闸尽撤,急当固下焦之脱,石脂余粮固涩之品,性皆重坠,直走下焦,拦截谷道,修其关闸,此以土胜水之法,若复利不止,则又当通支河水道,以杀其下奔之势,而关闸始得完固。

苇 茎 汤

【经典回顾】

《千金》苇茎汤:治咳有微热,烦满,胸中甲错,是为肺痈。(《金匮要略·肺痿肺痈咳嗽上气病》附方)

【辨证要点】

病机:热毒壅滞,痰瘀互结。
症状:胸痛咳嗽,咳腥臭黄痰,或伴脓血,皮肤甲错,口干咽燥,舌红苔黄腻,脉数。
治法:清肺化痰,逐瘀排脓。

方药及煎服：苇茎二升，薏苡仁半升，桃仁五十枚，瓜瓣半升。上四味，以水一斗，先煮苇茎得五升，去滓，纳诸药，煮取二升，服一升，再服，当吐如脓。

【临床应用】

本方可用于治疗小儿大叶性肺炎、支气管肺炎、胸膜炎、反复咳嗽等肺热痰瘀互结、咳吐脓痰症。

【各家论述】

《成方便读》 痈者，壅也，犹土地之壅而不通也。是以肺痈之证，皆由痰血火邪，互结肺中，久而成脓所致。桃仁、甜瓜子皆润燥之品，一则行其瘀，一则化其浊；苇茎退热而清上，苡仁除湿而下行。方虽平淡，其散结通瘀、化痰除热之力实无所遗。以病在上焦，不欲以重浊之药重伤其下也。

《金匮要略论注》 此治肺痈之阳剂也。盖咳而有微热，是在阳分也；烦满，则挟湿矣；至胸中甲错，是内之形体为病，故甲错独见于胸中，乃胸上之气血有结热。故以苇茎之轻浮而甘寒者，解阳分之气热；桃仁泻血分之结热；薏苡下肺中之湿；瓜瓣清结热而吐其败浊，所谓在上者越之耳。

《医门法律》 此方不用巴豆，其力差缓。然以桃仁亟行其血，不令成脓，其意甚善。合之苇茎、薏苡仁、瓜瓣，清热排脓，行浊消瘀，润燥开痰，收功必胜。亦堂堂正正，有制之师也。

《绛雪园古方选注》 苇，芦之大者；茎，干也。是方也，推作者之意，病在膈上，越之，使吐也。盖肺痈由于气血混一，营卫不分，以二味凉其气，二味行其血，分清营卫之气，因势涌越。诚为先着其瓜瓣当用丝瓜者良。时珍曰：丝瓜经络贯串，房隔联属，能通人脉络脏腑，消肿化痰治诸血病，与桃仁有相须之理。薏仁下气，苇茎上升，一升一降，激而行其气血，则肉之未败者不致成脓，痈之已溃者，能令吐出矣。今时用嫩苇根性寒涤热，冬瓜瓣性急趋下，合之二仁变成润下之方，借以治肺痈，其义颇善。

《温热经纬》 苇茎形如肺管，甘凉清肺，且有节之物生于水中，能不为津液阂隔者，于津液之阂隔而生患害者，尤能使之通行。薏苡色白味淡，气凉性降，秉秋金之全体，养肺气以肃清，凡湿热之邪客于肺者，非此不为功也。瓜瓣即冬瓜子，冬瓜子依于瓤内，瓤易溃烂，子不能溃，则其能于腐败之中自全生气，即善于气血凝败之中，全人生气，故善治腹内结聚诸痈，而涤脓血浊痰也。桃仁入血分而通气。合而成剂，不仅为肺痈之妙药，竟可瘳肺痹之危疴。

《本经逢原》 苇茎中空，专于利窍，善治肺痈，吐脓血臭痰。

《医宗金鉴》 如气壅喘满，身不得卧者，急服葶苈大枣汤以泻之；如咳有微热，烦满胸中甲错，脓欲成者，宜《千金》苇茎汤以吐之。

《医学衷中参西录》 释者谓苇用茎不用根者，而愚则以为不然。根居于水底，是以其性凉而善升,患大头瘟者,愚常用之为引经要药,是其上升之力可至脑部,而况于肺乎?且其性凉能清肺热,中空能理肺气,而又味甘多液,更善滋养肺阴,则用根实胜于茎叶矣。今药房所鬻者名为芦根,实即苇根也……其性颇近茅根,凡当用茅根而无鲜者,皆可以鲜芦根代之也。

吴 茱 萸 汤

【经典回顾】

食谷欲呕者,属阳明也,吴茱萸汤主之。得汤反剧者,属上焦也。(《伤寒论·辨阳明病》第 243 条)

少阴病,吐利,手足厥冷,烦躁欲死者,吴茱萸汤主之。(《伤寒论·辨少阴病》第 309 条)

干呕,吐涎沫,头痛者,吴茱萸汤主之。(《伤寒论·辨厥阴病》第 378 条)

呕而胸满者,茱萸汤主之。(《金匮要略·呕吐哕下利病》第 8 条)

【辨证要点】

病机:肝胃虚寒,浊阴上逆。

症状:食后欲吐,吞酸嘈杂,或吐清涎冷沫,四肢厥冷,颠顶头痛,烦躁,胸满脘痛,大便泄泻,舌淡苔白滑,脉沉弦或迟。

治法:温中补虚,降逆止呕。

方药及煎服:吴茱萸一升(洗),人参三两,生姜六两(切),大枣十二枚(掰)。上四味,以水七升,煮取二升,去滓,温服七合,日三服。

【临床应用】

本方可用于治疗小儿反流性食管炎、浅表性胃炎、黄疸、幽门痉挛等。

【各家论述】

《金镜内台方议》 干呕,吐涎沫,头痛者,厥阴之寒气上攻也。吐利,手足逆冷者,寒气内甚也;烦躁欲死者,阳气内争也。食谷欲呕者,胃寒不受也。此以三者之证,共用此方者,以吴茱萸能下三阴之逆气为君,生姜能散气为臣,人参、大枣之甘缓,能和调诸气者也,故用之为佐使,以安其中也。

《伤寒附翼》 少阴吐利,手足厥冷,烦躁欲死者,此方主之。按少阴病,吐利,烦躁四逆者死,此何复出治方? 要知欲死是不死之机,四逆是兼胫臂言,手足只指指掌言,稍甚微甚之别矣……少阴之生气注于肝,阴盛水寒,则肝气不舒而木郁,故烦躁;肝血不荣于四末,故厥冷;水欲出地而不得出,则中土不宁,故吐利耳。病本在肾,而病机在肝,不得相生之机,故欲死。势必温补少阴之少火,以开厥阴之出路,生死关头,非用气味之雄猛者,不足以当绝处逢生之任也,吴茱萸辛苦大热,禀东方之气色,入通于肝,肝温则木得遂其生矣。苦以温肾,则水不寒,辛以散邪,则土不扰,佐人参固元气而安神明,助姜枣调营卫以补四末,此拨乱反正之剂。与麻黄附子之拔帜先登,附子真武之固守社稷者,鼎足而立也。若命门火衰,不能熟腐水谷,故食谷欲呕。若干呕、吐涎沫而头痛,是脾肾虚寒,阴寒上乘阳位也,用此方鼓动先天之少火,而后天之土自生,培植下焦之真阳,而上焦之寒自散。开少阴之关,而三阴得位者,此方是欤。

《医宗金鉴》 至其治厥阴,则易以吴茱萸,而并去前汤诸药,独用人参、姜、枣者,盖人身厥阴肝木虽为两阴交尽,而一阳之真气实起其中,此之生气一虚,则三阴浊气直逼中上,不惟本经诸证悉具,将阳明之健运失职,以至少阴之真阳浮露而吐利,厥逆烦躁欲死,食谷欲呕,种种丛生矣。吴茱萸得东方震气,辛苦大热,能达木郁,直入厥阴,降其盛阴之浊气,使阴翳全消,用以为君。人参秉冲和之气,甘温大补,能接天真,挽回性命,升其垂绝之生气,令阳光普照,用以为臣。佐姜、枣和胃而行四末。斯则震坤合德,木土不害,一阳之妙用成,而三焦之间无非生生之气矣。诸证有不退者乎? 盖仲景之法,于少阴则重固元阳,于厥阴则重护生气。学人当深思而得之矣。

《医方集解》 此足厥阴、少阴、阳明药也。治阳明食谷欲呕者,吴茱、生姜之辛以温胃散寒下气;人参、大枣之甘以缓脾益气和中……若少阴证吐利、厥逆,至于烦躁欲死、胃中阴气上逆,将成危候,故用吴茱萸散寒下逆,人参、姜、枣助阳补土,使阴寒不得上干,温经而兼温中也,吴茱萸为厥阴本药,故又治肝气上逆,呕涎头痛。

《医方考》 方中吴茱萸辛热而味厚,《经》曰:味为阴,味浓为阴中之阴,故走下焦而温少阴、厥阴;佐以生姜,散其寒也;佐以人参、大枣,补中虚也。

《注解伤寒论》 上焦主内,胃为之市,食谷欲呕者,胃不受也,与吴茱萸汤以温胃气。得汤反剧者,上焦不内也,以治上焦法治之。

《伤寒论注》 胃热则消谷善饥,胃寒则水谷不纳。食谷欲呕,固是胃寒;服汤反剧者,以痰饮在上焦为患,呕尽自愈,非谓不宜服也。此与阳明不大便,服柴胡汤胃气因和者不同。

《伤寒贯珠集》 食谷欲呕,有中焦与上焦之别。盖中焦多虚寒,而上焦多火逆也。阳明中虚,客寒乘之,食谷则呕,故宜吴茱萸汤,以益虚而温胃。若得汤反剧,则仍是上焦火逆之病,宜清降而不宜温养者矣。仲景于疑似之间,细心推测如此。

《医宗金鉴》 少阴厥阴多合病,证同情异而治别也。少阴有吐利,厥阴亦有吐利;少阴有厥逆,厥阴亦有厥逆;少阴有烦躁,厥阴亦有烦躁,此合病而证同者也。少阴之厥有微甚,厥阴之厥有寒热;少阴之烦躁则多躁,厥阴之烦躁则多烦。盖少阴之病多阴盛格阳,故主以四逆之姜、附,逐阴以回阳也;厥阴之病多阴盛郁阳,故主以吴茱萸之辛烈,迅散以通阳也,此情异而治别者也。

《伤寒寻源》 此本温胃之方,而亦以通治厥少二阴吐利垂绝之证。盖阳明居中土,食谷欲呕,土受木克,胃气垂败。按:吴萸本厥阴药,兹以人参、甘草、大枣,奠安中土,而主吴萸温中散寒,以泄土中之木,则呕止而谷可纳。至少阴病吐利,手足逆冷,烦躁欲死,此因上下交征,胃气随吐利而将败,而厥阴更得侮其所不胜,病本在肾,病机在肺,而主治则在胃。得此剂补火生土,而浊阴自退矣。

附 子 汤

【经典回顾】

少阴病,得之一二日,口中和,其背恶寒者,当灸之,附子汤主之。(《伤寒论·辨少阴病》第304条)

少阴病,身体痛,手足寒,骨节痛,脉沉者,附子汤主之。(《伤寒论·辨少阴病》第305条)

妇人怀妊六七月,脉弦发热,其胎愈胀,腹痛恶寒者,少腹如扇,所以然者,子脏开故也,当以附子汤温其脏。(《金匮要略·妇人妊娠病》第3条)

【辨证要点】

病机:阳虚寒甚。

症状:背恶寒,口中和,身体痛,骨节痛,手足寒,脉沉。

治法:温经散寒。

方药及煎服:附子二枚(炮,去皮,破),茯苓三两,人参二两,白术四两,芍药三两。上五味,以水八升,煮取三升,去滓,温服一升,日三服。

【临床应用】

本方可用于治疗小儿神志病、癫痫、肺炎并心衰者等。

【各家论述】

《金镜内台方议》 少阴之气,上通于舌下,若有热,则口燥舌干而渴。口中和者,是无热也。背为阳,阳虚阴盛,则背恶寒也。经曰:无热恶寒者,发于阴也。当灸之,宜灸背俞,与附子汤服之。以附子为君,温经散寒;茯苓为臣,而泄水寒之气;以白术、芍药为佐,而益燥其中;以人参为使,而补其阳,以益其元气,而散其阴邪也。

《医方考》 少阴病,口中和,背恶寒者,此方主之。少阴病,身体痛,手足寒,骨节痛,脉沉者,亦此方主之。伤寒以阳为主,上件病皆阴胜,几于无阳矣。辛甘皆阳也,故用附、术、参、苓以养阳;辛温之药过多,则恐有偏阳之弊,故又用芍药以扶阴。经曰:火欲实,水当平之,此用芍药之意也。

《千金方衍义》 南阳太阳例中,甘草附子汤本治风湿相搏,骨节烦疼掣痛,《千金》借治湿痹缓风,可谓当矣。又恐辛温太过,津随汗泄,更合少阴例中附子汤,取人参固气,芍药敛津,茯苓渗湿,并助桂、附之雄,庶无风去湿不去、虚风复入之患矣。

《注解伤寒论》 辛以散之,附子之辛以散寒;甘以缓之,茯苓、人参、白术之甘以补阳;酸以收之,芍药之酸以扶阴。所以然者,偏阴偏阳则为病。火欲实,水当平之,不欲偏胜也。

《伤寒证治准绳·少阴病》 背者胸中之府,诸阳受气于胸中而转行于背,《内经》曰:人身之阴阳者,背为阳,腹为阴。阳气不足,阴寒气盛,则背为之恶寒。若风寒在表而恶寒者,则一身尽寒矣,但背恶寒者,阴寒气盛可知,如此条是也。又或乘阴气不足,阳气内陷入阴中,表阳新虚,有背微恶寒者,经所谓伤寒无大热,口燥渴,心烦,背微恶寒,白虎加人参汤主之是也。一为阴寒气盛,一为阳气内陷,何以明之,盖阴寒为病则不能消耗津液,故于少阴病则口中和,及阳气内陷则热灼津液为干,故于太阳病则口燥舌干而渴也,要辨明阴阳寒热不同,当于口中润燥详之。

《伤寒贯珠集》 口中和者,不燥不渴,为里无热也;背恶寒者,背为阳而阴乘之,不能通于外也。阳不通,故当灸之以通阳,痹阳不足,故主附子汤以补阳虚,非如麻黄附子细辛之属,徒以温散为事矣,此阳虚受寒,而虚甚于寒者之治法也。按元和纪用经云,少阴中寒而背恶寒者,口中则和;阳明受热而背恶寒者,则口燥而心烦。一为阴寒下乘,阳气受伤,一为阳热入里,津液不足,是以背恶寒虽同,而口中和与燥则异,此辨证之要也。

《伤寒论本义》 少阴病三字中,该脉沉细而微之诊,见但欲寐之证,却不发热而单背恶寒,此少阴里证之确据也,全篇亦视此句为标的。

《医宗金鉴》 背恶寒为阴阳俱有之证,如阳明病无大热,口燥渴,心烦,背微恶寒者,乃白虎加人参汤证也。今少阴病但欲寐,得之二三日,口中不燥而和,其背恶寒者,乃少阴阳虚之背恶寒,非阳明热蒸之背恶寒也,故当灸之,更主以附子汤,以助阳消阴也。口燥口和,诚二者之确征矣。

《伤寒心悟》 "口中和,其背恶寒"是本条方证的辨证眼目,有加强鉴别诊断的意义。背恶寒可见于阳明受热,也可见于少阴中寒。阳明受热的背恶寒,则口燥而心烦。少阴中寒的背恶寒,则口不干不渴不苦不燥而和。寒热之邪迥异,全在"口中和"与不和为辨。背为阳,少阴背恶寒实为阳虚不足。因督脉及太阳经多行于背,太阳卫气大虚,少阴之寒从太阳而入少阴,少阴阳虚,故背恶寒为甚。又:本条设一证二法。二法的运用,说明灸药同治在挽救少阴阳虚患者中的重要性。其一,"当灸之"要活看。言外之意,也有不当灸者,如 284 条"少阴病咳而下利谵语者,被火气劫故也"。火疗包括灸法、火针。阴虚患者,误灸则强责少阴汗,反而导致变证的发生。292 条阳虚阴盛已极而见阳气来复,"灸少阴七壮",则是急用灸法。既方便又速效,以便争取时间。本条"当灸之",无疑也是后者的落实。其二"当灸"于何穴何处,仲景没有明言。我们认为选择大椎、膈俞、关元、气海、肾俞等穴施灸,都有利于温阳散寒,使阳虚得以恢复。至于有些医家围绕灸药并用,不分先后,还是先灸后药等问题进行争论,则是大可不必的,因为施治是在辨证准确前提下进行的。灸与内服药也都是为了回阳急救而设,所以抓紧时间施治,抢救病人是唯一目的。因此,先灸后药,灸药并用,皆宜从速。

附子粳米汤

【经典回顾】

腹中寒气,雷鸣切痛,胸胁逆满,呕吐,附子粳米汤主之。(《金匮要略·腹满寒疝宿食病》第 10 条)

【辨证要点】

病机:脾胃虚寒,水湿内停。

症状:腹满疼痛,痛势较剧,胸胁逆满,呕吐,四肢厥冷,舌苔白滑,脉迟。

治法:温中散寒,蠲饮降逆。

方药及煎服:附子一枚(炮),半夏半升,甘草一两,大枣十枚,粳米半升。上五味,以水八升,煮米熟,汤成,去滓,温服一升,日三服。

【临床应用】

本方可用于治疗小儿腹痛、急性肠胃炎等。

【各家论述】

《证治要诀》 若胃寒甚,服药而翻者,宜附子粳米汤加丁香十粒,砂仁半钱;大便秘者,更加枳壳半钱……若胃中寒甚,呃逆不已,或复加以呕吐,轻剂不能取效,宜丁香煮散,及以附子粳米汤,增炒川椒、丁香,每服各三十五粒。

《类聚方广义》 寒气即水也,若痛剧及于心胸者,可合大建中汤,有奇效。疝家、留饮家多有此证。

《金匮要略心典》 下焦浊阴之气,不特肆于阴部,而且逆于阳位,中土虚而堤防撤矣。故以附子辅阳驱阴,半夏降逆止呕,而尤赖粳米、甘、枣培令土厚,而使敛阴气也。

《绛雪园古方选注》 治以附子之温,半夏之辛,佐以粳米之甘,使以甘草、大枣缓而行之,上可去寒止呕,下可温经定痛。

鸡 屎 白 散

【经典回顾】

转筋之为病,其人臂脚直,脉上下行,微弦。转筋入腹者,鸡屎白散主之。(《金匮要略·跌蹶手指臂肿转筋阴狐疝蛔虫病》第3条)

【辨证要点】

病机:湿热伤阴。

症状:四肢挛急疼痛,甚者其痉挛经大腿内侧牵引小腹作痛。

治法:清热化湿,缓解痉挛。

方药及煎服:鸡屎白(适量)。上一味,为散,取方寸匕,以水六合和,温服。

【临床应用】

本方可用于治疗小儿足胫挛急症、破伤风等。

【各家论述】

《金匮悬解》 转筋之为病,其人臂脚硬直,不能屈伸,其脉上下直行,微带弦象,此厥阴肝经之病也。肝主筋,筋脉得湿,则挛缩而翻转也。转筋入腹,则病势剧矣。鸡屎白散,泻其湿邪,筋和而舒矣。

《长沙药解》 鸡屎白,微寒,入足太阳膀胱经。利水而泄湿,达木而舒筋。《金匮》鸡屎白散,鸡屎白,为散,水服方寸匕。治转筋为病,臂脚直,脉上下,微弦,转筋入腹。筋司于肝,水寒土湿,肝木不舒,筋脉挛缩,则病转筋。鸡屎白利水道而泄湿寒,则木达而筋舒也。

《医林纂要》 鸡屎用雄者。《内经》以鸡矢醴治蛊胀,取其降浊气,燥脾湿,软坚去积,又能下达以去太阴之结,且能杀百蛊毒。凡小儿食癖皆可随所嗜作引以治之。打跌伤,酒和鸡屎白饮之,瘀即散而筋骨续矣。

《本草经疏》 鸡屎白、微寒。《素问》云:心腹满,旦食不能暮食,名为臌胀。治之以鸡矢醴,一剂知,二剂已。王太仆注云:《本草》鸡矢并不治蛊胀,但能利小便,盖蛊胀皆生于湿热,湿热胀满,则小便不利。鸡屎能通利下泄,则湿热从小便而出,臌胀自愈。故曰治湿不利小便,非其治也。《本经》主石淋,利小便,止遗溺者,正此意耳。转筋者,血热也;伤寒寒热及消渴者,热在阳明也;癥痕者,血热壅滞肌肉也;寒能总除诸热,故主之也。《日华子》炒服治中风失音痰迷,陈藏器和黑豆炒酒浸服治贼风风痹,盖风为阳邪,因热而生,鸡屎寒能除热,鸡本与风木之气相通,取共治本从类之义也。

抵当汤（丸）

【经典回顾】

太阳病六七日,表证仍在,脉微而沉,反不结胸,其人发狂者,以热在下焦,少腹当硬满,小便自利者,下血乃愈。所以然者,以太阳随经,瘀热在里故也,抵当汤主之。(《伤寒论·辨太阳病》第 124 条)

太阳病,身黄,脉沉结,少腹硬,小便不利者,为无血也;小便自利,其人如狂者,血证谛也,抵当汤主之。(《伤寒论·辨太阳病》第 125 条)

阳明证,其人喜忘者,必有蓄血。所以然者,本有久瘀血,故令喜忘。屎虽硬,大便反易,其色必黑者,宜抵当汤下之。(《伤寒论·辨阳明病》第 237 条)

病人无表里证,发热七八日,虽脉浮数者,可下之。假令已下,脉数不解,合热则消谷喜饥,至六七日不大便者,有瘀血,宜抵当汤。(《伤寒论·辨阳明病》第 257 条)

伤寒有热,少腹满,应小便不利,今反利者,为有血也。当下之,不可余药,宜抵当丸。(《伤寒论·辨太阳病》第 126 条)

妇人经水不利下,抵当汤主之。亦治男子膀胱满急,有瘀血者。(《金匮要略·妇人杂病》第 14 条)

【辨证要点】

病机:瘀结成实(抵当汤病势急重,抵当丸病势较缓)。

症状:少腹硬满,其人如狂,小便自利,脉沉涩或沉结,舌质紫或有瘀斑。

治法:破瘀通经。

方药及煎服:抵当汤:水蛭(熬)、虻虫(去翅足,熬)各三十个,桃仁二十枚(去皮尖),大黄三两(酒浸)。上四味,以水五升,煮取三升,去滓,温服一升。不下更服。抵当丸:水蛭(熬)、虻虫(去翅足,熬)各二十个,桃仁二十五枚(去皮尖),大黄三两(酒浸)。上四味,捣分四丸,以水一升,煮一丸,取七合服之。晬时当下血,若不下者,更服。

【临床应用】

本方可用于治疗小儿血尿、肾脏胚胎瘤等。

【各家论述】

《类证治裁》 如吐衄停瘀,属上部,必漱水不欲咽。血结胸膈,属中部,必燥渴谵语。少腹硬满,大便黑,属下部,必发狂善忘,抵当汤、代抵当汤。

《注解伤寒论》 苦走血,咸胜血,虻虫、水蛭之咸苦以除蓄血;甘缓结,苦泄热,桃仁、大黄之苦以下结热。

《金镜内台方议》 血在上则忘,血在下则狂。故与水蛭为君,能破结血;虻虫为臣辅之,此咸能胜血也;以桃仁之甘辛,破血散热为佐;以大黄之苦为使,而下结热也。且此四味之剂,乃破血之烈快者也。

《伤寒附翼》 歧伯曰:"血清气涩,疾泻之,则气竭焉;血浊气涩,疾泻之,则经可通也。"非得至峻之剂,不足以抵其巢穴,而当此重任矣。水蛭,虫之巧于饮血者也;虻,飞虫之猛于吮血者也;兹取水陆之善取血者攻之,同气相求耳;更佐桃仁之推陈致新,大黄之苦寒以荡涤邪热。名之曰抵当者,谓直抵其当攻之所也。

《伤寒贯珠集》 此条证治与前条大同,而变汤为丸,未详何谓?尝考其制,抵当丸中水蛭、虻虫减汤方三分之一,而所服之数,又居汤方十分之六,是缓急之分,不特在汤丸之故矣。此其人必有不可不攻,而又有不可峻攻之势,如身不发黄,或脉不沉结之类,仲景特未明言耳。有志之士,当不徒求之语言文本中也。

《伤寒寻源》 同一抵当而变汤为丸,另有精义。经云:伤寒有热,少腹满,应小便不利,今反利者,为有血也,当下之,宜抵当丸。盖病从伤寒而得,寒生凝泣,血结必不易散,故煮而连滓服之,俾有形质相著得以逗留血所,并而逐之,以视汤之专取荡涤者,不同也。

苦　参　汤

【经典回顾】

蚀于下部则咽干,苦参汤洗之。(《金匮要略·百合狐惑阴阳毒病》第 11 条)

【辨证要点】

病机:湿热下注。

症状:外阴瘙痒、溃烂,咽干口燥。

治法:清热燥湿。

方药及煎服:苦参一升。以水一斗,煎取七升,去滓,熏洗,日三服。

【临床应用】

本方可用于治疗小儿湿疹、丘疹性荨麻疹、尿布性皮炎、手足口病等。由于方子当中只有苦参一味药,临床应用时多加味或与其他方子联合使用;小儿口服药物存在困难,选用外用药,不仅便于小儿接受并且不易损伤儿童脾胃,无毒副作用。

【各家论述】

《长沙药解》 《金匮》苦参汤,苦参一斤,煎汤熏洗。治狐惑蚀于下部者,以肝主筋,前阴者宗筋之聚,土湿木陷,郁而为热,化生虫蜃,蚀于前阴,苦参清热而去湿,疗疮而杀虫也。

《金匮要略论注》 下部毒盛,所伤在血而咽干,喉属阳,咽属阴也,药用苦参熏洗,以去风热而杀虫也。

《金匮要略释义》 用苦参汤熏洗前阴病处,除湿热以治其本,则咽干自愈。

《金匮玉函经二注》 虫蚀下部则咽干者,下部,肾之所在,任脉附焉。肾,水也。湿热甚于下,则虫蚀于上,而肾水受伤,经脉乏水以资之,挟湿热逆而燥其咽嗌,故用苦参汤洗。苦参能除热毒,疗下部蜃,因以洗之。虽然,此治之外者尔,若究其源,病则自内而外出,岂独治其标而已哉?试用上部服泻心汤者观之,则下部亦必有可服之药;自下部用洗法者观之,则上部咽喉亦必有可治之理,此仲景特互发之尔! 不然,何后世方论有服下部药者,与内食五脏者乎?

《千金方衍义》 伤寒、温病截然两途,凡医但见壮热、头疼,概行发散,信手杀人,曷知温病是久伏少阴之邪,得春时温暖之气蕴化,湿从内发外,故用苦参搜逐肾家久伏之邪,取其苦燥湿寒除热,若五六日后,热交营分,彻外壮热,即加生地以清血脉之邪,黄芩以泄肌肤之热,较之初发,浅深不同,又非一味苦参可治也。

苓甘五味姜辛汤

【经典回顾】

冲气即低,而反更咳,胸满者,用桂苓五味甘草汤,去桂加干姜、细辛,以治其咳满。
(《金匮要略·痰饮咳嗽病》第37条)

【辨证要点】

病机:寒饮内动,肺失宣降。

症状:咳嗽,咳痰量多,清稀色白,或喜唾涎沫,喘息,胸满不舒,舌苔白滑,脉弦滑。

治法:温肺散寒,蠲饮止咳。

方药及煎服:茯苓四两,甘草、干姜、细辛各三两,五味子半升。上五味,以水八升,煮取三升,去滓,温服半升,日三服。

【临床应用】

本方可用于治疗小儿喘息性支气管炎、慢性支气管炎、哮喘、慢性鼻窦炎、咳嗽变异性哮喘、支气管肺炎等。

【各家论述】

《金匮要略心典》 服前汤(桂苓五味甘草汤)已,冲气即低,而反更咳胸满者,下焦冲逆之气既伏,而肺中伏匿之寒饮续出也,故去桂之辛而导气,加干姜、细辛之辛而入肺者,合茯苓、五味、甘草消饮驱寒,以泄满止咳也。

《金匮要略译释》 化饮而无麻桂之燥,祛邪而无伤正之弊,较小青龙汤缓和得宜,是与小青龙汤媲美的又一治饮名方,亦为体虚支饮的基础方。

《金匮要略论注》 冲气即低,乃桂、苓之力,单刀直入,肾邪遂伏,故低也;反更咳满,明是肺中伏匿之寒未去。但青龙汤已用桂,桂苓五味甘草汤又用桂,两用桂而邪不服,以桂能去阳分凝滞之寒,而不能驱脏内沉匿之寒,故从不得再用桂枝之例而去之,唯取细辛入阴之辛热,干姜纯阳之辛热,以除满驱寒而止咳也。

《金匮要略方论本义》 服后如冲气即低,是阴抑而降矣,然降而不即降,反更咳胸满者,有支饮在胸膈留伏,为阴邪冲气之东道,相与结聚肆害,不肯遽降。心从阳也,法用桂苓五味甘草汤去桂枝之辛而升举,加干姜、细辛之辛而开散,则胸膈之阳大振,而饮邪自不能存,况敢窝隐阴寒上冲之败类乎?虽云以治其咳满,而支饮之邪亦可骏衰矣。

《金匮玉函经二注》 《内经》曰:诸逆冲上,皆属于火。又曰:冲脉为病,气逆里急。故用桂苓五味甘草汤,先治冲气与肾燥。桂味辛热,散水寒之逆,开腠理,致津液以润之。茯苓甘淡行津液,渗蓄水,利小便,伐肾邪,为臣。甘草味甘温,补中土,制肾气之逆;五味酸平,以收肺气。《内经》曰:肺欲收,急食酸以收之。服此汤,冲气即止,因水在膈不散,故再变而更咳胸满,即用前方去桂加干姜、细辛,散其未消之水寒,通行津液。服汤后,咳满即止。

奔 豚 汤

【经典回顾】

奔豚气上冲胸,腹痛,往来寒热,奔豚汤主之。(《金匮要略·奔豚气病》第2条)

【辨证要点】

病机:肝郁化热,冲气上逆。

症状:患者自觉有气自少腹上冲胸咽,气冲如豚之奔突,胸闷气急,常见腹痛、失眠、心悸、惊恐、烦躁不安、头晕、头痛,甚则抽搐、厥逆,或兼有寒热往来。

治法:疏肝清热,降逆止痛。

方药及煎服:甘草、川芎、当归各二两,半夏四两,黄芩二两,生葛五两,芍药二两,生姜四两,甘李根白皮一升。上九味,以水二斗,煮取五升,温服一升,日三夜一服。

【临床应用】

本方可用于治疗小儿热性惊厥、病毒性心肌炎、抽动障碍、脑炎、急性扁桃体炎、咽结合膜热、流行性腮腺炎等。

【各家论述】

《备急千金要方》 治大气上奔胸膈中,诸病发时,迫满短气不得卧,剧者便欲死,腹中冷湿气,肠鸣相逐成结气方。

《金匮要略编注》 此因肝胆风邪相引,肾中积风乘脾,故气上冲胸而腹痛。厥阴受风,相应少阳,则往来寒热,是以芎、归、姜、芍疏养厥阴、少阳气血之正,而驱邪外出;以生葛、李根专解表里风热,而清奔豚逆上之邪;黄芩能清风化之热;半夏以和脾胃而化客痰,俾两经邪散,木不临脾而肾失其势,即奔豚自退。

《绛雪园古方选注》 君以芍药、甘草奠安中气,臣以生姜、半夏开其结气,当归、川芎入血以和心气,黄芩、生姜、甘李根白皮性大寒,以折其冲逆之气,杂以生葛者,寓将欲降之,必先升之之理。

《金匮要略浅释》 奔豚汤为小柴胡的变方。陈逊斋老师认为,方中生葛,系柴胡之误。葛主汲升,水逆上犯,决不宜升提;李根白皮以治热性奔豚;归、芎、芍以和肝镇痛;黄芩清解肝胆之热;姜、夏和胃降水逆。

《千金方衍义》 以芎、归、芍药和其瘀积之血,半夏、生姜涤其坚积之痰,葛根以通津液,李根以降逆气,并未尝用少阴之药。设泥奔豚为肾积,而用伐肾之剂,谬之甚矣。嗣伯治风眩气奔欲绝,故以桂、苓祛风,人参壮气,茱萸降逆,石膏开泄旺气为之必需。

肾 气 丸

【经典回顾】

崔氏八味丸:治脚气上入,少腹不仁。(《金匮要略·中风历节病》附方)

虚劳腰痛,少腹拘急,小便不利者,八味肾气丸主之。(《金匮要略·血痹虚劳病》第15条)

夫短气,有微饮,当从小便去之,苓桂术甘汤主之,肾气丸亦主之。(《金匮要略·痰饮咳嗽病》第17条)

男子消渴,小便反多,以饮一斗,小便一斗,肾气丸主之。(《金匮要略·消渴小便不利淋病》第3条)

问曰:妇人病,饮食如故,烦热不得卧,而反倚息者,何也? 师曰:此名转胞,不得溺也,以胞系了戾,故致此病,但利小便则愈,宜肾气丸主之。(《金匮要略·妇人杂病》第19条)

【辨证要点】

病机:肾气不足。

症状:腰痛脚软,精神不振,少腹拘急,小便清长,夜间多尿,或小便不利,消渴,舌质淡胖,苔薄白润,脉沉细,尺脉尤甚。

治法:温补肾气。

方药及煎服:干地黄八两,山药、山茱萸各四两,泽泻、牡丹皮、茯苓各三两,桂枝、附子(炮)各一两。上方八味,末之,炼蜜和丸梧子大,酒下十丸,加至二十五丸,日再服。

【临床应用】

本方可用于治疗小儿肾病综合征、遗尿、盗汗、佝偻病、咳嗽变异性哮喘、夏季热等。

【各家论述】

《金匮要略辑义》《外台》脚气不随门载:崔氏此方凡五条。第四条云,若脚气上入少腹,少腹不仁,即服张仲景八味丸。《旧唐书·经籍志》:《崔氏篆要方》十卷,崔知悌撰(新唐书·艺文志,崔行功撰)。所谓崔氏其人也,不知者或以为仲景收崔氏之方,故详论之。

《太平惠民和剂局方》　八味丸,治肾气虚乏,下元冷惫,脐腹疼痛,夜多漩溺,脚膝缓弱,肢体倦怠,面色黧黑,不思饮食。又治脚气上冲,少腹不仁,及虚劳不足,渴欲饮水,腰重疼痛,少腹拘急,小便不利,或男子消渴,小便反多;妇人转胞,小便不通,并宜服之。

《医宗金鉴》　命门之火,乃水中之阳。夫水体本静,而川流不息者,气之动,火之用也,非指有形者言也。然少火则生气,火壮则食气,故火不可亢,亦不可衰。所云火生土者,即肾家之少火,游行其间,以息相吹耳! 若命门火衰,少火几于熄矣。欲暖脾胃之阳,必先温命门之火,此肾气丸纳桂、附于滋阴剂中十倍之一,意不在补火,而在微微生火,即生肾气也。故不曰温肾,而名肾气,斯知肾以气为主,肾得气而土自生也。且形不足者,温之以气,则脾胃因虚寒而致病者固痊,即虚火不归其原者,亦纳之而归封蛰之本矣。

《医经溯洄集》　八味丸以地黄为君,而以余药佐之,非止为补血之剂,盖兼补气也。气者,血之母,东垣所谓阳旺则能生阴血者,此也……夫其用地黄为君者,大补血虚不足与补肾也;用诸药佐之者,山药之强阴益气;山茱萸之强阴益精而壮元气;白茯苓之补阳长阴而益气;牡丹皮之泻阴火,而治神志不足;泽泻之养五脏,益气力,起阴气,而补虚损五劳,桂、附立补下焦火也。由此观之,则余之所谓兼补气者,非臆说也。

《千金方衍义》　本方为治虚劳不足,水火不交,下元亏损之首方。专用附、桂蒸发津气于上,地黄滋培阴血于下,萸肉涩肝肾之精,山药补黄庭之气,丹皮散不归经之血,茯苓守五脏之气,泽泻通膀胱之气化。

炙 甘 草 汤

【经典回顾】

伤寒,脉结代,心动悸,炙甘草汤主之。(《伤寒论·辨太阳病》第 177 条)

《千金翼》炙甘草汤(一云复脉汤):治虚劳不足,汗出而闷,脉结悸,行动如常,不出百日,危急者,十一日死。(《金匮要略·血痹虚劳病》附方)

《外台》炙甘草汤:治肺痿涎唾多,心中温温液液者。(《金匮要略·肺痿肺痈咳嗽上气病》附方)

【辨证要点】

病机:心之气血不足,阴阳两虚。

症状:心中悸动不安,胸闷,气短,失眠,舌淡少苔,脉结或代。

治法:益气滋阴,通阳复脉。

方药及煎服：甘草四两(炙)，生姜三两(切)，人参二两，生地黄一斤，桂枝三两(去皮)，阿胶二两，麦冬半升(去心)，麻仁半升，大枣三十枚(擘)。上九味，以清酒七升，水八升，先煮八味，取三升，去滓，纳胶烊消尽，温服一升，日三服。

【临床应用】

本方可用于治疗小儿病毒性心肌炎、心律失常、汗症、秋季腹泻等。

【各家论述】

《血证论》 此方为补血之大剂……姜、枣、参、草中焦取汁，桂枝入心化气，变化而赤；然桂性辛烈能伤血，故重使生地、麦冬、芝麻以清润之，使桂枝雄烈之气变为柔和，生血而不伤血；又得阿胶潜伏血脉，使输于血海，下藏于肝。合观此方，生血之源，导血之流，真补血之第一方，未可轻议加减也。

《温病条辨》 在仲景当日，治伤于寒者之结、代，自有取于参、桂、姜、枣，复脉中之阳；今治伤于温者之阳亢阴竭，不得再补其阳也。

《张仲景用甘草心法管窥》 炙甘草虽有补虚之功，但只限于脾肺气虚，不用于肾虚。

《医方考》 心动悸者，动而不自安也，亦由真气内虚所致。补虚可以去弱，故用人参、甘草、大枣；温可以生阳，故用生姜、桂枝；润可以滋阴，故用阿胶、麻仁；而生地、麦冬者，又所以清心而宁悸也。

《医方集解》 此手足太阴药也。人参、麦冬、甘草、大枣益中气而复脉；生地、阿胶助营血而宁心；麻仁润滑以缓脾胃；姜、桂辛温以散余邪；加清酒以助药力也。

《伤寒寻源》 脉结代而心动悸，则心悸非水饮搏结之心悸，而为中气虚馁之心悸矣。经文明以结阴代阴，昭揭病因，证津液衰竭，阴气不交于阳，已可概见。君以炙甘草，坐镇中州，而生地、麦冬、麻仁、大枣、人参、阿胶之属，一派甘寒之药，滋阴复液。但阴无阳则不能化气，故复以桂枝、生姜，宣阳化阴，更以清酒通经隧，则脉复而悸自安矣。

《医宗金鉴》引柯琴 仲景于脉弱阴弱者，用芍药以益阴，阳虚者，用桂枝以通阳，甚则加人参以生脉，未有用地黄麦冬者，岂以伤寒之法义重扶阳乎，抑阴无骤补之法，与此以心虚脉结代，用生地黄为君，麦冬为臣，峻补真阴，开后学滋阴之路也，地黄麦冬味虽甘而气则寒，非发陈蕃莠之品，必得人参桂枝以通阳脉，生姜大枣以和荣卫，阿胶补血，酸枣安神，甘草之缓不使速下，清酒之猛捷于上行，内外调和，悸可宁而脉可复矣，酒七升水八升，祇取三升者，久煎之则气不峻，此虚家用酒之法，且知地黄麦冬得酒最良，此证当用酸枣仁，肺痿用麻子仁可也，如无真阿胶以龟板胶代之。

《绛雪园古方选注》 人参、麻仁之甘以润脾津；生地、阿胶之咸苦，以滋肝液；重用地、冬浊味，恐其不能上升，故君以炙甘草之气厚、桂枝之轻扬，载引地、冬上承肺燥，佐以清酒芳香入血，引领地、冬归心复脉；仍使以姜、枣和营卫，则津液悉上供于心肺矣……脉络之病，取重心经，故又名复脉。

泻心汤（大黄黄连泻心汤）

【经典回顾】

心气不足，吐血、衄血，泻心汤主之。（《金匮要略·惊悸吐衄下血胸满瘀血病》第 17 条）

心下痞，按之濡，其脉关上浮者，大黄黄连泻心汤主之。（《伤寒论·辨太阳病》第 154 条）

伤寒大下后，复发汗，心下痞，恶寒者，表未解也。不可攻痞，当先解表，表解乃可攻痞。解表宜桂枝汤，攻痞宜大黄黄连泻心汤。（《伤寒论·辨太阳病》第 164 条）

【辨证要点】

病机：心火亢盛（泻心汤）；胃热气滞（大黄黄连泻心汤）。

症状：吐血、衄血，或胸痞烦热，心烦，面赤，小便黄赤，大便干结。

治法：清热泻火（泻心汤）；泻热消痞（大黄黄连泻心汤）。

方药及煎服：三黄汤：大黄二两，黄连、黄芩各一两。上三味，以水三升，煮取一升，顿服之。大黄黄连泻心汤：大黄二两，黄连一两。上二味，以麻沸汤二升，渍之须臾，绞去滓，分温再服。（大黄黄连泻心汤，《伤寒论》原文记载只有大黄、黄连二味，但按林亿等方后注及考《千金翼方》等记载，当以有黄芩为是。泻心汤和大黄黄连泻心汤药味相同，但煎服方法不同，故作用有异，泻心汤取其降火止血之功，大黄黄连泻心汤取其清淡之性味，以清心火，泻胃热，消痞满。）

【临床应用】

本方可用于治疗小儿热性惊厥、夜啼、病毒性心肌炎、肺炎、口腔溃疡、胃慢性浅表性溃疡、细菌性痢疾、足跟外伤等。

【各家论述】

《伤寒论》 林亿按：大黄黄连泻心汤诸本皆二味，又后附子泻心汤，用大黄、黄连、黄芩、附子，恐是前方中亦有黄芩，后但加附子一味也。《活人书》本方有黄芩。

《医宗金鉴》 心气"不足"二字，当是"有余"二字。若是不足，如何用此方治之，必是传写之讹。心气有余，热盛也，热盛而伤阳络，迫血妄行，为吐、为衄。故以大黄、黄连、黄芩大苦大寒直泻三焦之热，热去而吐衄自止矣。

《金匮要略浅注》 此为吐衄之神方也。妙在以芩、连之苦寒,泄心之邪热,即所以补心之不足;尤妙在大黄之通,止其血,而不使其稍停余瘀,致血愈后酿成咳嗽虚劳之根。

《金匮要略今释》 黄连、黄芩治心气不定,即抑制心脏之过度张缩,且平上半身之充血也。大黄亢进肠蠕动,引下腹部之充血,以诱导方法,协芩、连平上部充血也。

《绛雪园古方选注》 痞有不因下而成者,君火亢盛,不得下交于阴而为痞,按之虚者,非有形之痞,独用苦寒,便可泄。却如大黄泻营分之热,黄连泄气分之热,且大黄有攻坚破结之能,其泄痞之功即寓于泻热之内,故以大黄名其汤。以麻沸汤渍其须臾,去滓,取其气,不取其味,治虚痞不伤正气也。

茵陈五苓散

【经典回顾】

黄疸病,茵陈五苓散主之。(《金匮要略·黄疸病》第18条)

【辨证要点】

病机:湿热郁闭,湿重于热。

症状:身目皆黄,黄色鲜明,形寒发热,纳呆,小便不利,水肿腹胀,呕逆泄泻,渴不思饮,头重身困,苔腻,脉浮缓。

治法:清热利湿。

方药及煎服:茵陈蒿末十分,五苓散五分。上二物和,先食饮方寸匕,日三服。

【临床应用】

本方可用于治疗小儿急性黄疸型肝炎、胆汁淤积综合征、急性肾小球肾炎等。

【各家论述】

《医方考》 茵陈,黄家神良之品也,故诸方多用之;猪苓、泽泻、茯苓、白术味淡,故可以导利小水;官桂之加,取有辛热,能引诸药直达热邪蓄积之处。

《古今名医方论》 罗东逸曰……治酒积黄疸,盖土虚则受湿,湿热乘脾,黄色乃见。茵陈专理湿热,发黄者所必用也;佐以五苓,旺中州,利膀胱;桂为向导,直达热所,无不克矣。

《医门法律》 湿热郁蒸于内,必先燥其肺气,以故小水不行。五苓散开腠理,致津液,通血气,且有润燥之功,而合茵陈之辛凉,清理肺燥。肺金一润,其气清肃下行,膀胱之壅热立通,小便利而黄去矣。

《金匮方歌括》 五苓散功专发汗利水,助脾转输;茵陈蒿功专治湿退黄,合五苓散为解郁利湿之用也。盖黄疸病由湿热瘀郁,熏蒸成黄,非茵陈蒿推陈致新,不足以除热退黄;非五苓散转输利湿,不足以发汗行水。二者之用,取其表里两解,为治黄之良剂也。

《四时病机》 疸因土虚受湿;湿热乘脾,黄色乃见。茵陈专理湿热,发黄者所必用也。佐以猪苓、泽泻,则水液分于膀胱;佐以白术、茯苓,则土旺可以胜湿。桂为向导,令诸药直达病所,无不克矣。

《金匮要略论注》 此表里两解之方。然五苓中有桂、术,乃为稍涉虚者设也。但治黄疸不贵补,存此备虚证耳。

《温病条辨》 胃为水谷之海,营卫之源。风入胃家气分,风湿相蒸,是为阳黄。湿热流于膀胱,气郁不化,则小便不利,当用五苓散宣通表里之邪,茵陈开郁而清湿热。

《医略六书·杂病证治》 脾亏寒湿,少火不振,不能健运,而湿伏不化,故小便不利,身体发黄焉。白术健脾土以制湿,肉桂壮少火以通闭,猪苓利三焦之湿,茯苓渗脾肺之湿,泽泻通利膀胱以利水,茵陈清利湿热而退黄也。为散水煎,使少火气充,则脾健湿行而小便自利,虚黄无不退矣。此壮火崇土渗湿之剂,为虚黄小便不利之方。

茵 陈 蒿 汤

【经典回顾】

阳明病,发热汗出者,此为热越,不能发黄也。但头汗出,身无汗,剂颈而还,小便不利,渴引水浆者,此为瘀热在里,身必发黄,茵陈蒿汤主之。(《伤寒论·辨阳明病》第236条)

伤寒七八日,身黄如橘子色,小便不利,腹微满者,茵陈蒿汤主之。(《伤寒论·辨阳明病》第260条)

谷疸之为病,寒热不食,食即头眩,心胸不安,久久发黄,为谷疸,茵陈蒿汤主之。(《金匮要略·黄疸病》第13条)

【辨证要点】

病机:湿热郁闭,湿热并重。

症状:身黄如橘子色,目黄,小便深黄而不利,身热,无汗或头汗出,齐颈而还,口渴,腹微满,哭声响亮,不欲吮乳,大便秘结,舌红苔黄腻,脉弦数或滑数等。

治法:清利湿热。

方药及煎服:茵陈蒿六两,栀子十四枚(擘),大黄二两(去皮)。上三味,以水一斗二升,先煮茵陈减六升,纳二味,煮取三升,去滓,分三服。

【临床应用】

本方可用于治疗小儿黄疸型肝炎、婴儿肝炎综合征、胆汁黏稠症、胆石症术后、支气管哮喘等。

【各家论述】

《伤寒附翼》 太阳、阳明俱有发黄症,但头汗而身无汗,则热不外越;小便不利,则热不下泄,故瘀热在里而渴饮水浆。然黄有不同,证在太阳之表,当汗而发之,故用麻黄连翘赤小豆汤,为凉散法。证在太阳阳明之间,当以寒胜之,用栀子柏皮汤,乃清火法。证在阳明之里,当泻之于内,故立本方,是逐秽法。茵陈秉北方之色、经冬不凋,傲霜凌雪,历遍冬寒之气,故能除热邪留结,佐栀子以通水源,大黄以除胃热,令瘀热从小便而泄,腹满自减,肠胃无伤,乃合"引而竭之"之义,亦阳明利水之奇法也。

《伤寒明理论》 王冰曰:小热之气,凉以和之;大热之气,寒以取之。发黄者,热之极也,非大寒之剂,则不能彻其热。茵陈蒿味苦寒,酸苦涌泄为阴,酸以涌之,苦以泄之,泄其热者,必以苦为主,故以茵陈蒿为君。心法南方火而主热,栀子味苦寒,苦入心而寒胜热,大热之气,必以苦寒之物胜之,故以栀子为臣。大黄味苦寒,宜补必以酸,宜下必以苦,推除邪热,必假将军攻之,故以大黄为使。苦寒相近,虽甚热,大毒必祛除,分泄前后,复得利而解矣。

《伤寒论条辨》 茵陈逐湿郁之黄,栀子除胃家之热,大黄推壅塞之瘀,三物者,苦以泄热,热泄则黄散也。

《伤寒溯源集》 茵陈性虽微寒,而能治湿热黄疸及伤寒滞热,通身发黄,小便不利。栀子苦寒泻三焦火,除胃热时疾黄病,通小便,解消渴,心烦懊忱,郁热结气。更入血分,大黄苦寒泄下,逐邪热,通肠胃,三者皆能蠲湿热,去郁滞,故为阳明发黄之首剂云。

《绛雪园古方选注》 茵陈散肌表之湿,得大黄则兼泻中焦之郁热;山栀逐肉理之湿,得大黄则兼泻上焦之郁热。惟其性皆轻浮,故与大黄仅入气分,泄热利小便,建退黄之功,与调胃承气仅泻无形之热同义。无枳实、芒硝,不能疾行大便,故不得妄称为下法。

茯苓四逆汤

【经典回顾】

发汗,若下之,病仍不解,烦躁者,茯苓四逆汤主之。(《伤寒论·辨太阳病》第69条)

【辨证要点】

病机:阳亡阴伤,虚阳外浮。

症状:四肢厥逆,烦躁,心悸,舌淡苔白滑,脉微欲绝。

治法:回阳救阴,宁心除烦。

方药及煎服:茯苓四两,人参一两,附子一枚(生用,去皮,破八片),甘草二两(炙),干姜一两半。上五味,以水五升,煮取三升,去滓,温服七合,日三服。

【临床应用】

本方可用于治疗小儿窦性心动过速、急性吐泻、注意缺陷多动障碍等。

【各家论述】

《医宗金鉴》 若病不解,厥悸仍然,骤增昼夜烦躁,似乎阴盛格阳,而实肾上凌心,皆因水不安其位,挟阴邪而上乘,是阳虚有水气之烦躁也。用茯苓君四逆,抑阴以伐水。人参佐四逆,生气而益阳。参、苓君子也,兼调以甘草,比四逆为缓,阴阳不急,故当缓也。一去甘草,一加参、苓,而缓急自别,仲景用方之妙如此。

《伤寒附翼》 此厥阴伤寒发散内邪之汗剂,凡伤寒厥而心下悸者,宜先治水,后治其厥,不尔,水渍入胃,必作利也。此方本欲利水,反取表药为里症用,故虽重用姜、桂,而以里药名方耳。厥阴伤寒,先热者后必厥,先热时必消渴。今厥而心下悸,是下利之源,斯时不热不渴可知矣。因消渴时饮水多,心下之水气不能入心为汗,蓄而不消,故四肢逆冷而心下悸也。肺为水母,肺气不化,则水气不行。茯苓为化气之品,故能清水之源;然得猪苓、泽泻,则行西方收降之令,下输膀胱而为弱。桂枝、生姜,则从辛入肺,使水气通于肺,以行营卫阴阳,则外走肌表而为汗矣;佐甘草以缓之,汗出周身,而厥自止,水精四布,而悸自安。以之治水者,即所以治厥也。……伤寒心悸无汗而不渴者,津液未亏,故可用此方大发其汗。五苓因小发汗故少佐桂枝,不用生姜用白术者,恐渍水入脾也。此用姜、桂与茯苓等分,而不用芍药、大枣,是大发其汗。佐甘草者,一以协辛发汗,且恐水渍入胃也。

《千金翼方》 人参、茯苓皆治心烦闷及心惊悸,安定精神,有即为良,无自依本方服一剂,不瘥,更作服之。

《注解伤寒论》 与茯苓四逆汤,以复阴阳之气……四逆汤以补阳,加茯苓、人参以益阴。

《金镜内台方议》 发汗若下之,病当解,若不解,发汗外虚阳气,后若下之,内虚阴气,阴阳俱虚,邪独不解,故生烦躁也,与四逆汤以复阳气,加人参、茯苓以复阴气也。

《伤寒论辩证广注》 方用茯苓、人参、甘草,补中而生阴血也;附子、干姜除寒而回阳气也,此可见不汗出之烦躁,用大青龙汤,与既汗下之烦躁用此汤,不大相径庭。

《伤寒论三注》 汗下两误,然未见厥逆等证,乃决计用四逆以回阳者何欤?正谓过汗之烦躁,有真阳欲越之虞,而在表之邪,所当不过,然又必倍加茯苓以为君者,真武汤只用其半,能收已散之阳,镇摄而还于阴,况在烦躁之际,欲越未越者哉,加人参者,以其有补阳益阴之妙,一切滋润之味,所不敢用,岂非谓阳虚者,即已阴偏胜乎!然后知汗后烦躁势必更自作汗,使一缕之阳至于外脱,故茯苓淡渗,摄水归源,俾汗不出则阳终不患其越也,庶几回阳,诸药得以奏其功效矣。

《伤寒溯源集》 茯苓虚无淡渗而降下,导无形之火以入坎水之源,故以为君,人参补汗下之虚,而益胃中之津液,干姜辛热,守中而暖胃,附子温经,直达下焦,导龙火以归源也。

《绛雪园古方选注》 茯苓四逆汤,即真武汤之变方。《太阳篇》中汗出烦躁,禁用大青龙,即以真武汤救之,何况烦躁生于先汗后下,阳由误下而欲亡,能不救下元之真阳乎?故重用茯苓六两渗泄,人参、甘草下行以安欲失之真阳,生用干姜、附子以祛未尽之寒邪,阳和躁宁,不使其手足厥逆,故亦名四逆。

《伤寒论集注》 制茯苓四逆方,以茯苓为君,分两最重,水自下渗,自不至外越矣。益以人参、甘草建其中,辅以附子干姜破其寒,是证风少寒多,寒多则易入少阴,而有厥逆亡阳之变,不可不虑也。

《伤寒论类方汇参》 此少阴伤寒,虚阳挟水气不化,内扰而烦,欲脱而躁,为制清神回阳之温剂也。

《汉方简义》 以汤姜附之辛热,补阳以除躁,参甘之甘温,生津以疗烦,更重任淡渗通阳之茯苓,通阳以消阴翳,淡渗以泄附阴而上之水分,其庶乎阴邪不致逼阳外越,故表热得解,水分不致上凌心君,故烦躁自宁,以茯苓为君,故称茯苓四逆,所以名四逆之义。

茯苓桂枝白术甘草汤

【经典回顾】

伤寒若吐、若下后,心下逆满,气上冲胸,起则头眩,脉沉紧,发汗则动经,身为振振摇者,茯苓桂枝白术甘草汤主之。(《伤寒论·辨太阳病》第67条)

心下有痰饮,胸胁支满,目眩者,苓桂术甘汤主之。(《金匮要略·痰饮咳嗽病》第16条)

夫短气,有微饮,当从小便去之,苓桂术甘汤主之;肾气丸亦主之。(《金匮要略·痰饮咳嗽病》第17条)

【辨证要点】

病机：中阳不足，水气上冲。

症状：心下逆满，气上冲胸，起则头眩，心慌，咳嗽气喘，咯痰，舌淡苔白，脉沉紧。

治法：温阳化饮，健脾利湿。

方药及煎服：茯苓四两，桂枝三两（去皮），白术、甘草（炙）各二两。上四味，以水六升，煮取三升，去滓，分温三服。

【临床应用】

本方可用于治疗小儿慢性唇炎、急性支气管炎、支气管哮喘、肾病综合征、呼吸暂停等。

【各家论述】

《金匮玉函经二注》 心胞络循胁出胸下。《灵枢》曰：胞络是动，则胸胁支满，此痰饮积其处而为病也。目者心之使，心有痰水，精不上注于目，故眩。《本草》茯苓能治痰水，伐肾邪；痰，水类也，治水必自小便出之，然其水淡渗手太阴，引入膀胱，故用为君。桂枝乃手少阴经药，能调阳气，开经络，况痰水得温则行，用之为臣。白术除风眩，燥痰水，除胀满，以佐茯苓。然中满勿食甘，用甘草何也？盖桂枝之辛，得甘则佐其发散，和其热而使不僭也；复益土以制水，甘草有茯苓则不支满而反渗泄。《本草》曰：甘草能下气，除烦满也。

《金镜内台方议》 大吐则伤阳，大下则伤阴。今此吐下后，阴阳之气内虚，则虚气上逆，心下逆满，气上冲胸，起则头眩。若脉浮紧者，可发汗。今此脉沉紧者，不可发汗，发汗则动经，身为振摇者，此阳气外内皆虚也。故用茯苓为君，白术为臣，以益其不足之阳，经曰：阳不足者，补之以甘，是也。以桂枝为佐，以散里之逆气。以甘草为使，而行阳气且缓中也。

《金匮要略心典》 痰饮，阴邪也，为有形。以形碍虚则满；以阴冒阳则眩。苓桂术甘，温中祛湿，治痰饮之良剂，是即所谓温药也。盖痰饮为结邪，温则易散，内属脾胃，温则能运耳。

《绛雪园古方选注》 此太阳、太阴方也。膀胱气钝则水蓄，脾不行津液则饮聚。白术、甘草和脾以运津液，茯苓、桂枝利膀胱以布气化。崇土之法，非但治水寒上逆，并治饮邪留结，头身振摇。

《刘渡舟伤寒临证指要》 苓桂术甘汤中茯苓可利水邪上泛，桂枝可制水气上逆，二药相伍温阳化气，利水消饮，保养心气而宁神，白术携茯苓补脾以利水，甘草助桂枝扶心阳以消阴，诸药合用，温阳化气，健脾利水。

《张氏医通》 微饮而短气,由肾虚水邪停蓄,致三焦之气升降呼吸不前也。二方各有所主。苓桂术甘汤主饮在阳,呼气之短;肾气丸主饮在阴,吸气之短。盖呼者出心肺,吸者入肾肝。茯苓入手太阴,桂枝入手少阴,皆轻清之剂,治其阳也;地黄入足少阴,山萸入足厥阴,皆重浊之剂,治其阴也。必视其人形体之偏阴偏阳而为施治。一证二方,岂无故哉。

《金匮篇解》 苓桂术甘汤中白术,有冲气从脐下上冲者忌用。

《金寿山医论选集》 通阳之药不离于温,如苓桂术甘汤之用桂枝,然通阳又与温阳常常容易混淆,阳气之得通与不同,主要测之于小便的利与不利,阳气之得温与不温,主要测之于四肢厥逆之得回与不回,苓桂术甘汤为通阳之方,四逆汤为温阳之方,真武汤为通阳兼温阳之方。

枳 术 汤

【经典回顾】

心下坚,大如盘,边如旋盘,水饮所作,枳术汤主之。(《金匮要略·水气病》第32条)

【辨证要点】

病机:脾虚气滞,水饮内停。

症状:心下坚满,腹大胀满,胃脘疼痛,或小便不利,舌淡红,苔白腻,脉沉或弦滑。

治法:行气散结,健脾利水。

方药及煎服:枳实七枚,白术二两。上二味,以水五升,煮取三升,分温三服,腹中软即当散也。

【临床应用】

本方可用于治疗小儿发热、厌食、新生儿黄疸、幽门梗阻等。

【各家论述】

《金匮玉函经二注》 胃气弱,则所饮之水,入而不消,痞结而坚,必强其胃,乃可消痞,白术健脾强胃,枳实善消心下痞,逐停水,散滞血。

《医宗金鉴》 李杲法仲景以此方倍白术,是以补为主也;此方君枳实,是以泻为主也。然一缓一急,一补一泻,其用不同,只此多寡转换之间耳。

《金匮要略广注》 枳实消胀,苦以泻之也,白术去湿,苦以燥之也。后张易水治痞,用枳术丸,亦从此汤化出,但此乃水饮所作,用汤以荡涤之,彼属食积所伤,则用丸以消磨之。一汤一丸,各有深意,非漫无主张也。

《侣山堂类辩》 《金匮要略》用枳术汤治水饮所作,心下坚大如盘。盖胃为阳,脾为阴,阳常有余而阴常不足,胃强脾弱,则阳与阴绝矣,脾不能为胃行其津液,则水饮作矣,故用术以补脾,用枳以抑胃。后人不知胃强脾弱,用分理之法,咸谓一补一消之方。再按《局方》之四物汤、二陈汤、四君子汤,易老之枳术丸,皆从《金匮》方套出,能明乎先圣立方大义,后人之方,不足法矣。

《金匮要略方论本义》 又云:心下坚,大如盘,边如旋盘,水饮所作。见盘虽大于杯,而水饮之作,无二理也。主之以枳术汤。方中全从内治水饮。服后腹中耎,知当散。为水湿阴寒乘虚而结者,又立一开寒邪、制水邪之法也。或有阳未甚虚,中有实邪,可以与前方参酌用之也。

栀 子 豉 汤

【经典回顾】

发汗吐下后,虚烦不得眠,若剧者,必反复颠倒,心中懊侬,栀子豉汤主之;若少气者,栀子甘草豉汤主之;若呕者,栀子生姜豉汤主之。(《伤寒论·辨太阳病》第76条)

发汗,若下之,而烦热,胸中窒者,栀子豉汤主之。(《伤寒论·辨太阳病》第77条)

伤寒五六日,大下之后,身热不去,心中结痛者,未欲解也,栀子豉汤主之。(《伤寒论·辨太阳病》第78条)

阳明病,脉浮而紧,咽燥口苦,腹满而喘,发热汗出,不恶寒,反恶热,身重。若发汗则躁,心愦愦,反谵语。若加温针,必怵惕烦躁不得眠。若下之,则胃中空虚,客气动膈,心中懊侬,舌上胎者,栀子豉汤主之。(《伤寒论·辨阳明病》第221条)

阳明病,下之,其外有热,手足温,不结胸,心中懊侬,饥不能食,但头汗出者,栀子豉汤主之。(《伤寒论·辨阳明病》第228条)

下利后更烦,按之心下濡者,为虚烦也,宜栀子豉汤。(《伤寒论·辨厥阴病》第375条,并见《金匮要略·呕吐哕下利病》第44条)

【辨证要点】

病机:热郁胸膈。

症状:身热心烦,虚烦不得眠,或心中懊侬,反复颠倒,或心中窒,或心中结痛,舌红苔微黄,脉数。

治法:轻宣透邪,除烦解郁。

方药及煎服:栀子十四个(擘),香豉四合(棉裹)。上二味,以水四升,先煮栀子(甘草、生姜),取二升半;纳豉,煮取一升半,去滓,分二服,温进一服(得吐者,止后服)。

【临床应用】

本方可用于治疗小儿夜啼、睡眠障碍、遗尿、疳积、急性化脓性扁桃体炎、入睡困难等。

【各家论述】

《伤寒论后条辨》 又问栀子豉汤,瓜蒂散吐剂异同,答曰:未经汗吐下而胸中痞硬者为实,瓜蒂散主之,此重剂也;已经汗吐下而胸中懊侬者,为虚邪,栀子豉汤主之,此轻剂也。吐剂同而轻重异,此虚实之分也。

《伤寒贯珠集》 栀子体轻,味苦微寒,豉经蒸窨,可升可降,二味相合,能彻散胸中邪气,为除烦止燥之良剂。

《订正伤寒论注》 若汗吐下后,懊侬少气,呕逆烦满,心中结痛者,皆宜以栀子汤吐之。以其邪留连于胸胃之间,或与热、与虚、与饮、与气、与寒相结而不实,则病势向上,即经所谓在上者因而越之之意也。若未经汗吐下而有是证,则为实邪,非栀子汤轻剂所能治矣,又当以瓜蒂重剂主之也。若病人旧微溏者,虽有是证,但里既久虚,不可与服。若与之,即使客邪尽去,亦必正困难支。盖病势向下,涌之必生他变也。

《金匮要略研究》 上二味,以水四升,先煮栀子,得二升半,内豉,煮取一升半,去滓,分为二服,温进一服,得吐者,止后服。此处“进”一词,可能是指不得已的事情。另外,可能因药中含有香豉,所以后人添加“得吐则止”一句。有人据此而认为该方为吐剂,但栀子豉汤并非吐剂。

《伤寒缵论》 栀子涌膈上虚热,香豉散寒热恶毒,能吐能汗,为汗下后虚烦不解之圣药。若呕,则加生姜以涤饮。

《伤寒直格》 或吐者,止后服。凡诸栀子汤,皆非吐人之药,以其燥热郁结之甚,而药顿攻之不能开通,则郁发而吐。因其呕吐,发开郁结,则气通,津液宽行而已,故不需再服也。

《医方集解·涌吐之剂》 此足太阳阳明药也。烦为热胜,栀子苦寒,色赤入心,故以为君。淡豉苦能胜热,腐能胜焦,助栀子以吐虚烦,故以为臣,酸苦涌泄为阴也。此吐无形之虚烦。

厚朴七物汤

【经典回顾】

病腹满,发热十日,脉浮而数,饮食如故,厚朴七物汤主之。(《金匮要略·腹满寒疝宿食病》第9条)

【辨证要点】

病机:脾胃虚寒,胃肠气滞。

症状:腹满,腹痛,大便硬或不利,饮食尚可,发热,恶风寒,脉浮数或沉等。

治法:温阳补虚,散寒降逆,通利腑气。

方药及煎服:厚朴半斤,甘草、大黄各三两,大枣十枚,枳实五枚,桂枝二两,生姜五两。上七味,以水一斗,煮取四升,温服八合,日三服。呕者加半夏五合;下利去大黄;寒多者加生姜至半斤。

【临床应用】

本方可用于治疗小儿功能性消化不良、胃痛、痢疾、急性胰腺炎、支气管哮喘等。

【各家论述】

《医宗金鉴》 病腹满,里证也。发热,里热也。然十日脉浮而数,表热亦未已也……故用厚朴七物汤,表里均解,腹满发热两除也。此桂枝汤、小承气汤之复方也。

《伤寒绪论》 呕加半夏,下利去大黄,寒多倍生姜。此即小承气合桂枝去芍药汤也。七味中独推厚朴为君者,其主在于风邪内陷之腹满,原不在乎攻下也。观方后云,下利去大黄,其义自见。

《金匮要略广注》 厚朴、大黄、枳实,即小承气汤也,所以攻里;桂枝、甘草、生姜、大枣,即桂枝汤例也(但少芍药),所以发表。此表里双解之剂。呕加半夏,散逆也。下利去大黄,恐寒胃也。寒多加生姜,温中也。

《金匮玉函经二注》 故以小承气治其里,桂枝去芍药以解其表,内外两解,涣然冰释,即大柴胡汤之意也。以表见太阳,故用桂枝耳。

《金匮要略心典》 桂枝汤去芍药之酸,加蜀漆之辛,盖欲使火气与风邪一时并散,而无少有留滞,所谓从外来者。驱而出之于外也,龙骨、牡蛎则收敛其浮越之神与气尔。

《长沙药解》 治腹满痛,发热,脉浮而数,饮食如故者。以外感风邪,经腑皆郁,经气不泄,故发热脉数。腑气不通,故腹满而痛。甘、枣、桂、姜,达郁而解外,枳、朴、大黄,泻满而攻里也。

厚朴三物汤

【经典回顾】

痛而闭者,厚朴三物汤主之。(《金匮要略·腹满寒疝宿食病》第 11 条)

【辨证要点】

病机:实热内积,气滞不行。

症状:腹部胀满疼痛,或伴恶心、呕吐,腹中热,大便不通,苔黄腻。

治法:行气除满,去积通便。

方药及煎服:厚朴八两,大黄四两,枳实五枚。上三味,以水一斗二升,先煮二味,取五升,纳大黄,煮取三升,温服一升,以利为度。

【临床应用】

本方可用于湿热互结之腹满发热之症,常用于治疗小儿腹胀、便秘、不完全性肠梗阻、急性肠炎、发热等。

【各家论述】

《金匮玉函经二注》 闭者,气已滞也,塞也,经曰:通因通用,此之谓也。于是以小承气通之。乃易其名为三物汤者,盖小承气君大黄以一倍,三物汤君厚朴以一倍者,知承气之行,行在中下也;三物之行,因其闭在中上也。绎此,可启悟于无穷矣。

《金匮要略心典》 痛而闭,六腑之气不行矣。厚朴三物汤与小承气同,但承气意在荡实,故君大黄;三物意在行气,故君厚朴。

《金匮要略广注》 厚朴泄满,枳实去痞,大黄泻实,即小承气汤也。

《金匮要略集注》 此即小承气汤也。所谓承气者,热气在上,寒气乘之,盖以苦寒之药承泄外来阳热之邪,此泄内因之实,故更易其名焉。

《长沙药解》 此亦小承气汤,而分两不同。二方皆君厚朴。治腹满而便闭者。以滞气抟结,闭塞不通。枳、朴,行滞而止痛,大黄破结而开塞闭也。

《金匮方歌括》 此方不减大黄者,以行气必先通便,便通则肠胃畅,而腑脏气通,通则不痛也。

《金匮要略正义》 痛而至于闭,三焦俱阻寒矣。上下不通,肠腑不司传导,痛何由治。因以三物开泄三焦,俾邪从下夺,闭自开也。

《高注金匮要略》 言下利里虚,固宜大温大补如彼。若雷鸣等症全具,其人痛而便闭者,则又以气不下通,而实热之邪势由上逆,故见种种急切之候也。厚朴降气,枳实泄气,大黄下气,则闭者下通,而诸症自息,岂止痛止云乎哉。

《金匮述义》 闭则痛,痛则不通也。闭乃气食之滞,通之则愈。小承三味同煮,此则先煮枳朴行气滞,故倍厚朴。体实热闭则可,体虚寒闭当禁也。

《圆运动的古中医学》 治腹痛而闭者。腹痛而大便不通,内热必实。宜厚朴、枳实、大黄以下实,不宜温下之法也。

厚朴大黄汤

【经典回顾】

支饮胸满者,厚朴大黄汤主之。(《金匮要略·痰饮咳嗽病》第 26 条)

【辨证要点】

病机:饮热郁肺。

症状:胸闷胸满,咳嗽气喘,痰多,腹满,腹胀,大便秘结,苔腻,脉弦滑有力等。

治法:疏导肠胃,荡涤实邪。

方药及煎服:厚朴一尺,大黄六两,枳实四枚。上三味,以水五升,煮取二升,分温再服。

【临床应用】

本方可用于治疗小儿支气管炎、便秘、胸膜炎、支气管哮喘、心包炎、腹痛等。

【各家论述】

《金匮玉函经二注》 凡仲景方,多一味,减一药,与分两之更重轻,则异其名,异其治,有如转丸者。若此三味,加芒硝则谓之大承气,治内热腹实满之甚;无芒硝,则谓之小承气,治内热之微甚;厚朴多,则谓之厚朴三物汤,治热痛而闭。今三味以大黄多,名厚朴大黄汤,而治是证。上三药皆治实热而用之。

《千金方衍义》 此即小承气汤,以大黄多,遂名厚朴大黄汤;若厚朴多,即名厚朴三物汤。此支饮胸满,必缘其人素多湿热,浊饮上逆所致,故用荡涤中焦药治之。

《金匮要略心典》 胸满疑作腹满。支饮多胸满,此何以独用下法?厚朴大黄与小承气同,设非腹中痛而闭者,未可以此轻试也。

《金匮要略浅注》 胸为阳位,饮停于下,下焦不通,逆行渐高,充满于胸故也。主以厚朴大黄汤者,是调其气分,开其下口,使上焦之饮,顺流而下,厚朴性温味苦,苦主降,温主散;枳实形圆味香,香主舒,圆主转,二味皆气分之药,能调上焦之气,使气行而水亦行也。继以大黄之推荡,直通地道,领支饮以下行,有何胸满之足患哉?此方药品与小承气同,其分两主治不同,学人宜潜心体认,方知古人用药之妙。

《成方便读》 故但以大黄除热荡实,芒硝润下软坚。加炙甘草者,缓其急而和其中。不用枳朴者,恐伤上焦气分。大黄用酒浸者,欲减其苦寒速下之性。而微下之,令胃和则愈耳。

《伤寒方解》 本方以大黄为主药。其适用标准在胃肠不和,水谷壅滞,而未致于燥结者。大黄有荡涤胃肠,推陈出新之功能。芒硝软坚去积。甘草益气缓急,以尽调和之责,而无过攻之虑焉。

厚朴麻黄汤

【经典回顾】

咳而脉浮者,厚朴麻黄汤主之。(《金匮要略·肺痿肺痈咳嗽上气病》第8条)

【辨证要点】

病机:饮邪挟热,上迫于肺。
症状:咳嗽,气喘,恶寒头痛,喉中不利,如水鸡声,胸闷烦躁,舌淡红,苔白滑,脉浮。
治法:宣肺化饮,止咳平喘。
方药及煎服:厚朴五两,麻黄四两,石膏如鸡子大,杏仁半升,半夏半升,干姜二两,细辛二两,小麦一升,五味子半升。上九味,以水一斗二升,先煮小麦熟,去滓,纳诸药,煮取三升,温服一升,日三服。

【临床应用】

本方可用于治疗小儿急性支气管炎、支气管哮喘、急性上呼吸道感染等。

【各家论述】

《医门法律》 若咳而其脉亦浮,则外邪居多,全以外散为主,用法即于小青龙汤中去桂枝、芍药、甘草,加厚朴、石膏、小麦,仍从肺病起见。以故桂枝之热,芍药之收,甘草之缓,概示不用,而加厚朴以下气,石膏以清热,小麦引入胃中,助其升发之气,一举而表解脉和,于以置力于本病,然后破竹之势可成耳。一经裁酌,直若使小青龙载肺病腾空而去。

《沈注金匮要略》 此以脉之浮沉而分肺之营卫受病也。咳而脉浮,风邪在卫,即肺胀之类,其病尚浅,当使邪从表出。故以厚朴、杏仁下泄胸中气实,麻黄开腠驱邪、石膏以清风化之热,辛、半、干姜兼驱客寒而涤痰饮,五味收肺之热,小麦以调脾胃也。

《备急千金要方》 咳而大逆上气,胸满,喉中不利如水鸡声,其脉浮者。

《金匮要略心典》 厚朴麻黄汤,与小青龙加石膏汤大同,则散邪蠲饮之力居多,而厚朴辛温,亦能助表。小麦甘平,则同五味敛安正气者也。

《绛雪园古方选注》 厚朴麻黄汤,大、小青龙之变方也。咳而上气作声,脉浮者,是属外邪鼓动下焦之水气上逆,与桂枝、芍药、甘草和营卫无涉,故加厚朴以降胃气上逆,小麦以降心气来乘,麻、杏、石膏仍从肺经泄热存阴,细辛、半夏深入阴分祛散水寒,干姜、五味摄太阳而监制其逆,一举而泄热下气、散邪固本之功皆备,则肺经清肃之令自行,何患咳逆上气作声,有不宁谧者耶!

《长沙药解》 治咳而脉浮者。以中脘不运,皮毛不合,肺胃郁阻,浊气莫泄。麻黄发表而散寒,小麦、石膏,清肺而润燥,朴、杏、半夏、姜、辛、五味,降逆而止咳也。

《金匮要略浅注》 故于小青龙去桂、芍、草三味,而加厚朴以下气,石膏以清热,小麦以辑心火而安胃。若咳而脉沉,则里邪居多,但此非在腹之里,乃邪在肺家荣分之里也。

《金匮要略正义》 咳均属肺病,而亦有表里之别。表主于风,里主于饮,而脉之浮沉应之。浮用厚朴、麻黄,沉用泽漆、紫菀,治法较然矣。

《千金方衍义》 咳而脉浮者,外邪居多,法当发散为主,故于小青龙汤中除去桂枝汤三味,加入厚朴以下气,石膏以清热,小麦引入胃中助其升发之气也。

真 武 汤

【经典回顾】

太阳病发汗,汗出不解,其人仍发热,心下悸,头眩,身𝅘动,振振欲擗地者,真武汤主之。(《伤寒论·辨太阳病》第 82 条)

少阴病,二三日不已,至四五日,腹痛,小便不利,四肢沉重疼痛,自下利者,此为有水气。其人或咳,或小便利,或下利,或呕者,真武汤主之。(《伤寒论·辨少阴病》第 316 条)

【辨证要点】

病机:阳虚水泛。

症状:畏寒肢冷,小便不利,心下悸动不宁,头晕目眩,身体肌肉眴动,水肿,腰以下为甚,或腹痛,泄泻,或喘咳呕逆,舌质淡胖,边有齿痕,舌苔白滑,脉沉细。

治法:温阳利水。

方药及煎服:茯苓、芍药、生姜(切)各三两,白术二两,附子一枚(炮、去皮、破八片)。上五味,以水八升,煮取三升,去滓,温服七合,日三服。若咳者,加五味子半升,细辛、干姜各一两;若小便利者,去茯苓;若下利者,去芍药,加干姜二两;若呕者,去附子,加生姜足前成半斤。

【临床应用】

本方可用于治疗小儿慢性肾小球肾炎、心源性水肿、甲状腺功能低下、慢性支气管炎、肠炎、秋季腹泻、肠结核、肠系膜淋巴结肿大等。

【各家论述】

《古今名医方论》 真武一方,为北方行水而设。用三白者,以其燥能治水,淡能伐肾邪而利水,酸能泄肝木以疏水故也。附子辛温大热,必用为佐者何居?盖水之所制者脾,水之所行者肾也,肾为胃关,聚水而从其类。倘肾中无阳,则脾之枢机虽运,而肾之关门不开,水虽欲行,孰为之主?故脾家得附子,则火能生土,而水有所归矣;肾中得附子,则坎阳鼓动,而水有所摄矣。更得芍药之酸,以收肝而敛阴气,阴平阳秘矣。若生姜者,并用以散四肢之水而和胃也。

《伤寒贯珠集》 发汗过多,不能解太阳之邪,而反动少阴之气,于是身仍发热,而悸、眩、眴动等证作矣……此与阳虚外亡有别。阳虚者,但须四逆以复阳。此兼水饮,故必真武以镇水,方用白术、茯苓之甘淡,以培土而行水;附子、生姜之辛,以复阳而散邪;芍药之酸,则入阴敛液,使泛滥之水,尽归大壑而已耳。

《血证论》 水饮者,肾之所主也。肾阳化水,则水下行而不泛上,故用附子入肾补阳,以为镇管水气之主。治水者土也,用苓、术以防之。白芍苦降,从其类以泻之。生姜辛散,循其末而宣之。合之宣泻防制,水有所宰,而自不动矣。故取此方真武水神以名汤。

《伤寒来苏集》 为有水气是立真武汤本意。小便不利是病根,腹痛下利,四肢沉重疼痛,皆水气为患,因小便不利所致。然小便不利,实由坎中之无阳。坎中火用不宣,故肾家水体失职,是下焦虚,有寒,不能制水故也。法当壮元阳以消阴翳,逐留垢以清水源,因立此汤。本句语意直接有水气来,后三项是真武加减证,不是主证。若虽有水气为患,而不属少阴,不得以真武主之也。

《伤寒溯源集》 振振欲擗地者,即所谓发汗则动经,身为振振摇之意。言头眩而身体眴动,振振然身不能自持而欲仆地,因卫分之真阳丧亡于外,周身经脉总无定主也。方用真武汤者,非行水导湿,乃补其虚而复其阳也。

《伤寒缵论》 真武汤方本治少阴病水饮内结,所以首推术、附,兼茯苓、生姜,运脾渗湿为要务,此人所易明也。至用芍药之微旨,非圣人不能。盖此证虽曰少阴本病,而实缘水饮内结,所以腹痛自利,四肢疼重,而小便反不利也,若极虚极寒,则小便必清白无禁矣,安有反不利之理哉!则知其人不但真阳不足,真阴亦已素亏,若不用芍药顾护其阴,岂能胜附子之雄烈乎?即如附子汤、桂枝加附子汤、芍药甘草附子汤,皆芍药与附子并用,其温经护荣之法,与保阴回阳不殊,后世用药,能获仲景心法者,几人哉!

桂枝汤(阳旦汤)

【经典回顾】

太阳中风,阳浮而阴弱。阳浮者,热自发;阴弱者,汗自出。啬啬恶寒,淅淅恶风,翕翕发热,鼻鸣干呕者,桂枝汤主之。(《伤寒论·辨太阳病》第12条)

太阳病,头痛发热,汗出恶风者,桂枝汤主之。(《伤寒论·辨太阳病》第13条)

太阳病,外证未解,脉浮弱者,当以汗解,宜桂枝汤。(《伤寒论·辨太阳病》第42条)

太阳病,外证未解,不可下也,下之为逆。欲解外者,宜桂枝汤。(《伤寒论·辨太阳病》第44条)

太阳病,先发汗不解,而复下之,脉浮者不愈。浮为在外,而反下之,故令不愈。今脉浮,故知在外,当须解外则愈,宜桂枝汤。(《伤寒论·辨太阳病》第45条)

病常自汗出者,此为荣气和。荣气和者,外不谐,以卫气不共荣气和谐故尔。以荣行脉中,卫行脉外,复发其汗,荣卫和则愈,宜桂枝汤。(《伤寒论·辨太阳病》第53条)

病人脏无他病,时发热,自汗出,而不愈者,此卫气不和也。先其时发汗则愈,宜桂枝汤。(《伤寒论·辨太阳病》第54条)

伤寒不大便六七日,头痛有热者,与承气汤。其小便清者,知不在里,仍在表也,当须发汗;若头痛者,必衄,宜桂枝汤。(《伤寒论·辨太阳病》第56条)

伤寒发汗已解,半日许复烦,脉浮数者,可更发汗,宜桂枝汤。(《伤寒论·辨太阳病》第57条)

伤寒,医下之,续得下利,清谷不止,身疼痛者,急当救里;后身疼痛,清便自调者,急当救表。救里宜四逆汤,救表宜桂枝汤。(《伤寒论·辨太阳病》第91条)

阳明病,脉迟,汗出多,微恶寒者,表未解也,可发汗,宜桂枝汤。(《伤寒论·辨阳明病》第234条)

病人烦热,汗出则解,又如疟状,日晡所发热者,属阳明也。脉实者,宜下之;脉浮虚者,宜发汗。下之与大承气汤,发汗宜桂枝汤。(《伤寒论·辨阳明病》第240条)

太阴病脉浮者,可发汗,宜桂枝汤。(《伤寒论·辨太阴病》第276条)

下利,腹胀满,身体疼痛者,先温其里,乃攻其表。温里宜四逆汤,攻表宜桂枝汤。(《伤寒论·辨厥阴病》第372条,并见《金匮要略·呕吐哕下利病》第36条)

吐利止而身痛不休者,当消息和解其外,宜桂枝汤小和之。(《伤寒论·辨霍乱病》第387条)

师曰:妇人得平脉、阴脉小弱,其人渴,不能食,无寒热,名妊娠,桂枝汤主之。方见下利中。于法六十日当有此证,设有医治逆者,却一月,加吐下者,则绝之。(《金匮要略·妇人妊娠病》第1条)

产后风,续之数十日不解,头微痛,恶寒,时时有热,心下闷,干呕汗出。虽久,阳旦证续在耳,可与阳旦汤。即桂枝汤,方见下利中。(《金匮要略·妇人产后病》第8条)

【辨证要点】

病机:风寒外袭,营卫不和;或阴阳失调。

症状:汗出恶风,发热,头痛,心下闷,干呕,苔白,脉浮缓。

治法:解肌发表,调和营卫;或调和阴阳。

方药及煎服:桂枝三两(去皮),芍药三两,甘草二两(炙),生姜三两(切),大枣十二枚。上五味,㕮咀三味。以水七升,微火煮取三升,去滓,适寒温,服一升。服已须臾,啜热稀粥一升余,以助药力。温覆令一时许,遍身漐漐微似有汗者益佳,不可令如水流漓,病必不除。若一服汗出病差,停后服,不必尽剂;若不汗,更服,依前法;又不汗,后服小促其间,半日许,令三服尽;若病重者,一日一夜服,周时观之。服一剂尽,病证犹在者,更作服;若汗不出者,乃服至二三剂。禁生冷、黏滑、肉面、五辛、酒酪、臭恶等。

【临床应用】

本方可用于治疗小儿消化不良、过敏性咳嗽、急性上呼吸道感染、厌食等。

【各家论述】

《金匮要略心典》 桂枝汤,外证得之,能解肌,去邪气;内证得之,能补虚,调阴阳。

《伤寒来苏集》 此为仲景群方之冠,乃滋阴和阳,调和营卫,解肌发汗之总方也……头痛发热,恶风恶寒,鼻鸣干呕等病,但见一证即是,不必悉具,惟以脉弱自汗为主耳。

《千金方衍义》 桂枝汤风伤卫药也,以本方无治謦咳药,故去芍药、姜、枣,而易紫菀、门冬引领桂枝、甘草以开发肺胃逆气,皆长沙方中变法,岂特婴儿主治哉。

《奇经八脉考》 卫为阳,主表,阳维受邪,为病在表,故苦寒热;营为阴,主里,阴维受邪,为病在里,故苦心痛。阴阳相维,则营卫和谐矣;营卫不谐,则怅然失志,不能自收持矣。何以知之?仲景云:病常自汗,是卫气不与营气和也,宜桂枝汤和之。又云:服桂枝反烦不解，先刺风池、风府，却与桂枝汤。此二穴，乃阳维之会也，谓桂枝后，尚自汗发热恶寒，其脉寸浮尺弱而反烦，为病在阳维，故先针此二穴。仲景又云：脏无他病时，发热自汗出而不愈，此卫气不和也，桂枝汤主之。

《伤寒贯珠集》 此方用桂枝发散邪气，即以芍药摄养津气，炙甘草合桂枝之辛足以攘外，合芍药之酸足以安内，生姜、大枣、甘草相合补益营卫，亦助正气去邪气之用也。盖以其汗出而邪不出，故不用麻黄之发表，而以桂枝助阳以为表，以其表病而里无热，故不用石膏之清里，而用芍药敛阴以为里，此桂枝汤之所以异于麻黄、大青龙也。

《汉方简义》 方用桂枝之辛温，疏卫而通阳；芍药之酸寒，和营而破阴。因桂为血分阳药，主走表；芍为血分阴药，主走里。今以二物平配，则桂得芍，而不任性走表；芍得桂，而不任性走里；适于不表不里，而行于营卫，然后用生姜之辛温以散之，甘草之甘平以和之，更用大枣之甘平以滋之，即头头是道矣。

《成方便读》 夫风为阳邪，性喜疏泄，故一伤太阳之表，即入于营，营血为其扰攘而不宁，则自汗出而邪仍不解，此风中仍有寒气，所谓三冬凛冽之风，否则焉能即伤太阳之表，而有头项强痛发热恶风等证？若春夏之风，其气和缓，即伤之亦不过头痛鼻塞、咳嗽发热，为肺之表耳。即如麻黄汤之治寒伤营，寒中亦有风邪，若无风邪，寒气何能过卫入营？故风者善行数变，寒不能独伤人，必风以冲其先，引而入之，乃能为病。由同观之，亦不必拘定桂枝汤治风伤卫，麻黄汤治寒伤营，为成法也。总之，麻黄汤治寒多风少，寒气之重者也；桂枝汤治风多寒少，寒气之轻者也。故此方以桂枝入营散寒，随生姜外出于卫，微微汗出，使寒去即风亦去，营中本为风邪扰攘，恐桂枝、生姜之过于辛散，故以白芍护阴而敛营，甘草和中而缓急，大枣以养脾阴，以脾者营之源，且与生姜合用，又可以和营卫致津液也。

《伤寒论集成》 刘栋曰："（此条）上条之注文，后人之言也。"惟忠曰："此疑非仲景之言也，或后人追论之言，谬入本文也。大抵以问答者皆然，不可从矣。"正珍曰："凡论中设问答而言之者，皆叔和所附托，非仲景氏之言。何以知之？以其言繁衍丛脞，而与本论所说大相乖戾也耳！"按：《金匮·产后门》有阳旦汤，即桂枝汤也。《千金》阳旦汤，亦桂枝汤也。特《外台》引《古今录验》阳旦汤，桂枝汤中加黄芩二两者，非是。成无己曰"阳旦，即桂枝别名"亦可以证矣。

桂枝二越婢一汤

【经典回顾】

太阳病，发热恶寒，热多寒少，脉微弱者，此无阳也，不可更汗，宜桂枝二越婢一汤。（《伤寒论·辨太阳病》第27条）

【辨证要点】

病机:外感风寒,内有郁热之轻证。

症状:发热恶寒如疟状,发热重,恶寒轻,兼见口微渴、心烦、脉微弱者。

治法:解表清里。

方药及煎服:桂枝(去皮)、芍药、甘草各十八铢,生姜一两三钱(切),大枣四枚(擘)、麻黄十八铢(去节),石膏二十四铢(碎,绵裹)。上七味,以五升水,煮麻黄一二沸,去上沫,纳诸药,煮取二升,去滓,温服一升。

【临床应用】

本方可用于治疗小儿上呼吸道感染、支气管炎、过敏性鼻炎、荨麻疹、过敏性皮炎等。

【各家论述】

《金镜内台方议》 此汤亦即桂枝麻黄各半汤中减杏仁加石膏也,杏仁能发汗,去之;石膏能去虚热,故加之。

《绛雪园古方选注》 桂枝二越脾一汤,治脉微无阳。无阳者,阳分亡津之谓,故于桂枝汤照原用四分之二以和阳,越脾汤照原方用四分之一以行阴。行阴者,发越脾气而行胃中之津,俾阳和津生而脉复,因其病在阳,故有阳用二、阴用一之殊。

《伤寒贯珠集》 本无热证而加石膏者,以其人无阳,津液不足,不胜桂枝之任,故加甘寒于内,少变辛温之性,且滋津液之用。而其方制之小,示微发于不发之中。

《医宗金鉴》 桂枝二越婢一汤,即大青龙以杏仁易芍药也。名系越婢辅桂枝,实则大青龙之变制也。去杏仁恶其从阳而辛散,用芍药以其走阴而酸收。以此易彼,裁而用之,则主治不同也。以桂枝二主之,则不发汗,可知越婢一者,乃麻黄、石膏二物,不过取其辛凉之性,佐桂枝二中和表而清热,则是寓微汗于不发之中,亦可识也……用石膏者,以其表邪寒少,肌里热多,故用石膏之凉,佐麻、桂以和其营卫,非发营卫也。

《王付经方使用手册》 桂枝二越婢一汤既是辨治太阳温病证(表寒里热证)的重要代表方,又是辨治诸多杂病如肺病、肾病,以及肌肉、筋脉、关节等病变的重要基础方。方中麻黄、桂枝、生姜既是辛温解表药,又是温里散寒药;石膏、芍药既可清热,又可益阴;大枣、甘草可补益脏腑及营卫之气。从方中用药得知,桂枝二越婢一汤的应用并不局限于太阳温病证,还可用于辨治诸多杂病如呼吸、运动、神经等系统疾病。

《伤寒来苏集》 考越婢方比大青龙无桂枝、杏仁,与麻黄杏子石膏汤同为凉解表里之剂。此不用杏仁之苦而用姜、枣之辛甘,可以治太阳阳明合病,热多寒少而无汗者,犹白虎汤证背微恶寒之类,而不可以治脉弱无阳之证也。

《伤寒论条辨》 风为阳,病属太阳,而曰无阳,诚不可晓,阙疑可也。或曰,无阳者谓有疾在阴而无在阳也,审药识病,即越婢观之可知矣。越,瑜也,过也。婢,女子之卑者也。女子,阴也。卑,少也。言其人本来虚弱,有宿疾在少阴,少阴之脉本微弱,而有不可发汗之义,所以但责其难发汗之过在于少阴,法则谓之无阳,方则谓之越婢。且是汤也,名虽越婢之辅桂枝,实则桂枝麻黄之合济,乃大青龙以芍药易杏仁之变制耳,去杏仁者,恶其从阳而主气也,用芍药者,以其走阴而酸收也,以此易彼而曰桂枝二,则主之以不发汗可知。而越婢一者,乃麻黄石膏之二物,则是寓微发于不发之中亦可识也。寓微发者,寒少也,主之以不发者,风多而宿疾在少阴也,又况首条末节不可服大青龙以发汗,亦由脉微弱。首条末节者,以太阳中风言也,此与上二条者,皆以风多寒少言也。合而观之,则无阳之阳义不微矣乎!

桂枝附子汤

【经典回顾】

伤寒八九日,风湿相搏,身体疼烦,不能自转侧,不呕,不渴,脉浮虚而涩者,桂枝附子汤主之。若其人大便硬,小便自利者,去桂加白术汤主之。(《伤寒论·辨太阳病》第174条,并见《金匮要略·痉湿暍病》第23条)

【辨证要点】

病机:风湿表阳虚。

症状:恶风发热,头痛,汗漏不止,身体疼烦、不得转侧,头晕肢重,不呕不渴,胸腹痛、喘咳、泄泻,小便不利等,苔薄白,脉虚浮而涩。

治法:祛风除湿,温经助阳。

方药及煎服:桂枝四两(去皮),附子三枚(炮,去皮,破),生姜三两(切),大枣十二枚(擘),甘草二两(炙)。上五味,以水六升,煮取二升,去滓,分温三服。

【临床应用】

本方可用于治疗小儿胸腹痛、喘咳、泄泻等。

【各家论述】

《注解伤寒论》 不呕不渴,里无邪也;脉得浮虚而涩,身有疼烦,知风湿但在经也。与桂枝附子汤,以散表中风湿……风在表者,散以桂枝、甘草之辛甘;湿在经者,还以附子之辛热;姜、枣辛甘,行荣卫、通津液,以和表也。

《伤寒来苏集》 脉浮为在表,虚为风,涩为湿,身体烦疼,表证表脉也。不呕不渴,是里无热,故于桂枝汤加桂以治风寒,去芍药之酸寒,易附子之辛热,以除寒湿。

《伤寒论类方》 此即桂枝去芍药加附子汤,但彼桂枝用三两,附子用一枚,以治下后脉促、胸满之症;此桂枝加一两,附子加二枚,以治风湿身疼、脉浮涩之症。一方而治病迥殊、方名亦异……分两之不可忽如此,义亦精矣。

《金匮玉函经二注》 伤寒至八九日,亦云久矣,既不传经,复不入腑者,因风湿持之也。所显湿外症烦疼者,风也;不能转侧者,湿也;不呕不渴者,无里症者;其脉浮虚而涩,正与相应,然后知风湿之邪在肌肉,而不在筋节,故以桂枝表之。不发热为阳气素虚,故以附子逐湿,两相结合。自不能留矣。

《伤寒溯源集》 风邪,非桂枝不能汗解;寒邪,非附子不足以温经,非生姜亦不能宣发;甘草大枣,缓姜附之性,助桂枝而行津液也,此方乃太阳上篇误下之后,脉促胸满微恶寒之桂枝去芍药汤而加附子,非汗后遂漏不止之桂枝加附子汤也。桂枝附子汤,乃去芍药者,故另立一名而无"加"字。桂枝加附子汤,乃不去芍药者,即于桂枝全汤加入,故多一"加"字。

桂枝茯苓丸

【经典回顾】

妇人宿有癥病,经断未及三月,而得漏下不止,胎动在脐上者,为癥痼害。妊娠六月动者,前三月经水利时,胎也。下血者,后断三月,衃也。所以血不止者,其癥不去故也,当下其癥,桂枝茯苓丸主之。(《金匮要略·妇人妊娠病》第 2 条)

【辨证要点】

病机:瘀阻胞宫。

症状:腹痛拒按,或漏下不止,血色紫黑晦暗,舌质紫暗或有瘀点,脉沉涩。

治法:活血化瘀,缓消瘀块。

方药及煎服:桂枝、茯苓、牡丹(去心)、芍药、桃仁(去皮尖,熬)各等份。上五味,末之,炼蜜为丸,如兔屎大,每日食前服一丸。不知,加至三丸。

【临床运用】

本方可用于治疗小儿腺样体肥大、急性化脓性胸膜炎、红斑等。

【各家论述】

《程门雪遗稿》 此有癥病而怀胎者,虽有漏血不止,皆癥痼之为害,非胎动、胎漏之证,下其癥痼,妊娠自安。此《内经》所谓:有故无殒,亦无殒也。

《金匮要略论注》 药用桂枝茯苓汤者,桂枝、芍药一阳一阴,茯苓、丹皮一气一血,调其寒温,扶其正气,桃仁以之破恶血,消癥癖……桂能化气而消其本寒;癥之成,必挟湿热为窠囊,苓渗湿气,丹清血热;芍药敛肝血而扶脾,使能统血,则养正即所以去邪耳。然消癥方甚多,一举两得,莫有若此方之巧矣。每服甚少而频,更巧。要之癥不碍胎,其结原微,故以渐磨之。

《张氏医通》 癥病妇人恒有之,或不碍子宫,则仍行经而受孕。虽得血聚成胎,胎成三月而经始断,断未三月而癥病复动,遂漏下不止,癥在下,迫其胎,故曰癥痼害。胎以脐上升动不安,洵为真胎无疑,若是鬼胎,即属阴气结聚,断无动于阳位之理。今动在于脐上,是胎已六月,知前三月经水虽利而胎已成,后三月经断而血积成癥,是以血下不止。故用桂心、茯苓、丹皮、桃仁以散其癥,芍药以护其营,则血方止而胎得安。世本作桂枝茯苓丸,乃传写之误。详桂枝气味俱薄,仅堪越走表,必取肉桂之心,方有去癥之功。安常所谓桂不伤胎,勿疑有碍于妊。观下条子脏开用附子汤,转胞用肾气丸,俱用桂、附,《内经》所谓有故无殒是也。

《金匮玉函经二注》 宿有癥痼内结,及至血聚成胎,而癥病发动,气淫于冲任,由是养胚之血,不得停留,逐漏不止。癥痼下迫,其胎动于脐上,故曰癥痼害也。凡成胎妊者,一月血始聚,二月始胚,三月始胎,胎成始能动。今六月动者,前三月经水利时,胎(也);下血者,未成也。后断三月,始胚以成胎,方能动。若血下不止者,而癥乘故也,必当去其癥。《内经》曰:有故无殒,亦无殒也。癥去则胎安也。桂枝、桃仁、丹皮、芍药能去恶血;茯苓亦利腰脐间血,即是破血。然有散有缓、有收有渗、结者散以桂枝之辛;肝藏血,血蓄者肝急,缓以桃仁、丹皮之甘;阴气之发动者,收以芍药之酸;恶血既破,佐以茯苓等之淡渗,利而行之。

《金匮要略方义》 本方为化瘀消癥之缓剂。方中以桃仁、丹皮活血化瘀;配伍等量之白芍,以养血和血,庶可去瘀养血,使瘀血去,新血生;加入桂枝,既可温通血脉以助桃仁之力,又可得白芍以调和气血;佐以茯苓之淡渗利湿,寓有湿祛血止之用。综合全方,乃为化瘀生新、调和气血之剂。制作蜜丸,用法从小量开始,不知渐加,亦有下癥而不伤胎之意,更示人对妊娠病证应持慎重之法。如此运用,使癥消血止,胎元得安,故本方为妊娠宿癥瘀血伤胎之良方益法。

桂枝人参汤

【经典回顾】

太阳病,外证未除,而数下之,遂协热而利。利下不止,心下痞硬,表里不解者,桂枝人参汤主之。(《伤寒论·辨太阳病》第163条)

【辨证要点】

病机:脾胃虚寒,复感风寒。

症状:发热恶风寒,汗出心下痞硬,下利不止。

治法:解肌散邪,温补中气。

方药及煎服:桂枝四两(去皮),甘草四两(炙),白术三两,人参三两,干姜三两。上五味,以水九升,先煮四味,取五升,纳桂枝,更煮取三升,去滓,温服一升,日再夜一服。

【临床应用】

本方可用于治疗小儿胃肠溃疡、急慢性肠炎、慢性胃炎、慢性痢疾、腹泻、病态窦房结综合征等。

【各家论述】

《医方集解》 欲解表里之邪,全藉中气为敷布,故用理中以和里,而加桂枝以解表。不名理中,而名桂枝者,到底先表之意也。

《绛雪园古方选注》 理中加人参,桂枝去芍药,不曰理中,而曰桂枝人参者,言桂枝与理中,表里分头建功也。故桂枝加一两,甘草加二两,其治外协热而里虚寒,则所重仍在理中,故先煮四味,而后内桂枝,非但人参不佐桂枝实表,并不与桂枝相忤,宜乎直书人参而不讳也。

《伤寒悬解》 桂枝人参汤,桂枝通经而解表热,参、术、姜、甘,温补中气,以转升降之机也。太阴之胸下结硬,即痞证也。自利益甚,即下利不止也。中气伤败,痞与下利兼见,人参汤助中气之推迁,降阳中之浊阴则痞消,升阴中之清阳则利止,是痞证之正法。诸泻心,则因其下寒上热,从此而变通者也。

《长沙方歌括》 引陈蔚:太阳外证未除而数下之,未有不致虚者,里虚则外热内陷,故为协热利不止。协,合也,同也。言但热不虚,但虚不热,皆不足以致此也。太阳之气,出入于心胸,今太阳主阳之气,因误下而陷于下,则寒水之阴气,反居于阳位,故为心下痞硬,可与甘草泻心汤条"此非热结,但以胃中虚,客气上逆,故使硬"句互参。方用人参汤以治里虚,桂枝以解表邪,而煮法桂枝后纳者,欲其于治里药中越出于表,以解邪也。

《长沙方歌括》 引沈丹彩《医谱》:此与葛根黄连汤同一误下而利不止之证也,而寒热各别,虚实对待,可于此互参之。彼因实热而用清邪,此因虚邪而从补正;彼得芩、连而喘汗安,此得理中而痞硬解;彼得葛根以升下陷而利止,此藉桂枝以解表邪而利亦止矣。

《金镜内台方议》 桂枝以解表,人参、白术以安中止泻,加干姜以攻痞而温经,甘草以和缓其中,此未应下而下之,以虚其中者主之也。

《尚论篇》 以表未除,故用桂枝以解之;以里适虚,故用理中以和之。此方即理中加桂枝而易其名,亦治虚痞下利之圣法也。

《伤寒来苏集》 此之谓有表里症,然病根在心下,非辛热,何能化痞而软硬?非甘温,无以止利而解表。故用桂枝、甘草为君,佐以干姜、参、术,先煎四物,后内桂枝,使和中之力饶,而解肌之气锐,予以奏双解表里之功,又一新加法也。

桂枝甘草龙骨牡蛎汤

【经典回顾】

脉浮,宜以汗解,用火灸之,邪无从出,因火而盛,病从腰以下必重而痹,名火逆也。(《伤寒论·辨太阳病》第 116 条)

火逆下之,因烧针烦躁者,桂枝甘草龙骨牡蛎汤主之。《伤寒论·辨太阳病》第 118 条)

【辨证要点】

病机:心阳虚损,神不内敛。

症状:心悸,烦躁,欲得按,失眠、遗精、阳痿,舌淡,苔白。

治法:温通心阳,镇惊安神。

方药及煎服:桂枝一两(去皮),甘草二两(炙),牡蛎二两(熬),龙骨(二两)。上四味,以水五升,煮取二升半,去滓,温服八合,日三服。

【临床运用】

本方可用于治疗小儿失眠、心悸、自汗、盗汗等。

【各家论述】

《绛雪园古方选注》 桂枝、甘草、龙骨、牡蛎,其义取重于龙牡之固涩,乃标之曰桂甘者,盖阴纯之药,不佐阳药不灵,故龙骨、牡蛎之纯阴,必须借桂枝、甘草之清阳,然后能飞引入经,收敛浮越之火,镇固亡阳之机。

《注解伤寒论》 辛甘发散,桂枝、甘草之辛甘,以发散经中之火邪;涩可去脱,龙骨、牡蛎之涩,以收敛浮越之正气。

《伤寒贯珠集》 火逆复下,已误复误,又加烧针,火气内迫,心阳内伤,则生烦躁。桂枝、甘草,以复心阳之气;牡蛎、龙骨,以安烦乱之神。

《伤寒论本义》 烦躁,即救逆汤惊狂卧起不安之渐也。故用四物以扶阳安神为义,不用姜、枣之温补,不用蜀漆之辛快,正是病轻则药轻也。

《伤寒论条辨》 火逆,承上条(笔者注:指桂枝去芍药加蜀漆牡蛎龙骨救逆汤证)而言也,然虽逆而又逆,而证则未变重,故方物反差少而大意不殊。

《伤寒来苏集》 三番误治,阴阳俱虚竭矣。烦躁者,惊狂之渐,起卧不安之象也,急用桂枝、甘草以安神,龙骨、牡蛎以救逆。火逆又下之,因烧针而烦躁,即惊狂之渐也。急用桂枝、甘草以安神,加龙骨、牡蛎以救逆,比前方简而切当。近世治伤寒者无火熨之法,而病伤寒者多须躁惊狂之变,大抵用白虎承气辈作有余治之。然此证属实热者固多,而属虚寒者间有,则温补安神之法不可废也。更有阳盛阴虚者,当用炙甘草加减,用枣仁、远茯苓、当归等味,又不可不知。

《金镜内台方议》 先因火逆,复以下之。里气内虚,又加烧针,反为火热所烦,则心神不安,故烦躁。经曰:太阳伤寒者,加温针必惊也。故与桂枝以散经中之邪,除芍药恐益阴气,加龙骨、牡蛎以收敛浮越之正气也。

《伤寒溯源集》 以火劫变逆之证,而又下之,此一误再误矣,又因烧针而致烦躁者,盖因外邪未尽而阳烦,真阳欲亡而阴躁也。虽经屡误,但见烦躁而不至惊狂,则亦未若挟痰迷乱之甚,故不须蜀漆。止用去芍药、姜、枣之桂枝汤,以解其外,龙骨、牡蛎以镇摄其内而已,此经所谓大小轻重,制方之法也。

《长沙方歌括》 太阳病因烧针而为火逆者多,今人不用烧针而每有火逆之证者,炮姜、桂、附、荆、防、羌、独之类逼其逆也。火逆则阳亢于上,若遽下之,则阴陷于下,阳亢于上,不能遇阴而烦,阴陷于下,不得遇阳而躁,故取龙、牡水族之物,抑亢阳以下交于阴,取桂枝辛温之品,启阴气以上交于阳,最妙在甘草之多,资助中焦,使上下阴阳之气交通于中土,而烦躁自平也。

桂枝加大黄汤

【经典回顾】

本太阳病,医反下之,因而腹满时痛者,属太阴也,桂枝加芍药汤主之;大实痛者,桂枝加大黄汤主之。(《伤寒论·辨太阴病》第279条)

【辨证要点】

病机:太阳病误下,邪陷太阴,兼有里实。

症状:恶风,汗出,腹部胀满疼痛,拒按,食少,倦怠,乏力,大便不通,脉浮缓。

治法:解肌祛邪,泄实和里。

方药及煎服:桂枝三两(去皮),大黄二两,芍药六两,生姜三两(切),甘草二两(炙),大枣十二枚(擘)。上六味,以水七升,煮取三升,去滓,温服一升,日三服。

【临床运用】

本方可用于治疗小儿腹痛、慢性胃肠炎、肠易激综合征等。

【各家论述】

《伤寒论译释》 本证的大实痛,是肠中有实邪,所以要加大黄以疏通里实,此为后世温下法的滥觞。

《冉注伤寒论》 桂枝为群方之魁,讯应曲当,可以和外,可以和内。究之温煦暖营,是为温法,加芍药,加大黄是寓下法于温法之中。

《金镜内台方议》 与桂枝汤以和表,加芍药、大黄以攻其里。且芍药药性凉,而能泻血中热,大黄能除其实、泻其脾也。

《绛雪园古方选注》 大黄入于桂枝汤中,欲其破脾实而不伤阴也。大黄非治太阴之药,脾实腹痛,是肠中燥矢不去,显然太阴转属阳明而阳道实,故以姜、桂入太阴升阳分,杀太阴结滞,则大黄入脾反有理阴之功,即调胃承气之义。燥矢去,而阳明之内道通,则太阴之经气出注运行而腹痛减,是双解法也。

《伤寒论条辨》 此承上条,而又以胃家本来实者言。本来实者,旧有宿食也,所以实易作而痛速,故不曰阳明而曰大实,例之变也。桂枝加大黄者,因变以制宜也。然曰桂枝加则补方者,当一例如上文云云,不当载成方,且以本方加也,而用芍药六两,水七升,不合数,皆后人之苟用者,当斟酌焉。

《伤寒论辩证广注》 上桂枝加大黄汤,仲景虽入太阴经例,实则治太阳阳明之药也。与大柴胡汤治少阳阳明证义同。

《伤寒贯珠集》 若大实大痛者,邪气成聚,必以桂枝加大黄。越陷邪而去实滞也。夫太阴,脾脏也。脏何以能实而可下?阳明者,太阴之表以膜相连。脏受邪而腑不行则实,故脾非自实也,因胃实而实也。大黄所以下胃,岂以下脾哉。

《伤寒论浅注补正》 桂枝加大黄者,以桂、姜升邪;倍芍药引入太阴,鼓其陷邪;加大黄运其中枢,通地道,去实满;枣、草助转输,使其邪悉从外解下行,各不相背。

桂枝加龙骨牡蛎汤

【经典回顾】

夫失精家,少腹弦急,阴头寒,目眩(一作目眶痛)发落,脉极虚芤迟,为清谷亡血,失精。脉得诸芤动微紧,男子失精,女子梦交,桂枝加龙骨牡蛎汤主之。(《金匮要略·血痹虚劳病》第8条)

【辨证要点】

病机:阴阳失调,心肾不交。

症状:虚劳少腹弦急,阴部寒冷,目眩发落,男子失精,女子梦交,或心悸,遗溺,脉虚大芤迟,或诸脉芤动微紧。

治法:调和阴阳,潜阳固涩。

方药及煎服:桂枝、芍药、生姜各三两,甘草二两,大枣十二枚,龙骨、牡蛎各三两。上七味,以水七升,煮取三升,分温三服。

【临床运用】

本方可用于治疗小儿神经官能症,遗尿,肠炎,夜啼,面肌痉挛等。

【各家论述】

《医门法律》 用桂枝汤调其营卫羁迟;脉道虚衰,加龙骨、牡蛎涩止其清谷、亡血、失精。一方而两扼其要,诚足宝也。

《金匮要略论注》 桂枝、芍药,通阳固阴;甘草、姜、枣,和中、上焦之荣卫,使阳能生阴,而以安肾宁心之龙骨、牡蛎为补阴之主。

《医方集解》 桂枝、生姜之辛以润之,甘草、大枣之甘以补之,芍药之酸以收之,龙骨、牡蛎之涩以固之。

《六经八纲读懂金匮要略》 用桂枝汤和营卫以调气血,加龙牡镇动悸而敛浮越。龙骨、牡蛎均为强壮性的收敛药,治疗烦惊、不眠、多梦等心神症,尤其有治胸腹动悸的特能,故本方的适应证,为桂枝汤证又见胸腹动悸、烦惊不安、梦交失精等。

《伤寒论释义》 失精家,指频繁失精之人,里虚寒,腹肌失和则腹壁拘急特甚,前阴寒冷,虚阳上亢则目眩,热亢于上则发落。脉极虚无力、浮大中空,缓迟,皆是虚劳之脉,中虚已极,当为下利清谷,除失精外,亡血亦可见此脉。若常常情欲妄动,心神不宁,心气浮动而脉亦动,芤、微皆为津血不足之脉,紧为有寒,统观脉芤、动、微、紧,必失精、梦交,而非亡血所能见到,桂枝龙骨牡蛎汤主之。

桂枝加芍药汤

【经典回顾】

本太阳病,医反下之,因尔腹满时痛者,属太阴也,桂枝加芍药汤主之;大实痛者,桂枝加大黄汤主之。(《伤寒论·辨太阴病》第 279 条)

【辨证要点】

病机:太阳表证误下伤中,土虚木乘。

症状:发热(或不发热),腹满疼痛,喜温喜按,或呕吐,或下利。

治法:温脾和中,缓急止痛。

方药及煎服:桂枝三两(去皮),芍药六两,甘草二两(炙),大枣十二枚(擘),生姜三两(切)。上五味,以水七升,煮取三升,去滓,温分三次服。

【临床应用】

本方可用于治疗小儿多种消化系统疾病,如慢性肠炎、手术后肠粘连、肠狭窄、腹膜炎、胃炎、胃溃疡、急性胃肠炎、消化不良引起的腹痛等。

【各家论述】

《伤寒贯珠集》 桂枝所以越外入之邪,芍药所以安伤下之阴也。按《金匮》云:伤寒阳脉涩、阴脉弦,法当腹中急痛者,与小建中汤;不瘥者,与小柴胡汤。此亦邪陷阴中之故。而桂枝加芍药,亦小建中之意,不用胶饴者,以其腹满,不欲更以甘味增满耳。

《绛雪园古方选注》 桂枝加芍药汤,此用阴和阳法也。其妙即以太阳之方,求治太阴之病。腹满时痛,阴道虚也。将芍药一味,倍加三两,佐以甘草,酸甘相辅,恰合太阴之主药。且倍加芍药,又能监桂枝深入阴分,升举其阳,辟太阳陷入太阴之邪,复有姜枣为之调和,则太阳之阳邪,不留滞于太阴矣。

《伤寒溯源集》 加芍药者,桂枝汤中已有芍药,因误下伤脾,故多用之以收敛阴气也。《神农本经》言其能治邪气腹痛。张元素云:与姜同用,能温经散湿通塞,利腹中痛,胃气不通,入脾经而补中焦,太阴病之所不可缺;得甘草为佐,治腹中痛。热加黄芩寒加桂,此仲景神方也。李时珍云:白芍益脾,能于土中泻木,所以倍加入桂枝汤也。

《伤寒论本义》 桂枝汤,太阳治表邪之药也,用于此,非治风也……今于加芍药之中,更可见引阳入阴,由阴转阳之治法与病机矣。病由太阳误下而归太阴,仍升而举之,使返太阳,此理与风邪用桂枝、寒邪用麻黄迥不相涉也,学者识之。

桂枝加附子汤

【经典回顾】

太阳病,发汗,遂漏不止,其人恶风,小便难,四肢微急,难以屈伸者,桂枝加附子汤主

之。(《伤寒论·辨太阳病》第20条)

【辨证要点】

病机:误汗伤阳,汗漏不止。

症状:恶风,发热,头痛,汗出不止,小便不利,四肢拘急。

治法:扶阳固表,调和营卫。

方药及煎服:桂枝三两(去皮),芍药三两,甘草三两(炙),生姜三两(切),大枣十二枚(擘),附子一枚(炮,去皮,破八片)。上六味,以水七升,煮取三升,去滓,温服一升。本云桂枝汤,今加附子。将息如前法。

【临床应用】

本方可用于治疗小儿感冒、流行性感冒、感染性疾病、发热性疾病等。

【各家论述】

《医方考》 用桂枝汤,所以和在表之营卫;加附子,所以壮在表之元阳……与桂枝汤解在表之寒湿,加附子以温寒湿。

《伤寒来苏集》 用桂枝汤以补心之阳,阳密则漏汗自止矣。坎中阳虚,不能行水,必加附子以回肾之阳,阳归则小便自利矣。内外调和,则恶风自罢,而手足便利可知也。

《绛雪园古方选注》 桂枝加附子,治外亡阳而内脱液。熟附虽能补阳,终属燥液,四肢难以屈伸,其为液燥,骨属不利矣。仲景以桂枝汤轻扬力薄,必藉附子刚烈之性直走内外,急急温经复阳,使汗不外泄,正以救液也。

《金镜内台方议》 病人阳气不足,而得太阳病,因发汗,汗就出多不能止,名曰漏也。或至二三日不止,其人反恶风,此乃阳气内虚,而皮腠不固也,又小便难者,汗出多,则亡津液,阳气内虚,不能施化也。四肢者,诸阳之本,今亡而脱液,则四肢微急。难以屈伸,故与桂枝汤中加附子,以温其经而复其阳也。

桂枝加厚朴杏子汤

【经典回顾】

喘家,作桂枝汤,加厚朴杏子佳。(《伤寒论·辨太阳病》第18条)

太阳病,下之微喘者,表未解故也,桂枝加厚朴杏子汤主之。(《伤寒论·辨太阳病》

第 43 条）

【辨证要点】

病机:宿有喘病,复感风寒。

症状:发热,恶风,汗出头痛,咳喘气逆。

治法:解肌发表,降气平喘。

方药及煎服:桂枝三两(去皮),甘草二两(炙),生姜三两(切),芍药三两,大枣十二枚(擘),厚朴二两(炙,去皮),杏仁五十枚(去皮尖)。上七味,以水七升,微火煮取三升,去滓。温服一升,覆取微似汗。

【临床应用】

本方可用于治疗小儿咳嗽、肺炎、支气管哮喘、肺心病、汗证等。

【各家论述】

《医宗金鉴》 喘者,气逆于上,故呼吸不顺而声息不利也。微者,声息缓,不似大喘之气急也。以表尚在,不解其表,则喘不可定,故用桂枝解表,加厚朴利气,杏仁下气,所以为定喘之要药。

《伤寒论浅注》 桂枝汤本为解肌,若喘则为邪拒于表,表气不通而作,宜麻黄百不宜桂枝矣。然亦有桂枝证,悉其惟喘之一证不同,当知是平日素有喘之人,名曰喘家。喘虽愈而得病又作,审系桂枝证,亦不可专用桂枝汤,宜加厚朴从脾而输其气,杏子从肺以利其气,佳。

《注解伤寒论》 下后微喘,则为里气上逆,邪不能传里,犹在表也,与桂枝汤以解外,加厚朴、杏仁以降逆气。

《伤寒来苏集》 喘为麻黄证,治喘者功在杏仁。此妄下后,表虽不解,腠理已疏,不当用麻黄,而宜桂枝矣。桂枝汤有芍药,若但加杏仁,则喘虽微,恐不胜任,复加厚朴以佐之,喘随汗解矣。

《伤寒论条辨》 喘者,气夺于下而上行不利,故呼吸不顺而声息不续也。盖表既未罢,下则里虚,表邪入里而上冲,里气适虚而下夺,上争下夺,所以喘也。然微者,言气但亏乏耳,不似大喘之气脱也,以表尚在,不解其表,则邪转内攻而喘不可定,故用桂枝解表也,加厚朴,利气也,杏仁有下气之能,所以为定喘当加之要药。

《伤寒论本义》 凡病人素有喘证,每感外邪,势必作喘,谓之喘家,亦如酒家等有一定治法,不同泛常人一例也。

《伤寒悬解》 平素喘家,胃逆肺阻,作桂枝汤解表,宜加朴、杏,降逆而破壅也。

桂枝加桂汤

【经典回顾】

烧针令其汗,针处被寒,核起而赤者,必发奔豚,气从少腹上冲心者,灸其核上各一壮,与桂枝加桂汤更加桂二两也。(《伤寒论·辨太阳病》第 117 条)

发汗后,烧针令其汗,针处被寒,核起而赤者,必发奔豚,气从小腹上至心,灸其核上各一壮,与桂枝加桂汤主之。(《金匮要略·奔豚气病》第 3 条)

【辨证要点】

病机:心阳不足,水寒上犯。

症状:心慌怔忡,阵发性气从少腹上冲心胸,形如奔豚,起卧不安,有发作性者。

治法:温阳散寒,平冲降逆。

方药及煎服:桂枝五两,芍药三两,生姜三两(切),甘草二两(炙),大枣十二枚(擘)。上五味,以水七升,煮取三升,去滓,温服一升。

【临床应用】

本方可用于治疗小儿房室传导阻滞、腹痛、滞颐等。

临床上儿科用方常以桂枝 15 g,芍药 9 g,生姜 9 g,炙甘草 6 g,大枣 9 g;水煎服。权衡用量比例:桂枝与芍药用量比例是 5∶3,提示药效平冲与敛降之间的用量调配关系,以治气逆;桂枝与生姜用量比例是 5∶3,提示药效平冲与辛温宣散之间的用量调配关系,以治阴寒;桂枝与大枣、甘草用量比例是 5∶10∶2,提示药效温阳平冲与益气缓急之间的用量调配关系,以治阳虚。

【各家论述】

《伤寒论条辨》 与桂枝汤者,解其欲自解之肌也;加桂者,桂走阴而能伐肾邪,故用之以泄奔豚之气也。然则所加者,桂也,非枝也,方出增补,故有成五两云耳。

《伤寒论类方》 重加桂枝,不特御寒,且制肾气。又药味重,则能下达,凡奔豚症,此方可增减用之。

《伤寒论本旨》 相传方中或加桂枝,或加肉桂。若平肾邪,宜加肉桂;如解太阳之邪,宜加桂枝也。

《伤寒论今释》 惑于《难经》臆说者,以奔豚为肾之积气,遂谓加桂汤为泄肾气,伐肾邪;又以肾居下部,而桂枝气薄上行,不若肉桂之气厚下行,遂谓此汤之加桂,是肉桂而非桂枝,不从事实而凭臆说,何其诬也。

《类聚方集览》 生平头痛有时发,苦之一二日或四五日,其甚则昏迷吐逆,绝饮食,恶药气者,每发服此则速起;或每天阴欲雨头痛者,亦当服之,能免其患也。

《绛雪园古方选注》 桂枝汤,太阳经药也。奔豚,肾邪上逆。用太阳经药治少阴病者,水邪上逆,由于外召寒入,故仍从表治,惟加桂二两,便可温少阴而泄阴气矣。原文云更加桂二两者,加其两数,非再外加肉桂也。

《伤寒附翼》 寒气外束,火邪不散,发为赤核,是将作奔豚之兆也;从少腹上冲心,是奔豚已发之象也。此因当汗不发汗,阳气不舒,阴气上逆,必灸其核以散寒,仍用桂枝以解外,更加桂者,补心气以益火之阳,而阴自平也。

《长沙方歌括》 少阴上火而下水,太阳病以烧针令其汗,汗多伤心,火衰而水乘之,故发奔豚,用桂枝加桂,使桂枝得尽其量,上能保少阴之火脏,下能温少阴之水脏,一物而两扼其要也。核起而赤者,针处被寒,灸以除其外寒,并以助其心火也。

桂枝加黄芪汤

【经典回顾】

黄汗之病,两胫自冷;假令发热,此属历节。食已汗出,又身常暮盗汗出者,此劳气也。若汗出已,反发热者,久久其身必甲错。发热不止者,必生恶疮。若身重,汗出已辄轻者,久久必身𣊶。𣊶即胸中痛,又从腰以上必汗出,下无汗,腰髋弛痛,如有物在皮中状,剧者不能食,身疼重,烦躁,小便不利,此为黄汗,桂枝加黄芪汤主之。(《金匮要略·水气病》第 29 条)

诸病黄家,但利其小便;假令脉浮,当以汗解之,宜桂枝加黄芪汤主之。(《金匮要略·黄疸病》第 16 条)

【辨证要点】

病机:营卫不和,水湿郁滞。

症状:身重(或肿),汗出色黄沾衣,烦躁,小便不利,脉沉迟。

治法:调和营卫,益气除湿。

方药及煎服:桂枝三两,芍药三两,甘草二两,生姜三两,大枣十二枚,黄芪二两。上六味,以水八升,煮取三升,温服一升,须臾饮热稀粥一升余,以助药力,温服取微汗;若不汗,更取。

【临床应用】

本方可用于治疗小儿汗证、过敏性鼻炎、反复呼吸道感染、湿疹等。

【各家论述】

《医方考》 客者除之,故用桂枝之辛甘,以解肌表之邪;泄者收之,故用芍药之酸寒,以敛荣中之液;虚以受邪,故用黄芪之甘温,以实在表之气;辛甘发散为阳,故生姜、甘草可为桂枝之佐;乃大枣者,和脾益胃之物也。

《医门法律》 用桂枝全方,啜热稀粥助其得汗,加黄芪固卫。以其发热,且兼自汗、盗汗,发热,故用桂枝,多汗故加黄芪也。其发汗已,仍发热,邪去不尽,势必从表解之。汗出辄轻,身不重也;久久身𥄢胸中痛,又以过汗而伤其卫外之阳,并胸中之阳也;腰以上有汗,腰以下无汗,阳通而阴不通,上下痞隔,更宜黄芪固阳,桂枝通阴矣。

《金匮要略方义》 以桂枝汤微解其表,和其营卫,使在表之湿随汗而解。表虚之人,虽取微汗,犹恐重伤其表,故少佐黄芪以实表,使之汗不伤正,补不留邪,此正为寓补于散,扶正祛邪之妙用。同时,黄芪与桂枝、生姜配伍,尤有化气行水之功。然黄芪固表,有碍桂枝之发散,故服后需饮热粥以助药力。其治黄疸者,因黄疸亦属湿郁之证,故其表虚者,亦一并主之。

《高注金匮要略》 方为黄汗之确症耳,主桂枝加黄芪汤者,本为水寒激伏其卫气,故主行阳解表之桂枝汤以发之,本为卫虚而表气不摄,遂致汗出而气血两伤,故加补气之黄芪,趁便固之,一补一散之中,而具剿抚并行,攻守兼备之道矣。

桂枝加葛根汤

【经典回顾】

太阳病,项背强几几,反汗出恶风者,桂枝加葛根汤主之。(《伤寒论·辨太阳病》第14条)

【辨证要点】

病机:风寒袭表,营卫不和。
症状:发热,汗出,恶风,项背拘紧固缩、转动不灵。
治法:解肌发表,升津舒经。
方药及煎服:桂枝三两(去皮),芍药三两,甘草二两(炙),生姜三两(切),大枣十二枚

（擘），葛根四两。上六味，先以水七升，煮葛根去上沫，纳诸药，煮取三升，去滓，温服一升，日三服，不须啜粥，余如桂枝将息及禁忌法。

【临床应用】

本方可用于治疗小儿外感发热、颈椎病、面部神经麻痹、汗证、厌食、感冒等。

【各家论述】

《伤寒论方解》 本方是桂枝汤减少桂枝、芍药的剂量，再加葛根一味所组成。原书中有麻黄，于理不合，当从林亿、朱肱诸氏之说，并参考《玉函》删去麻黄为是。仲景治项背强都要用到葛根，殆以葛根为治项背强的专药。葛根有解表、解热、解毒诸作用，仲景用以治项背强，后世用以透疹、解热，其道理即在此。

《伤寒论集注》 用桂枝汤，以解太阳肌中之邪；加葛根，宣通经脉之气，而治太阳经脉之邪。

《伤寒九十论》 庚戌，建康徐南强得伤寒，背强，汗出恶风，予曰：桂枝加葛根汤证。病家曰：他医用此方，尽二剂而病如旧，汗出愈加。予曰：得非仲景三方（即宋本桂枝加葛根汤）乎？曰：然。予白：误矣！是方有麻黄，服则愈见汗多，林亿谓止于桂枝加葛根汤也。予令生而服之，微汗而解。

《医学衷中参西录》 陈古愚曰：桂枝加葛根汤与此汤，俱治太阳经腧之病，太阳之经腧在背，经云：邪入于腧，腰脊乃强。师于二方皆云治项背强几几，几几者，小鸟羽短，欲飞不能，而伸颈之象也。

《金镜内台方议》 葛根性平，能祛风邪，解肌表，以此用之为使；而佐桂枝汤之用，以救邪风之盛行于肌表也。

《绛雪园古方选注》 桂枝加葛根汤，治邪从太阳来，才及阳明，即于方中加葛根，先于其所往，以伐阳明之邪。因太阳未罢，故仍用桂枝汤以截其后，但于桂枝、芍药各减一两，既不使葛根留滞太阳，又可使桂枝、芍药并入阳明，以监其发汗太过。其宣阳益阴之功，可谓周到者矣。

桂枝芍药知母汤

【经典回顾】

诸肢节疼痛，身体魁羸，脚肿如脱，头眩短气，温温欲吐，桂枝芍药知母汤主之。（《金

匮要略·中风历节病》第8条)

【辨证要点】

病机:风湿化热伤阴。

症状:身体消瘦,关节疼痛、肿大、变形,头眩短气,行动不利。

治法:祛风除湿,温经散寒,滋阴清热。

方药及煎服:桂枝四两,芍药三两,甘草二两,麻黄二两,生姜五两,白术五两,知母四两,防风四两,附子二两(炮)。上九味,以水七升,煮取二升,温服七合,日三服。

【临床运用】

本方可用于治疗小儿类风湿性关节炎、麻疹、败血症等。

【各家论述】

《金匮玉函经二注》 桂枝治风,麻黄治寒,白术治湿,防风佐桂,附子佐麻黄、白术。其芍药、生姜、甘草亦和发其营卫,如桂枝汤例也。知母治脚肿,引诸药祛邪益气力;附子行药势,为开痹大剂。

《张氏医通》 此即总治三焦痹之法,头眩短气,上焦痹也,温温欲吐,中焦痹也;脚肿如脱,下焦痹也;肢节疼痛,身体尪羸,筋骨痹也。由是观之,当是风寒湿痹其营卫筋骨三焦之病,然湿多则肿,寒多则痛,风多则动。用桂枝治风,麻黄治寒,白术治湿。防风佐桂枝,附子佐麻黄、白术,其芍药、生姜、甘草,亦如桂枝汤之和其营卫也。知母治脚肿,引诸药下行,附子以行药势,开痹之大剂也。

《沈注金匮要略》 此久痹而出方也……乃脾胃肝肾俱虚,足三阴表里皆痹,难拘一经主治,故用桂枝、芍药、甘、术调和营卫,充益五脏之元;麻黄、防风、生姜开腠行痹而驱风外出;知母保肺清金以使治节;经谓风、寒、湿三气合而为痹,以附子行阳燥湿除寒为佐也。

《金匮要略心典》 桂枝、麻黄、防风,散湿于表;芍药、知母、甘草,除热于中;白术、附子,驱湿于下;而用生姜最多,以止呕降逆。为湿热外伤肢节,而复上冲心胃之治法也。

《王旭高医书六种》 是方用麻、防、姜、桂宜发卫阳,通经络以驱外入之风寒;附子、白术暖补下焦,壮筋骨而祛在里之寒湿。然三气杂合于筋骨血脉之中,久必郁蒸而化热,而欲束筋利骨者,必须滋养阳明,故又用芍、甘、知母,和阳明之血,以致太阴之液,斯宗筋润、机关利,而脚气历节可平,平则眩呕悉已矣。此为湿热外伤肢节,而复上冲心胃之治法也。

桂枝救逆汤

【经典回顾】

伤寒脉浮,医以火迫劫之,亡阳必惊狂,卧起不安者,桂枝去芍药加蜀漆牡蛎龙骨救逆汤主之。(《伤寒论·辨太阳病》第112条)

火邪者,桂枝去芍药加蜀漆牡蛎龙骨救逆汤主之。(《金匮要略·惊悸吐衄下血胸满瘀血病》第12条)

【辨证要点】

病机:心阳不足,痰扰心神。

症状:心悸,惊狂,卧起不安,胸胁痞满,气冲,脐下悸。

治法:温通心阳,重镇开窍。

方药及煎服:桂枝三两(去皮),甘草二两(炙),生姜三两(切),大枣十二枚(擘),蜀漆三两(洗去腥),龙骨四两,牡蛎五两(熬)。上七味,以水一斗二升,先煮蜀漆,减二升,纳诸药,煮取三升,去滓,温服一升。

【临床运用】

本方可用于治疗小儿抽动障碍、梦呓、惊悸、神经官能症等。

【各家论述】

《注解伤寒论》 伤寒脉浮,责邪在表,医以火劫发汗,汗大出者,亡其阳。汗者,心之液。亡阳则心气虚,心恶热,火邪内迫,则心神浮越,故惊狂、起卧不安,与桂枝汤,解未尽表邪;去芍药,以芍药益阴,非亡阳所宜也;火邪错逆,加蜀漆之辛以散之;阳气亡脱,加龙骨、牡蛎之涩以固之。《本草》云:涩可去脱,龙骨、牡蛎之属是也。

《尚论篇》 桂枝汤,阳药也。然必去芍药之阴重,始得疾趋以达以阳位;既达阳位矣,其神之惊狂者,漫难安定,更加蜀漆为之主统,则神可赖之以攸宁矣。缘蜀漆之性最急,丹溪谓其能飞补是也,更加龙骨、牡蛎有形之骨属,为之舟楫,以载神而反其宅,亦于重以镇祛、涩以固脱之外,行其妙用。

《伤寒贯珠集》 被火者,动其神则惊狂,起卧不安,故当用龙、蛎;其去芍药者,盖欲以甘草急复心阳,而不须酸味更益营气也,与发汗后,其人叉手自冒心,心下悸,欲得按者,用桂枝甘草汤同意。蜀漆,即常山苗,味辛,能去胸中邪结气。此证火气内迫心包,故须之以逐邪而安正耳。

《金匮要略心典》 蜀漆能吐疟痰,痰去则阳伸而寒愈,取云母、龙骨者,以蜀漆上越之猛,恐并动心中之神与气也。

《医学摘粹》 用桂枝、甘草疏木而培中,生姜、大枣补脾而降逆,蜀漆吐腐瘀而疗狂,龙骨、牡蛎敛神魂而止惊也。

桂枝麻黄各半汤

【经典回顾】

太阳病,得之八九日,如疟状,发热恶寒,热多寒少,其人不呕,清便欲自可,一日二三度发。脉微缓者,为欲愈也;脉微而恶寒者,此阴阳俱虚,不可更发汗、更下、更吐也;面色反有热色者,未欲解也,以其不得小汗出,身必痒,宜桂枝麻黄各半汤。(《伤寒论·辨太阳病》第23条)

【辨证要点】

病机:表郁不解,日久邪微。

症状:发热恶寒,热多寒少,汗出不畅,项强,面色有热色,身痒,脉微。

治法:轻解表邪,调和营卫。

方药及煎服:桂枝一两十六铢(去皮),芍药、生姜(切)、甘草(炙)、麻黄(去节)各一两,大枣四枚(擘),杏仁二十四枚(汤浸,去皮尖及两仁者)。上七味,以水五升,先煮麻黄一二沸,去上沫;纳诸药,煮取一升八合,去滓,温服六合。本云:桂枝汤三合,麻黄汤三合,并为六合,顿服,将息如上法。

【临床运用】

本方可用于治疗小儿瘾疹、慢性荨麻疹、皲裂疮、感冒、体臭、传染性单核细胞增多症等。

【各家论述】

《伤寒论三注》 风寒两受,即所感或轻,而邪之郁于肌表者,岂得自散,故面热、身痒由来也。于是立各半汤减去分两,使之小汗,岂非以邪微而正亦寒乎。

《伤寒论详释》 此不专事桂枝,而兼合乎麻黄者,为其面热,身痒,邪在轻虚浮浅之处,惟麻黄能达也。

《伤寒来苏集》 此因未经发汗而病日已久。故于二汤各取三合并为六合。顿服而急汗之。原法两汤各煎而合服。犹水陆之师各有节制,两军相为表里,异道夹攻之义也。

《金镜内台方议》 桂枝汤治表虚,麻黄汤治表实,二者均曰解表,霄壤之异也。今此二方合而用之者,乃解其表不虚不实者也……桂枝汤中加麻黄、杏仁,以取小汗也。

《伤寒贯珠集》 既不得汗出,则非桂枝所能解,而邪气又微,亦非麻黄所可发,故合两方为一方,变大制为小制。桂枝所以为汗液之地,麻黄所以为发散之用,且不使药过病,以伤其正也。

《伤寒论类方》 此方分两甚轻,计共约六两,合今之秤仅一两三四钱,分三服,只服四钱零,乃治邪退后至轻之剂,犹勿药也。

《绛雪园古方选注》 其法先煮麻黄,后纳诸药,显然麻黄为主,而以桂枝、芍药为监制也。盖太阳邪未解,又因阴阳俱虚,汗吐下皆禁,不能胜麻黄之锐,故监以桂枝、约以白芍,而又铢两各减其半,以为小制,服后得小汗即已,庶无大汗亡阳之过尔。

《兰台轨范》 治伤寒向愈,脉微缓,恶寒身痒。

桔 梗 汤

【经典回顾】

少阴病,二三日,咽痛者,可与甘草汤;不差,与桔梗汤。(《伤寒论·辨少阴病》第311条)

咳而胸满,振寒脉数,咽干不渴,时出浊唾腥臭,久久吐脓如米粥者,为肺痈,桔梗汤主之。(《金匮要略·肺痿肺痈咳嗽上气病》第12条)

【辨证要点】

病机:风热蕴肺。

症状:口咽干燥,咽痛,咳吐脓血,腥臭胸痛,渴烦喜饮,舌红苔黄,脉滑数。

治法:祛痰排脓,清热解毒。

方药及煎服:桔梗一两,甘草二两。上二味,以水三升,煮取一升,去滓,分温再服,则吐脓血也。

【临床应用】

本方可用于治疗小儿重症肺炎、肺脓肿、化脓性扁桃体炎、咳嗽、上呼吸道感染等。

【各家论述】

《经方实验录》 除痰之药有碱性者为长，故咯痰不出者，用桔梗甘草汤，无不克日取效，以桔梗含有碱性故也。痰黏胸膈而不出，则用有碱性之桔梗以出之，所谓"在高者引而越之"也。胶痰在中脘，则用有碱性之皂荚以下之，所谓"在下者引而竭之"也。凡用药有彻上彻下之异，可因此而观其通矣。

《汉方诊疗便携》 可以认为甘草汤一般用于仅有咽喉痛而无炎症时，而桔梗汤则常用于既有炎症又有化脓之时。但是，对痰多者不宜投用。

《伤寒论阶梯》 此方症位与前方（即甘草汤）相同，惟病稍重，咽喉痛而兼肿，或分泌而咯出黏痰，或甚至吐脓等症。此方主要为消肿痛，有排脓及去黏痰等之效。

《本草纲目》 朱肱《活人书》治胸中痞满不痛，用桔梗、枳壳，取其通肺利膈下气也；张仲景《伤寒论》治寒实结胸，用桔梗、贝母、巴豆，取其温中、消谷、破积也；又治肺痈唾脓，用桔梗、甘草，取其苦辛清肺，甘温泻火，又能排脓血、补内漏也。其治少阴证二、三日咽痛，亦用桔梗、甘草，取其苦辛散寒，甘平除热，合而用之，能调寒热也。后人易名甘桔汤，通治咽喉口舌诸病。宋仁宗加荆芥、防风、连翘，遂名如圣汤，极言其验也。按王好古《医垒元戎》载之颇详，云失音加诃子，声不出加半夏，上气加陈皮，涎嗽加知母、贝母，咳渴加五味，酒毒加葛根，少气加人参，呕加半夏、生姜，唾脓血加紫菀，肺痿加阿胶，胸膈不利加枳壳，心胸痞满加枳实，目赤加栀子、大黄，面肿加茯苓，肤痛加黄芪，发斑加防风、荆芥，疫毒加鼠粘子、大黄，不得眠加栀子。

《经方传真》 肺痈用桔梗，不只为排脓，并亦治胸胁痛，临床见肝炎患者有肝区痛剧者，常用适方加桔梗，确有效验。

《金镜内台方议》 用桔梗为君，桔梗能浮而治上焦，利肺痿，为众药之舟楫也；以甘草为臣佐，合而治之，其气自下也。

《伤寒大白》 以桔梗开发肺气，同甘草泻出肺中伏火。因此，悟得欲清肺中邪结，必要开肺清肺，二味同用，则肺中之邪始出。

瓜蒌桂枝汤

【经典回顾】

太阳病，其证备，身体强，几几然，脉反沉迟，此为痉，瓜蒌桂枝汤主之。（《金匮要略·痉湿暍病》第 11 条）

【辨证要点】

病机:津液不足,感受风邪。

症状:发热,恶风,头痛汗出,项背强直,肢体拘急,苔薄白,脉沉细而迟有力或兼弦。

治法:解肌发表,生津舒筋。

方药及煎服:瓜蒌根二两,桂枝三两,芍药三两,甘草二两(炙),生姜三两(切),大枣十二枚(擘)。上六味,以水九升,煮取三升,分温三服,取微汗。汗不出,食顷,啜热粥发之。

【临床运用】

本方可用于治疗小儿热性惊厥、柔痉、抽搐症等。

【各家论述】

《医门法律》 即系湿热二邪交合,不当从风寒之表法起见,故不用葛根之发汗解肌,改用瓜蒌根味苦入阴,擅生津彻热之长者为君,合之桂枝汤,和荣卫,养筋脉,而治其痉,乃变表法为和法也。

《曹氏伤寒金匮发微》 太阳病,其证备,则颈项强痛、发热、自汗,恶风之证也。身体强几几,背强急而不能舒展,邪陷太阳经也。自非将成痉证,则有汗之中风,脉宜浮缓,而不宜沉迟。夫痉脉伏弦,沉即为伏,迟为营气不足,此正与太阳篇无血尺中迟者同例。血不养筋,而见沉伏之痉脉,故以培养津液为主,而君瓜蒌根,仍以太阳中风之桂枝汤,以宣脾阳而达营分,使卫与营合,汗出热清,筋得所养,而柔痉可以不作矣。

《金匮要略论注》 其原由筋素失养而湿复挟风以燥之,故以桂枝汤为风伤卫主治,加瓜蒌根以清气分之热而大润其太阳经既耗之液,则经气流通,风邪自解,湿气自行,筋不燥而痉愈矣。

《成方切用》 瓜蒌根不主项强几几,其意以肺热不会移于肾也,加于桂枝汤中则可以彻热荣筋,调和营卫矣。

桃核承气汤

【经典回顾】

太阳病不解,热结膀胱,其人如狂,血自下,下者愈。其外不解者,尚未可攻,当先解其外。外解已,但少腹急结者,乃可攻之,宜桃核承气汤。(《伤寒论·辨太阳病》第 106 条)

【辨证要点】

病机:瘀热互结下焦(太阳蓄血轻证)。

症状:小腹急结,小便自利,便黑,谵语,口渴,神志如狂,或发热,午后或夜间为甚,或血瘀经闭,痛经,舌红苔黄或有瘀斑,脉沉涩。

治法:攻下瘀热。

方药及煎服:桃仁五十枚(去皮尖),大黄四两,桂枝二两(去皮),甘草二两(炙),芒硝二两。上五味,以水七升,煮取二升半,去滓;纳芒硝,更上火微沸,下火,先食温服五合,日三服,当微利。

【临床应用】

本方可用于治疗小儿过敏性紫癜、癥瘕、口腔溃疡、便秘、尿血等。

【各家论述】

《注解伤寒论》 甘以缓之,辛以散之。少腹急结,缓以桃仁之甘;下焦蓄血,散以桂枝之辛。大热之气,寒以取之。热甚搏血,故加二物于调胃承气汤中也。

《伤寒论条辨》 然则五物者,太阳随经入腑之轻剂也。先食,谓先服汤,而饮食则续后进也。

《金镜内台方议》 以桃仁为君,能破血结,而缓其急。以桂枝为臣,辛热之气,而温散下焦蓄血。以调胃承气汤中品味为佐为使,以缓其下者也。此方乃调胃承气汤中加桃仁、桂枝二味,以散其结血也。

《伤寒贯珠集》 此即调胃承气汤加桃仁、桂枝,为破瘀逐血之剂。缘此证热与血结,故以大黄之苦寒,荡实除热为君,芒硝之咸寒,入血软坚为臣,桂枝之辛温,桃仁之辛润,擅逐血散邪之长为使;甘草之甘,缓诸药之势,俾去邪而不伤正为佐也。

《伤寒附翼》 治病必求其本,气留不行,故君大黄之走而不守者,以行其逆气。甘草之甘平者,以调和其正气。血结而不行,故用芒硝之咸以软之,桂枝之辛以散之,桃仁之苦以泄之。气行血濡,则小腹自舒,神气自安矣,此又承气之变剂也。此方治女子月事不调,先期作痛,与经闭不行者最佳。

《长沙方歌括》 桃得阳春之生气,其仁微苦而涌泄,为行血之缓药,得大黄以推陈致新,得芒硝以清热消瘀,得甘草以主持于中,俾诸药遂其左宜右有之势,桂枝用至二两者,注家以为兼解外邪,而不知辛能行气,气行而血乃行也。

《伤寒总病论》 桃仁承气汤治产后恶露不下,喘胀欲死,服之十瘥十。

《儒门事亲》 妇人月事沉滞,数月不行,肌肉不减,《内经》曰:此名为瘕为沉也。沉者,月事沉滞不行也,急宜服桃仁承气汤加当归,大作剂料服,不过三服立愈。后用四物汤补之。

《仁斋直指方》 桃仁承气汤治下焦蓄血,漱水迷忘,小腹急痛,内外有热,加生蒲黄。

《脉因证治》 桃仁承气,治血热,夜发热者。

《景岳全书》 治瘀血,小腹作痛,大便不利或谵语,口干漱水不咽,遍身黄色,小便自利,或血结胸中,手不敢近腹,或寒热昏迷,其人如狂。

柴胡加龙骨牡蛎汤

【经典回顾】

伤寒八九日,下之,胸满烦惊,小便不利,谵语,一身尽重,不可转侧者,柴胡加龙骨牡蛎汤主之。(《伤寒论·辨少阳病》第107条)

【辨证要点】

病机:伤寒误下,邪陷少阳。

症状:往来寒热,胸胁苦满,烦躁,小便不利,谵语,一身尽重,不可转侧,舌红,苔薄白,脉弦。

治法:和解清热,重镇安神。

方药及煎服:半夏二合(洗),大枣六枚,柴胡四两,生姜一两半,人参一两半,龙骨一两半,铅丹一两,桂枝一两半(去皮),茯苓一两半,大黄二两,牡蛎一两半(煅)。上十一味,以水八升,煮取四升,纳大黄切如棋子,更煮一二沸,去滓,温服一升。

【临床应用】

本方可用于治疗功能性遗尿、小儿尿频综合征、小儿夜啼、睡眠障碍、小儿抽动障碍、咳嗽变异性哮喘、热性惊厥、癫痫、情志类疾病等。

方中铅丹具有毒性,临床上常以珍珠母替代铅丹,取珍珠母重镇安神之性,与铅丹有异曲同工之妙。

有学者对柴胡加龙骨牡蛎汤相关文献进行了分析研究,结果显示柴胡加龙骨牡蛎汤古今应用均较广泛,所述症状复杂,内外妇儿五官各科均较常用,现多用于治疗杂病,尤其是治疗精神及神经系统疾病。应用指征以精神神经症状较为突出,如癫、狂、痫、甲状腺功能亢进等疾病,失眠、烦躁、头晕等精神抑郁症,或过度兴奋表现及抽动、气上冲等症状,胸胁部满闷、纳呆等少阳病主症也较为常见。另外还会有痰浊内盛的表现如麻木、酸重等。舌象以红舌多见,可见薄黄、黄厚、厚腻苔;脉象以弦滑、弦数、弦细多见。

【各家论述】

《注解伤寒论》 伤寒八九日，邪气已成热，而复传阳经之时，下之虚其里而热不除。胸满而烦者，阳热客于胸中也；惊者，心恶热而神不守也；小便不利者，里虚津液不行也；谵语者，胃热也；一身尽重不可转侧者，阳气内行于里，不营于表也。与柴胡汤以除胸满而烦，加龙骨、牡蛎、铅丹，收敛神气而镇惊；加茯苓以行津液、利小便；加大黄以逐胃热、止谵语；加桂枝以行阳气而解身重。错杂之邪，斯悉愈矣。

《金镜内台方议》 用柴胡为君，以通表里之邪而除胸满，以人参、半夏为臣辅之，加生姜、大枣而通其津液；加龙骨、牡蛎、铅丹，收敛神气而镇惊为佐，加茯苓以利小便而行津液；加大黄以遂胃热、止谵语；加桂枝以行阳气而解身重错杂之邪，共为使。以此十一味之剂，共救伤寒坏逆之法也。

《伤寒来苏集》 取柴胡汤之半，以除胸满心烦之半里；加铅丹、龙、蛎，以镇惊，茯苓以利小便，大黄以止谵语；桂枝者，甘草之误也，身无热，无表证，不得用桂枝，去甘草则不成和剂矣；心烦谵语而不去人参者，以惊故也。

《医方集解》 柴胡汤以除烦满，加茯苓、龙骨、牡蛎、铅丹，收敛神气而镇惊；而茯苓、牡蛎又能行津液、利小便，加大黄以逐胃热、止谵语；加桂枝以行阳气，合柴胡以散表邪而解身重，因满故去甘草。

《绛雪园古方选注》 柴胡引阳药升阳，大黄领阴药就阴，人参、炙草助阳明之神明，即所以益心虚也；茯苓、半夏、生姜启少阳三焦之枢机，即所以通心机也；龙骨、牡蛎入阴摄神，镇东方甲木之魂，即所以镇心惊也；龙、牡顽钝之质，佐桂枝即灵；邪入烦惊，痰气固结于阴分，用铅丹即坠。至于心经浮越之邪，借少阳枢转出于太阳，即从兹收安内攘外之功矣。

《伤寒分经》 此汤治少阳经邪犯本之证，故于本方中除去甘草减大枣上行阳分之味，而加大黄行阴以下夺其邪，兼茯苓以分利小便，龙骨、牡蛎、铅丹以镇肝胆之怯，桂枝以通血脉之滞也。与救逆汤同义，彼以龙骨、牡蛎镇太阳经火逆之神乱，此以龙骨、牡蛎、铅丹镇少阳经误下之烦惊。

《医门棒喝》 大黄仅煎一、二沸，止取其气，随姜、桂、人参行阳之药以泄浮越之邪热，不取其味以走腑也。

《伤寒寻源》 病属表邪陷入，则阴阳出入之界，全藉少阳为枢组，故以柴胡名汤，而阴邪之上僭者，复桂枝、生姜、半夏以开之；阳邪之下陷者，用黄芩、大黄以降之，使上下分解其邪，邪不内扰。而兼以人参、大枣扶中气之虚；龙骨、牡蛎、铅丹镇心气之逆；且柴胡、大黄之攻伐，得人参扶正以逐邪而邪自解；龙骨、牡蛎之顽钝，得桂枝助阳以载神而神自返。其处方之极错杂处，正其处方之极周到处。

柴胡桂枝干姜汤

【经典回顾】

伤寒五六日,已发汗而复下之,胸胁满,微结,小便不利,渴而不呕,但头汗出,往来寒热,心烦者,此为未解也,柴胡桂枝干姜汤主之。(《伤寒论·辨少阳病》第147条)

《外台秘要》柴胡桂姜汤:治疟寒多微有热,或但寒不热。服一剂如神。(《金匮要略·疟病》附方)

【辨证要点】

病机:邪入少阳,阳虚津亏。

症状:往来寒热心烦,胸胁满,微结,渴而不呕,小便不利,但头汗出,或疟久不愈,口苦便溏。

治法:和解少阳,温阳生津。

方药及煎服:柴胡半斤,桂枝三两(去皮),干姜三两,瓜蒌根四两,黄芩三两,牡蛎二两(熬),甘草二两(炙)。上七味,以水一斗二升,煮取六升,去滓,再煎,取三升,温服一升,日三服。初服微烦,复服汗出,便愈。

【临床应用】

本方可用于治疗小儿抽动障碍、腺样体肥大、慢性扁桃体炎、慢性鼻窦炎、过敏性鼻炎、传染性单核细胞增多症、慢性胆囊炎、胃食管反流病、胃肠型感冒、咳嗽变应性哮喘和青少年抑郁症等。

【各家论述】

《类聚方广义》 痨瘵、肺萎、肺痈、痛疽、瘰疬、痔漏、结毒、霉毒等,经久不愈,渐就衰惫,胸满,干呕,寒热交作,动悸,烦闷,盗汗,自汗,痰咳,干咳,咽干,口燥,大便溏泄,小便不利,面无血色,精神乏困,不耐厚药者,宜此方。

《伤寒论辩证广注》 小柴胡汤加减方也……兹者小便不利,心不悸而但烦,是为津液少而躁热,非水蓄也,故留黄芩不加茯苓;又云若咳者,去人参、大枣、生姜,加五味子、干姜。

《伤寒来苏集》 此方全是柴胡加减法,心烦不呕而渴,故去参、夏,加瓜蒌根;胸胁满而微结,故去枣加蛎;小便虽不利而心下不悸,故不去黄芩不加茯苓;虽渴而表未解,故不用参而加桂,以干姜易生姜,散胸胁之满结也。

《伤寒约言录》 本方可以看作是由柴胡去半夏加瓜蒌汤变化而来。本证内里不虚,可不用人参大枣,因胃不呕所以不用半夏;本证口渴,故用瓜蒌牡蛎散解渴散结润下;桂枝甘草汤平气上冲,兼解表证;苦寒黄芩配伍辛温干姜辛开苦降。即平调寒热清上温下之功。

《伤寒论与临证》 柴胡桂枝干姜汤诸药相和,可使少阳得和,枢机得利,气化以行,阳生津布,诸证悉愈。

柴胡桂枝汤

【经典回顾】

伤寒六七日,发热微恶寒,支节烦疼,微呕,心下支结,外证未去者,柴胡加桂枝汤主之。(《伤寒论·辨少阳病》第146条)

《外台》柴胡桂枝汤方:治心腹卒中痛者。(《金匮要略·腹满寒疝宿食病》附方)

【辨证要点】

病机:表证未解,邪犯少阳。

症状:发热微恶寒,或寒热往来,自汗,支节烦疼,鼻鸣微呕,头痛项强,胸胁心下微满,时腹痛,舌薄白,脉浮弦。

治法:和解少阳,解肌发表。

方药及煎服:桂枝(去皮),黄芩、人参各一两半,甘草一两(炙),半夏二合半,芍药一两半,大枣六枚(擘),生姜一两半(切),柴胡四两。上九味,以水七升,煮取三升,去滓,温服。

【临床应用】

本方可用于治疗小儿抽动障碍、癫痫、荨麻疹、发热、支气管炎、反复呼吸道感染、肠系膜淋巴结炎、肠胃炎、颈椎病、偏头痛、血管神经性头痛、遗尿等。

【各家论述】

《幼科发挥》 如有热多寒少,宜用柴胡白虎汤;寒多热少者,柴胡桂枝汤主之。二剂之后,间截药一剂。

《类证活人书》 伤寒一二日,发热恶寒,头项痛,腰脊强,尺寸脉俱浮。此足太阳膀胱经受病也。太阳病头疼发热,汗出恶风,宜桂枝汤。轻者只与柴胡桂枝汤。太阳病头痛发热,无汗恶寒,宜麻黄汤,轻者只与桂枝麻黄各半汤。

《仲景伤寒补亡论》 阳明病,脉浮而紧者,必潮热,发作有时;但浮者,必盗汗出。常氏云:可与柴胡桂枝汤。

《伤寒来苏集》 桂、芍、甘草,得桂枝之半,柴、参、芩、夏,得柴胡之半,姜、枣得二方之半,是二方合半,非各半也。

《绛雪园古方选注》 桂枝汤重于解肌,柴胡汤重于和里,仲景用此二方最多,可为表里之权衡,随机应用,无往不宜。

《医宗金鉴》 柴胡冠桂枝之上,意在解少阳为主而散太阳为兼也。

射干麻黄汤

【经典回顾】

咳而上气,喉中水鸡声,射干麻黄汤主之。(《金匮要略·肺痿肺痈咳嗽上气病》第 6 条)

【辨证要点】

病机:寒痰郁肺,肺失宣降。

症状:喉中痰鸣,有水鸡声,咳嗽气喘,胸中满闷,痰白质稀,苔白滑或白腻,脉浮紧或浮弦。

治法:温肺化饮,止咳平喘。

方药及煎服:射干十三枚,麻黄四两,生姜四两,细辛、紫菀、款冬花各三两,五味子半升,大枣七枚,半夏八枚(大者洗)。上九味,以水一斗二升,先煮麻黄两沸,去上沫,纳诸药,煮取三升,分温三服。

【临床应用】

本方可用于治疗小儿支气管炎、喘息性支气管炎、毛细支气管炎、支气管肺炎、支气管哮喘、咳嗽变异性哮喘、过敏性鼻炎等。

【各家论述】

《千金方衍义》 上气而作水鸡声,乃是痰碍其气,气触其痰,风寒入肺之一验。故于小青龙方中,除桂心之热,芍药之收,甘草之缓,而加射干、紫菀、款冬、大枣。专以麻黄、细辛发表，射干、五味下气，款冬、紫菀润燥，半夏、生姜开痰，四法萃于一方，分解其邪，大枣运行脾津以和药性也。

《金匮要略心典》 射干、紫菀、款冬降逆气；麻黄、细辛、生姜发邪气；半夏消饮气。而以大枣安中，五味敛肺，恐劫散之药，并伤及其正气也。

《金匮要略论注》 其喉中水鸡声，乃痰为火所吸不能下，然火乃风所生，水从风战而作声耳。故以麻黄、细辛，驱其外邪为主，以射干开结热气，行水湿毒，尤善清肺气者为臣，而余皆降逆消痰宣散药，唯五味一品，以收其既耗之气，令正气自敛，邪气自去，恐肺气久虚不堪劫散也。

《医宗金鉴》 上条以不渴，小便数，多唾涎沫为肺中冷，故以干姜佐甘草，是以温中为主也。此条以气上逆，喉中有水鸡声为肺经寒，故以生姜佐麻黄，是以散外为主也。病同冷饮，而有在外在内之别；方同辛温，而有主温主散之异也。

《金匮悬解》 此缘阳衰土湿，中气不运，一感外邪，里气愈郁。胃土上逆，肺无降路，而皮毛既合，不得外泄，是以逆行上窍，冲塞如此。射干麻黄汤，射干、紫菀、款冬、五味、细辛、生姜、半夏，下冲逆而破壅塞；大枣补土而养脾精；麻黄发汗而泻表寒也。

理中丸（人参汤）

【经典回顾】

伤寒服汤药，下利不止，心下痞硬，服泻心汤已，复以他药下之，利不止，医以理中与之，利益甚。理中者，理中焦，此利在下焦，赤石脂禹余粮汤主之。复不止者，当利其小便。（《伤寒论·辨太阳病》第159条）

霍乱，头痛，发热，身疼痛，热多欲饮水者，五苓散主之；寒多不用水者，理中丸主之。（《伤寒论·辨霍乱病》第386条）

大病差后，喜唾，久不了了，胸上有寒，当以丸药温之，宜理中丸。（《伤寒论·辨阴阳易瘥后劳复病》第396条）

胸痹心中痞，留气结在胸，胸满，胁下逆抢心，枳实薤白桂枝汤主之；人参汤亦主之。（《金匮要略·胸痹心痛短气病》第5条）

【辨证要点】

病机：中焦虚寒。

症状：腹中冷痛，喜温喜按，呕吐便溏，不渴，四肢不温，倦怠少气，面色白，出血血色暗淡，质清稀，病后多涎，霍乱吐利频繁，舌淡苔白。

治法:温中散寒。

方药及煎服:人参、白术、甘草(炙)、干姜各三两。上四味,捣筛为末,蜜和丸,如鸡黄大,以沸汤数合,和一丸,研碎,温服之。日三服,夜二服。腹中未热,益至三四丸,然不及汤。汤法,以四物,依两数切,用水八升,煮取三升,去滓,温服一升,日三服。

【临床应用】

本方可用于治疗小儿腹痛、泄泻、消化不良、积滞、厌食、胃炎、消化性溃疡、夜啼、尿频等。

【各家论述】

《伤寒明理论》 心肺在膈上为阳,肾肝在膈下为阴,此上下脏也。脾胃应土,处在中州,在五脏曰孤脏,属三焦曰中焦,自三焦独治在中,一有不调,此丸专治,故名曰理中丸。人参味甘温,《内经》曰:脾欲缓,急食甘以缓之。缓中益脾,必以甘为主,是以人参为君;白术味甘温,《内经》曰:脾恶湿,甘胜湿。温中胜湿,必以甘为助,是以白术为臣;甘草味甘平,《内经》曰:五味所入,甘先入脾,脾不足者,以甘补之。补中助脾,必先甘剂,是以甘草为佐;干姜味辛热,喜温而恶寒者,胃也,胃寒则中焦不治,《内经》曰:寒湿所胜,平以辛热。散寒温胃,必先辛剂,是以干姜为使。

《伤寒附翼》 太阴病,以吐利腹满为提纲,是遍及三焦矣。然吐虽属上,而由于腹满;利虽属下,而由于腹满,皆因中焦不治,以致之也。其来由有三:有因表虚而风寒自外入者,有因下虚而寒湿自下上者,有因饮食生冷而寒邪由中发者,总不出于虚寒,法当温补以扶胃脘之阳,一理中而满痛吐利诸症悉平矣。故用白术培脾土之虚,人参益中富之气,干姜散胃中之寒,甘草缓三焦之急也,且干姜得白术,能除满而止吐;人参得甘草,能疗痛而止利,或汤或丸,随机应变,此理中确为之主剂欤。夫理中者,理中焦,此仲景之明训。

《绛雪园古方选注》 理中者,理中焦之气,以交于阴阳也。上焦属阳,下焦属阴,而中焦则为阴阳相偶之处。仲景立论,中焦热则主五苓以治太阳;中焦寒,则主理中以治太阴,治阳用散,治阴用丸,皆不及于汤,恐汤性易输易化,无留恋之能,少致和之功耳。人参、甘草甘以和阴也,白术、干姜辛以和阳也,辛甘相辅以处中,则阴阳自然和顺矣。

黄芪建中汤

【经典回顾】

虚劳里急,诸不足,黄芪建中汤主之。(《金匮要略·血痹虚劳病》第 14 条)

【辨证要点】

病机：阴阳两虚，气虚更甚。

症状：腹中时时拘急疼痛，喜温喜按，按之痛减，少气懒言；或心中悸动，虚烦不宁，劳则愈甚，面色无华；或伴神疲乏力，肢体酸软，手足烦热，咽干口燥，自汗盗汗，舌淡苔白，脉细弦。

治法：补益中气，和里缓急。

方药及煎服：黄芪一两半，桂枝三两，甘草三两，大枣十二枚，芍药六两，生姜三片，胶饴一升。上六味，以水七升，煮取三升，去滓，纳胶饴，更上微火消解，温服一升，日三服。气短胸满者加生姜，腹满者去枣加茯苓一两半，及疗肺虚损不足，补气加半夏三两。

【临床应用】

本方可用于治疗小儿汗证、厌食、疳证、胃脘痛、腹痛、腹泻等。

【各家论述】

《金匮悬解》　虚劳之病，脾阳陷败，风木枯槁，郁迫不升，是以里急。木中温气，阳气之根也，生气之陷，原于阳根之虚。黄芪建中汤，胶饴、甘、枣，补脾精而缓里急，姜、桂、芍药，达木郁而清风燥，黄芪补肝脾之气，以培阳根也。

《医宗金鉴》　所谓虚劳里急诸不足者，亦该上条诸不足证之谓也。黄芪建中汤，建立中外两虚，非单谓里急一证之治也。桂枝龙骨牡蛎汤，即桂枝汤加龙骨、牡蛎。小建中汤，即桂枝汤加胶饴。黄芪建中汤即桂枝汤加胶饴、黄芪也。故尝因是而思仲景以一桂枝汤出入加减，无往不利如此。何后世一见桂枝，即为伤寒发汗之剂，是但知仲景用桂枝汤治伤寒，而不知仲景用桂枝汤治虚劳也。若知桂枝汤治虚劳之义，则得仲景心法矣。盖桂枝汤辛甘而温之品也，若啜粥温覆取汗，则发散荣卫以逐外邪，即经曰：辛甘发散为阳，是以辛为主也；若加龙骨、牡蛎、胶饴、黄芪，则补固中外以治虚劳，即经曰：劳者温之，甘药调之，是以温以甘为主也。由此推之，诸药之性味功能加减出入，其妙无穷也。

《金匮要略方论本义》　气虚甚，加黄芪，津枯甚，加人参，以治虚劳里急，此言里急，非里急之谓也，乃虚劳诸不足腹痛之谓也。故名其方为建中，正所以扶持其中气，使渐生阴阳，达于营卫，布于肢骸，而消其独亢也。

《金匮要略心典》　里虚脉急，腹中当引痛也。诸不足者，阴阳诸脉俱不足，而眩悸喘喝，失精亡血等证，相因而至也。急者缓之必以甘，不足者补之必以温，而充虚塞空，则黄芪尤有专长也。

黄芪桂枝五物汤

【经典回顾】

血痹阴阳俱微,寸口关上微,尺中小紧,外证身体不仁,如风痹状,黄芪桂枝五物汤主之。(《金匮要略·血痹虚劳病》第2条)

【辨证要点】

病机:营卫不足,感受风邪。

症状:肌肤麻木不仁,或肢节疼痛,或汗出恶风,舌淡或暗有瘀斑,苔白,脉微涩而紧。

治法:补气行血,温阳行痹。

方药及煎服:黄芪二两,芍药三两,桂枝二两,生姜六两,大枣十二枚。上五味,以水六升,煮取二升,温服七合,日三服。一方有人参。

【临床应用】

本方可用于治疗小儿反复呼吸道感染、气虚发热、泄泻、汗证、麻痹症、过敏性紫癜等。

【各家论述】

《医宗金鉴》 此承上条互详脉证,以明其治也。上条言六脉微涩,寸口关上小紧,此条言阴阳寸口关上俱微,尺中亦小紧。合而观之,可知血痹之脉浮沉,寸口、关上、尺中俱微、俱涩、俱小紧也。微者虚也,涩者滞也,小紧者邪也,故血痹应有如是之证也。血痹外证,亦身体顽麻,不知痛痒,故曰:如风痹状。但不似风痹历关节流走疼痛也。主黄芪桂枝五物汤者,调养荣卫为本,祛风散邪为末也。

《金匮要略方论本义》 黄芪桂枝五物汤,在风痹可治,在血痹亦可治也。以黄芪为主固表补中,佐以大枣;以桂枝治卫升阳,佐以生姜;以芍药入营理血,其成厥美。五物而营卫兼理,且表营卫、里胃肠亦兼理矣。推之中风于皮肤肌肉者,亦兼理矣。固不必多求他法也。

《金匮要略心典》 阴阳俱微,该人迎、趺阳、太溪为言,寸口关上微,尺中小紧,即阳不足而阴为痹之象。不仁者,肌体顽痹,痛痒不觉,如风痹状,而实非风也,黄芪桂枝五物和营之滞,助卫之行,亦针引阳气之意。以脉阴阳俱微,故不可针而可药,经所谓阴阳形气俱不足者,勿刺以针而调以甘药也。

《金匮悬解》 血痹寸阳尺阴俱微,其寸口、关上则微,其尺中则微而复兼小紧。脉法:紧则为寒,以寒则微阳封闭而不上达,故脉紧。外证身体不仁,如风痹之状,以风袭皮毛,营血凝涩,卫气郁遏,渐生麻痹,营卫阻梗,不能煦濡肌肉,久而枯槁无知,遂以不仁。营卫不行,经络无气,故尺、寸、关上俱微。营瘀木陷,郁于寒水而不能上达,故尺中小紧。黄芪桂枝五物汤,大枣、芍药,滋营血而清风木,姜、桂、黄芪,宣营卫而行瘀涩,倍用生姜,通经络而开闭痹也。

《曹氏伤寒金匮发微》 病至气血两虚,与上节本原柔脆,正虚病轻者,固自不同。寸口关上脉微,尺中小紧,阴血不充,阳气郁塞之脉证也。气血不通,故身体不仁,如风痹状,甚则两足痿弱或更因阳气闭塞不濡分肉,麻木不知痛处。此证治法,以宣达脾阳,俾风邪从肌肉外泄为主,故用解肌去风之桂枝汤,去甘草而用黄芪者,正以补里阴之虚,而达之表分也。

《金匮要略浅注》 血痹症脉之通体阴阳俱微,前言微涩,今言微而不言涩,以涩即在微中也。寸口脉在关上者亦微,尺中小紧,前言紧在关上之寸口,今言紧在尺中,非前后矛盾也?邪自营卫而入,故紧止见于寸口,即入之后,邪搏于阴而不去,故紧又见于尺中也。外证身体不仁,虽如风痹之状,其实非风,以黄芪桂枝五物汤主之。经云:阴阳形气俱不足者,勿刺以针,而调以甘药。兹方和营之滞,助卫之行,甘药中亦寓针引阳气之意也。此节与上节合看,其义始备。其方即桂枝汤,妙在以芪易草,倍用生姜也。

黄连阿胶汤

【经典回顾】

少阴病,得之二三日以上,心中烦,不得卧,黄连阿胶汤主之。(《伤寒论·辨少阴病》第 303 条)

【辨证要点】

病机:阴虚精亏,心肾不交。

症状:心中烦,不得卧,口干咽燥,或下利脓血,或便血,或腹痛,舌红少苔,脉沉细数。

治法:滋阴清热,安神定悸。

方药及煎服:黄连四两,黄芩二两,芍药二两,阿胶三两,鸡子黄二枚。上五味,以水六升,先煮三物,取二升,去滓,纳胶烊尽,小冷,纳鸡子黄,搅令相得,温服七合,日三服。

【临床应用】

本方可用于治疗小儿不寐、尿频症、慢性细菌性痢疾、伤寒并肠出血、营养不良性低热等。

【各家论述】

《伤寒寻源》 少阴病得之二三日以上，心中烦，不得卧。此真阴为邪热煎熬，故以育阴清热为治。芩、连泻热也，胶、黄养阴也，再佐以芍药敛阴复液，则热清而烦自除。按：此条之不得卧，乃热伤阴而心肾不交也。鸡子黄入心，阿胶入肾，病本少阴，自宜心肾同治。

《医宗金鉴》 此承上条以出其治也。少阴病，得之二三日以上，谓或四五日也。言以二三日少阴之但欲寐，至四五日反变为心中烦不得卧，且无下利清谷咳而呕之证，知非寒也，是以不用白通汤；非饮也，亦不用猪苓汤；乃热也，故主以黄连阿胶汤，使少阴不受燔灼，自可愈也。

《医宗金鉴》引程知 二三日邪在少阴，四五日已转属阳明，故无呕利厥逆诸证。而心烦不得卧者，是阳明之热内扰少阴，故不欲寐也，当以解热滋阴为主治也。

《伤寒附翼》 此少阴病之泻心汤也。凡泻心必藉连、芩，而导引有阴阳之别。病在三阳，胃中不和，而心下痞硬者，虚则加参、甘补之，实则加大黄下之。病在少阴，而心中烦不得卧者，既不得用参、甘以助阳，亦不得用大黄以伤胃也。故用芩、连以直折心火；用阿胶以补肾阴；鸡子黄佐芩、连，于泻心中补心血；芍药佐阿胶，于补阴中敛阴气，斯则心肾交合，水升火降，是以扶阴泻阳之方，而变为滋阴和阳之剂也。是则少阴之火，各归其部，心中之烦、不得眠可除矣。经曰：阴平阳秘，精神乃治。斯方之谓欤！

《伤寒来苏集》 此病发于阴，热为在里，与二三日无里证，而热在表者不同。按少阴受病，当五六日发，然发于二三日居多。二三日，背恶寒者，肾火衰败也，必温补以益阳；反发热者，肾水不藏也，宜微汗以固阳。口燥咽干者，肾火上走空窍也，急下之以存津液。此心中烦不得卧者，肾火上攻于心也，当滋阴以凉心肾……鸡感巽化，得心之母气者也。黄禀南方火色，率芍药之酸，入心而敛神明，引芩、连之苦，入心而清壮火。驴皮被北方水色，入通于肾，济水性急趋下，内合于心，与之相溶而成胶，是火位之下，阴精承之也。凡位以内为阴，外为阳，色以黑为阴，赤为阳。鸡黄赤而居内，驴皮黑而居外，法坎宫阳内阴外之象，因以制壮火之食气耳。

《伤寒悬解》 少阴病，但欲卧也，得之二三日以上，心中烦，不得卧者，燥土克水，而烁心液也。心之液，水之根也，液耗水涸，精不藏神，故心烦，不得卧寐。黄连阿胶汤，黄连、芩、芍，清君火而除烦热，阿胶、鸡子黄，补脾精而滋燥土也。少阴水脏，在阳明则燥土克水，是为不足，在少阴则寒水侮土，是为有余。有余则但欲寐，本篇之首章是也，不足则不得卧,阳明篇时有微热,喘冒不得卧是也。阳动阴静,异同天渊,少阴癸水之脏,无二三日前方病湿寒,二三日后忽转阳明,遽变燥热之理,此盖阳明腑病之伤及少阴,非少阴之自病也。阳明之燥,未伤肾阴,自是阳明病,伤及肾阴,则阳明益盛而少阴益亏。亏而不已,倏就枯竭,便成死证,故阳明病不必急,而阳明伤及少阴,则莫急于此矣。是以急下三证,既列阳明,并入少阴之篇。此章是承气之初证,勿容急下,以下三章,则如救焚毁,不得不急矣。

调胃承气汤

【经典回顾】

若胃气不和谵语者,少与调胃承气汤。(《伤寒论·辨太阳病》第 29 条)

发汗后,恶寒者,虚故也;不恶寒,但热者,实也,当和胃气,与调胃承气汤。(《伤寒论·辨太阳病》第 70 条)

伤寒十三日不解,过经谵语者,以有热也,当以汤下之。若小便利者,大便当硬,而反下利,脉调和者,知医以丸药下之,非其治也。若自下利者,脉当微厥,今反和者,此为内实也,调胃承气汤主之。(《伤寒论·辨太阳病》第 105 条)

太阳病,过经十余日,心下温温欲吐,而胸中痛,大便反溏,腹微满,郁郁微烦。先此时自极吐下者,与调胃承气汤,若不尔者,不可与。但欲呕,胸中痛,微溏者,此非柴胡汤证,以呕故知极吐下也。调胃承气汤。(《伤寒论·辨太阳病》第 123 条)

阳明病,不吐不下,心烦者,可与调胃承气汤。(《伤寒论·辨阳明病》第 207 条)

太阳病三日,发汗不解,蒸蒸发热者,属胃也,调胃承气汤主之。(《伤寒论·辨阳明病》第 248 条)

伤寒吐后,腹胀满者,与调胃承气汤。(《伤寒论·辨阳明病》第 249 条)

【辨证要点】

病机:胃肠燥热。

症状:蒸蒸发热,口渴,腹满不大便,身热汗出,或心烦谵语,口齿咽喉肿痛,甚则发斑吐衄,舌苔黄,脉滑数。

治法:缓下热结。

方药及煎服:大黄四两(去皮,清酒洗),甘草二两(炙),芒硝半升。上三味,以水三升,煮取一升,去滓,纳芒硝,更上火微煮令沸,少少温服之。

【临床应用】

本方可用于治疗小儿发热、消化不良、便秘、口腔溃疡、热性惊厥、流行性乙型脑炎等。

【各家论述】

《金镜内台方议》 汗吐下后,病不解,心烦谵语,及心烦不得寐者,此非大实大满之证。乃虚结不散,而凝于中,故属此方也。以大黄为君,而通中结,以芒硝为臣,而润其燥,以甘草为佐为使,缓调其中,而辅二药。经曰:热淫于内,治以咸寒,佐以甘苦是也。

《医方考》 大黄苦寒,可以荡实;芒硝咸寒,可以润燥;甘草甘平,可以和中,此药行,则胃中调而里气承顺,故曰调胃承气。

《医方集解》 此足太阳、阳明药也。大黄苦寒,除热荡实;芒硝咸寒,润燥软坚;二物下行甚速,故用甘草甘平以缓之,不致伤胃,故曰调胃承气。去枳、朴者,不欲其犯上焦气分也。

《绛雪园古方选注》 调胃承气者,以甘草缓大黄、芒硝留中泄热,故曰调胃,非恶硝、黄伤胃而用甘草也。泄尽胃中无形结热,而阴气亦得上承,故亦曰承气。其义亦用制胜,甘草制芒硝,甘胜咸也,芒硝制大黄,咸胜苦也。去枳实、厚朴者,热邪结胃劫津,恐辛燥重劫胃津也。

《成方便读》 治阳明病不恶寒反恶热,口渴便秘,满腹拒按,中、下焦燥实之证。故但以大黄除热荡实,芒硝润下软坚。加炙甘草者,缓其急而和其中。不用枳、朴者,恐伤上焦气分。大黄用酒浸者,欲减其苦寒速下之性而微下之,令胃和则愈耳!

黄　土　汤

【经典回顾】

下血,先便后血,此远血也,黄土汤主之。(《金匮要略·惊悸吐衄下血胸满瘀血病》第 15 条)

【辨证要点】

病机:中焦虚寒,脾不统血。

症状:大便下血,吐血,衄血,血色暗淡,伴腹痛,喜温喜按,面色无华,神疲懒言,四肢不温,舌淡苔白,脉沉细无力。

治法:温阳健脾,养血止血。

方药及煎服:甘草、干地黄、白术、附子(炮)、阿胶、黄芩各三两,灶中黄土半斤。上七味,以水八升,煮取三升,分温二服。

【临床应用】

本方可用于治疗小儿腹泻、细菌性痢疾、上消化道出血、鼻出血、阴道出血、尿血、过敏性紫癜、免疫性血小板减少症、遗尿等。

【各家论述】

《金匮玉函经二注》 欲崇土以求类,莫如黄土,黄者,土之正色,更以火饶之,火乃土之母,土得母,燥而不湿,血就温化,则所积者消,所溢者止;阿胶益血,以牛是土畜,亦是取物类;地黄补血,取其象类;甘草、白术养血补胃和平,取其味类;甘草缓附子之热,使不僭上。是方之药,不惟治远血而已,亦可治久吐血,胃虚脉迟细者,增减用之。盖胃之阳不化者,非附子之善走,不能通诸经脉,散血积也;脾之阴不理者,非黄芩之苦,不能坚其阴以固其血之走也;黄芩又制黄土、附子之热,不令其过,故以二药为使。

《金匮要略论注》 以附子温肾之阳,又恐过燥,阿胶、地黄壮阴为佐;白术健脾之气,脾又喜凉,故以黄芩、甘草清热;而以经火之黄土与脾为类者引之入脾,使脾得暖气,于脾中如冬时地中之阳气而为发生之本。

《金匮要略心典》 黄土温燥入脾,合白术、附子以复健行之气;阿胶、生地黄、甘草以益脱竭之阴,而又虑辛温之品,转为血病之厉,故又以黄芩之苦寒,防其太过,所谓有制之师也。

《血证论》 方用灶土、草、术健补脾土,以为摄血之本;气陷则阳陷,故用附子以振其阳;血伤则阴虚火动,故用黄芩以清火;而阿胶、熟地又滋其既虚之血。合计此方,乃滋补气血,而兼用清之品以和之,为下血崩中之总方。

《张氏医通》 经言,大肠、小肠皆属于胃,又云,阴络伤则血内溢,今因胃中寒邪,并伤阴络,致清阳失守,迫血下溢二肠,逐成本寒标热之患。因取白术附子汤之温胃助阳,祛散阴络之寒,其间但去姜、枣之辛散,而加阿胶、地黄以固护阴血,其妙尤在黄芩佐地黄分解血室之标热,灶土领附子直温中土之本寒,使无格拒之虞。然必血色瘀晦不鲜者为宜,若紫赤浓厚光泽者,用之必殆。斯皆审证不明之误,岂立方之故欤?

《绛雪园古方选注》 先便后血,此远血也,黄土汤主之,明指肝经别络之血,因脾虚阳陷生湿,血亦就湿而下行。主之以灶心黄土,温燥而去寒湿。佐以生地、阿胶、黄芩入肝以治血热;白术、附子、甘草扶阳补脾以治本虚。近血内瘀,专力清利,远血因虚,故兼温补。治出天渊,须明辨之。

猪 苓 汤

【经典回顾】

若脉浮发热,渴欲饮水,小便不利者,猪苓汤主之。(《伤寒论·辨阳明病》第 223 条)

阳明病,汗出多而渴者,不可与猪苓汤,以汗多胃中燥,猪苓汤复利其小便故也。(《伤寒论·辨阳明病》第 224 条)

少阴病,下利六七日,咳而呕渴,心烦,不得眠者,猪苓汤主之。(《伤寒论·辨少阴病》第 319 条)

夫诸病在脏欲攻之,当随其所得而攻之,如渴者,与猪苓汤。余皆仿此。(《金匮要略·脏腑经络先后病》第 17 条)

脉浮,发热,渴欲饮水,小便不利者,猪苓汤主之。(《金匮要略·消渴小便不利淋病》第 13 条)

【辨证要点】

病机:水热互结伤阴。

症状:发热,口渴欲饮,小便不利,小便涩痛,点滴难出,小腹满痛,或心烦不寐,或兼有咳嗽、呕恶、下利,舌红、苔白或微黄,脉细数。

治法:清热利水养阴。

方药及煎服:猪苓(去皮)、茯苓、阿胶、滑石(碎)、泽泻各一两。上五味,以水四升,先煮四味,取二升,去滓,纳下阿胶烊消,温服七合,日三服。

【临床应用】

本方可用于治疗小儿腹泻、轮状病毒性肠炎、肾炎、肾病综合征等。

【各家论述】

《金镜内台方议》 五苓散中有桂、术,兼治于表也;猪苓汤中有滑石,兼治于内也……故用猪苓为君,茯苓为臣,轻淡之味,而理虚烦,行水道;泽泻为佐,而泄伏水;阿胶、滑石为使,镇下而利水道者也。

《医方考》 猪苓质枯,轻清之象也,能渗上焦之湿;茯苓味甘,中宫之性也,能渗中焦之湿;泽泻味咸,润下之性也,能渗下焦之湿;滑石性寒,清肃之令也,能渗湿中之热;四物皆渗利则又有下多亡阴之惧,故用阿胶佐之,以存津液于决渎尔。

《伤寒论条辨》 猪苓、茯苓从阳而淡渗，阿胶、滑石滑泽以滋润，泽泻咸寒走肾以行水，水行则热泄，滋润则渴除。

《古今名医方论》 仲景制猪苓一汤，以行阳明、少阴二经水热，然其旨全在益阴，不专利水。盖伤寒在表，最忌亡阳，而里虚又患亡阴。亡阴者，亡肾中之阴与胃家之津液也。故阴虚之人，不但大便不可轻动，即小水亦忌下通，倘阴虚过于渗利，津液不致耗竭乎？方中阿胶养阴，生新祛瘀，于肾中利水，即于肾中养阴。滑石甘滑而寒，于胃中去热，亦于胃家养阴。佐以二苓之淡渗者行之，既疏浊热，而又不留其瘀壅，亦润真阴，而不苦其枯燥，源清而流有不清者乎？顾太阳利水用五苓者，以太阳职司寒水，故急加桂以温之，是暖肾以行水也。阳明、少阴之用猪苓，以二经两关津液，特用阿胶、滑石以润之，是滋养无形以行有形也。利水虽同，寒温迥别，惟明者知之。

《伤寒论三注》 热盛膀胱，非水能解，何者？水有止渴之功，而无祛热之力也。故用猪苓之淡渗与泽泻之咸寒，与五苓不异。而此易白术以阿胶者，彼属气，此属血分也；易桂以滑石者，彼有表，而此为消暑也。然则所蓄之水去，则热消矣，润液之味投，则渴除矣。

麻 黄 汤

【经典回顾】

太阳病，头痛，发热，身疼，腰痛，骨节疼痛，恶风，无汗而喘者，麻黄汤主之。（《伤寒论·辨太阳病》第 35 条）

太阳与阳明合病，喘而胸满者，不可下，宜麻黄汤。（《伤寒论·辨太阳病》第 36 条）

太阳病，十日以去，脉浮细而嗜卧者，外已解也。设胸满胁痛者，与小柴胡汤。脉但浮者，与麻黄汤。（《伤寒论·辨太阳病》第 37 条）

太阳病，脉浮紧、无汗、发热、身疼痛，八九日不解，表证仍在，此当发其汗。服药已微除，其人发烦目瞑，剧者必衄，衄乃解。所以然者，阳气重故也。麻黄汤主之。（《伤寒论·辨太阳病》第 46 条）

脉浮者，病在表，可发汗，宜麻黄汤。（《伤寒论·辨太阳病》第 51 条）

脉浮而数者，可发汗，宜麻黄汤。（《伤寒论·辨太阳病》第 52 条）

伤寒脉浮紧，不发汗，因致衄者，麻黄汤主之。（《伤寒论·辨太阳病》第 55 条）

脉但浮，无余证者，与麻黄汤。若不尿，腹满加哕者，不治，麻黄汤。（《伤寒论·辨阳明病》第 232 条）

阳明病，脉浮，无汗而喘者，发汗则愈，宜麻黄汤。（《伤寒论·辨阳明病》第 235 条）

【辨证要点】

病机:风寒束表。

症状:恶寒,发热,无汗,喘,周身疼痛,脉浮紧。

治法:发汗解表,宣肺平喘。

方药及煎服:麻黄三两(去节),桂枝二两(去皮),甘草一两(炙),杏仁七十枚(去皮尖)。上四味,以水九升,先煮麻黄,减二升,去上沫,纳诸药,煮取二升半,去滓,温服八合。覆取微似汗,不须啜粥,余如桂枝法将息。

【临床应用】

本方可用于治疗小儿发热、鼻炎、上呼吸道感染、支气管肺炎、支气管哮喘、急性扁桃体炎、遗尿、急性结膜炎等。

【各家论述】

《医宗金鉴》引喻昌 此明卫受邪风,荣自汗出之理。凡汗出荣和,而发热不解,是卫强不与荣和也。复发其汗,俾风邪从肌窍外出,斯卫不强而与营和矣。正如中酒发狂,酒去其人帖然也。荣受寒邪,不与卫和,宜麻黄汤亦然。

《汤头歌诀》 伤寒太阳表证无汗,用此发之。麻黄善发汗,恐其力猛,故以桂枝监之,甘草和之,不令大发也。按:桂、麻二汤虽治太阳证,而先正每云皆肺药,以伤寒必自皮毛入,而桂、麻又入肺经也。

《医学读书记》 寒邪伤人阳气,郁而成热,皮肤闭而成实,麻黄轻以去实,辛以发阳气,温以散寒气。杏仁佐麻黄通肺气,使腠理开泄,王好古谓其为治卫实之药者是也。然泄而不收、升而不降,桂枝、甘草虽以佐之,实监制之耳! 东垣云:麻黄汤是阳经卫药也,开腠理使阳气申泄,此药为卫实也。

《伤寒明理论》 本草有曰:轻可去实。即麻黄葛根之属是也。实为寒邪在表,皮腠坚实,荣卫胜,津液内固之表实也,非腹满便难之内实也。圣济经曰:汗不出而腠密,邪气胜而中蕴,轻剂所以扬之,即麻黄葛根之轻剂耳。麻黄味甘苦,用以为君者,以麻黄为轻剂,而专主发散,是以为君也。桂枝为臣者,以风邪在表又缓,而肤理疏者,则必以桂枝解其肌,是用桂枝为臣。寒邪在经,表实而腠密者,则非桂枝所能独散,必专麻黄以发汗,是当麻黄为主,故麻黄为君。而桂枝所以为臣也,《内经》曰:寒淫于内,治以甘热,佐以辛苦者,是兹类软。甘草味甘平,杏仁味甘苦温,用以为佐使者,《内经》曰:肝苦急,急食甘以缓之,肝者荣之主也,伤寒荣胜卫固,血脉不利,是专味甘之物以缓之,故以甘草杏仁为之佐使,且桂枝汤主中风,风则伤卫,风邪并于卫,则卫实而荣弱,仲景所谓汗出恶风者,此为荣弱卫强者是矣。故桂枝汤佐以芍药,用和荣也,麻黄汤主伤寒,寒则伤荣,寒邪并于荣,则荣实而卫虚,《内经》所谓气之所并为血虚,血之所并为气虚者是矣。故麻黄佐以杏仁,用利气也。若是之论,实处方之妙理,制剂之渊微,该通君子,熟明察之,乃见功焉。

麻黄杏仁石膏甘草汤

【经典回顾】

发汗后,不可更行桂枝汤。汗出而喘,无大热者,可与麻黄杏仁甘草石膏汤。(《伤寒论·辨太阳病》第 63 条)

【辨证要点】

病机:外感风邪,肺热内蕴。

症状:发热或高或低,咳逆气急鼻扇,或喉中有痰,痰多黄稠,咳吐不爽,口渴,有汗或无汗,舌红,苔薄白或黄,脉滑而数。

治法:宣肺泄热,止咳平喘。

方药及煎服:麻黄四两(去节),杏仁五十枚(去皮尖),甘草二两(炙),石膏半斤(碎,绵裹)。上四味,以水七升,先煮麻黄,减二升,去上沫,纳诸药,煮取二升,去滓,温服一升。

【临床应用】

本方可用于治疗小儿各型肺炎、急慢性支气管炎、哮喘等。

【各家论述】

《伤寒贯珠集》 发汗后,汗出而喘,无大热者,其邪不在肌腠,而入肺中,缘邪气外闭之时,肺中已自蕴热,发汗之后,其邪不从汗而出之表者,必从内而并于肺耳,故以麻黄杏仁之辛而入肺者,利肺气,散邪气。甘草之甘平,石膏之甘辛而寒者,益肺气,除热气,而桂枝不可更行矣。盖肺中之邪,非麻黄、杏仁不能发,而寒郁之热,非石膏不能除,甘草不特救肺气之固,抑以缓石膏之悍也。

《医方考》 脉阴阳俱盛者,旧有热也;重感于寒者,新有寒也。凡疟寒热相搏,邪正分争并于表,则阳实而阴虚,阴虚生内热,阳实生外热,中外皆热,故见其烦渴而身热,恶热莫任也;并于里,则阴实而阳虚,阳虚生外寒,阴实生内寒,中外皆寒,故见其鼓颔而战栗,恶寒莫任也;若其邪正分争,并之未尽,则寒热交集,鼓颔战栗,烦渴身热并至矣。此论常疟寒热之理也。温疟先热后寒者,以其先有旧热后伤寒也。方中有麻黄、杏仁,可以解重感之寒;有石膏、甘草,可以解旧有之热。

《古今名医方论》 柯韵伯曰:石膏为清火之重剂,青龙、白虎皆赖以建功。然用之不当,适足以召祸,故青龙以恶寒、脉紧,用姜、桂以扶卫外之阳;白虎以汗后烦渴,用粳米以存胃脘之阳也。此但热无寒,佐以姜、桂,则脉流急疾,斑黄狂乱作矣;加以粳米则食入于阴,长气于阳,谵语、腹胀、蒸蒸发热矣。亢则害者,承乃制;重在存阴者,不必虑其亡阳也。故于麻黄汤去桂枝之辛热,取麻黄之开、杏仁之降、甘草之和,倍石膏之大寒,除内蓄之实热,斯溱溱汗出,而内外之烦热悉除矣。程扶生曰:此治寒深入肺,发为喘热也。汗既出矣,而喘是寒邪未尽,若身无大热,则是热壅于肺。故以麻黄散邪,石膏除热,杏仁利肺,于青龙汤内减麻黄,去姜、桂,稳为发散除热清肺之剂也。石膏去热清肺,故肺热亦可用。

《医宗金鉴》 喘不在胃而在肺,故不须粳米;其意重在存阴,不必虑其亡阳也,故于麻黄汤去桂枝之监制,取麻黄之专开、杏仁之降、甘草之和,倍石膏之大寒,除内外之实热,斯溱溱汗出,而内外之烦热与喘悉除矣。

《医学衷中参西录》 用麻黄协杏仁以定喘,伍以石膏以退热,热退其汗自止也。复加甘草者,取其甘缓之性,能调和麻黄、石膏,使其凉热之力溶和无间,以相助成功,是以奏效甚捷也。

麻黄杏仁薏苡甘草汤

【经典回顾】

病者一身尽疼,发热,日晡所剧者,名风湿。此病伤于汗出当风,或久伤取冷所致也。可与麻黄杏仁薏苡甘草汤。(《金匮要略·痉湿暍病》第21条)

【辨证要点】

病机:风湿在表,入里化热。
症状:周身关节疼痛,身热,日晡所剧,肢体沉重,皮肤或有渗出,舌苔薄腻、脉浮数。
治法:发汗解表,祛风除湿。
方药及煎服:麻黄半两(去节,汤泡),甘草一两(炙),薏苡仁半两,杏仁十枚(去皮尖,炒)。锉麻豆大,每服四钱匕,水一盏半,煮八分,去滓温服。取微汗避风。

【临床应用】

本方可用于治疗小儿过敏性咳嗽、急性肾小球肾炎、哮喘、特应性皮炎等。

【各家论述】

《金匮玉函经二注》《内经》太阴阳明论曰：太阴阳明为表里，脾胃脉也，外合肌肉，故阳受风气，阴受湿气，所以风湿客之，则一身肌肉疼痛。夫阳气者，一日而主外，平旦阳气生，属少阳，日中阳气隆，属太阳，日西气门内闭，属阳明，是故阳明之气主乎申酉，所以日晡所剧也。

《金匮要略心典》 此亦散寒除湿之法，日晡所剧，不必泥定肺与阳明。但以湿无来去，而风有休作，故曰此名风湿。然虽言风，而寒亦在其中，观下文云汗出当风，又曰久伤取冷，意可知矣。

《金匮要略直解》 一身尽疼发热，风湿在表也，日晡，申时也，阳明旺于申酉戌，土恶湿，今为风湿所干，当其旺时，邪正相搏，则反剧也。汗亦湿类，或汗出当风而成风湿者，或劳伤汗出，而入冷水者，皆成风湿病也。

《医宗金鉴》 湿家一身尽痛，风湿亦一身尽痛，然湿家痛，则重着不能转侧，风湿痛，则轻掣不可屈伸，此痛之有别者也。湿家发热，蚤暮不分微甚，风湿之热，日晡所必剧，盖以湿无来去，而风有休作，故名风湿。

《古方新用》 方中麻黄散寒，薏苡除湿，杏仁利气，助麻黄之力；甘草补中，给薏苡以胜湿之权。

麻黄连轺赤小豆汤

【经典回顾】

伤寒瘀热在里，身必黄，麻黄连轺赤小豆汤主之。（《伤寒论·辨阳明病》第 262 条）

【辨证要点】

病机：寒邪外束，湿热内蕴。
症状：目黄、身黄，黄色鲜明，发热，恶寒无汗，身痒心烦，小便不利而色黄，脉浮滑。
治法：清热利湿，解表散邪。
方药及煎服：麻黄二两（去节），连轺二两（连翘根也），赤小豆一升，杏仁四十枚（去皮尖），大枣十二枚，生梓白皮一升（切），生姜二两（切），甘草二两（炙）。以上八味，以潦水一斗，先煮麻黄，再沸，去上沫，纳诸药，煮取三升，分温三服，半日服尽。

【临床应用】

本方可用于治疗小儿脓疱疮、婴幼儿湿疹、黄疸型肝炎、急性肾小球肾炎、肾病综合征、支气管肺炎、过敏性鼻炎、过敏性紫癜等。生梓白皮、连轺一般药房不备,生梓白皮可代之以桑白皮,或再加茵陈,连轺即连翘根,可用连翘代之。

【各家论述】

《医宗金鉴》 用麻黄汤以开其表,使黄从外而散;去桂枝者避其湿热也;佐姜枣者和其荣卫也;加连轺、梓皮以泻其热,赤小豆以利其湿,共成治表实发黄之效也……成无己曰:煎以潦水者,取其味薄不助湿热也。

《绛雪园古方选注》 麻黄连轺赤小豆汤,表里分解法,或太阳之热,或阳明之热,内合太阴之湿,乃成瘀热发黄,病虽从外之内,而黏着之邪,当从阴以出阳也。杏仁、赤小豆泄肉理湿热,生姜、梓白皮泄肌表湿热,仍以甘草、大枣奠安太阴之气,麻黄使湿热从汗而出太阳,连轺根导湿热从小便而出太阳,潦水助药力从阴出阳。经云:湿上甚为热,若湿下行则热解,热解则黄退也。

《伤寒正医录》 其人必素有湿热,又感寒邪,瘀逼蕴结而发黄。麻黄、杏仁,解表利气以散寒湿。翘、豆、梓皮,通利小便以涤湿热。炙草、姜、枣,益土以和中,极表里分消之法。

《伤寒贯珠集》 瘀热在里者,汗不得出而热瘀于里也,故与麻黄、杏仁、生姜之辛温以发越其表,赤小豆、连翘、梓白皮之苦寒甘,以清热于里,大枣、甘草甘温悦脾,以为散湿驱邪之用。用潦水者,取其味薄,不助水气也。合而言之,茵陈蒿汤是下热之剂,栀子柏皮汤是清热之剂,麻黄连翘赤小豆汤是散热之剂也。

《金镜内台方议》 伤寒瘀热在里,身必发黄,此盖其人素有湿热,就因伤寒汗不尽,则阳明之经为瘀热所凝,则遍身必发黄。经云:湿热相交,民多病瘅,是也。此汤盖为发汗不尽,脉浮身发黄者所设也。麻黄能散表邪,用之为君;杏仁、生姜能散气解表,用之为臣;连翘味苦性寒,生梓白皮性寒,能除湿热,赤小豆味甘平,能去脾胃之湿,用之为佐;甘草、大枣性甘,能入脾益胃气,用之为使;以此八味剂,专治表邪不尽,瘀热在里,遍身发黄者之用也。《内经》云:湿热上甚,治以苦温,佐以甘辛,以汗为故。此之谓也。

《长沙方歌括》 栀子柏皮汤治湿热已发于外,只有身黄发热而无内瘀之证。此治瘀热在里,迫其湿气外蒸而为黄也。麻黄能通泄阳气于至阴之下以发之,加连翘、梓皮之苦寒以清火,赤豆利水以导湿,杏仁利肺气而达诸药之气于皮毛,姜、枣调营卫以行诸药之气于肌腠,甘草奠安太阴,俾病气合于太阴而为黄者,仍助太阴之气,使其外出下出而悉去也。潦水者,雨后水行涝地,取其同气相求,地气升而为雨,亦取其从下而上之义也。

《尚论篇》 潦水,即霖雨后,行潦之水,亦取其发纵之极,流而不滞,不助湿也。

麻黄附子细辛汤

【经典回顾】

少阴病,始得之,反发热,脉沉者,麻黄附子细辛汤主之。(《伤寒论·辨少阴病》第301条)

【辨证要点】

病机:素体阳虚,外感风寒。

症状:发热,无汗,恶寒甚剧,身冷,虽厚衣重被,其寒不解,神疲欲寐,苔白,脉沉。

治法:温经助阳,解表散寒。

方药及煎服:麻黄二两(去节),细辛二两,附子一枚(炮,去皮,破八片)。上三味,以水一斗,先煮麻黄,减二升,去上沫;纳诸药,煮取三升,去滓,温服一升,日三服。

【临床应用】

本方可用于治疗小儿支气管炎、肺炎、咳嗽变异性哮喘、支气管哮喘、急性肾小球肾炎、肾病综合征、原发性遗尿症等。

刘洋等运用麻黄附子细辛汤治疗儿童难治性肾病激素拖尾期外感病60例。方药组成:6岁以下者用炙麻黄3g,炮附片6g,细辛2g;6岁以上者用炙麻黄6g,炮附片10g,细辛3g;鼻塞流涕重者加辛夷、苍耳子、白芷,咳剧者加杏仁、桔梗、紫苏等,发热甚者加柴胡、葛根、蝉蜕等,咽喉肿痛者加板蓝根、射干、连翘等。每日1剂,水煎服,分2次温服,连用7日。结果:治疗1周治愈22例,7例好转,1例无效,总有效率96.67%。结论:麻黄附子细辛汤能够显著缓解儿童难治性肾病激素拖尾期外感病症状,缩短病程,同时降低肾病综合征的复发风险。

【各家论述】

《伤寒溯源集》 以麻黄发太阳之汗,以解其在表之寒邪;以附子温少阴之里,以补其命门之真阳;又以细辛气温味辛,专走少阴者,以助其辛温发散。三者合用,补散兼施,虽发微汗,无损于阳气矣,故为温经散寒之神剂云。

《医宗金鉴》引柯琴 少阴主里,应无表证,病发于阴,应有表寒,今少阴始受寒邪而反发热者,是有少阴之里而兼有太阳之表也。大阳之脉应不沉,今脉沉者是有大阳之证,而见少阴之脉也……发热无汗之太阳之表,不得不开。沉为在里,少阴之枢又不得不固……无附子以固元阳,则少阴之津液越出,太阳之微阳外泄。

《伤寒论类方》 附子、细辛,为少阴温经之药,夫人知之。用麻黄者,以其发热,则邪犹连太阳,未尽入阴,犹可引之外达。不用桂枝而用麻黄者,盖桂枝表里通用,亦能温里,故阴经诸药皆用之。麻黄则专于发表,今欲散少阴始入之邪,非麻黄不可,况已有附子足以温少阴之经矣。

旋覆代赭汤

【经典回顾】

伤寒发汗,若吐,若下,解后心下痞硬,噫气不除者,旋覆代赭汤主之。(《伤寒论·辨太阳病》第 161 条)

【辨证要点】

病机:肝胃不和,痰浊内阻。

症状:胃脘痞闷或胀满,按之不痛,频频嗳气,吐涎沫,或见恶心呕吐,舌苔白腻,脉缓或滑。

治法:疏肝和胃,降逆化痰。

方药及煎服:旋覆花三两,半夏半升(洗),甘草三两(炙),人参二两,代赭石一两,生姜五两,大枣十二枚(擘)。上七味,以水一斗,煮取六升,去滓,再煎取三升,温服一升,日三服。

【临床应用】

本方可用于治疗小儿支气管哮喘、支气管炎、胃食管反流性咳嗽、抽动障碍、癫痫等。

【各家论述】

《金镜内台方议》 汗吐下后,大邪虽解,胃气已弱而未和,虚气上逆,故心下痞硬,而噫气不除者。与旋覆花下气除痰为君,以代赭石为臣,而镇其虚气;以生姜、半夏之辛,而散逆气,除痞散硬以为佐;人参、大枣、甘草之甘,而调缓其中,以补胃气而除噫也。

《注解伤寒论》 大邪虽解,以曾发汗吐下,胃气弱而未和,虚气上逆,故心下痞硬,噫气不除,与旋覆代赭石汤降虚气而和胃。

《尚论篇》 此亦伏饮为逆,但因胃气亏损,故用法以养正,而兼散余邪,大意重在噫气不除上,既心下痞硬,更加噫气不除,则胃气上逆,全不下行,有升无降,所谓弦绝者,其声嘶，土败者，其声哕也。故用代赭领人参下行，以镇安其逆气，微加散邪涤饮，而痞自开也。

《伤寒论条辨》 解，谓大邪已散也。心下痞硬，噫气不除者，正气未复，胃气尚弱，而伏饮为逆也。旋覆、半夏，蠲饮以消痞硬；人参、甘草，养正以益新虚；代赭以镇坠其噫气；姜、枣以调和其脾胃。然则七物者，养正散余邪之要用也。

《伤寒缵论》 方中代赭，领人参、甘草下行，以镇胃中之逆气，固已奇矣。更用旋覆领半夏、姜、枣而涤膈上之风痰，尤不可测。设非此法承领上下，何能转否为泰于反掌耶。

《伤寒论辩证广注》 夫旋覆花味辛气温，乃散气开痞之药。痞气开散则心下之硬自消。前二条证，泻心汤内有芩、连，以泻心下之痞硬；此汤中药味与泻心汤药味相同，因无芩、连，故以旋覆为君也。伤寒解后，心下已无邪热，所以不用芩、连，又噫气不除，纯系虚气上逆。

越 婢 汤

【经典回顾】

风水恶风，一身悉肿，脉浮不渴，续自汗出，无大热，越婢汤主之。（《金匮要略·水气病》第 23 条）

【辨证要点】

病机：风水相搏，兼有郁热。

症状：发热，恶风寒，一身悉肿，骨节疼痛；或身体重而酸，自汗不渴；或眼睑水肿，如蚕新卧起伏，其颈脉动，按手足肿上陷而不起，脉浮或寸口脉沉滑。

治法：发越水气，兼清郁热。

方药及煎服：麻黄六两，石膏半斤，生姜三两，甘草二两，大枣三枚。上五味，以水六升，先煮麻黄，去上沫，纳诸药，煮取三升，分温三服。恶风者加附子一枚（炮），风水加术四两。

【临床应用】

本方可用于治疗小儿原发性遗尿症、急性肾小球肾炎、紫癜性肾炎、湿疹、过敏性紫癜、热痹、支气管肺炎等。

【各家论述】

《医方集解》 此足太阳药也，风水在肌肤之间，用麻黄之辛热以泻肺；石膏之甘寒以清胃；甘草佐之，使风水从毛孔中出；又以姜、枣为使，调和荣卫，不使其太发散耗津液也。

《金匮要略方义》 本方为治疗风水而肺胃有郁热之主要方剂。风水为病，乃风邪外袭，肺气不宣，水道失调，风水相击于肌表所致。治当解表祛风，宣肺行水。方中以麻黄为君药，发汗解表，宣肺行水；佐以生姜、大枣则增强发越水气之功，使风邪水气从汗而解，尤可藉宣肺通调水道之力，使水邪从小便而去。因肺胃有热，故加石膏以清其热。使以甘草，调和药性，与大枣相伍，则和脾胃而运化水湿之邪。综合五药，乃为发越水气，清泄里热之剂。

《古今名医方论》引喻嘉言 越婢汤者，示微发表于不发之方也，大率取其通调营卫。麻黄、石膏二物，一甘热，一甘寒，合而用之。脾偏于阴，则和以甘热；胃偏于阳，则和以甘寒。乃至风热之阳、水寒之阴，凡不和于中土者，悉得用之。何者？中土不和，则水谷不化，其精悍之气，以实营卫；营卫虚，则或寒或热之气，皆得壅塞其隧道而不通于表里。所以在表之风水用之，而在里之水兼渴而小便自利者，咸必用之，无非欲其不害中土耳！不害中土，自足消患于方萌矣。

《金匮玉函经二注》 麻黄之甘热，自阴血走手足太阴经达于皮肤，行气于三阴，以去阴寒之邪；石膏之甘寒，自气分出走于足阳明经达于肌肉，行气于三阳，以去风热之邪。用其味之甘以入土，用其气之寒热以和阴阳，用其性之善走以发越脾气。更以甘草和中，调其寒热缓急，三药相合，协以成功。必以大枣之甘补脾中之血，生姜之辛益胃中之气。恶风者阳虚，故加附子以入阳；风水者，则加白术以散皮肤间风水之气，发谷精以宣荣卫，与麻黄、石膏为使，引其入土也。越婢之名，不亦宜乎。

《张氏医通》 越婢者，发越湿土之邪气也。水湿之气，因风流播中外，两相激搏，势难分解，不得不藉麻黄祛之从表而越，石膏清之从里而化，《内经》开鬼门法也。本方加术以助腠理开，汗大泄；于加术方中更加附子，以治脚痹恶风，开中寓合，信手合辙。其大青龙、小续命、麻杏甘石汤，或加桂枝以和营，或加参、归以鼓气，或加杏仁以泄满，总以此方为枢局也。或问表无大热，何得轻用麻黄？内无烦渴，何得轻用石膏？盖恶寒、身肿、自汗、浑身湿气郁著，非风以播之，不能解散，麻黄在寒伤营剂中，则为正治，在开痹湿门中，则为导引；石膏在白虎汤中则为正治，在越婢、青龙、续命方中，则为导引。不可以此碍彼也。

越婢加术汤

【经典回顾】

《千金方》越婢加术汤：治肉极热，则身体津脱，腠理开，汗大泄，历风气，下焦脚弱。

（《金匮要略·中风历节病》附方）

里水者，一身面目黄肿，其脉沉，小便不利，故令病水。假如小便自利，此亡津液，故令渴也，越婢加术汤主之。（《金匮要略·水气病》第5条）

风水恶风，一身悉肿，脉浮不渴，续自汗出，无大热，越婢汤主之。越婢汤方：麻黄六两，石膏半斤，生姜三两，大枣十五枚，甘草二两……风水加术四两。（《金匮要略·水气病》第23条）

里水，越婢加术汤主之，甘草麻黄汤亦主之。（《金匮要略·水气病》第25条）

【辨证要点】

病机：水湿内停，郁久化热。

症状：水肿，一身面目黄肿，腹大身重，四肢倦怠，烦热或口渴，恶风，小便不利，苔白或薄黄，脉沉。

治法：发汗行水，除湿清热。

方药及煎服：麻黄六两，石膏半斤，生姜三两，甘草二两，大枣三枚，白术四两。上六味，以水六升，先煮麻黄，去上沫，纳诸药，煮取三升，分温三服。恶风加附子一枚（炮）。

【临床应用】

本方可用于治疗小儿急性肾小球肾炎、手足口病、不明原因的下肢水肿等。

【各家论述】

《金匮要略心典》　里水，水从里积，与风水不同，故其脉不浮而沉，而盛于内者，必溢于外，故一身面目悉黄肿也。水病，小便当不利，今反自利，则津液消亡，水病已而渴病起矣。越婢加术是治其水，非治其渴也。以其身面悉肿，故取麻黄之发表；以其肿而且黄，知其湿中有热，故取石膏之清热，与白术之除湿。不然，则渴而小便利者，而顾犯不可发汗之戒耶？

《医宗金鉴》　里字当是皮字，岂有里水而用麻黄之理，阅者自知是传写之讹。皮水表虚有汗者，防己茯苓汤固所宜也；若表实无汗有热者，则当用越婢加术汤；无热者，则当用甘草麻黄汤发其汗，使水外从皮去也。

《长沙药解》　治里水，一身面目黄肿，小便自利而渴者，以皮毛外闭，湿气在经，不得泄路，郁而生热，湿热淫蒸，是以一身面目黄肿。若小便不利，此应表里渗泻，以驱湿热。今小便自利而渴，则湿兼在表，而不但在里，便利亡津，是以发渴。甘草、姜、枣补土和中，麻、膏泻经络之湿热，白术补脏腑之津液也。

《金匮要略经纬》　肉极，古病名，其因乃热伤津血，形销体削，其证乃腿脚软弱，腠理开疏，汗泄不禁，风邪卒中之肢体麻木或不遂。治以越婢汤以清热保阴，加白术以培土益中，生化气血。恶风者，表虚不固，阳气不煦，故加附子以扶阳固表也。

越婢加半夏汤

【经典回顾】

咳而上气,此为肺胀,其人喘,目如脱状,脉浮大者,越婢加夏汤主之。(《金匮要略·肺痿肺痈咳嗽上气病》第13条)

【辨证要点】

病机:素有饮停,外感风热,饮热上逆。

症状:咳嗽喘促,咳唾痰涎,痰黄或白,口渴,胸膈胀满,身形如肿,甚则两目胀突或面目水肿,恶寒,无汗,发热或无大热,苔薄黄或黄腻,舌红,脉浮大而滑或滑数。

治法:宣肺泄热,降逆平喘。

方药及煎服:麻黄六两,石膏半斤,生姜三两,甘草二两,大枣三枚,半夏半升。上以水六升,先煮麻黄,去上沫,纳诸药,煮取三升,分温三服。

【临床应用】

本方可用于治疗小儿支气管肺炎、哮喘、肺气肿、百日咳等。

【各家论述】

《金匮玉函经二注》 咳而上气,则其气之有冲而不下可知矣,其咳之相连而不已可知矣。此皆属肺之胀使之也。邪入于肺,则气壅,肺壅则欲不喘不可得,惟喘极,故目如脱,所以状胀与喘之至也。脉浮,邪也;兼大则邪实,而所以遗害于肺,正未有已,故必以辛热发之,亦兼以甘寒佐之,使久合之邪涣然冰释,岂不快乎?然久蓄之饮,何由得泄?故特加半夏于越婢汤中,一定之法也。

《金匮要略心典》 外邪内饮,填塞肺中,为胀,为喘,为咳而上气。越婢汤散邪之力多,而蠲饮之力少,故以半夏辅其未逮。不用小青龙者,以脉浮且大,病属阳热,故利辛寒,不利辛热也。目如脱状者,目睛胀突,如欲脱落之状,壅气使然也。

《金匮要略论注》 咳乃火乘肺,频频上气,是肺之形体不能稍安,故曰此为肺胀。喘者,胀之呼气也,目如脱,胀而气壅不下也,更加脉浮大,则胀实由邪盛。故以越婢清邪,而加半夏以降其逆,则胀自已也。

《金匮要略方义》 本方所治之肺胀,系由饮热内蕴,复感风邪所致。风邪外束,肺气不宣,饮热内蕴,肺失通调,故上气喘咳,身形如肿,其目如脱。治当宣肺平喘,清热化饮。

方中麻黄宣肺平喘,发散风邪;臣以石膏清泄内热……佐以半夏降逆散结,燥化痰湿;更以生姜之辛散,配麻黄以发越水气,配半夏以降逆化饮;大枣补脾制水,姜、枣合用,尤能调和营卫理脾和中;使以甘草调和诸药,且缓麻黄之散、石膏之寒,以期攻邪而不伤正。

《金匮要略方论本义》 咳逆肺胀,外感风寒,内气郁塞也。喘而目如脱,气上逆之甚也。诊之脉浮大,外有风寒,内且有蓄热也。越婢汤之义,即从青龙汤所化,寓发散之理于柔道也,且以摄孤阳之根,不令随上逆之气飞越也。加半夏者,意在开其闭塞,知郁而气逆如此,肺窍中必有痰涎之结聚,为肺痈之根基也。麻黄、生姜解其郁,石膏清其热,半夏开其痰,大枣、甘草益其胃,而表里兼治矣。

葛 根 汤

【经典回顾】

太阳病,项背强几几,无汗恶风,葛根汤主之。(《伤寒论·辨太阳病》第 31 条)
太阳与阳明合病者,必自下利,葛根汤主之。(《伤寒论·辨太阳病》第 32 条)
太阳病,无汗而小便反少,气上冲胸,口噤不得语,欲作刚痉,葛根汤主之。(《金匮要略·痉湿暍病》第 12 条)

【辨证要点】

病机:风寒外束,枢机不利。
症状:恶寒发热,头身疼痛,项背不舒,无汗,腹微痛,或下利,或干呕,或微喘,或衄血,气上冲胸,口噤不语,小便少,舌淡苔白,脉浮紧。
治法:解表散邪,升津舒筋。
方药及煎服:葛根四两,麻黄三两(去节),桂枝二两(去皮),生姜三两(切),甘草二两(炙),芍药二两,大枣十二枚(擘)。上七味,㕮咀,以水一斗,先煮麻黄、葛根,减二升,去白沫,纳诸药,煮取三升,去滓,温服一升,覆取微似汗。余如桂枝法将息及禁忌。

【临床应用】

本方可用于治疗小儿腹泻、病毒性感冒、鼻窦炎、丘疹、鼾症、遗尿症、麦粒肿、运动后昏厥等。

【各家论述】

《金匮玉函经二注》 盖葛根本阳明经药,能生津出汗,行小便,解肌。易老云:太阳初病,未入阳明,不可便服葛根,是引贼破家也。又云:用此以断太阳之路,即是开发阳明经气,以却太阳传入之邪也,故仲景治太阳、阳明合病,桂枝汤加麻黄、葛根也。

《金匮要略心典》 无汗而小便反少者,风寒湿甚,与气相持,不得外达,亦并不下行也。不外达,不下行,势必逆而上冲,为胸满,为口噤不得语。驯至面赤头摇,项背强直,所不待言,故曰欲作刚痉。葛根汤即桂枝方加麻黄、葛根,乃刚痉无汗者之正法也。

《伤寒论本旨》 汗出而津液外泄,则小便少。今无汗而小便反少,是营卫三焦之气皆闭。外闭则内气不得旋转,而直上冲胸,邪侵入筋,阳明筋急,而口噤不得语,欲作刚痉之先兆也。急以桂枝汤调营卫,加麻黄、葛根开泄后太阳阳明之邪。盖邪本由经络侵入于筋,仍必从经络以泄之,迟则即有项背反张头摇目赤之变也。

《金匮要略论注》 刚痉之背项强直,而无汗发热,又反恶寒,原属寒湿居中,阴阳两伤之象,有如发热为太阳病矣。无汗乃寒伤荣本证也。此时邪尚在表不在里,而小便反少,气上冲胸,明是太阳随经之邪,自腑侵脏,动其冲气。且口噤不语,是太阳主开而反合,声不得发,则阴阳两伤,势必强直恶寒,所不待言。故曰欲作刚痉,药用桂枝全汤,加葛根麻黄,风寒兼治也。

《血证论》 风寒中太阳经,背项痛发痉者,皆以此汤为主,盖麻桂为太阳发表之通剂,加葛根则能理太阳筋脉之邪。

《注解伤寒论·辨太阳病脉证并治中》 太阳病,项背强几几,汗出恶风者,中风表虚也。项背强几几,无汗恶风者,中风表实也。表虚宜解肌,表实宜发汗,是以葛根汤发之也。

葛根黄芩黄连汤

【经典回顾】

太阳病,桂枝证,医反下之,利遂不止,脉促者,表未解也;喘而汗出者,葛根黄芩黄连汤主之。(《伤寒论·辨太阳病》第34条)

【辨证要点】

病机:表证未解,邪热入里。

症状:身热,下利臭秽,肛门有灼热感,口干作渴,喘而汗出,或疹后身热不除,或项背强急,胸脘烦热,舌红苔黄,脉数或促。

治法:解表清里。

方药及煎服:葛根半斤,甘草二两(炙),黄芩二两,黄连三两。上四味,以水八升,先煮葛根,减二升,纳诸药,煮取二升,去滓,分温再服。

【临床应用】

本方可用于治疗小儿支气管肺炎、急性扁桃体炎、泄泻、急性细菌性痢疾、鼻窦炎、口疮、不明原因发热、猩红热、盗汗等。

【各家论述】

《伤寒附翼》 君气轻质重之葛根,以解肌而止利;佐苦寒清肃之芩、连,以止汗而除喘;用甘草以和中。先煮葛根后纳诸药,解肌之力优,而清中之气锐,又与补中逐邪之法迥殊矣。

《医宗金鉴》 今下利不止,脉促有力,汗出而喘,表虽未解,而不恶寒,是热已陷阳明,即有桂枝之表,亦当从葛根黄芩黄连汤主治也。方中四倍葛根以为君,芩、连、甘草为之佐,其意专解阳明之肌表,兼清胃中之里热,此清解中兼解表里法也。

《伤寒来苏集》 此微热在表,而大热入里,故非桂枝、芍药所能和,厚朴、杏仁所宜加矣。故君葛根之轻清以解肌,佐连、芩之苦寒以清里,甘草之甘平以和中,喘自除而利自止,脉自舒而表自解,与补中逐邪之法迥别。

《金镜内台方议》 故用葛根为君,以通阳明之津而散表邪;以黄连为臣,黄芩为佐,以通里气之热,降火清金而下逆气;甘草为使,以缓其中而和调诸药者也。且此方亦能治阳明大热下利者,又能治嗜酒之人热喘者,取用不穷也。

《医方集解》 此足太阳、阳明药也。表证尚在,医反误下,邪入阳明之腑,其汗外越,气上奔则喘,下陷则利,故舍桂枝而用葛根,专治阳明之表,加芩、连以清里热,甘草以调胃气,不治利而利自止,不治喘而喘自止矣。又太阳表里两解之变法也。

《绛雪园古方选注》 是方即泻心汤之变,治表寒里热。其义重在芩、连肃清里热;虽以葛根为君,再为先煎,无非取其通阳明之津;佐以甘草缓阳明之气,使之鼓舞胃气而为承宣苦寒之使。清上则喘定,清下则利止,里热解而邪亦不能留恋于表矣。

《伤寒论释义》 葛根芩连汤一方,独见遗于阳明者,以人必见下利始用之。不见下利不用。而不为是阳明主方也。孰知此方所用者宏。而所包者广也。

葶苈大枣泻肺汤

【经典回顾】

肺痈,喘不得卧,葶苈大枣泻肺汤主之。(《金匮要略·肺痿肺痈咳嗽上气病》第11

条)

肺痈胸满胀,一身面目浮肿,鼻塞清涕出,不闻香臭酸辛,咳逆上气,喘鸣迫塞,葶苈大枣泻肺汤主之。(《金匮要略·肺痿肺痈咳嗽上气病》第 15 条)

支饮不得息,葶苈大枣泻肺汤主之。(《金匮要略·痰饮咳嗽病》第 27 条)

【辨证要点】

病机:痰热壅肺。

症状:胸部胀满,咳嗽气喘不得卧,鼻塞流涕,不闻香臭酸辛,吐痰黄稠,甚则一身面目浮肿,小便短少,舌偏红,苔黄腻,脉滑数。

治法:泻肺开壅。

方药及煎服:葶苈(熬令黄色,捣丸如弹子大)、大枣十二枚。先以水三升,煮枣取二升,去枣,纳葶苈,煮取一升,顿服。

【临床应用】

本方可用于治疗小儿支气管肺炎、支气管哮喘、病毒性肺炎、分泌性中耳炎、败血症初期等。

如温耀峰等选取甘肃省庆阳市西峰区妇幼保健计划生育服务中心门诊治疗的小儿肺炎 98 例,据随机数字表法分为观察组 49 例和对照组 49 例。观察组中年龄为 1～5 岁,平均年龄为 (3.5 ± 0.3) 岁。对照组中年龄为 1.2～5.0 岁,平均年龄为 (3.7 ± 0.2) 岁。观察组以头孢唑啉钠联合麻杏甘石汤合葶苈大枣泻肺汤治疗,对照组以头孢唑啉钠联合氨溴索口服液治疗。结果:观察组疗效明显优于对照组,差异有统计学意义($P<$ 0.05)。结论:麻杏甘石汤合葶苈大枣泻肺汤治疗小儿支气管肺炎疗效显著,且具有副作用少等优点。

【各家论述】

《千金方衍义》 肺痈已成,吐如米粥,浊垢壅遏清气之道,所以喘不得卧,鼻塞不闻香臭。故用葶苈破水泻肺,大枣护脾通津,乃泻肺而不伤脾之法,保全母气以为向后复长肺叶之根本。然肺胃素虚者,葶苈亦难轻试,不可不慎。

《医宗金鉴》 水停胸中,肺满喘急不得卧,皮肤浮肿,中满不急者,故独用葶苈之苦,先泻肺中之水气,佐大枣恐苦甚伤胃也。

《本草纲目》 水肿尿涩,梅师方:用甜葶苈二两,炒为末,以大枣二十枚,水一大升,煎一升,去枣,入葶苈末,煎至可丸如梧子大,每饮服六十丸,渐加,以微利为度。

《方极》 葶苈大枣泻肺汤,治浮肿咳逆,喘鸣迫塞,胸满强急者。

酸 枣 仁 汤

【经典回顾】

虚劳虚烦不得眠,酸枣汤主之。(《金匮要略·血痹虚劳病》第 17 条)

【辨证要点】

病机:心肝阴虚,热扰心神。

症状:虚烦失眠,心悸不安,骨蒸盗汗,头晕目眩,口燥咽干,舌红少苔,脉弦细。

治法:养阴清热,除烦安神。

方药及煎服:酸枣仁二升(炒),甘草一两,知母二两,茯苓二两,川芎二两。上五味,以水八升,煮酸枣仁,得六升,纳诸药,煮取三升,分温三服。

【临床应用】

本方可用于治疗小儿脑瘫睡眠障碍、神经官能症、夜游症、惊风、低热、失眠、狂症等。

【各家论述】

《金匮要略心典》 人寤则魂寓于目,寐则魂藏于肝。虚劳之人,肝气不荣,则魂不得藏,魂不藏,故不得眠。酸枣仁补肝敛气,宜以为君;而魂既不归容,容必有浊痰燥火乘间而袭其舍者,烦之所由作也,故以知母、甘草清热滋燥,茯苓、川芎行气除痰,皆所以求肝之治而宅其魂也。

《医门法律》 虚劳虚烦,为心肾不交之病。肾水不上交心火,心火无制,故烦而不得眠,不独夏月为然矣。方用酸枣仁为君,而兼知母之滋肾为佐,茯苓、甘草调和其间,川芎入血分,而解心火之燥烦也。

《医宗金鉴》引李彣 虚烦不得眠者,血虚生内热,而阴气不敛也。《内经》云:气行于阳,阳气满不得入于阴,阴气虚,故目不得瞑。酸枣仁汤养血虚而敛阴气也。

《古今名医方论》 枣仁酸平,应少阳木化,而治肝极者,宜收宜补,用枣仁至二升,以生心血,养肝血,所谓以酸收之,以酸补之是也。故肝郁欲散,散以川芎之辛散,使辅枣仁通肝调营,所谓以辛补之。肝急欲缓,缓以甘草之甘缓,防川芎之疏肝泄气,所谓以土葆之。然终恐劳极,则火发于肾,上行至肺,则卫不合而仍不得眠,故以知母崇水,茯苓通阴,将水壮金清而魂自宁,斯神凝魂藏而魄且静矣。此治虚劳肝极之神方也。

《医学心悟》 治汗下后,虚烦不得眠。

薯 蓣 丸

【经典回顾】

虚劳诸不足,风气百疾,薯蓣丸主之。(《金匮要略·血痹虚劳病》第16条)

【辨证要点】

病机:虚劳不足,外感风邪。

症状:头晕目眩,神疲乏力,心悸气短,身体瘦弱,不思饮食,健忘失眠,骨节腰背烦痛,微有寒热,舌淡苔白,脉沉细。心悸气短,自汗咳嗽,肌肤麻木,舌淡苔薄,脉虚弱。

治法:扶正补虚,疏风散邪。

方药及煎服:薯蓣三分,当归、桂枝、神曲、干地黄、豆黄卷各十分,甘草二十八分,人参七分,川芎、芍药、白术、麦冬、杏仁各六分,柴胡、桔梗、茯苓各五分,阿胶七分,干姜三分,白敛二分,防风六分,大枣百枚(为膏)。上二十一味,末之,炼蜜为丸,如弹子大,空腹酒服一丸,一百丸为剂。

【临床应用】

本方可用于治疗小儿白细胞减少症、哮喘缓解期、变应性鼻炎等。

吴碧采用加味薯蓣丸膏方治疗小儿哮喘缓解期37例,组成:山药240~320 g,太子参80~100 g,黄芪100~150 g,茯苓120~240 g,桂枝30~50 g,白芍60~100 g,陈皮100 g,法半夏100 g,当归30~50 g,川芎80 g,补骨脂50~100 g,玉竹100~200 g,柴胡30 g,防风30 g,杏仁50 g,桔梗30 g,白豆蔻30~40 g,辛夷50~100 g,赤小豆200 g,炒谷芽100 g,青果50~100 g,生姜80 g,大枣40枚,炙甘草60 g等;鼻炎反复发作者加苍耳子、白芷、蔓荆子、红藤、丝瓜络、石韦等,咽部红肿者加浙贝母、射干等,多汗者加浮小麦、五味子等,随症加减,加等量蜂蜜收膏。每日早晚各1次,每次10 g(约一汤匙),温开水调服,疗程3个月。结果:临床治愈4例,显效12例,有效16例,无效5例,总有效率为86.49%。

【各家论述】

《金匮要略论注》 此不专言里急,是内外皆见不足证,非独里急诸不足也。然较黄芪建中证,前但云里急,故主建中,而此多风气百疾,即以薯蓣丸主之,岂非此丸似专为风气乎。不知虚劳证多有兼风气者,正不可着意治风气,故仲景以四君、四物养其气血,麦冬、阿胶、干姜、大枣补其肺胃,而以桔梗、杏仁开提肺气,桂枝行阳,防风运脾,神曲开郁,黄卷宣肾,柴胡升少阳之气,白敛化入荣之风,虽有风气,未尝专治之,谓正气运而风气自去也。然薯蓣最多,且以此为汤名者,取其不寒不热,不燥不滑,脾肾兼宜,故以为君,则诸药皆相助为理耳。

《金匮要略浅注》 此方虚劳内外,皆见不足,不只上节所谓里急诸不足也。不足者,补之,前有建中、黄芪建中等法,又合之桂枝加龙牡等法,似无剩义。然诸方补虚则有余,去风则不足。凡人初患伤风,往往不以为意,久则邪气渐微,亦或自愈。第恐既愈之后,余邪未净,与正气合为一家,或偶有发热,偶有盗汗,偶有咳嗽等证。妇人经产之后,尤易招风。凡此皆为虚劳之根蒂。治者不可着意补虚,又不可着意去风,若补散兼用,亦驳杂而滋弊。惟此丸探其气味化合所以然之妙,故取效如神。

《金匮要略方论本义》 仲景故为虚劳诸不足而带风气百疾立此薯蓣丸之法。方中以薯蓣为主,专理脾胃上损下损,至此可以撑持,以人参、白术、茯苓、干姜、豆黄卷、大枣、神曲、甘草助之,除湿益气,而中土之令得行矣。以当归、川芎、芍药、地黄、麦冬、阿胶养血滋阴,以柴胡、桂枝、防风升邪散热,以杏仁、桂枝、白敛下气开郁,惟恐虚而有热之人,滋补之药,上拒不受,故为散其邪热,开其逆郁,而气血平顺,补益得纳,亦至当不易之妙术也。

《药性论》 补五劳七伤,去冷风,止腰疼,镇心神……补心气不足,患人体虚羸加而用之。

《神农本草经》 主伤中,补虚羸,除寒热邪气,补中益气力,长血肉,久服耳目聪明。

《难经本义》 治损之法奈何?然损其肺者,益其气;损其心者,调其荣卫;损其脾者,调其饮食,适其寒温;损其肝者,缓其中;损其肾者,益其精。

薏苡附子败酱散

【经典回顾】

肠痈之为病,其身甲错,腹皮急,按之濡,如肿状,腹无积聚,身无热,脉数,此为肠内有痈脓,薏苡附子败酱散主之。(《金匮要略·疮痈肠痈浸淫病》第3条)

【辨证要点】

病机:湿热瘀血互结,痈脓内结于肠。

症状:肠痈脓已成,腹皮急,右上腹拒按,按之如肿状,身无热,肌肤甲错,舌苔薄腻,脉数。

治法:排脓消痈。

方药及煎服:薏苡仁十分,附子二分,败酱五分。上三味,杵为末,取方寸匕,以水二升煎减半,顿服,小便当下。

【临床应用】

本方可用于治疗小儿急性化脓性扁桃体炎、慢性湿疹、婴幼儿湿疹、局限性腹膜炎、黄水疮、阑尾脓肿等。

【各家论述】

《金匮玉函经二注》 血积于内,然后错甲于外,经所言也……虽其患在肠胃间,究非腹有积聚也。外无热而见数脉者,其为痈脓在里可知矣。然大肠与肺相表里,腑病而或上移于脏,正可虞也。故以保肺而下走者,使不上乘。附子辛散以逐结,败酱苦寒以祛毒而排脓。务令脓化为水,仍从水道而出,将血病解而气亦开,抑何神乎?

《金匮要略心典》 甲错,肌皮干起,如鳞甲之交错,由营滞于中,故血燥于外也。腹皮急,按之濡,气虽外鼓,而病不在皮间也。积聚为肿胀之根,脉数为身热之候。今腹如肿状而中无积聚,身不发热而脉反见数,非肠内有痈,营郁成热而何?薏苡破脓肿,利肠胃为君;败酱一名苦菜,治暴热火疮,排脓破血为臣;附子则假其辛热,以行瘀滞之气尔。

《金匮要略论注》 肠痈之病毒在肠,肠属阳明,阳明主肌肉,故其身甲错。腹为肠之府,故腹皮急,热毒之气上鼓也;气非有形,故按之濡。然皮之急虽如肿状,而实无积聚也。病不在表,故身无热,热虽无而脉数。痈为血病,脉主血也,故曰此为肠痈。薏苡寒能除热,兼下气胜湿,利肠胃,破毒肿,故以为君;败酱善排脓破血,利结热毒气,故以为臣;附子导热行结,故为反佐。

《金匮要略方论本义》 内热生痈,痈在肠间必矣,主之以薏苡附子败酱散。薏苡仁下气,则能泄脓;附子微用,意在直走肠中,屈曲之处可达;加以败酱之咸寒以清积热。服后以小便下为度者,小便者,气化也,气通则痈脓结者可开,滞者可行,而大便必泄污秽脓血,肠痈可已矣。顿服者,取其快捷之力也。

《神农本草经疏》 荣气不从,逆于肉里,乃生痈脓。

橘皮竹茹汤

【经典回顾】

哕逆者,橘皮竹茹汤主之。(《金匮要略·呕吐哕下利病》第 23 条)

【辨证要点】

病机:胃虚挟热,气逆上冲。

症状:呃逆,或干呕,虚烦少气,口干口渴,舌嫩红,脉虚数。

治法:补虚清热,降逆平冲。

方药及煎服:橘皮二升,竹茹二升,大枣三十枚,人参一两,生姜半斤,甘草五两。上六味,以水一斗,煮取三升,温服一升,日三服。

【临床应用】

本方可用于治疗小儿反流性食管炎、心肌炎、各种呕吐等。

【各家论述】

《金匮要略直解》《内经》曰:胃为气逆为哕,上证但干哕而未至于逆,今哕逆者,即《内经》所谓诸逆上冲,皆属于火。胃虚而热乘之,作哕逆者欤?夫除胃热而专主呕哕,必以竹茹为君,橘皮下逆气为臣,生姜止呕逆为佐,人参、甘草、大枣用以缓逆为使。

《医宗金鉴》哕有属胃寒者,有属胃热者,此哕逆因胃中虚热,气逆所致,故用人参、甘草、大枣补虚,橘皮、生姜散逆,竹茹甘寒,疏逆气而清胃热,因以为君。

《医方考》大病后,呃逆不已,脉来虚大者,此方主之。呃逆者,由下达上,气逆作声之名也。大病后则中气皆虚,余邪乘虚入里,邪正相搏,气必上腾,故令呃逆。脉来虚大,虚者正气弱,大者邪热在也。是方也,橘皮平其气,竹茹清其热,甘草和其逆,人参补其虚,生姜正其胃,大枣益其脾。

《成方切用》此胃虚而冲逆为哕,然非真元衰弱之比,故以参、甘培胃中元气,而以橘皮、竹茹,一寒一温,下其上逆之气,以姜、枣宣其上焦,使胸中之阳,渐畅而下达,谓上焦固受气于中焦,而中焦亦禀承于上焦,上焦既宣,则中气自调也。

橘 皮 汤

【经典回顾】

干呕,哕,若手足厥者,橘皮汤主之。(《金匮要略·呕吐哕下利病》第22条)

【辨证要点】

病机:胃寒气逆。

症状:恶心干呕,呃逆噫气,不欲饮食或食则反呕,手中不温,舌苔白滑,脉迟缓。

治法:散寒降逆。

方药及煎服:橘皮四两,生姜半斤。上二味,以水七升,煮取三升,温服一升,下咽即愈。

【临床应用】

本方可用于治疗小儿各种呃逆、呕吐等。

【各家论述】

《金匮悬解》 干呕哕者,胃气上逆,浊阴涌泛也。肺气阻滞,郁生痰涎,遏抑清阳,不得四布,故手足厥逆。橘皮汤,橘皮、生姜,降冲逆而行瘀浊也。

《千金方衍义》 橘皮汤主呕哕厥冷良,由浊痰阻清阳,不得旁达四末。但须橘皮、生姜涤除痰垢,不得妄议温经也。

《金匮要略心典》 干呕哕,非反胃,手足厥非无阳,胃不和,则气不至于四肢也,橘皮和胃气,生姜散逆气,气行胃和,呕哕与厥自已,未可便认阳虚而遽投温补也。

《黄帝内经》 寒气客于肠胃,厥逆上出,故痛而呕也。

《病机气宜保命集》 蜜煎生姜汤、蜜煎橘皮汤、烧生姜、胡桃,此者皆治无痰而嗽者,当辛甘润其肺故也。

鳖 甲 煎 丸

【经典回顾】

病疟,以月一日发,当以十五日愈;设不差,当月尽解;如其不差,当云何? 师曰:此结为癥瘕,名曰疟母,急治之,宜鳖甲煎丸。(《金匮要略·疟病》第 2 条)

【辨证要点】

病机:疟病迁延,久成疟母。

症状:胁下癥块,触之硬痛,按之有块,推之不移,饮食减少,肌肉消瘦,腹中疼痛,或时有寒热,舌紫暗,脉弦。

治法:消癥化积,攻补兼施。

方药及煎服:鳖甲十二分(炙),乌扇三分(烧),黄芩三分,柴胡六分,鼠妇三分(熬),干姜三分,大黄三分,芍药五分,桂枝三分,葶苈一分(熬),石韦三分(去毛),厚朴三分,牡丹皮五分(去心),瞿麦二分,紫葳三分,半夏一分,人参一分,䗪虫五分(熬),阿胶三分(炙),蜂巢四分(炙),赤硝十二分,蜣螂六分(熬),桃仁二分。上二十三味,为末,取煅灶下灰一斗,清酒一斛五斗,浸灰,候酒尽一半,着鳖甲于中,煮令泛烂如胶漆,绞取汁,纳诸药,煎为丸,如梧子大,空心服七丸,日三服。

【临床应用】

本方可用于治疗小儿紫癜性肾炎、过敏性紫癜等。

【各家论述】

《金匮要略心典》 天气十五日一更,人之气亦十五日一更,气更则邪当解也。否则三十日天人之气再更,而邪自不能留矣。设更不愈,其邪必假血依痰,结为癥瘕,僻处胁下,将成负固不服之势,故宜急治。鳖甲煎丸行气逐血之药颇多,而不嫌其峻;一日三服,不嫌其急,所谓乘其未集而击之也。

《金匮要略论注》 药用鳖甲煎者,鳖甲入肝,除邪养正,合煅灶灰浸酒去痕,故以为君。以小柴胡、桂枝汤、大承气为三阳主药,故以为臣,但甘草嫌柔缓而减药力,枳实嫌破气而直下,故去之,外加干姜,阿胶助人参、白术养正为佐,痕必假血依痰,故以四虫、桃仁合半夏消血化痰,凡积必由气结,气利则积消,故以乌扇、葶苈利肺气,合石韦、瞿麦清邪热而化气散结。血因邪聚则热,故以牡丹皮、紫葳去血中伏火,膈中实热为使。《千金方》去鼠妇、赤硝,而加海藻、大戟以软坚化水更妙。

《绛雪园古方选注》 都用异类灵动之物,若水陆,若飞潜,升者降者,走者伏者咸备焉。但恐诸虫扰乱神明,取鳖甲为君守之,其泄厥阴破癥瘕之功,有非草木所能比者。阿胶达表息风,鳖甲入里守神,蜣螂动而性升,蜂房毒可引下,䗪虫破血,鼠妇走气,葶苈泄气闭,大黄泄血闭,赤硝软坚,桃仁破结,乌扇降厥阴相火,紫葳破厥阴血结,干姜和阳退寒,黄芩和阴退热,和表里则有柴胡、桂枝,调营卫则有人参、白芍,厚朴达原劫去其邪,丹皮入阴提出其热,石韦开上焦之水,瞿麦涤下焦之水,半夏和胃而通阴阳,灶灰性温走气,清酒性暖走血。统而论之,不越厥阴、阳明二经之药,故久疟邪去营卫而着脏腑者,即非疟母亦可借以截之。按《金匮》惟此丸及薯蓣丸药品最多,皆治正虚邪着久而不去之病,非汇集气血之药攻补兼施未易奏功也。

《成方便读》 方中寒温并用,攻补兼施,化痰行血,无所不备。而又以虫蚁善走入络之品,搜剔其蕴结之邪。柴桂领之出表,硝黄导之降里。煅灶下灰清酒,助脾胃而温运。鳖甲入肝络而搜邪。空心服七丸,日三服者,取其缓以化之耳。

《医方考》 盖灰从火化,能消万物,今人取十灰膏以作烂药,其性可知;渍之以酒,取其善行。若鳖甲、鼠妇、䗪虫、蜣螂、蜂窠者,皆善攻结而有小毒,以其为血气之属,用之以攻血气之凝结,同气相求,功成易易耳。乃柴胡、厚朴、半夏,皆所以散结气;而桂枝、丹皮、桃仁,皆所以破滞血;水谷之气结,则大黄、葶苈、石韦、瞿麦可以平之;寒热之气交,则干姜、黄芩可以调之。人参者，以固元于克伐之场；阿胶、芍药者，所以养阴于峻厉之队也。乌羽、赤消、紫盛……亦皆攻顽散结之品，更之未为不可。

《千金方衍义》 疟母必着于左胁，肝邪必结肝部也。积既留着客邪，内从火化，当无外散之理，故专取鳖甲伐肝消积。尤妙在灰煮去滓，后下诸药，则诸药咸得鳖甲引入肝胆部分。佐以柴胡、黄芩同脐少阳区域；参、姜、朴、半助胃祛痰；桂、芍、牡丹、桃、葳、阿胶和营散血；蜣螂、蜂窠、䗪虫、蟅虫、乌扇聚毒势攻；瞿、苇、藻、戟、葶苈、大黄利水破结。未食前服七丸，日服不过二十余粒。药虽峻而不骤伤元气，深得峻药缓攻之法。又易《金匮》方中赤消毒劣，则易之以藻、戟；鼠妇难捕，乃易之以䗪虫。略为小变，不失大端。

下篇
——从病选方

第一章　肺系疾病

肺为娇脏，主一身之气，开窍于鼻，司呼吸，外合皮毛。小儿肺脏娇嫩不足，卫外功能未固，对环境气候变化的适应能力以及被外邪侵袭后的抗御能力均较差，加之小儿寒热不能自调，家长护养常有不当，故外感诸因，不论从口鼻而入或从皮毛而入，均可客犯肺系而发病，如患感冒、乳蛾、咳嗽、肺炎喘嗽等，使肺系疾病成为儿科发病率最高的一类疾病。

第一节　感　冒

感冒是一种肺系疾病，以发热、畏寒、鼻塞流涕、咳嗽、头痛、全身酸痛等为主要特征。发病率高，四时皆有，病程中可出现夹痰、夹滞、夹惊，预后一般良好。治疗上以疏风解表为基本原则。临床常用于治疗小儿感冒的经方有桂枝汤、桂枝加葛根汤、桂枝麻黄各半汤、麻黄汤、葛根汤、大青龙汤、大柴胡汤、小柴胡汤、四逆散、白虎汤、白虎加人参汤、半夏泻心汤、厚朴七物汤、桂枝二越婢一汤等。

【病案举例】

1. 桂枝汤

案①：王某，男，4岁，1983年5月12日初诊。主诉：发热5天。血常规检查示正常。经中西药物（具体不详）治疗后，体温仍在38.5 ℃左右，伴咳嗽，流涕，形寒微汗，面色不华，肢末不温，二便尚调，舌苔薄白，脉浮弱。西医诊断：上呼吸道感染。中医诊断：感冒，风寒表虚证。治则：解肌和营。处方：桂枝3 g，炒白芍6 g，生姜2片，大枣3枚，甘草3 g，荆芥5 g，防风5 g，陈皮3 g，蜜百部6 g。3剂，水煎，分2次温服，每日1剂。1983年5月15日二诊：药后当天，体温渐降，至今已和，唯咳嗽尚存、纳谷不香，上方去荆芥、防风，加紫菀6 g、浙贝母10 g、炒谷芽10 g。5剂，煎服法同前。药后诸症痊愈。

按：感冒发热为小儿常见疾病，临床多为外感风寒、风热或暑热，然风寒之表虚证亦不少见。此类患儿，平素多为体弱易感者。主要证候：发热汗出，或发热用解表药后，汗出热仍不退，或咳嗽流涕，面色不华，舌苔薄白，脉浮弱等。治则：解肌和营。处方：桂枝汤加减。发热涕多者，加荆芥、防风；干咳者，加白前、桔梗；痰多者，加陈皮、姜半夏、茯苓。

案②：阮某，男，8岁，2022年1月3日初诊。主诉：发热1日。患儿1日前无明显诱因出现发热，体温最高达39 ℃，热前无畏寒，热时无寒战及抽搐，恶风，周身微汗，伴头晕、头痛、咽痛、乏力，偶有鼻塞、流涕，无咳嗽，无皮疹，无呕吐及腹泻等不适，舌淡，苔薄白，脉浮。家长予以"小儿退热颗粒""头孢克洛干混悬剂"口服2次，效不显，为求进一步治疗，故来我院就诊。西医诊断：急性上呼吸道感染、鼻窦炎？中医诊断：感冒，风寒表虚证。处方：桂枝10 g，生姜(鲜)6 g，生白芍10 g，炙甘草6 g，大枣10 g，姜半夏10 g，川芎10 g，白芷10 g，细辛3 g，麻黄6 g，甜叶菊3 g。服药1剂后热退，服药3剂后痊愈。

按：患儿感受风寒之邪，伤及肌表，腠理不固，卫气外泄，营阴不得内守，肺卫失和，故恶风、发热、汗出。治则：解肌发表，调和营卫。处方：桂枝汤加减。患儿舌淡，加用麻黄、细辛助桂枝温阳以祛风寒之邪，姜半夏燥湿化痰，川芎、白芷通窍排脓。

2. 桂枝加葛根汤

患儿，男，10岁，2013年9月10日初诊。家长代诉患儿不慎感寒后，出现发热、汗出、流清涕、呕吐，稀便1次，量不多，口服小柴胡颗粒后，未见好转，反见上吐下利加剧，呕出胃内容物3次，泄泻3次，发热不退，即来就诊。就诊时患儿精神不振，懒于言语，仍有发热、恶风、汗出，纳食一般，口干渴，小便调，舌淡白，脉滑缓。查体：精神稍倦怠，眼眶未见凹陷、皮肤弹性良好。咽(一)，扁桃体(一)，淋巴结未见肿大，两肺呼吸音清，未及啰音，心率为85次/分，律齐，无杂音，腹部平坦，腹软，未触及肿块，无压痛、反跳痛，肠鸣音稍亢进。辅助检查：血常规未见明显异常、大便隐血试验未见异常。辨为太阳太阴合病，治则：解肌散寒，升清降浊。拟桂枝加葛根汤加减：桂枝12 g，白芍6 g，生姜9 g，大枣12 g，葛根15 g，炒白术9 g，茯苓9 g，饴糖6 g，炙甘草6 g。7剂，水煎服，每日1剂。2013年9月17日二诊：药后次日热退，吐泻次数减少，7剂药后症状好转。仅感倦怠乏力，前方去炒白术、茯苓、葛根，加黄芪10 g，白芍增至12 g，继服1周。嘱其避免吃生冷之食，规律休息，减轻学习负担。

按：本例患儿营卫不和而见发热、恶风、汗出；中阳不振，清阳不升，浊阴不降，胃气上逆而见上吐、下利，舌淡脉缓，辨为表里同病，重在解表温里。该处方有三义：①有桂枝汤加葛根汤解表生津之义，桂枝汤原方中桂枝、白芍等量，但因白芍味苦，有"小大黄之称"，用量大可加重下利，故仅取6 g白芍以配桂枝调和营卫，加大葛根剂量以鼓动胃气生津止渴；②加饴糖有小建中汤之义，温建中阳以散寒；③加白术、茯苓有茯苓桂枝白术甘草汤之义，既可温阳健脾利水，又可利小便以实大便，水饮得去而呕逆、泄泻自止。二诊时患儿仍有倦怠乏力，脾虚明显，遂拟小建中汤加黄芪健脾益气善后。

3. 桂枝麻黄各半汤

宋某，女，3岁半，2012年3月11日初诊。家长代诉发热1天伴痰鸣。患儿1天前受凉,发热 37.5 ℃,流清涕,无咳,自服板蓝根冲剂,体温未见升高,精神尚可。至夜发热加重,体温 38 ℃,服阿莫西林颗粒,一夜尚安。今晨起,温度升高至 38.5 ℃,家长恐病情加重遂来就诊。症见发热,喉中痰鸣咳不出,咽痛,无汗,畏寒(棉被裹而不烦躁)。追问平素汗多易感冒。查体:神疲、面红,咽部红肿,体温 38.5 ℃,舌红,无苔,脉疾数。中医诊断:感冒,外感风寒。治则:疏散风寒。考虑孩童平素较虚,仿桂枝麻黄各半汤加味:桂枝 8 g,荆芥 8 g,防风 8 g,芍药 8 g,生姜 6 g,炙甘草 6 g,大枣 2 枚,杏仁 6 g,僵蚕 6 g,蝉蜕 6 g。服 1 剂后汗出热退,身凉大半,痰鸣消失,体温降至 37.2 ℃,舌微红,脉缓。再服 1 剂痊愈。

按:小儿脏腑娇嫩,血气未壮,腠理不固,外邪易犯体表,正气不足不能祛邪于外,致邪郁而发热,当疏散外邪。小儿本虚,寒温失调,易招致外感,若外邪盛则可直入于里。该患儿发病 1 天,晨起温度明显升高,或为风寒化热入里或郁而化热尚未入里,因其畏寒且无汗,考虑外邪不盛、病尚未入里,患儿正气不足,仍当解表散寒,唯不可伤及正气,取桂枝麻黄各半汤刚柔相济,发小汗祛邪又不伤正。本例虽为新病,没有"太阳病得之八九日",但其病机表现为邪不甚重,停滞肌表,正气尚虚,与桂枝麻黄各半汤方证切合,加用荆芥、防风祛风解表,蝉蜕清热利咽,僵蚕祛风化痰,故取效。

4. 麻黄汤

何某,女,5 岁,1984 年 8 月 1 日初诊。患儿发热 1 天,无汗,恶寒,微有咳嗽,时有腹痛恶心,呕吐 2 次,鼻衄 1 次,头晕,食欲不振,二便正常。时虽盛夏中伏,气温达 32 ℃ 以上,患儿却身着夹衣,听诊检查时可见皮肤毫毛直竖,阵阵寒战,舌苔薄白,脉浮数。体温 35.2 ℃。血常规检查示:白细胞计数 $2.4 \times 10^9/L$,中性粒细胞百分比 80%,淋巴细胞百分比 18%。中医诊断:感冒,太阳伤寒表实。治则:发汗解表,用麻黄汤。处方:麻黄、桂枝、杏仁、甘草各 8 g。2 剂,水煎服。1984 年 8 月 4 日二诊:服药 2 剂后,有微汗出,当日午后热退。案中以麻黄汤开达郁闭之寒邪,恢复肺气正常的宣发肃降之功,则发热、恶寒、无汗、咳嗽诸症速退。

按:麻黄汤在伤寒论中的运用有五点:第一是用于治疗太阳伤寒表实证,其主症为恶寒发热、无汗、头痛、身痛、腰痛、骨节疼痛、喘、脉浮紧,以麻黄汤发汗解表,宣肺平喘;第二是太阳阳明合病,病情偏重太阳之表,其主症在太阳伤寒表实证的基础上兼有胸满而喘的症状,胸满为风寒外束、肺气被阻所致,尚未至阳明腑实之腹满而喘,病情偏重于太阳表证,故治疗以麻黄汤发汗解表,宣肺平喘;第三是太阳病日久表实证仍在者,主症仍见恶寒发热、无汗、身疼痛、脉浮紧等,亦用麻黄汤发汗解表,此即所谓证不变治亦不变,并不拘于患病时日;第四是太阳表证邪郁不解致衄血者,本例为表邪郁遏,无从宣泄,上迫阳络,因而致衄,衄后表实仍在,故用麻黄汤治其表闭,使邪有出路,衄血自止;第五是阳明表证者,此为风寒中于阳明经,其主症亦见发热、恶寒、无汗,其证亦为卫闭营郁,治疗以麻黄汤发汗疏通营卫。

5. 葛根汤

胡某,男,5 岁。2017 年 1 月 23 日初诊。发热 2 天,体温最高可达 40.2 ℃。既往有哮喘史、化脓性扁桃体炎史。因患儿对抗生素过敏,平时多以中药治疗。此次在某医院甲流病毒测试中呈阳性,诊断为甲流,予奥司他韦口服,未服用而转诊中医。症见鼻塞、流清涕,偶咳,恶寒无汗,烦躁,周身不适,服布洛芬混悬液后少量汗出,体温略退,2~3小时后体温复升,唇舌偏红干燥,咽稍红,苔白腻,脉浮数紧。治则:疏宣清解。处方:葛根 30 g,柴胡、芍药各 12 g,红枣 10 g,黄芩、炙麻黄、生甘草、桔梗、生姜各 6 g,桂枝、白芷、羌活、杏仁各 9 g。2 剂,煎汁 400 mL,每 1~2 小时服 100 mL。1 剂后汗出,体温逐渐下降,12 小时后体温降至 38.1 ℃。24 小时后服第 2 剂第 1 汁后热退,未复升,哮喘未发。

按:时行感冒,邪犯太阳,风寒束表,腠理闭郁,高热反复或持续不退,恶寒无汗,周身酸痛,用葛根汤解表散寒,使邪从表解,汗出热退,重用葛根,加柴胡、黄芩、白芷、羌活,含柴葛解肌意。生麻黄改为炙麻黄,合杏仁、甘草,乃三拗汤意,防患儿哮喘发作。全方辛温多于辛凉,解表重于清热。

6. 大青龙汤

李某,男,12 岁。2010 年 3 月 16 日初诊。来诊时体温 38.5 ℃,症见发热恶寒,头痛,周身疼痛,无汗烦躁,微喘,面红,口渴,脉浮数。辨证为表寒里热证。中药治疗以大青龙汤为主方:炙麻黄 5 g,桂枝 6 g,杏仁 10 g,甘草 6 g,生石膏 30 g,鲜生姜 3 片,大枣 4 枚。当晚服用 1 剂,夜间得汗,次晨诸症悉除。

按:风寒束表,卫阳被遏,营阴郁滞,毛窍闭塞,故见恶寒发热、周身疼痛、无汗之风寒表实证。表寒证又与烦躁并见,当系阳盛之体,外受风寒,寒邪较甚,表气闭郁较重,致使阳气内郁而化热,热无宣泄之径,扰于胸中则烦,烦甚则躁。此证为风寒束表,里有郁热,故选用大青龙汤发汗解表,兼清里热,诸症得愈。

7. 大柴胡汤

孙某,女,5 岁,2018 年 11 月 6 日初诊。主诉:鼻塞、流涕伴咳嗽 6 天,发热 1 次。患儿 6 天前无明显诱因出现鼻塞、流清涕,偶干咳,继而出现发热,体温最高达 38.7 ℃,无汗,微恶寒。于当地医院查血常规＋CRP:白细胞计数 $6.9×10^9$/L,淋巴细胞百分比 62％,中性粒细胞百分比 36％,CRP 12.2 mg/L。予阿奇霉素口服 3 天,小儿氨酚黄那敏颗粒口服,热退。现患儿症见:鼻塞,黏涕难出,咳嗽,昼夜均咳,有痰难咯,无发热,口中异味,无咽痒咽痛,口渴欲饮,纳差,眠时鼾重,大便 2 日未行。查体:体温 36.8 ℃,唇红,舌鲜红,苔中后部黄腻,咽轻度充血,扁桃体Ⅰ度肿大,脉滑,听诊双肺呼吸音粗,未闻及干湿啰音。中医诊断:感冒,风热夹滞证。方用大柴胡汤加减:柴胡 15 g,黄芩 12 g,半夏 9 g,枳实 12 g,白芍 12 g,制大黄 3 g,紫苏梗 9 g,厚朴 12 g,连翘 12 g,金银花 12 g,炙甘草 6 g。7 剂,水煎服,每日 1 剂。2018 年 11 月 13 日二诊:患儿病情好转,无鼻塞、流涕,偶咳,少痰,饮水可,纳可,仍鼾眠,二便调。查体:体温 36.6 ℃,舌偏红,苔薄黄,咽无充血,扁桃体Ⅰ度肿大,脉濡。处方:前方去枳实、白芍、大黄,加僵蚕 9 g。水煎服,每日 1 剂,7 剂痊愈。

按:患儿为少阳阳明合病,乃因少阳之邪内传阳明,化热成实而致。故治当和解少阳为主,辅以内泄阳明热结,方用大柴胡汤加减,柴胡、黄芩、半夏、白芍调和营卫,和解少阳,大黄(多用制大黄3～6 g)、枳实、厚朴通泄阳明,加用连翘、金银花清热解表,炙甘草调和诸药。全方在外可解少阳表证,在内可泄阳明积实,从而达到表里双解之功效。

8. 小柴胡汤

案①:黄某,女,12岁,2015年12月3日初诊。发热,体温38.5 ℃,头痛,咽痛,恶风,咳嗽,无涕,大便稀,舌红,苔薄黄,脉数。辨证:小儿感冒病(邪犯少阳证)。治则:和解少阳。方用小柴胡汤合升降散加减:柴胡15 g,黄芩6 g,生石膏20 g,防风9 g,栀子6 g,淡豆豉9 g,蝉蜕9 g,僵蚕9 g,连翘6 g,法半夏9 g,竹茹6 g,羌活6 g,生姜3片,甘草6 g。3剂,水煎服,每日1剂。3剂后,偶有咳嗽,睡眠质量改善,面色转红润,胃纳增。守上方继服3剂,诸症渐除。

按:少阳经循胸布胁,位于太阳、阳明表里之间。伤寒邪犯少阳,经气不利,郁而化热,病在半表半里,邪正相争,邪胜欲入里并于阴,正胜欲拒邪出于表,故发热、恶风、胆火上炎,可见头痛、咽痛、舌红、苔薄黄、脉数。今邪既不在表,又不在里,而在表里之间,则非汗、吐、下所宜,故唯宜和解之法。小柴胡汤和解少阳之邪;升降散消肿利咽;栀子、淡豆豉、竹茹清心除烦;防风、法半夏祛风化痰。风去热解,肺卫得固,感冒渐愈。

案②:胡某,女,2岁4个月,2022年2月20日初诊。主诉:发热2天。患儿于2天前无明显诱因出现发热,微恶寒,体温最高39.0 ℃,热前无畏寒,热时无寒战及抽搐,口服"小儿柴桂退热颗粒、阿莫西林、小儿氨酚黄那敏颗粒"后体温可稍下降,但仍偏高,4～5小时后复升,偶有鼻塞、流清涕,无咳嗽,无吐泻,无皮疹等不适,精神及纳食欠佳,睡眠正常,二便调。舌红,苔薄白,指纹红,位风关。西医诊断:急性上呼吸道感染。中医诊断:小儿感冒病,邪犯少阳证。处方:柴胡25 g,黄芩6 g,鲜生姜10 g,大枣6 g,法半夏9 g,党参6 g,桔梗10 g,牛蒡子9 g,桂枝10 g,炒白芍10 g,生地黄9 g,藿香10 g,鸡内金10 g,炙甘草6 g,甜叶菊3 g。服用2剂后患儿热退,鼻塞、流涕症状明显减轻,原方继服2剂后,痊愈。

按:患儿发热、微恶寒,发热间作,为表证未解,邪犯少阳,枢机不利。小柴胡汤证较多,临床上只要抓住一、二主证,便可运用本方治疗,不必待其证候悉具,正如《伤寒论》所说:"伤寒中风,有柴胡证,但见一证便是,不必悉具。"故本案中选用小柴胡汤以和解少阳,余可随证加减,桂枝、炒白芍调和营卫,桔梗、牛蒡子祛邪外出,藿香醒脾化湿,鸡内金健脾消食,生地黄清热凉血,炙甘草调和诸药,甜叶菊以矫味。

9. 四逆散

许某,男,10岁,2003年8月10号初诊。患儿自放暑假以来,由于天气炎热,一直待在空调房内,又嗜食冰镇冷饮。近1周来诉头昏不适,神疲乏力,胸腹胀闷,恶心漾漾,饮食不思,大便不畅,低热不退。查体:体温37.5 ℃,精神萎靡不振,舌淡红,苔白腻,腹平软,心肺(一)。血常规、肝功能、尿常规均正常。现诊为空调病,辨证为外感风寒,内伤暑湿。治则:解表散寒,祛暑化湿,以藿朴四逆散治之:柴胡 10 g,枳壳 6 g,炒白芍 10 g,甘草 3 g,藿香 10 g,厚朴 10 g,佩兰 10 g,苍术 10 g,荷叶 12 g,升麻 3 g。3 剂。嘱忌生冷饮食,暂离空调房间。二诊:服药 1 剂后即感周身舒畅,3 剂后纳谷亦增。告愈。

按:患儿久居室内,冷暖不知自调,致气机郁滞,疏泄不畅,故见神疲乏力、胸腹胀闷,清阳不升,故头昏,四逆散有调理气机、缓急止痛之功。其中柴胡可治"心腹肠胃中结气",炒白芍益阴和胃,主邪气腹痛,与枳壳同用能疏畅气机,配甘草缓急舒挛、和中止痛、柔肝健脾。柴胡主升,枳壳主降,炒白芍主收,甘草主和,四药相配,有升降通调之功。另外,加用藿香、佩兰醒脾开胃,苍术健脾化湿,厚朴行气除胀,四药共复中焦气机之升降,荷叶、升麻取其轻扬之性,引药上行。

10. 白虎汤

患儿,男,9 岁,2018 年 11 月 17 日初诊。主诉:发热 2 天。患儿反复发热,口渴,不恶寒,自汗,咳嗽痰黄,头痛,舌红,苔黄,脉洪大。乙型流感病毒核酸检测呈阳性。血常规＋CRP 示:白细胞计数 10.1×10^9/L,中性粒细胞计数 4.6×10^9/L,淋巴细胞计数4.7×10^9/L;CRP 13.2 mg/L。证属阳明气分热盛证。治拟清热生津。方用白虎汤加味治疗:知母、蔓荆子各 10 g,石膏 25 g,甘草 3 g,粳米 15 g,菊花 6 g。2 剂,用 1500 mL 水煮之,待米熟后,去渣取汤,平分成 3 份,于早、中、晚温服。2018 年 11 月 19 日二诊:患儿热退,余症均缓解,胃纳减少,舌淡红,苔白,脉细。考虑脾气虚,予四君子汤加味:太子参、茯苓、炒白术、焦六曲、炒谷芽各 10 g,炙甘草 3 g。5 剂,水煎温服,每日 2 次。2018 年 11 月 25 日三诊:患儿胃纳增,舌淡红,苔薄白,脉平。

按:流感为外感时邪毒疫,疫毒性烈,易于传播,故起病急。本例患儿邪犯气分,故发热、自汗、不恶寒,毒热上炎,则见头痛。小儿肺脏娇嫩,故邪毒易于犯肺,可见咳嗽痰黄。舌红、苔黄、脉洪大均为气分大热之表现。故予白虎汤加减。二诊表现为脾气虚之证,故以四君子汤加味调治。

11. 白虎加人参汤

患儿,女,5 岁,2013 年 8 月 18 日初诊。主诉:发热 1 天。患儿曾有多次发热抽搐史。家长诉昨日夜间停空调开窗后,患儿出现发热,测体温 37.5 ℃,予温水擦拭,至今晨测体温 38 ℃,鼻塞,纳呆,恶风,时有汗出,舌质红,苔薄白,脉浮小数,辨为太阳表虚证,处方以桂枝汤:桂枝 6 g,炒白芍 6 g,甘草 5 g,生姜 4 片,大枣 5 枚,嘱药后饮热粥半碗助汗。当日 18:00,患儿家长电话诉患儿服药后仍发热,体温 38.2 ℃左右,遂来面诊,患儿发热,不恶寒,口渴颇欲饮水,舌质红苔薄腻,脉数大重按稍减,予白虎加人参汤,1 剂而愈。方药:生石膏 30 g,知母 6 g,炙甘草 5 g,太子参 6 g,加粳米 1 把煎煮 0.5 小时,取200 mL,分 3 次服,嘱热退不必尽剂。

按:此例患儿初感风寒,症见发热、汗出、恶风、脉浮,此乃桂枝汤证,然患儿素有蕴热,且时令暑热,或因药引动,服桂枝汤后,大汗出,大渴,脉洪大,此乃由寒化热之证,白虎加人参汤清热益气生津,主要治疗温热病迁延日久耗伤人体津液,故药到病除。

12.半夏泻心汤

患儿,女,7岁,2018年4月19日初诊。主诉:呕吐2天。患儿于昨日纳食后无明显诱因出现呕吐,呕吐物为胃内容物,味酸腐,每日4~5次,无喷射状,伴胃脘部胀痛不适,发热,体温最高为37.6 ℃,纳欠佳,小便量可,大便酸臭,每日1次。查体:神清,精神可,咽红,面色萎黄,腹胀有压痛,无反跳痛,麦氏点(一),墨菲氏征(一),舌红边有齿痕,苔黄腻。血常规示:白细胞计数 $16.7×10^9$/L,中性粒细胞百分比72%,淋巴细胞百分比20.7%,单核细胞百分比6.4%,嗜酸性粒细胞百分比0.7%。CRP未见明显异常。西医诊断:急性胃炎。中医诊断:感冒夹滞。辨证为湿阻中焦,气机失调,寒热错杂。治以辛开苦降,解表和中止呕。方用半夏泻心汤合藿香正气散加减:半夏10 g,黄连5 g,黄芩10 g,干姜6 g,党参10 g,藿香10 g,桔梗10 g,陈皮10 g,厚朴10 g,白芷10 g,茯苓10 g,白术10 g,橘皮10 g,紫苏10 g,竹茹10 g。3剂,每日1剂,分7~8次频服。二诊:患儿已无呕吐,无胃脘部胀痛,查其咽不红,腹软无压痛,舌不红,苔薄黄,纳食仍欠佳。前方去紫苏,加焦神曲、焦山楂、焦麦芽各10 g,继服7剂,以巩固疗效。

按:本病属于中医"感冒夹滞"的范畴,多有外感风寒、内伤饮食等诱因。本例患儿脾胃虚弱,饮食稍有不当,则易出现呕吐,反复呕吐影响中焦气机升降,则易郁里化热。然患儿有胃脘部胀痛不适,伴发热,纳欠佳,大便酸臭,查其舌红,边有齿痕,苔黄腻,面色萎黄,故辨证为湿热中阻,气机失调,寒热错杂,治以苦辛开降,解表和中止呕,方用半夏泻心汤合藿香正气散加减。

13.厚朴七物汤

宋某,男,8岁,2009年9月29日初诊。主诉:发热、呕吐伴腹胀腹痛2天。患儿感冒发热迁延1个月未愈,昨日又因饮食不节致呕吐3次。刻下症见发热,体温37.4 ℃,呕吐,头晕,头痛,心悸,纳呆,腹胀腹痛,大便2日未解,小便黄。舌淡红,苔薄白,脉数滑。处方:厚朴七物汤。厚朴10 g,熟大黄6 g,枳实6 g,桂枝5 g,生甘草5 g,生姜3片,大枣5枚。2剂,水煎频服。1剂服完后,患儿家属来告:疗效明显,腹胀腹痛基本消失,体温正常,已无恶心呕吐,体力基本恢复。2剂后诸症皆消。

按:患儿发热头痛、呕吐、腹胀腹痛、大便2日未解为外感表证未罢,里实已成,太阳与阳明同病。太阳表邪未解则发热头痛,外邪入里化热成实则阳明腑气不通,故而呕吐、腹胀腹痛,故治当表(太阳)里(阳明)兼治。方中以枳实、厚朴专泄壅滞之气;熟大黄泄热通便;桂枝解肌透表,达到里热轻而表邪解之目的。

14.桂枝二越婢一汤

李某,女,3岁半,1988年11月3日初诊。患儿恶寒发热、咳嗽咽痛3天,经肌内注射复方氨基比林,口服螺旋霉素及清热解毒口服液疗效欠佳。症见发热恶寒,心烦口干,咽痛咳嗽,神疲肢软,纳呆。查体温39.8 ℃,咽后壁充血,扁桃体Ⅰ度肿大,两肺呼吸音粗,未闻及湿性啰音。舌红,苔薄微黄。证属风寒客表,里热已盛。治拟疏风解表,清泄里热。取桂枝二越婢一汤加减:炙麻黄、桂枝、炙甘草3 g,生石膏25 g(先煎),防风6 g,

金银花15 g,连翘、紫苏、栀子各9 g。药后微汗出,体温始降,酣然入睡,次日诸恙若失,玩耍如常,随访月余未发。

按:急性上呼吸道感染是小儿最常见的疾病,临床以发热、咽峡炎、咳嗽为特征。中医认为,小儿脏腑脆弱,腠理疏松,藩篱不固,抗邪无力,风寒侵袭,表证未罢,已趋入里。小儿乃纯阳之体,感邪极易化热,形成风寒客表、里热已盛、热多寒少之候。治当取表里双解之轻剂,以味寡量轻之品,曲径通幽,轻拨巧取,祛病邪而不伤其正气。纵观全方,药物轻灵,紧扣病机,每获事半功倍之效。

第二节 鼻 鼽

鼻鼽指以突然和反复发作的鼻痒、连续打喷嚏、鼻塞、流清涕为主要特征的鼻部疾病。本病的发生多与正气不足、外邪侵袭等因素有关。经积极治疗,可控制症状,但容易反复发作,部分患者可并发鼻息肉、哮喘等疾病。本病对应的西医疾病有变应性鼻炎、血管运动性鼻炎、嗜酸性粒细胞增多性非变应性鼻炎。临床常用于治疗小儿鼻鼽的经方有小青龙汤、小柴胡汤、半夏厚朴汤、桂枝汤、桂枝甘草龙骨牡蛎汤、桂枝加黄芪汤、射干麻黄汤、麻黄连翘赤小豆汤等。

【病案举例】

1. 小青龙汤

患儿,男,3岁7个月,2020年10月12日初诊。主诉:鼻塞1天。症见鼻塞声重,鼻痒,打喷嚏,流清水样鼻涕,鼻黏膜苍白,伴有恶寒怕冷、发热咳嗽,咳吐清稀痰液,小便清澈透明,大便稍溏泻,睡眠可,舌淡红,苔薄白,脉浮紧。检查双肺无明显异常。西医诊断:急性鼻炎。中医诊断:伤风鼻塞,证属外寒内饮。治宜外散风寒,宣通鼻窍,内化痰饮。给予小青龙汤加减:麻黄3 g,干姜3 g,细辛3 g,半夏8 g,桂枝6 g,白芍6 g,五味子5 g,辛夷10 g,苍耳子6 g,甘草6 g。3剂,水煎,分3次温服,每日1剂,每次服用30 mL。次日家长反馈患儿基本痊愈,为巩固疗效,上方再服1剂,分2天服完。

按:该患儿鼻塞声重,流清涕,鼻黏膜苍白,契合外寒内饮之小青龙汤的病机。治疗原则为解表散寒,宣通鼻窍,兼化里饮。方中辛夷、苍耳子主入肺经,宣通鼻窍,使闭者开,壅者通,痒者止;麻黄、桂枝解表散寒邪;白芍酸收,益阴养血,可以制约麻黄、桂枝发越太过;干姜归肺脾经,温肺化饮;细辛助麻黄、桂枝解表散寒,又同干姜温肺化饮;五味子既能收敛肺气,又遏制麻黄、桂枝解表太过;甘草缓和药性,调和诸药。全方切中病机,故获效良。

2. 小柴胡汤

案①：邓某，女，6岁6个月，2013年7月9日初诊。患儿鼻塞，流清涕，鼻痒1个月余，伴晨起咳嗽，无痰，无发热，无头晕，无恶心呕吐，纳差，大小便正常。查体：一般情况可，精神一般，咽喉红肿，双侧扁桃体Ⅰ度肿大，心肺听诊无异常，腹部平软，无压痛。舌红，苔黄腻，脉弦滑。病属鼻鼽，辨证为寒热夹杂，法以平调寒热，兼疏肝利胆。方用小柴胡汤(柴胡、黄芩、法半夏、生姜、太子参、大枣各10 g，甘草3 g)加黄芪、防风、连翘、山楂、莱菔子、藿香、佩兰、蝉蜕、薄荷各10 g。5剂，颗粒剂开水冲服。2013年7月24日二诊：患儿症状较前减轻，仍轻度鼻痒，稍有鼻塞，流少许清涕，晨起咳嗽1～2声，无发热，纳食尚可，睡眠一般，二便正常，查体一般情况稳定，咽喉淡红，双侧扁桃体Ⅰ度肿大，心肺无异常，腹部平软，无压痛。舌稍红，苔薄脉细。继续前法治疗，方药用上方去佩兰。5剂，颗粒剂开水冲服。2013年7月28日三诊：患儿仍有轻微的鼻痒，流涕，无鼻塞，无咳嗽咳痰，无发热，查体无异常。方用二诊方，7剂，颗粒剂开水冲服。2013年9月4日四诊：患儿家属诉经治疗后，鼻痒流涕症状消失，无鼻塞，无咳嗽咳痰。

按：肺居上焦，外合皮毛，开窍于鼻，外感初期，邪犯皮毛、鼻咽后累及于肺而发生咳嗽，邪气内蕴于肺，肺气壅遏，气不布津，聚液而生痰则咳时有痰，肺气不宣，久咳由肺及肝，肝胆之气失于条达而反侮肺金，以致木火刑金，故久咳多肝肺同病。舌红，苔黄腻，为热象；咽部稍红，流清涕，为寒象。此乃肺肝火盛遇风寒，内外邪争，阻遏肺气，上焦气机为邪所闭，致肺窍不利所致。故用小柴胡汤和解少阳，辅以黄芪、防风益气固表，连翘、薄荷、蝉蜕清热利咽，山楂、莱菔子健脾消食，藿香、佩兰醒脾化湿。

案②：程某，女，5岁，2012年12月3日初诊。患儿自3岁起即出现晨起后打喷嚏，自服"小儿感冒冲剂"，症状有所改善。但近1年症状加重，每天晨起后打喷嚏流清涕，诊断为"过敏性鼻炎"，曾用氯雷他定片、糠酸莫米松鼻喷雾剂等，但效果均不明显，故求诊中医。来诊时见鼻流白浊涕，时有喷嚏，咳嗽，山根色青，眼眶淡紫，咽部稍红，可见淋巴滤泡增生，咽后壁可见淡黄色黏液附着，两肺呼吸音清，未闻及啰音，舌淡红、苔薄白，脉弦。诊断：鼻鼽病。处方：柴胡6 g，黄芩5 g，党参6 g，法半夏6 g，浙贝母6 g，白芷6 g，细辛3 g，苍耳子4 g，生姜5片，生甘草3 g，大枣3枚。5剂，每日1剂。二诊：咳嗽减轻，流涕减少，以清涕为主。上方去浙贝母、生姜，加干姜3 g，山药8 g。7剂，每日1剂。后予以补中益气丸，每次4粒，每日3次。1个月后过敏症状明显减轻，偶有晨起喷嚏。

按：从体质上来看，患儿病情反复发作、缠绵不愈等情况可以理解为小柴胡汤证的往来寒热症，虽无明显寒热症状，但有反复发作的"往来"特点，以小柴胡汤和解少阳，加白芷、苍耳子通窍排脓，细辛温阳祛寒，二诊加山药、干姜温中健脾以扶正，增强御邪之功。后期予以补中益气丸治疗也是以补益中气、提高免疫力为出发点，所以临床收到满意疗效。

3. 半夏厚朴汤

患儿，女，3岁，2014年1月29日初诊。主诉：咳嗽半年。半年来咳嗽，诊断为过敏性鼻炎,支气管哮喘,现口服氯雷他定片、孟鲁司特钠片。刻下:咳嗽,咽中有痰,难以咯出,流鼻涕,清涕、黄涕均有,大便正常,汗多,舌边尖红,苔薄白,脉滑。西医诊断:过敏性鼻炎。中医诊断:咳嗽(太阳、太阴、阳明合病)。治法:疏风化痰,清解里热。方药:半夏厚朴汤加味。处方:清半夏、生姜、茯苓、焦神曲各10 g,厚朴、紫苏叶、桔梗、炙枇杷叶各6 g,辛夷5 g,生石膏20 g。7剂,温水冲服,早晚各一次,一周后咳嗽减轻,停服西药,再进两周,咳嗽流涕均止。

按:本例中患儿症见咽中有痰难以咯出,此太阴脾虚,内有痰饮所致,流涕为太阳表证,两相参合,为太阳、太阴合病之半夏厚朴汤证,故用半夏厚朴汤加减。加之有黄涕、汗出,舌边尖红,此阳明里热之象,故加生石膏、炙枇杷叶清热化痰。诸药合用,健脾化痰,宣肺利咽,清热消导。

4. 桂枝汤

刘某,女,3岁,2013年9月15日初诊。主诉:反复流清涕1个月余。患儿反复流清涕1个月余,鼻塞,遇冷则喷嚏连连,早晚加重,易出汗,活动后加重。曾口服感冒药治疗,效不佳。既往有反复感冒病史。刻诊:鼻塞,遇冷则喷嚏连连,流清涕,易出汗,纳眠可,二便正常;风池色白,气池色淡红,舌淡红、苔白,脉细弱。查体:鼻内黏膜肿胀、色苍白。西医诊断:过敏性鼻炎。中医诊断:鼻鼽。证属肺气虚寒,卫表不固。治以益气固表、疏散风寒,方选桂枝汤合玉屏风散、苍耳子散加减:桂枝6 g,白芍6 g,黄芪15 g,炒白术10 g,防风6 g,白芷6 g,苍耳子6 g,升麻3 g,生姜6 g,乌梅6 g,辛夷6 g。6剂,每日1剂,分2次冲服。2013年9月21日二诊:鼻塞、流清涕好转,出汗较前减轻,前方继服6剂,用法同上。2013年9月27日三诊:无鼻塞、流清涕。改服玉屏风散颗粒,每次1包,每日2次,益气固表以巩固疗效。

按:郑启仲教授根据患儿的生理、病理特点,采用桂枝汤合玉屏风散、苍耳子散治疗。桂枝汤调和营卫;黄芪大补脾肺之气,固表止汗;炒白术健脾益气,既可助黄芪加强益气固表之力,又可佐防风走表祛风邪;苍耳子散可通鼻窍、散风寒,配合乌梅酸涩敛肺,升麻引药上行。方切病机,见效显著。

5. 桂枝甘草龙骨牡蛎汤

王某,男,12岁。因"反复鼻塞流涕半年余,再发1周"于2001年12月前来就诊。患儿有哮喘病史,半年多来反复鼻塞、流清涕、打喷嚏,晨起为主,曾用过多种药物治疗,疗效不满意。近1周来患儿每天早晨均鼻塞,流大量清水样鼻涕,喷嚏不断,流泪,对外来刺激尤为敏感。伴有乏力,畏寒,纳呆便溏。舌淡红,苔薄白,脉细。考虑患儿肺脾气虚,清阳不升,鼻窍不通。遂拟温阳益气、宣肺通窍,佐以固涩。用桂枝甘草龙骨牡蛎汤加味治疗。处方:桂枝5 g,炙甘草9 g,龙骨15 g,牡蛎30 g,太子参9 g,细辛3 g,桔梗5 g,浮萍9 g,防风5 g,五味子9 g,辛夷5 g,茯苓9 g。7剂。二诊时家属诉患儿鼻塞流涕明显好转,喷嚏除。于是再守前方7剂,巩固治疗而愈。

按:本例属肺脾气虚,复感风寒,肺失宣肃,气机不畅,故见鼻塞,肺之通调水道功能受阻,停积为涕,故见大量清水样鼻涕,投以桂枝甘草龙骨牡蛎汤施治。方中桂枝、炙甘草温阳散寒,龙骨、牡蛎收敛固涩,全方紧扣病机,再加细辛、桔梗辛温宣肺,防风、浮萍、辛夷祛风通窍,太子参、茯苓、五味子益气健脾收敛,诸药合用,病情可缓。

6. 桂枝加黄芪汤

陈某,女,12岁,2007年9月3日初诊。平素易感冒,常冷汗出,夜寐鼻塞不通,清晨起床即发鼻痒,继而喷嚏频作,流清涕。经专科检查诊为过敏性鼻炎,服用抗过敏药氯雷他定、西替利嗪等及外用糠酸莫米松鼻喷雾剂等,初始症状缓解明显,但不久复发如故。于多家医院辗转治疗,效不佳。遂来就诊。刻下:面色黄,时有喷嚏流清涕,舌淡、苔薄白,脉浮缓。证属肺气虚寒,表虚不固,营卫不和,鼻窍不利。治宜补气温肺固表,调和营卫,宣通鼻窍。方用桂枝加黄芪汤加味,处方:生黄芪10 g,太子参8 g,煨白芍9 g,桂枝8 g,防风5 g,干姜3 g,大枣4枚,生甘草3 g,苍耳子5 g,细辛3 g,五味子5 g。7剂。二诊:喷嚏明显减少,上方干姜易生姜3片。续服10剂。后服用补中益气丸调理而愈。

按:本病的发生以肺气虚寒为主要原因,因肺主一身之表,开窍于鼻,故肺气虚则表不固,风寒易乘虚而入,使肺气不得通调,鼻窍不利而为病。故用生黄芪、太子参、煨白芍、桂枝、防风、干姜、大枣、生甘草温肺固表,调和营卫;苍耳子、细辛宣通鼻窍,五味子敛肺生津。后期服用补中益气丸深合"虚则补其母"之理。

7. 射干麻黄汤

患儿,女,12岁,3年来每遇冷风即流涕、打喷嚏不止,鼻痒难耐,继而咽痒。曾服用"鼻炎康"等药物,但效果不佳,时常发病。予以射干麻黄汤加减:射干6 g,炙麻黄6 g,生姜10 g,细辛2 g,五味子6 g,白芍12 g,白术12 g,白芷10 g,辛夷8 g,黄芪20 g,防风12 g,甘草5 g。5剂。服后症状减轻,继续服用7剂后,症状未再出现。

按:鼻为肺之门户,风寒外袭,鼻首当其冲,由于小儿肺常不足,卫表不固,易外感风寒,侵袭肺系,清窍为之闭塞,故鼻痒喷嚏以生;肺之通调水道功能受阻,停积为涕,涓涓而下,不可遏制。方用射干麻黄汤加黄芪、白术、防风即玉屏风散可使卫表固,邪气去而鼻窍通。临床证实,此方在治疗过敏性鼻炎方面亦有很好的效果。

8. 麻黄连翘赤小豆汤

患儿,女,3岁。流清涕,阵发性喷嚏3天,鼻塞,无发热,纳差,二便调。舌红,苔白厚,脉浮数。西医诊断:过敏性鼻炎。中医诊断:鼻鼽。证属风寒袭肺,内蕴湿热,治以清热利湿,疏风散寒。方选麻黄连翘赤小豆汤合苍耳子散化裁:炙麻黄6 g,连翘10 g,赤小豆15 g,苍耳子10 g,辛夷6 g,白芷6 g,蝉蜕6 g,荆芥穗6 g,白鲜皮10 g,徐长卿10 g,焦三仙各10 g,炙甘草6 g。水煎服,服用4剂后痊愈。

按:小儿脏腑娇嫩,风寒外袭,鼻首当其冲,风寒之邪阻塞气机之升降,故见鼻塞、打喷嚏,风寒邪气郁久化热,故见舌红、脉浮数。故选用麻黄连翘赤小豆汤解表散寒,清热利湿;辅佐以苍耳子、辛夷散通利鼻窍,疏风止痛;配以蝉蜕、荆芥穗解表疏风,寒温并举,以免方药过于寒凉;白鲜皮、徐长卿清热燥湿,祛风止痒;焦三仙消食和胃。诸药合用,标本同治,疗效显著。

<h1>第三节　乳　蛾</h1>

乳蛾是指因邪客咽喉,喉核(腭扁桃体)肿大,或伴红肿疼痛,甚至化脓溃烂为主症的儿科常见疾病。因喉核肿大,状如乳头或蚕蛾,故名乳蛾。发生于一侧者,名单乳蛾;发生于双侧者,名双乳蛾;喉核溃烂者,名烂乳蛾。本病相当于西医学的扁桃体炎。治疗上急性乳蛾以清热解毒,利咽散结为基本原则;慢性乳蛾辨证为肺肾阴虚者以滋阴降火、清利咽喉为治法,肺脾气虚者以补肺固表、健脾益气为治法。临床中常用经方有大承气汤、大柴胡汤、小柴胡汤、四逆散、白虎汤、半夏泻心汤、竹叶石膏汤、桂枝二越婢一汤、桔梗汤、柴胡桂枝干姜汤、葛根黄芩黄连汤(简称为葛根芩连汤)、桂枝汤、麻黄汤等。

【病案举例】

1. 大承气汤

张某,女,3岁,1985年8月21日初诊。主诉:咽痛、发热3天,便秘2天。曾服西药复方磺胺甲恶唑及含化度米芬3天未效。刻下:体温39.5 ℃,面红,口唇赤,咽充血,扁桃体Ⅱ度肿大,两侧均有脓性分泌物,心肺正常,腹软,无压痛,舌尖红,苔薄黄,脉滑数,血检:白细胞计数24.2×10⁹/L,中性粒细胞百分比78%,淋巴细胞百分比22%。证属肺胃蕴热,复感外邪,邪热相搏,上攻咽喉,发为风热乳蛾。治宜清热解毒利咽。方用清热解毒合剂(自制药,其成分为玄参、儿茶、板蓝根、生石膏)25 mL,每天2次;紫雪散半瓶,每天2次。内服。二诊:服上药2天仍壮热不退,咽痛,烦躁,口渴多饮,纳呆,脘腹胀痛,呕吐2次,其味酸臭,大便仍未解。体温40 ℃,面颊潮红,口唇红而干,咽充血,扁桃体Ⅱ度肿大,仍有脓性分泌物,下腹膨隆拒按,左下腹可触到包块。舌尖红,苔黄厚,口气臭秽,脉滑数有力。此乃温热毒邪,由表入里,蕴于肺胃,上攻咽喉,下结大肠。治宜清热解毒,泻下通便。方用大承气汤:生大黄6 g(后下),玄明粉6 g(冲服),厚朴6 g,枳实6 g。1剂,水煎服。三诊:昨天中午服头煎药,下午4点第1次大便,开始状如"算盘珠",后为软便。服第2煎药后,腹泻2次,当晚身热已解,诸症消失。两侧扁桃体分泌物消失,复查白细胞已正常。

按:本病为温热毒邪由表入里侵犯肺胃两经,咽喉为肺胃之门户,所以咽喉首当其冲,邪毒相搏上乘,郁结咽喉两旁所致,因肺与大肠相表里,用大承气汤泄热通便,荡涤肠胃使温热毒邪从大肠而去,肺经积热消则咽喉肿痛自然消失。大承气汤既能清热解毒又能通畅气机。故药后大便通、浊气降,诸症消失。此乃上病下治,导热下行之法。

2. 大柴胡汤

王某,男,8岁7个月,2019年8月20日初诊。主诉:发热伴咽痛5天。曾在某院诊断为急性化脓性扁桃体炎,口服头孢克洛分散片、蒲地蓝口服液、小儿豉翘清热颗粒、儿童型开喉剑喷剂、布洛芬颗粒等疗效不佳。刻下:发热,热峰39.5 ℃,流涕,咽痛,呕吐3次,口臭,纳差,小便黄量少,大便4天未解(素易便秘),舌苔黄腻,脉浮数,既往易积食,大便干。查体:口唇干,咽充血,扁桃体Ⅲ度肿大,上有脓点;心肺(—);腹胀,中上腹压痛,无反跳痛。血常规示:白细胞计数19.5×10⁹/L。西医诊断:急性化脓性扁桃体炎。中医诊断:乳蛾。证型:积食内热。方用大柴胡汤加减:柴胡15 g,芦根30 g,黄芩10 g,姜半夏、石膏(先煎)各12 g,枳实、牛蒡子、金银花、薄荷各9 g,白芍、生甘草、大黄(后下)各6 g。3剂,水煎服,每日1剂。2019年8月24日二诊:服完第2剂药后体温逐渐好转,大便1次,3剂服完后发热已好,无呕吐,仍咽痛、口臭、舌苔黄厚腻,复查血常规示:白细胞计数9.8×10⁹/L。效不更方,前方去大黄、石膏,3剂,水煎服,每日1剂。2019年8月27日三诊:无不适,舌苔仍厚,停药嘱清淡饮食。

按:小儿脾常不足,饮食饥饱不能够自我节制,故每逢过食肥甘甜腻,就易导致消化功能失调,致使饮食停滞于中焦,伤及脾胃,而后母病及子,影响肺卫固外、司汗孔开合的功能,导致外邪乘虚而入,于积滞基础上而复感外邪。由于石膏辛甘,故其清热既无泄热伤阴之虞,也无恋邪之弊,芦根清热生津解肌,金银花、牛蒡子、薄荷清热解毒、疏风利咽。诸药合用,效如桴鼓。

3.小柴胡汤

患儿,女,5岁,2018年6月18日初诊。主诉:发热2天,咽痛1天。患儿2天前出现发热,体温最高为38.5 ℃,口服退热药后体温不能降至正常,并出现咽痛、头痛、口苦、恶心欲呕及周身疼痛等症状,遂来就诊。刻下:发热、头痛、咽痛、口苦、恶心欲呕,周身疼痛,纳差,寐欠佳,二便调。查体:体温38.6 ℃,咽部充血,扁桃体Ⅱ度肿大,上有脓点。舌淡红,苔薄黄,脉浮数。中医诊断:乳蛾。证型:风热侵咽。治则:疏风和解,清热利咽。方用小柴胡汤加味:柴胡20 g,黄芩12 g,生姜9 g,大枣9 g,炙甘草6 g,羌活15 g,金银花20 g,蒲公英15 g,玄参15 g。2剂,每日1剂,分2次服。2018年6月20日二诊:患儿体温无反复,口苦、恶心消失,周身疼痛减轻,颈项部有不适感,颠顶仍疼痛,轻咳,少痰,色白易咯。查体可见咽稍红,扁桃体Ⅱ度肿大,脓点消失。舌淡红,苔薄黄,脉浮滑。处方:柴胡20 g,黄芩12 g,生姜9 g,大枣9 g,炙甘草6 g,藁本15 g,清半夏10 g,葛根20 g,前胡15 g,陈皮12 g。3剂。3剂后随访,仅有偶咳,余症均消。

按:咽喉为肺胃之通道,小儿乳蛾初起,感受风热邪毒,咽喉首当其冲,邪毒搏结于喉核,以致脉络受阻,喉核红肿胀痛发为此证。故临床治疗乳蛾多以清热解毒、利咽消肿为大法,然该患儿虽查体所见乳蛾上有脓腐,但发热、口苦、恶心欲呕等均为少阳病表现。吴茱萸虽为治颠顶痛之良药,然吴茱萸主治肝寒头痛,本病患儿诸症均为热象,故祛风止痛之藁本为首选。脾为生痰之源,肺为贮痰之器,陈皮、清半夏具燥湿化痰兼和胃之功;葛根升津舒筋,缓解颈项不适。3剂后诸症近愈,热清则脓自消。

4.四逆散

陈某,女,4岁,2003年7月2日初诊。患儿反复高热,伴烦躁、神疲3天。3天前患儿于夜里 11 时出现高热,当时腋下体温 39 ℃,口干喜饮,曾在社区医疗中心肌注"退热针"及口服利巴韦林等药,治疗 2 天来,发热呈早晨低午后高表现。诊时发热,体温 38.9 ℃,肢末凉,精神疲倦,纳差,口唇干红,烦躁啼哭,偶有惊惕,但无抽搐,小便黄,大便 2 日未解,舌红,苔黄,脉弦滑数。检查:喉核肿大明显,有黄白色脓点。诊为风热乳蛾,证属风热外侵,郁火内炽,灼伤喉核,脉络受阻。拟清热散郁,解肌发表利咽,以四逆散加味。处方:柴胡 9 g,芍药 12 g,枳实 6 g,生甘草 3 g,石膏 15 g,知母 6 g,桔梗 5 g,蝉蜕 5 g,金银花 12 g,薄荷 3 g(后下)。每日 1 剂,水煎服。服上方第 1 剂后,见汗出热稍退,续进 2 剂后,少汗出,热退脉和,精神转佳。再以上方稍做加减调治 6 剂后,喉核肿消,脓点消失,病告痊愈。

按:小儿风热乳蛾多见高热,此时若邪热继续鸱张,极易转为肺炎喘嗽,或高热惊风。本病外感风热,郁火内炽,已微引动肝风,故偶作惊惕状。发热反复且四肢末端凉,乃阳热内郁,不达四肢所致,故以四逆散疏肝解郁,调畅气机并透达阳气于外。知母、石膏清热泻火,桔梗、薄荷、生甘草利咽喉。柴胡除能疏肝条达气机外,尚能解肌退热,在此方中可谓一石二鸟,蝉蜕配芍药柔肝息风,以防风火相煽,热势炎上。全方相配,共达清热疏郁,透达阳气,解肌利咽之功。

5. 白虎汤

患儿,女,7 岁,2019 年 3 月 21 日初诊。主诉:咽痛、发热 3 天。患儿咽痛,纳减,反复高热,烦渴,恶热,大汗,口臭,便干,尿黄而少,舌红,苔黄,脉洪数。查体:神志清,气平,双侧扁桃体Ⅱ度肿大,可见白色脓性分泌物。西医诊断:急性化脓性扁桃体炎。中医诊断:乳蛾,证属阳明热毒。治拟清热解毒,生津利咽。予白虎汤加味治疗:知母、板蓝根、金银花、连翘各 10 g,石膏 25 g,粳米 15 g,牛蒡子 6 g,甘草 3 g。3 剂,水煎服,每日 1 剂。2019 年 3 月 24 日二诊:患儿热退,咽痛减轻,纳增,大汗及口臭缓解,无烦渴及恶热,舌红,苔白,脉细。查体:牙龈红肿减轻,双侧扁桃体Ⅰ度肿大。予前方去石膏,再服 5 剂而愈。

按:患儿风热邪毒,搏结咽喉,则见咽痛,溃烂化脓及口臭;热毒犯于阳明气分,故见反复高热、烦渴、恶热、大汗、便干、尿黄而少;舌红,苔黄,脉洪数为热盛之象。方中石膏辛大寒,知母辛苦寒润,可清阳明之热盛兼生津除烦止渴;板蓝根、金银花、连翘清热解毒兼以疏风;牛蒡子清热利咽、润肠通便,甘草、粳米健脾益气和中,可避大寒伤及脾胃,诸药合用,则清泄阳明之盛热。二诊时大热已去,故去大寒之石膏,再服 5 剂而愈。

6. 半夏泻心汤

刘某,男,5 岁,1995 年 11 月 3 日初诊。患儿数日前过食香燥食物后,渐感咽痛声嘶,咽食困难 2 天,伴脘闷纳呆、大便偏稀臭浊,每日 1~2 次,手足心热,测体温正常,咽充血,双侧扁桃体Ⅱ度肿大,舌红,苔腻微黄,脉滑数。证属胃失和降,湿聚于下,积热在上。拟半夏泻心汤化裁:半夏 3 g,鸡内金 6 g,山楂 3 g,黄芩 3 g,黄连 3 g,甘草 5 g,党参 3 g,蒲公英 3 g,桔梗 5 g,山豆根 3 g。2 剂药后大便调和,咽痛轻,饮食增加。继予上方

5剂,余症皆除。

按:足阳明胃经其支脉上循喉咙,下膈络脾,患儿过食香燥则肠胃伤,胃失和降,燥火易动,积热于上,湿聚于下,食积化热,以此方加减,标本兼顾,适中病机。以半夏泻心汤为主方,加鸡内金、山楂消食化积,蒲公英、桔梗、山豆根清热解毒利咽。

7. 竹叶石膏汤

刘某,男,7岁。1998年5月5日因发热咽痛3天就诊。症见发热,咽干咽痛,口干,精神纳食差,便干尿黄。查体:体温38.7 ℃,神清,咽部充血,扁桃体Ⅱ度肿大,未见脓肿,心肺听诊无异常,腹平软。舌红少津,苔黄,脉数。证属肺胃热盛之风热乳蛾。治以清热解毒,通腑泄热。方用竹叶石膏汤加减:竹叶10 g,生石膏20 g,半夏、麦冬、知母、玄明粉、黄芩各8 g,芦根、瓜蒌仁各10 g,生甘草、粳米、玄参各6 g。3剂后,热退,二便调,精神食欲好转,仍诉咽痛,口微干,查咽部充血、双侧扁桃体Ⅱ度肿大。续3剂而愈。

按:急性扁桃体炎乃中医之"风热乳蛾",病位在咽喉,咽喉为肺胃所属,因风热邪毒侵袭而发病,热甚伤津。再者,小儿为稚阴稚阳之体,阳常有余阴常不足。风热邪毒外袭易伤稚阴稚阳。故在祛邪的基础上,应兼顾小儿的气阴。以竹叶石膏汤为主,加白虎汤清阳明气分热;玄明粉、瓜蒌仁通腑泄热,使邪气有出路;黄芩泻火解毒,玄参滋阴降火、清热解毒,芦根清热生津利尿。

8. 桂枝二越婢一汤

吴某,10岁,2012年4月诊。7天前患儿感冒发热,咽痛,初有恶寒现不恶寒,面红赤,无汗,喜卧,懒言,心中无烦,不渴,苔薄微黄,脉浮数,测体温38.8 ℃。儿科收入住院治疗已5日,入院时双侧扁桃体Ⅱ度肿大,化脓,双肺呼吸音增粗,未闻及干湿啰音,心律齐,无杂音,肝脾腹部(—)。体温39.3 ℃、心率110次/分。血常规:白细胞计数12.8×10^9/L,中性粒细胞百分比82%,心电图、胸部X线、肝肾功能未见异常。中医诊断为乳蛾,辨证为邪热入里。西医诊断为化脓性扁桃体炎。用头孢硫脒1.5 g静滴,1日2次;炎琥宁160 mg静滴,1日1次;维生素C 1.5 g静滴,1日1次,另用清瘟败毒饮加减,服药3剂,病仍未解。查体温38.8 ℃,心率107次/分,呼吸23次/分,扁桃体Ⅱ度肿大,上腭部、咽部、双侧扁桃体大量散在粟粒状脓点,充血明显,心肺肝脾(—)。舌尖偏红,苔薄黄,寸脉浮紧。复查血常规各指标均在正常范围。辨证为太阳病,外寒里热证。治以表里双解,微发其汗,兼清里热。方用桂枝二越婢一汤加减:桂枝15 g,白芍15 g,麻黄15 g,甘草10 g,大枣20 g,石膏20 g,薄荷10 g,牛蒡子10 g,桔梗10 g,马勃12 g,牡丹皮15 g,知母10 g。免煎剂,取水800 mL,加拇指大小生姜,拍烂煎煮10分钟,放入免煎剂药粉,混匀再小火煎5分钟,煎取约600 mL,分3次服用。嘱多饮水,服药后给予热粥一碗,盖被子捂汗。19:30时服药无汗,22:00再服出大汗,烧退,安卧,第2日晨起后体温36.4 ℃,咽痛消失。咽部、扁桃体部脓点消失。未再服药,当日出院。

按:患儿伤寒,太阳病变,初期恶寒、无汗、发热,因阳气旺,病情变化快,所以入院时发热重,恶寒轻。本为太阳病,误用清瘟败毒饮。病七八日无汗发热,说明太阳病表证仍在,同时热多寒少,发热,面色红,是表证传里,外邪渐入阳明,阳明经循于面,故而发热、面色红,病在半表半里之间,里热被表寒所阻碍,不得宣发,出现二阳并病,咽喉为肺之门户,外邪客于肺经寒热互搏,化而为脓。牡丹皮、马勃、桔梗清热排脓。二阳并病,热郁于里,当发汗解表,又恐伤其津液,故加用知母清热育阴。牛蒡子、薄荷清热利咽。遵循仲景理论给予桂枝二越婢一汤加减,辨证准确,药物加减得当,服药不足1剂即见效。

9. 桔梗汤

王某,男,6岁,发热、畏寒,咽痛3天,查体:体温38℃,面色潮红,咽部充血,扁桃体Ⅱ度肿大,表面有脓点,舌红,苔薄黄,脉浮数,治以疏风清热、解毒利咽,方选葱豉桔梗汤加土牛膝、牛蒡子、玄参,每日1剂,水煎服。服药1剂后,症状即明显改善,连服3剂,痊愈。

按:患儿诊断为急性化脓性扁桃体炎,辨证为风热犯咽,予以葱豉桔梗汤加减以疏风清热、利咽止痛、排脓消肿,加土牛膝清热解毒,牛蒡子、玄参清热利咽,1剂效显,3剂病愈。

10. 柴胡桂枝干姜汤

患儿,3岁,初诊:2019年4月8日。主诉:眠时打鼾1个半月。家长诉患儿1个半月前出现眠时打鼾,严重时张口呼吸,曾行鼻内镜检查示:腺样体肥大,阻塞气道约1/3,曾连续使用雾化及糠酸莫米松鼻喷雾剂喷鼻治疗,停药即复发。刻下症见眠时打鼾,严重时张口呼吸,夜间鼻塞,纳可,二便调。查体:舌红,苔黄厚,咽略红,左侧扁桃体Ⅲ度肿大,右侧扁桃体Ⅱ度肿大,指纹淡。诊断:腺样体肥大合并慢性扁桃体炎(胆热脾寒,痰浊阻滞证)。治以清热软坚散结,行气健脾化痰。予柴胡桂枝干姜汤加减。处方:柴胡9g,黄芩9g,桂枝6g,姜黄6g,天花粉12g,牡蛎18g,半夏6g,夏枯草9g,石菖蒲12g,赤芍9g,细辛3g,甘草6g。6剂,水煎服,每日1剂。2019年4月16日二诊:患儿症状减轻,眠时稍有打鼾,无张口呼吸,无鼻塞,纳可,二便调。查体:舌红,苔黄厚,左侧扁桃体Ⅱ度肿大,右侧扁桃体Ⅰ度肿大。处方:上方去细辛,加蜂房6g,继予12剂。1个月后随访,家长述患儿现已无症状,故未再就诊。

按:该患儿仅见夜间鼻塞、打鼾,夜间为太阴、少阳主时,太阴、少阳有邪,故夜间诸症显;痰浊日久,郁而化热,痰热引动胆火,循经上犯于咽喉,故见咽红、扁桃体肿大。该患儿舌红,苔黄厚,本为热象,指纹却是浅淡的,可知该患儿寒热错杂,胆热脾寒。故投以柴胡桂枝干姜汤加减,清少阳之热,温太阴脾寒,再加用行气化痰散结之品,切合腺样体肥大的病机,方证相应,故效如桴鼓。

11. 葛根芩连汤

徐某,女,1岁3个月,1988年11月27日初诊。发热1周,咽痛,微咳,口渴,少食,大便干结,苔薄黄,舌尖红,脉浮数。查体:体温38.5℃,双侧扁桃体Ⅱ度肿大,心、肺(一),血象:白细胞计数17×10^9/L,中性粒细胞百分比75%,淋巴细胞百分比24%,嗜酸性粒细胞百分比1%,此为风热毒壅滞咽喉,拟方清热利咽解毒。处方:葛根12g,黄芩、蝉蜕各 3 g,川黄连 1.5 g,乌梅 8 g,连翘、青黛各 6 g,牡丹皮、人中黄各 5 g,蒲公英 10 g,射干 4 g,大黄 0.5 g。2 剂。二诊:热退便通,咽部充血明显减轻,既中病机,守原方去大黄再进。2 剂而愈。

按:小儿外感热病,具有起病急,传变快,入里速共同特点,病理上多表现为"腠理失疏,肺胃蕴热",呈现出表证未罢,里证已急,表里相兼,卫气同病的证候。本例患儿热邪由表入里,故大便干结,选用葛根芩连汤解表清里,同时加用射干、蒲公英、青黛等利咽泻火。

12. 桂枝汤

患儿,女,6 岁,2019 年 10 月 15 日初诊。发热 2 天。患儿前天夜间无明显诱因出现发热,最高腋温 37.8 ℃,热前无畏寒,无寒战及抽搐,未予处理体温可降至正常,周身有少许汗,伴咳嗽,为非痉挛性,喉间有痰,不会咳出,伴流脓涕,鼻塞,诉头痛 1 次,无咽痛、打喷嚏,无腹痛等不适。查体:体温 36.5 ℃,神志清楚,精神可,咽部稍充血,双侧扁桃体Ⅰ度肿大,左侧扁桃体可见 2 枚脓栓,颈软,双肺呼吸音粗,双肺未闻及干湿啰音,心律齐,心音有力,未闻及杂音,腹软。舌尖红,苔白厚,脉细滑。既往史:患儿今年反复罹患"化脓性扁桃体炎",约每个月患 1 次。辅助检查:血常规示白细胞计数 7.59×10⁹/L,中性粒细胞百分比 66.10%,淋巴细胞百分比 24.60%,红细胞计数 5.20×10¹²/L,血红蛋白 139.0 g/L,血小板 343.0×10⁹/L,CRP 55.2 mg/L。西医诊断:急性化脓性扁桃体炎。中医诊断:乳蛾,风寒外袭证。处方:桂枝 10 g,白芍 12 g,生姜 3 g,大枣 6 g,炙甘草 6 g,桔梗 6 g,紫苏梗 10 g,炒莱菔子 15 g,茯苓 10 g,白术 15 g,太子参 10 g,神曲 15 g,枳壳 12 g,前胡 12 g。中药免煎颗粒,7 剂,分 2 次服,温水冲,每日 1 剂。西药口服头孢。1 天后体温正常。

按:患儿年幼,脏腑娇嫩,形气未充,外感风寒,卫外不固,易感外邪,邪在卫表,正邪相争,故发热;寒邪上攻咽关,郁结于喉核,则见脓点。患儿辨证为风寒表证,为标证,反复扁桃体发炎则提示本为虚证,结合舌苔脉象考虑有肺脾气虚,故以桂枝汤合人参败毒散为主方加减,标本兼顾,调和营卫,培土生金以健脾补肺气。治疗时标本兼顾,扶正祛邪。

13. 麻黄汤

周某,女,10 岁。1 周前患感冒,初起头痛流涕,咳嗽咽痒,经治医生给予感冒药口服后,头痛流涕症状好转,但次日晨起咽痛声哑,怕冷咳嗽,急来我院。时测体温 38.1 ℃,扁桃体充血肿痛,咳声重浊,即给予头孢哌酮钠静脉点滴,但疗效不佳,改求中医治疗。时下怕冷恶风咽痛,无汗出或夜间足心微汗,脉象浮紧,舌红,苔薄白而根微黄。由是观之,其病仍然在表,证属风寒束表,郁而渐热。治宜解表散寒,解毒利咽。方用麻黄汤加味:麻黄 9 g,桂枝 6 g,杏仁 6 g,甘草 3 g,桔梗 9 g,僵蚕 9 g,当归 6 g,白芍 6 g,荆芥 9 g,防风 6 g。1 剂,水煎分 3 次口服。翌晨患儿来诉,服上药后,夜间微汗遍体,顿觉身爽,晨起咽痛大轻。二诊上方麻黄减至 6 g,余药如前,再服 1 剂,结果尽剂而愈。

按:患儿感冒延7日未愈又见咽痛,一般而言,多以风热辨治,因为咽红肿、舌根黄是风热的辨证要点。但风热之"热"与西医学之"炎"是不同的,是证虽延7日未愈,而无汗、恶风怕冷、脉浮之症仍存,知病仍在表也。病机未变,故仍可用麻黄汤。可使寒邪散而营卫调,经脉利而咽喉爽,诸症乃瘥。

第四节 咳 嗽

咳嗽是小儿常见的肺系疾病,临床以咳嗽为主症,咳以声为言,嗽以痰为名,有声有痰谓之咳嗽。咳嗽分为外感咳嗽与内伤咳嗽,由于小儿肺常不足,卫外不固,易感外邪,故临床以外感咳嗽多见,相当于西医学的支气管炎。治疗上以宣肃肺气为基本治则。内感咳嗽则需根据辨证养阴润肺或益气健脾。临床中常用经方有大柴胡汤、小半夏加茯苓汤、小青龙汤、小青龙加石膏汤、小柴胡汤、乌梅丸、甘草干姜汤、四逆散、竹叶石膏汤、白虎加桂枝汤、半夏泻心汤、芍药甘草汤、麦门冬汤、千金苇茎汤、苓甘五味姜辛汤、肾气丸、厚朴大黄汤、厚朴麻黄汤、桂枝汤、桂枝加龙骨牡蛎汤、桂枝加黄芪汤、柴胡桂枝汤、射干麻黄汤、麻黄杏仁甘草石膏汤(简称为麻杏甘石汤)、麻黄附子细辛汤、旋覆代赭汤、越婢加半夏汤、半夏厚朴汤、葶苈大枣泻肺汤等。

【病案举例】

1. 大柴胡汤

朱某,男,4岁3个月,2020年1月8日初诊。主诉:咳嗽7天。患儿家长代述7天前曾发热流涕,发热好转后咳嗽,夜间咳嗽为主,咳时伴呕吐,曾在某医院诊断为支气管炎,口服头孢克肟颗粒、黄龙止咳颗粒、孟鲁司特钠咀嚼片5天,治疗效果不佳。刻下:咳嗽,夜间咳嗽为主(喝水后会短暂好转),咳时伴呕吐,俯卧睡姿,小便可,大便干,舌红,苔厚腻,脉浮数。查体:咽充血,扁桃体Ⅰ度肿大,心(—),双肺呼吸音粗,腹胀。血常规示白细胞计数$11.6×10^9$/L,肺炎支原体(—),胸片示肺纹理增粗。西医诊断:急性支气管炎。中医诊断:咳嗽。证型:积食夹痰,予大柴胡汤加减。处方:柴胡、威灵仙各12 g,黄芩8 g,姜半夏9 g,枳实、白芍、五味子、紫菀、炙甘草各6 g,乌梅5 g,大黄(后下)3 g,干姜2 g。3剂,水煎服,每日1剂。2020年1月11日二诊(患儿家长代述):夜间咳嗽明显减轻,现偶咳,无呕吐,侧卧睡姿,稀糊便,舌苔薄腻,效不更方,初诊方去大黄,取3剂。2020年1月14日三诊:咳嗽痊愈停药,嘱其晚餐清淡饮食。

按:小儿脏腑娇嫩,形气未充,肺卫不固,易感外邪;感邪日久,肺失宣肃,而后子病及母,又会影响脾胃;小儿脾常不足,饮食饥饱不能够自我节制,致使饮食停滞于中焦,而

"夜间咳嗽、俯卧睡姿,呕吐、大便干,舌苔厚腻"等均为大柴胡汤证,故用大柴胡汤治之。方中加乌梅、五味子、干姜、威灵仙为李发枝教授治疗支饮"咳嗽夜甚"经验组方,紫菀止咳化痰,诸药合用,见效甚速。

2. 小半夏加茯苓汤

李某,男,5岁。病史:李某出生不久即患支气管炎。1~4岁时,曾先后在某中医院住院治疗。因缠绵不愈,身体益弱,经常感冒发热,咳嗽反复加重。现患儿咳嗽已1年多,频频发作。痰清稀,睡时可闻痰鸣声。食纳不佳,面萎黄,体瘦,舌质偏淡,苔白滑腻。触双手肌肤微冷,此为手足太阴两脏同病,水饮久留不去,上干于肺,致常年痰咳不止。法宜温化水饮,降逆止咳,以小半夏加茯苓汤主之。处方:法半夏10 g,生姜10 g,茯苓12 g,紫菀6 g,款冬花3 g,甘草3 g。二诊:服上方2剂,咳嗽减,痰鸣消;但仍吐清稀痰,上方损益再服。处方:法半夏10 g,干姜6 g,茯苓12 g,甘草6 g。一年后随访,再未复发。

按:患儿面黄、体瘦、食少、肢冷,舌质偏淡,皆脾为湿困,失其健运,化源衰少之征。而咳痰稀薄,苔白滑腻,又为痰湿内蕴,上干于肺之象。加以卧则痰鸣,显系寒饮上泛喉间,呼吸之气激发使然。脉证所现,为手足太阴两脏同病,脾为生痰之源,肺为贮痰之器,故以小半夏加茯苓汤健脾化痰,降逆止咳,加紫菀、款冬花以增化痰止咳平喘之力。二诊仍见吐痰清稀,乃肺中有寒也,故以干姜易生姜,合甘草干姜汤意以温肺化饮矣。

3. 小青龙汤

案①:师某,女,6岁,遇冷咳嗽反复发作2年余。此次咳嗽已5天,经用西药止咳平喘药仍咳嗽、喉鸣。诊见患儿鼻流清涕,时而咳嗽,伴干呕欲吐,大便稀,每日1~2次,舌淡苔白而滑,脉浮紧。辨证:水饮内停,寒邪束表,肺气失宣。治宜:解表化饮,宣肺止咳。投小青龙汤,药用:炙麻黄3 g,白芍6 g,桂枝6 g,半夏3 g,干姜3 g,细辛2 g,五味子6 g,炙甘草3 g。3剂,水煎服,每日1剂。二诊:咳嗽大减,已不干呕,大便日行1次,舌淡,苔白,脉缓。再进3剂,诸症消失。家长求久治之方,拟方如下:黄芪12 g,桂枝5 g,白芍5 g,白术5 g,茯苓9 g,半夏3 g,陈皮3 g,当归3 g,紫河车3 g,炙甘草3 g,生姜2片,大枣2枚。水煎服,每日1剂。守法出入调理3个月。随访2年未见复发。

按:本案遇冷咳嗽反复发作2年之久,经用小青龙汤而收功,为防复发给予益气健脾、燥湿化饮、调和营卫之法以收全功。小青龙汤为外寒内饮而设,然临证有表邪固用,无表证时亦可用之,表实无汗时用生麻黄,无表证而咳者用炙麻黄,呕吐重时用生姜,细辛用量要视年龄而定,但不可畏其有毒而不用。

案②:患儿,男,3岁9个月,2018年3月23日初诊。咳嗽4天,加重1天。患儿咳嗽,有痰,无发热、喘息及吐泻,昨日起咳嗽加重,伴鼻塞、流清涕。查体:体温36.2 ℃,神志清楚,精神可,咽部充血,扁桃体无肿大,双肺呼吸音粗糙,双肺未闻及干、湿啰音,心律齐,未闻及杂音。舌淡,苔薄白,脉浮紧。既往史:既往有喘息性支气管炎病史。血常规示:白细胞12.30×10⁹/L,中性粒细胞百分比74.30%,淋巴细胞百分比21.20%,红细胞 4.48×10¹²/L,血红蛋白 126.0 g/L,血小板 350.0×10⁹/L,CRP 0.8 mg/L。西医诊断:急性支气管炎。中医诊断:咳嗽,风寒犯肺证。处方:麻黄 6 g,杏仁 6 g,细辛 3 g,五味子 6 g,干姜 3 g,大枣 10 g,法半夏 6 g,苍耳子 6 g,辛夷 6 g,紫苏子 10 g,莱菔子 10 g,炙甘草 6 g。3 剂。同时给予雾化及抗过敏治疗。二诊:患儿咳嗽减轻,喉间有痰,以早晚为主,流脓涕。舌淡,苔薄白,脉细。上方加陈皮 10 g,蜜百部 10 g,蜜紫菀 10 g,蝉蜕 10 g。5 剂后咳嗽痊愈。

按:小儿肺常不足,肺脏娇嫩,外感风寒之邪犯肺,肺气壅遏不宣,清肃之令失常,肺气上逆而发咳嗽,治以疏风散寒,宣肺止咳。以小青龙汤为主方加减,麻黄为君,发汗解表,除外寒而宣肺气。干姜、细辛为臣,温肺化饮,兼助麻黄解表。五味子敛肺气而止咳喘,法半夏祛痰和胃而散结,炙甘草益气和中,调和于辛散酸收之间,是兼佐使之用。紫苏子善降气消痰,止咳平喘,并有润肠通便之功,莱菔子消食导滞,降气祛痰,辛夷、苍耳子疏风散寒兼通鼻窍。3 剂后咳嗽好转。二诊中药加陈皮理气化痰,蜜百部宣肺止咳,蜜紫菀润肺止咳化痰,蝉蜕清热利咽,加强止咳化痰。

4. 小青龙加石膏汤

张某,男,9 岁,2013 年 8 月 13 日初诊。主诉:咳嗽伴发热 1 周余。患儿 1 周前上呼吸道感染,打喷嚏、流涕、咽痛,体温 39.5 ℃,静脉滴注阿莫西林克拉维酸钾针剂,加地塞米松针 4 天,发热等症状退而又起,反复不愈,并出现咳嗽咳痰。刻下症见咳嗽频作,咳稀白痰,打喷嚏,流黄脓涕,咽痛,发热,一阵阵怕冷,用退热药汗出热退,不久恶寒无汗热升,无头痛身痛,无口苦咽干,口稍渴,纳可,二便可,舌淡苔薄白水滑,脉浮微弦紧。体温 37.8 ℃。辨证:太阳太阴阳明合病。病机:感受外邪,水饮上逆,上焦郁热。方拟小青龙加石膏汤。组方:生麻黄 9 g,桂枝 9 g,干姜 9 g,清半夏 15 g,炙甘草 9 g,白芍 9 g,五味子 9 g,细辛 9 g,生石膏 30 g。3 剂,水煎取汁 300 mL,分 3 次温服,每日 1 剂。二诊:诉 1 剂药后体温即退,咳嗽咳痰,打喷嚏、流涕等诸症皆明显减轻,咽痛消失,上方又服 2 剂,痊愈。

按:小青龙加石膏汤出自《金匮要略》:"肺胀,咳而上气,烦躁而喘,脉浮者,心下有水,小青龙加石膏汤主之。"方药组成为小青龙汤加生石膏,方证病机为外寒内饮夹热。主治伤寒表不解,心下有水气上逆,太阳或少阴表与太阴饮同病兼夹阳明里热所致的咳喘烦躁等症。

5. 小柴胡汤

案①:王某,女,12 岁,2011 年 11 月 18 日初诊。反复咳嗽 1 个月余。患儿 1 个月前因感冒引起咳嗽,用抗生素、止咳化痰等药物(具体用药不详)治疗,效不佳。刻下症见咳嗽。喉中有痰,痰黏难以咳出,咽痒,无发热、恶寒,纳可,二便调,舌质红,苔黄腻,脉弦细。诊断:顽固性咳嗽。证属肝气不疏,痰热内蕴。治宜疏肝宣肺,化痰止咳。方用小柴胡汤加减。柴胡 9 g,黄芩 15 g,半夏 9 g,党参 9 g,玄参 15 g,麦冬 15 g,浙贝母 6 g,海浮石 12 g,紫菀 12 g,地龙 6 g,百部 12 g,郁金 12 g,甘草 6 g。3 剂,水煎 2 次取汁200 mL,

分早、晚 2 次服,每日 1 剂。二诊:咳嗽明显减轻,咳痰量减少。且较前易于咳出,咽痒消失。上方去海浮石、地龙,加生姜 9 g,大枣 3 枚,继服 3 剂而病愈。

按:小儿肺常不足,肝常有余,加之本例患儿平素性格内向,爱发脾气,肝气不疏,化热化火,导致肺失宣降,久咳不愈。故以柴胡、黄芩并用疏肝理气,条达气机;半夏辛开苦降,可宣畅三焦;再配党参、甘草扶正祛邪,攻补兼施;麦冬、玄参以滋养肺阴;浙贝母、海浮石以清热化痰;紫菀、百部、郁金以清肺止咳;地龙以活血通络。诸药合用,共奏疏肝清热、化痰止咳之功。

案②:沈某,男,5 岁 9 个月,2013 年 7 月 28 日初诊。患儿家属诉患儿咳嗽近 1 个月有痰,睡觉时打呼噜,无憋气,无气喘,不发热,纳食可,睡眠可,二便正常。查体咽喉红,咽后壁未见滤泡,双侧扁桃体Ⅰ度肿大,双肺呼吸音粗,未闻及干、湿啰音,心音有力,腹平软,无压痛。舌质淡红,苔白腻,脉弦滑。方用小柴胡汤(柴胡、黄芩、法半夏、生姜、太子参、大枣各 10 g,甘草 3 g)加干姜 10 g,五味子 6 g,细辛 3 g。7 剂,上为颗粒剂,开水冲服。2013 年 8 月 4 日二诊:患儿咳嗽减轻,仍有咳痰,打呼噜消失,纳食可,二便正常,咽喉红,心肺无异常。继服上方,5 剂。2013 年 8 月 9 日三诊:患儿无咳嗽,无痰,无气喘。睡觉时不再打呼噜,纳食可,二便正常,查体一般情况可,心肺未见异常。

按:久咳多肝肺同病,肺肝火盛遇风寒,内外邪争,阻遏肺气,上焦气机为邪所闭,致肺窍不利,而致打呼噜。舌质淡红,苔白腻,脉滑为少阳寒化之征象。故用小柴胡汤和解少阳,辅以五味子味酸性温,收敛肺气;干姜、细辛散寒,温肺化饮。

6. 乌梅丸

张某,男,9 月龄,2016 年 9 月 10 日初诊。主诉:咳嗽 3 周,腹泻 10 天。患儿 3 周前咳嗽,病初单声咳嗽,近 10 天来咳嗽加重,呈阵发性、痉挛性咳嗽,咳嗽剧烈时憋气、两腮红,可咳出少量黏痰,10 天来伴腹泻,大便每日 5~8 次,黄色水样便,量不等。于当地医院住院治疗,住院时静脉滴注头孢他啶、红霉素 1 周,效不佳。每日阵发性、剧烈咳嗽 10 余次,夜间咳嗽为重。查体:精神欠佳,面色黄,鼻根青,咽红,双肺呼吸音粗,可闻及少量痰鸣音,吃奶量减少,腹胀,肛周皮肤红肿,舌红,苔白腻,指纹紫滞。追问病史知平素易手足凉。西医诊断:类百日咳综合征,腹泻病。中医诊断:顿咳,泄泻。中医辨证:厥阴病(肝经郁热、肝火犯肺、脾肾虚寒)。治法:养肝泻火,温补脾肾。方药:乌梅 10 g,黄连 3 g,黄柏 6 g,附片 3 g,干姜 3 g,肉桂 3 g,细辛 3 g,花椒 3 g,人参 5 g,当归 10 g。中药颗粒剂,1 剂,分 2 日服,每日 2 次。2016 年 9 月 12 日二诊:精神好转,白天咳嗽次数明显减少,咳嗽时间缩短,夜间仍有痉挛性咳嗽,大便每日 3 次,肛周皮肤红肿情况好转。听诊两肺仍有少许痰音,于上方加紫菀 6 g,款冬花 10 g,射干 6 g。中药颗粒剂,1 剂,分 2 日服,每日 2 次。2016 年 9 月 14 日三诊:大便正常,夜间咳嗽明显减轻,无明显憋气、脸红,吃奶量增加。上方继服 2 剂,1 剂分 2 日服,每日 2 次。偶有单声咳嗽。

按:本例患儿肛周皮肤红、舌红、脉弦,为肝热之象;两腮红、痉挛性咳嗽,为肝火犯肺之象;纳少、腹泻、腹胀、手足凉、神倦,为脾肾虚寒之象。证属寒热错杂,病在厥阴。患儿病机为肝郁化热,肝火犯肺,肝木克土,肝肾同病。方中乌梅补肝、敛肺,当归养血,作补肝之用,且主咳逆上气,黄连、黄柏可清肝经郁热,人参补五脏之气,干姜、花椒、附片温脾肾之阳。诸药合用,寒热、虚实兼顾。患儿症见痉挛性咳嗽、腹泻,属厥阴病,选方乌梅丸,为治病求本之道,必取佳效。

7.甘草干姜汤

患儿,男,10岁。患儿2个月前出现发热恶寒,咳嗽气促,曾接受抗生素、解热药及清肺丸治疗,服后热虽退,唯咳嗽不已,咳即遗溺,夜间尿床(1~3次),倦怠欲睡。继服清肺丸近1个月,咳有增无减,遂来就诊。患儿面色苍白,咳溺,痰稀量较多,小便频数,饮食尚可,大便正常,舌淡,苔白滑,脉沉细无力,右寸脉沉。拟甘草干姜汤加味:炙甘草10 g,炮干姜6 g,茯苓4 g。服药2剂,咳溺除,舌淡红,苔白,脉沉弱较前有力,继用3剂而愈。

按:此乃久咳耗伤肺气,过服苦寒,损伤脾气,肺脾虚寒,膀胱肌失约而致溲频遗溺,此《金匮要略》中上虚不能制下之故,同时水湿内停于中上焦,特点为咳即遗溺,痰稀量较多,舌淡,苔白滑,脉沉细无力,治宜温补脾肺,以制下元,用甘草干姜汤加减,加茯苓,茯苓甘淡性平,归脾、肾经,一则健脾固本,二则利水渗湿。

8.四逆散

案①:刘某,女,5岁,2017年10月30日初诊。家长诉患儿2个月前患支气管肺炎,经治疗后诸症好转,唯咳嗽反复不愈,时轻时重,运动后加重,昼夜均咳,痰黏不易咳出,伴咽痒,烦躁易哭闹,时有长出气,食纳欠佳,睡觉磨牙,大便干,舌红,苔薄黄,少津,脉弦细。有腺样体肥大病史,否认食物、药物过敏史。查体:面色少华,咽红,扁桃体Ⅱ度肿大,听诊心脏正常,双肺呼吸音粗,未闻及干、湿啰音。血常规示单核细胞百分比稍增高,白细胞、淋巴细胞总数正常,CRP正常;过敏源检查为阴性。中医诊断为咳嗽,证属肝火犯肺,治以疏肝清肺、降气止咳。处方:柴胡10 g,炒枳壳10 g,白芍12 g,甘草5 g,黄芩10 g,紫苏子10 g,莱菔子10 g,牛蒡子10 g,前胡12 g,桔梗6 g,五味子6 g,党参10 g。5剂,水煎服。嘱禁食辛辣煎炸之品。2017年11月5日二诊:咳嗽明显减轻,仍咽喉不利,咽干痒,检查咽部充血,扁桃体Ⅰ度肿大,舌淡红,苔薄白,少津,脉沉细。上方去五味子、党参、前胡、莱菔子,加玉蝴蝶3 g,射干6 g,麦冬15 g,玄参10 g。5剂,水煎服。并予金银花3 g,胖大海5 g,麦冬5 g,甘草1 g。5剂,代茶饮。药后随访,痊愈告终。

按:此患儿咳嗽属感染后咳嗽,病程迁延日久导致气虚,脾气不足则肝气独胜,气机散乱,肺逆而咳。肝气条达,则气机平顺,肺能肃降,方能痊愈。方中四逆散调顺肝气,紫苏子、莱菔子降气化痰,前胡、桔梗降气止咳,黄芩、牛蒡子清上焦之余热,五味子收敛肺气,党参健运中焦、扶正祛邪。全方共奏疏肝清肺、降气止咳之功效。

案②:王某,男,4岁,2014年11月7日初诊。主诉:咳嗽1周。患儿1周前受凉后出现高热,咳嗽,伴咽痛,口服消炎药及退热药后热退,但仍咳嗽,咳吐黄黏痰,鼻塞,手足发凉,纳可,大便干,舌红,苔略黄,脉滑。诊为咳嗽,证属余热未清,肝木侮金,治以疏肝清肺止咳。药用：柴胡 8 g，枳壳 6 g，白芍 8 g，炙甘草 6 g，荆芥穗 5 g，桔梗 6 g，紫苏叶 5 g，杏仁 8 g，陈皮 6 g，焦三仙各 8 g，连翘 8 g，前胡 6 g，紫菀 6 g，枇杷叶 6 g。6 剂，水煎服。二诊咳嗽基本好转，唯晨起吸凉空气后稍有咳嗽，上方加蝉蜕 4 g，防风 6 g，乌梅 1 枚，再服 3 剂后咳嗽痊愈。

按：患儿受凉后发热，虽经退热治疗，但余热未清，热邪内留，而致气血不畅，故见痰黄便干，舌红苔黄却四肢发凉之症。肺主一身之气，肝以条达为顺，肝郁而肺气上逆而咳。投以四逆散调理气血，疏肝清热，再佐以桔梗、紫苏叶、杏仁、连翘、前胡、紫菀、枇杷叶清肃肺气。气机通畅，肺气通利，则咳嗽自止。患儿二诊只见晨起吸凉空气后咳嗽，以原方加用蝉蜕、防风、乌梅以祛风，咳嗽痊愈且大便调顺、手足自温，当为气机舒畅故也。

9. 竹叶石膏汤

王某，男，4 岁。素体易感，屡服中成药及抗生素，已逾半年。时有阵咳，无痰。诸药无效。夜间少量汗出，纳食、睡眠均可，舌尖偏红、少苔，脉细滑数。辨证为邪热久羁，肺失肃降。用竹叶石膏汤：竹叶、党参各 10 g，石膏 20 g，麦冬 12 g，半夏 8 g，桑叶、炙甘草各 6 g，粳米 1 把。2 剂而愈。

按：临床屡见小儿咳嗽长期不愈，检查亦无异常体征者。这类患儿多体质素弱，经常感冒，药不离口。由于小儿肺常不足，易寒易热，受邪后易从热化，因此可从阳明论治。临床常见咳嗽而舌尖红、苔薄白或薄黄，或少苔，脉细滑；或有纳食不佳，食后恶心等通降欠佳的表现。辨证由于邪热久羁，肺金不宁故咳嗽不已，选用竹叶石膏汤清热益气生津，恢复通降。

10. 白虎加桂枝汤

患儿，4 岁，感冒发热后咳嗽 1 周余，加重 3 天。时值 6 月天，患儿咳嗽连连，痰咳不爽，但热不寒，口微渴，时有心烦，手心热，述大便干燥，小便赤，食后欲呕，汗出时作。服止咳化痰药不解。询问病史，家人述 1 周前因发热到医院就诊，诊为病毒性感冒，经西医药治疗大汗出而热退，后出现咳嗽，近两日咳甚，面容较前消瘦许多。诊患儿咳嗽阵阵，精神尚可，虽无发热，但家人述其咳声阵阵，间断 10 分钟左右，咳时汗出蒸蒸，后咳稍停，旋即又连咳而汗出，夜间入睡后不咳。舌红，苔白，脉滑而数。遂以白虎加桂枝汤加减治之，方用知母 9 g，生石膏 15 g，桂枝 6 g，甘草、粳米各 5 g，处方中调整了原方石膏和桂枝比例，因患儿年幼剂量减小，又身热甚，表证未解微，遂减桂枝剂量。嘱 3 剂。竟服 1 剂（日两次）而咳止症消。嘱再服余剂，随访 3 个月未发。

按：患儿咳嗽为主诉，食后欲呕乃肺胃之邪热甚，肺热上逆咳嗽连连，此为《素问》瘅疟之状。"瘅疟"但热不寒更甚，因其"阴气先绝"，故知阴虚津伤而阳热内蕴独亢，仲景虽未出治疗方，但可以参考温疟之"白虎加桂枝汤"加减应用。经典理论中的条文给了我们很多临床诊治疾病的标准，我们应该认真掌握，灵活运用。在本病之初，或因患儿素体不足，或因之前发汗太过，其寒热如疟之证表现为阵咳有时，汗出而解，实为肺热上逆，正邪交争的"疟"证本质表现，不能拘泥咳嗽无疟证表现而忽视其本，故选方仍以温疟之白虎加桂枝汤加减治之,然患儿已经咳嗽1周,加剧阵咳3日,其1剂而咳止,则出乎意料,因此,只要辨证准确,抓住疾病本质,经方运用则可效如桴鼓。

11. 半夏泻心汤

案①:李某,男,12岁,2017年3月6日初诊。主诉:咳嗽1个月余。1个多月前患儿感冒后开始咳嗽,以夜间和晨起咳嗽为主,阵发性连声咳,无声音嘶哑,无犬吠样咳嗽及鸡鸣样回声,咳剧时伴呕吐,偶有痰,伴乏力、纳差。查体双肺呼吸音粗,未闻及啰音,胸部X线检查无明显异常。正规抗感染治疗和抗过敏治疗均无效。舌微红,苔白腻,脉滑。辨证为脾胃不调,肺失宣降。治宜调理脾胃,宣肺止咳。处方:半夏、黄芩、杏仁、厚朴、炙百部、白前、前胡、紫菀、款冬花、莱菔子、五味子、陈皮各10 g,党参20 g,干姜6 g。水煎,分两次服,每日1剂,3剂后,咳嗽开始减缓,再服3剂,咳嗽显著好转。

按:本例中患儿素体脾胃虚弱,不能充养肺气,使卫外不固,邪侵于肺,肺气失宣,故咳嗽;久咳迁延不愈,子病及母,胃纳受损,脾胃愈加虚弱,运化失司,酿湿生痰,故咳嗽有痰;湿聚于脾胃,运化失常,则纳差、乏力;舌微红,苔白腻,脉滑均为脾虚有湿之象,故用半夏泻心汤合止嗽散加减辛开苦降,调理脾胃,水谷得以运化,肺气化生有源,卫气御邪于外且肺气得以固护,咳嗽自止;水湿得以运化,不能生湿生痰,则痰自消。

案②:张某,女,4岁,2006年1月16日初诊。主诉:咳嗽2个月。2个月前患儿感冒后开始咳嗽,以夜间和早晨咳嗽为主,连声而作,甚至影响睡眠,少痰,伴胃纳差。肺部无阳性体征,胸部X线检查无明显异常。予正规抗生素和抗过敏治疗均无效。舌淡红,苔白腻,脉滑。辨证为脾胃不调,肺失清肃。治宜调理脾胃,肃肺止咳。处方:半夏、黄芩、杏仁、紫菀、百部各10 g,干姜、甘草、旋覆花、五味子各5 g,党参15 g,细辛3 g,木蝴蝶2 g。水煎,分两次服,每日1剂。3剂后,咳嗽症状减轻,再服3剂,咳嗽症状明显好转。

按:近年来,由于诸多因素,慢性咳嗽患儿逐年增多,使用抗生素及止咳祛痰药治疗效果较差。本例中患儿症见咳嗽,以夜间和晨起咳嗽为主,连声而作,甚至影响睡眠,少痰,伴纳差,舌淡红,苔白腻,脉滑,为脾土受损,升降失常,母病及子所致,方用半夏泻心汤加减,加杏仁、旋覆花降气止咳;紫菀、百部润肺止咳;干姜、细辛温肺化饮;五味子收敛肺气。

12. 芍药甘草汤

患儿,女,3月龄,2015年12月17日初诊。主诉:痉挛样咳嗽1个月余。症见频发痉挛样咳嗽,咳声高调,咳时面红耳赤,涕泪交迸,夜间为甚,每次发作持续2～5分钟,少痰,无喘息,纳食及精神尚可,二便调。发病初外院给予抗菌、抗病毒、茶碱类等药物输液1周,给予布地奈德1 mL与硫酸特布他林0.5 mL雾化吸入,2～4次/日,以及口服盐酸氨溴索口服溶液1 mL/次,2次/日。近1周加用复方福尔可定溶液口服2 mL/次,3次/日,无显效。既往有"新生儿吸入性肺炎"病史。查体:呼吸平稳,咽部充血(一),双肺呼吸音粗糙,未闻及啰音。舌淡,苔白腻,指纹淡紫于气关。辅助检查:血常规、CRP、血生化、呼吸道病原九联、IgE、胸部CT均未见明显异常。西医诊断:类百日咳综合征。中医诊断:顿咳(痰湿阻肺)。治则:泻肺涤痰镇咳。处方:桑白皮、葶苈子、紫苏子、款冬花各5g,杏仁、法半夏各3g,川贝母2g。3剂,每日1剂。3日后二诊,仍无效,守上方加白芍、菟丝子各6g,炙甘草3g,沉香2g。3剂,水煎服,每日1剂。3日后三诊:咳嗽发作程度减轻,持续时间缩短,守原方7剂。

按:本例中患儿症见频发痉挛样咳嗽,咳声高调,咳时面红耳赤,涕泪交进,夜间为甚,苔白腻,证属痰湿阻肺。久咳需脏腑整体论治,尤以肺、肝、脾、肾为主,故一诊之方独以宣降肺气为主而无效,二诊之方加芍药甘草汤通过脏腑整体论治从而调畅全身气机乃收效。

13.麦门冬汤

夏某,男,9岁。2年来经常咳嗽,经检查被诊断为支气管炎,近因咳嗽加重前来诊治。刻下症见咳嗽,动则气喘,口中吐浊唾涎沫,口唇干燥,手心烦热,舌红,苔少,脉细弱。辨为肺气阴两伤证,治当滋补肺阴,清热益气,给予麦门冬汤合百合知母汤加味:麦冬10g,生半夏24g,红参10g,粳米10g,大枣12枚,百合15g,知母10g,白术12g,甘草6g。6剂,第1次煎35分钟,第2次煎30分钟,合并药液,每次服50mL,每日服6次,每日1剂。二诊:咳嗽减轻,以初诊方6剂继服。三诊:口中吐浊唾涎沫基本消除,以初诊方6剂继服。四诊:诸症基本消除,以初诊方巩固治疗15剂。随访1年,一切尚好。

按:本例根据咳嗽、舌红,苔少辨为肺阴虚,再根据动则气喘辨为气虚,以此辨为肺气阴两伤证。方以麦门冬汤滋补肺阴,清热益气,降逆下气。

14.千金苇茎汤

案①:李某,男,6岁,1995年10月18日初诊。咳嗽已45天,曾经他院中西药治疗一直未彻底缓解,稍受凉即又加重。刻下症见咳嗽呈阵发性发作,以早晚为剧,声响无痰,胃纳如常,便干,查咽部无充血,肺部听诊呼吸音粗糙,血常规、肺部X线检查无明显异常,舌质偏红,脉小滑。治以清肺化痰,理气止咳。选用苇茎汤加味。药用:苇茎30g,冬瓜子10g,薏苡仁20g,桃仁9g,桔梗5g,广地龙6g,瓜蒌皮10g,乌梅、杏仁、当归、黄芩各6g,甘草5g。水煎服。服药7剂后,咳嗽明显好转,继服5剂而愈,随访9个月无复发。

按:本例临床虽以干咳为主,但干咳不等于无痰。痰凝、气滞、血瘀、热郁四因素互相影响,加上内在的过敏体质,是本例患儿病程较长、病情顽固的原因。据此,治疗上重在清肺化痰,理气止咳,兼以活血、抗敏,以苇茎汤加味治疗,加桔梗、杏仁宣降肺气,广地龙解痉平喘,瓜蒌皮清热化痰,乌梅祛风。

案②:患儿,男,6岁,2018年10月12日初诊。主诉:反复咳嗽伴痰多半个月。患儿于半个月前受凉后出现少许干咳,后咳嗽渐频繁,昼夜皆咳,痰多难咳出,少许流清涕,无发热。患儿平素喜食油腻煎炸食物,胃纳欠佳,大便稍干,小便调,睡眠一般。查体:咽部充血,双侧扁桃体Ⅰ度肿大,双肺呼吸音稍增粗,未闻及干、湿啰音。心腹查体未见异常。舌红,苔白腻,脉滑数。中医诊断为咳嗽(湿热咳嗽证),治宜清热化湿、化痰止咳。用药拟千金苇茎汤(苇茎汤)加减:苇茎 10 g,桃仁 6 g,冬瓜仁 10 g,薏苡仁 10 g,法半夏 10 g,浙贝母 10 g,苦杏仁 10 g,桔梗 10 g,款冬花 10 g,紫菀 10 g,紫苏子 6 g,甘草 3 g。4 剂,水煎煮为 120 mL,分两次温服,每日 1 剂。2018 年 10 月 16 日二诊:服药 4 剂后,患儿咳嗽较前明显减轻,少许白痰,可咳出,流涕消失,多汗,纳欠佳,二便调,观其舌象,舌淡红,舌苔已转薄,脉滑。诊其为咳嗽(余邪未尽),治宜健脾益气,固表养阴,予以病后方:茯苓 10 g,莲子 10 g,防风 3 g,石斛 6 g,白芍 10 g,浮小麦 10 g,糯稻根 10 g,法半夏 10 g,谷芽 10 g,麦芽 10 g,甘草 3 g,浙贝母 10 g。共处方 4 剂,煎服法同前。服药后随访称咳嗽已痊愈。

按:患儿初诊时咳嗽、痰多难咳,结合舌苔及指纹征象,诊其为咳嗽(湿热咳嗽证),总属实多虚少,治宜清热化湿,化痰止咳,法半夏燥湿化痰,浙贝母清热化痰,苦杏仁、桔梗宣降肺气,款冬花、紫苏子、紫菀润肺化痰。后期患儿咳减少痰,而胃纳欠佳且多汗,证属肺脾气虚,余邪未尽,故以茯苓、莲子等健脾益气为主,佐以浙贝母清热化痰以祛除余邪。

15. 苓甘五味姜辛汤

患儿,女,7 岁,2010 年 1 月 7 日初诊。主诉:咳嗽 9 天。患儿 9 天前发热,咳嗽,体温 38.0 ℃,自服药后热退,在某医疗单位用阿奇霉素、头孢等静脉滴注,效果一般。现患儿仍咳嗽,晨起、晚上阵咳,有痰难咳,鼻塞,流涕黏稠,纳一般,眠可,小便可,大便干,每日 1 行。查体:神志清,精神可,舌质淡红,苔白腻,脉沉,双肺听诊呼吸音粗,未闻及明显干、湿啰音。诊断为咳嗽,证属肺寒伏饮。方用苓甘五味姜辛汤加减:干姜 6 g,细辛 3 g,清半夏 9 g,五味子 6 g,茯苓 9 g,桂枝 9 g,炙百部 15 g,甘草 6 g。4 剂,水煎服,每日 1 剂。2010 年 1 月 11 日二诊,患儿病情好转,仍偶咳,流浊涕,纳眠可,二便调,双肺听诊呼吸音清,未闻及明显干、湿啰音,舌质淡红,苔薄白。上方继服 4 剂。

按:《金匮要略》云"病痰饮者,当以温药和之",仲景治肺中寒饮咳嗽大抵用"姜辛味夏"这个基础方。以苓甘五味姜辛汤温阳化饮,加清半夏辛温,燥湿化痰以助姜辛之功,又能降逆止咳;炙百部甘苦微温,温润肺气,止咳;桂枝辛、甘、温,善通阳气,能化阴寒,对阴寒遏阻阳气,津液不能输布,因而水湿停滞形成痰饮的病症,与茯苓配伍应用,能温化水湿,既可温扶脾阳以助运水,又可温肾阳、逐寒邪以助膀胱气化,而化水湿痰饮之邪。

16. 肾气丸

案①:患儿,男,10 岁,2018 年 6 月 9 日初诊。患儿自幼常发热,支气管炎经常发作,平时多使用抗生素、输液、雾化等西医治疗,尚且不能痊愈。于昨日夜间发热,体温未测,家长给其口服退热药一次,热退变喘,遂来就诊。刻下症见咳嗽,呼吸微重促。纳差,眠差,二便正常。查体:面色不泽,双目不灵活,口唇黑红,毛发干枯无泽,身上皮肤黑黄,双目下眼睑泛黑色。咽部微红。听诊:双肺湿啰音。舌质淡嫩,舌尖微红,苔白水滑,根部厚腻。脉沉细软。西医诊断:小儿支气管炎。中医诊断:小儿咳嗽(肾虚水气上浮,肺气不宣)。治法:补肾制水,宣肺豁痰。方药:金匮肾气丸加减。处方:生地黄 15 g,熟地黄 15 g,山药 4 g,山茱萸 4 g,牡丹皮 4 g,茯苓 9 g,泽泻 9 g,炮附子 3 g,桂枝 1 g,焦栀子

6 g,淡豆豉 6 g,紫苏叶 6 g,紫苏子 6 g,紫苏梗 6 g,干姜 1 g,五味子 2 g,芦根 30 g,鲜竹沥(兑)10 mL。3 剂,水煎服,分 3 次服,每日 1 剂。2018 年 6 月 12 日二诊:家长描述咳嗽好转,呼吸已平稳。刻下症见咳嗽明显好转,呼吸微重促好转,纳少,睡眠好转,能够平稳睡眠。查体:面色略有红润,双目灵活,口唇黑红,毛发干枯无泽,身上皮肤黑黄,双目下眼睑泛黑色。咽扁(—),听诊双肺(—),舌质淡嫩,舌尖微红,苔白水滑,根部厚腻已化,脉细软。精神稍振奋,尚且不足。诊断:小儿咳嗽(肾虚体质,精气不足)。方药:金匮肾气丸加减。处方:生地黄 15 g,熟地黄 15 g,山药 4 g,山茱萸 4 g,牡丹皮 4 g,茯苓 9 g,泽泻 9 g,炮附子 6 g,芦根 30 g,桂枝 1 g,焦栀子 6 g,淡豆豉 6 g,干姜 1 g,五味子 2 g,柴胡1.5 g,鲜竹沥(兑)10 mL。7 剂,水煎服,分 3 次服,每日 1 剂。2018 年 6 月 19 日三诊:家长诉患儿咳嗽基本痊愈。因患儿不喜中药,未予药物,嘱不适随诊。观察随访数月,患儿咳嗽未再反复。家长述治疗后患儿学习成绩明显上升,精力较从前有所提升,自信心、精神状态都有所提升。

按:该患儿经常发作支气管炎,影响正常的生长发育。本次虽然是支气管炎急性发作,但是观其面容、舌象、脉象,皆为肾虚表现。故用金匮肾气丸加减,以补肾宣肺化痰。

案②:患儿,男,14 岁,2017 年 1 月 20 日初诊。患儿自婴儿时患有毛细支气管炎,曾经大量输液与口服西药治疗,后经过中药调理至 5 岁时痊愈。现支气管炎又发作,患儿家长拒绝西医治疗,遂来中医科就诊。刻下症见咳嗽、喘憋,每晚 9 时到 11 时明显,呼吸微困难,说话声音低,乏力,无外感,无饮食不当。面带倦容,肤色无光。咽喉无红肿,双肺湿啰音。舌质淡,苔白,脉沉细无力。西医诊断:小儿支气管炎。中医诊断:小儿咳嗽(肾虚不能制水,水气上犯于肺)。治法:补肾纳气,降肺制水。方药:金匮肾气丸加减。处方:生地黄 15 g,熟地黄 15 g,山药 4 g,山茱萸 4 g,牡丹皮 4 g,茯苓 9 g,泽泻 9 g,炮附子 6 g,芦根 30 g,桂枝 1.5 g,五味子 6 g,紫苏子 6 g,生姜汁 3 mL,鲜竹沥 10 mL。5 剂,水煎服,1 剂分 3 次服,每日 1 剂。2017 年 1 月 25 日二诊:患儿自述服 1 剂药后当晚咳嗽缓解,5 剂药服完后咳嗽基本缓解。刻下症见无咳嗽,无喘憋,呼吸顺畅,语话清晰流畅,精力尚觉不振,无外感状,二便调。面色发暗,肤色较上次红润。扁桃体(—),双肺听诊(—)。舌质淡,苔白,脉沉细无力。效不更方,原方 5 剂,水煎服,每日 1 剂,巩固治疗。2017 年 2 月 3 日三诊:患儿已无任何不适。

按:该患儿自幼有支气管炎病史,学习压力大,每天要学习到晚 11 时才能睡觉。半夜 11 时是传统的"子时",是万物寂静需要休息的时候。其诊断基本符合徐荣谦教授所提出的肾虚体质,在治疗时用金匮肾气丸治疗直接补肾纳气,取得了良好的疗效。

17. 厚朴大黄汤

高某,2 岁半,因反复咳嗽 1 月余来诊。症见咳嗽痰稠,纳呆腹满,大便 4 日未解,烦躁易怒,平素喜吃油炸香燥之品。查体:双肺呼吸音粗,腹稍胀,左下腹扪及条索状物,舌红苔黄腻,脉滑。中医辨证:宿食久滞,化热生痰,痰热迫肺。方用厚朴大黄汤:川厚朴5 g,生大黄(后下)5 g,北杏仁 6 g,芒果核 10 g,苇茎 15 g,冬瓜仁 10 g。水煎服,每日 1 剂。

当天解下 3 次臭秽先硬后烂大便，胃纳转佳，咳痰大减，再予上方去大黄 3 剂告愈。

按：该患儿平素喜吃油炸香燥之品，造成素体蕴热，胃肠实热气滞，则出现纳呆腹满，腹稍胀，大便秘结；咳嗽日久，炼液化痰，痰热郁肺，肺气宣降失常，则烦躁易怒，予以厚朴大黄汤加减。由于小儿脾胃娇嫩，用药时要密切注意大便情况，中病即止，切不可久服。患儿服用本方后，常常会解下先硬后稀烂、臭秽的大便，使腑气得通，痰饮得从大便而去，邪去正安，咳喘渐平。

18. 厚朴麻黄汤

李某，女，5 岁，2009 年 1 月 2 日初诊。诉体育课出汗吹风后咳嗽，已有 10 日，痰多，色白，活动则气喘，纳尚可，平时喜冷饮及油腻肥甘之物，二便调。病后口服头孢克洛及孟鲁司特钠咀嚼片，未见好转。既往有哮喘史，除了夏季，其余时间差不多每月一发，发则需输液治疗 1 周以上才能慢慢好转，但仍时有咳嗽，且患儿每天遵医嘱定量吸入布地奈德已有 2 年之久。查体：体温 36.5 ℃，神清，精神可，肌肤微丰，咳声重浊，咽稍红，两肺呼吸音粗，可闻及痰鸣音，心率 86 次/分，无杂音，腹部查体（一），神经系统查体（一）。舌淡红，苔腻微黄，脉浮滑。此为宿痰内伏，外受风邪引动，且有化热之象，治以宣肺化饮，兼清郁热，方以厚朴麻黄汤加减。药用：厚朴 6 g，炙麻黄 3 g，杏仁 9 g，生石膏 10 g，半夏 6 g，干姜 3 g，细辛 3 g，五味子 9 g，炒莱菔子 9 g。3 剂，每日 1 剂。二诊：咳嗽已好大半，不喘，两肺呼吸音粗，未闻及啰音。舌淡红，苔白腻。郁热已清，直用仲景温肺化饮之方，苓甘五味姜辛夏杏汤 3 剂而愈。嘱其继续服用香砂六君丸调理脾胃，合理饮食，荤素搭配，忌冷饮。此后患儿咳喘发作明显减少，激素药亦停用。

按：小儿五脏之中肺常不足，该患儿既往有哮喘史，平素宿痰内伏，易受外邪引动发作。咳声重浊，咽稍红，苔腻微黄，提示有化热之象，方以厚朴麻黄汤温肺化饮，泄热降逆，加炒莱菔子消食和胃，行气止逆，方药相互为用，以奏其效。

19. 桂枝汤

李某，男，2 岁，2019 年 9 月 10 日初诊。1 个月前患肺炎后，晨夜咳嗽不断，平素易感，多汗，纳可，二便尚调，苔薄腻。过敏原测定：总 IgE（＋）。处方：桂枝、清甘草、桔梗、百部各 3 g，炒白芍、陈皮各 6 g，白前 5 g，炒谷芽 10 g，生姜 2 片，大枣 3 枚。7 剂。二诊：上症好转，咳嗽已和，纳可，二便尚调，苔薄腻。初诊方加厚朴 10 g。10 剂。

按：患儿素体较弱，在表之卫外之气较差，故而因风寒之邪袭表，肺气不宣而诱发咳嗽。由于体虚营卫不和而致病情缠绵，易于反复；卫外之气差，营卫不和，则易出现流鼻涕，怕风身痒等症。体虚营卫不和是其根本，肺气不宣是其标。治疗常投桂枝汤扶正固表，调和营卫，宣肺止咳。7 剂后遇风冷咳减，营卫已和则纳可汗少，面色转润。再以桂枝汤巩固之，因苔较腻，故加厚朴去湿。再 10 剂巩固之。

20. 桂枝加龙骨牡蛎汤

王某，女，4 岁，2017 年 3 月 20 日初诊。主诉：咳嗽 2 周。刻下症见咳嗽，纳可，时便溏，面色青，舌尖红、苔白。西医诊断：咳嗽。中医诊断：咳嗽。证型：脾肺虚弱，风邪扰肺。处方:桂枝 6 g,炒白芍 6 g,生甘草 6 g,大枣 15 g,干姜 3 g,煅龙骨、煅牡蛎各 15 g,麦冬 6 g,姜半夏 3 g。7 剂,水煎服,每日 1 剂,不拘时服。2017 年 8 月 24 日二诊:服上方后咳嗽愈。近日受凉后咳嗽不止,晨轻夜重,有痰量少,纳可,大便较前好转,盗汗,面色萎黄,山根青,舌质略红,舌尖为甚,苔少。西医诊断:咳嗽。中医诊断:咳嗽。证型:脾肺虚弱,风痰阻肺。处方:桂枝 6 g,炒白芍 6 g,干姜 3 g,生甘草 6 g,大枣 15 g,麦冬 6 g,桔梗 6 g,煅龙骨、煅牡蛎各 15 g,百部 6 g,紫菀 6 g,前胡 6 g。7 剂,水煎服,每日 1 剂,不拘时服。2017 年 12 月 28 日三诊:服上方后咳嗽愈。2 天前受凉后咳嗽再发。刻下症见咳嗽,有痰,脐周痛,大便不成形,食多则吐,前额痒,面无热色,山根青,舌尖红、苔薄白。西医诊断:咳嗽。中医诊断:咳嗽。证型诊断:脾肺虚弱,寒饮射肺。处方:桂枝 8 g,干姜 6 g,炒白芍 6 g,生甘草 6 g,细辛 2 g,清半夏 6 g,五味子 6 g,煅龙骨、煅牡蛎各 15 g。3 剂,水煎服,每日 1 剂,不拘时服。随诊,咳痊愈。

按:该患儿前后就诊 3 次,每次处方略不同。患儿面色或青或萎黄,总无热色,山根青,脐周痛,时便溏,皆提示脾胃虚寒。患儿脾胃虚寒特质贯穿始终。每遇天气转凉,感受邪气,发为咳嗽。故每以解表散寒、温中止咳为法,用桂枝加龙骨牡蛎汤加味。且以干姜代生姜,增加温中之力。

21.桂枝加黄芪汤

田某,女,5 岁,2008 年 11 月 17 日初诊。患儿自 3 岁入托儿所以来反复呼吸道感染,病后咳嗽难愈。此次于 1 个月前行肺炎治疗后,每晚睡前及早晨起床后阵咳,有时咳吐清痰,白天单声偶咳,时流清涕,伴汗出,胃纳不佳,曾服数种消炎药及抗过敏药,效不佳。现面色白,时有打喷嚏、流清涕,咽部不红。舌质淡白,苔薄白。证属脾肺气虚,营卫失和。治宜补益脾肺,调和营卫。方用桂枝加黄芪汤加味,处方:生黄芪 8 g,煨白芍 6 g,山药 6 g,桂枝 3 g,大枣 2 枚,生姜 2 片,甘草 3 g,炒麦芽 8 g,川贝母 4 g,紫菀 6 g,前胡5 g。嘱其停用一切西药,5 剂后复诊,咳嗽明显好转,胃纳渐佳。后用玉屏风散调理。

按:该例患儿反复呼吸道感染,咳久不愈伤及脾肺,故治以补益脾肺为主,方中生黄芪、山药、大枣、甘草补益脾肺;桂枝合煨白芍,生姜合大枣调和营卫;川贝母、紫菀、前胡化痰止咳。但患儿久病体弱表卫未固,营阴不守,故桂枝用量宜轻,煨白芍用量宜重,令解表之中寓敛汗之功。

22.柴胡桂枝汤

李某,女,5 岁,2015 年 7 月 15 日初诊。患儿 2 周前出现咳嗽,有痰不易咳出,凌晨 1 时左右咳嗽明显,可闻及喉中痰鸣,咳甚易恶心呕吐,鼻塞,流清涕,纳差,夜寐不安,二便调,舌质红,苔薄黄,脉浮弦。查体:咽红,扁桃体Ⅰ度肿大,肺部听诊未见明显异常。中医诊断为咳嗽,辨证为邪犯少阳,太阳表证未解,治当和解少阳,兼以解表。方用柴胡桂枝汤加减:柴胡 8 g,黄芩 5 g,半夏 5 g,干姜 5 g,五味子 5 g,炙甘草 5 g,细辛 3 g,茯苓10 g,桂枝 5 g,白芍 5 g,桑白皮 5 g,陈皮 3 g,茯苓 10 g,石菖蒲 10 g。服药 5 剂,病告痊愈。

按:小儿外感邪气后,易出现夹痰夹滞,故喉中痰鸣,纳呆;该患儿于凌晨 1 时左右咳甚,咳甚易呕,为邪犯少阳,胆腑、三焦气机不利,郁而化热,扰及心、肺,肺失宣降所致。且患儿流清涕,咽红,脉浮皆为太阳表证未解之症。桂枝汤解肌发汗、调和营卫、助祛邪外出,和解表里,使太阳表证得解,少阳枢机通畅,气机升降得以正常,其咳自止。

23. 射干麻黄汤

患儿,男,4 岁。咳嗽,咳痰,发热,鼻塞,流清涕,以静脉滴注西药治疗 10 余天后,好转出院,然患儿平素易感冒,活动后出汗多,近月来数次发病,此次因受凉后再次发病,诉咳嗽,咳痰清稀,伴有呕吐,发热,食纳差,夜休尚可,大小便未见异常。双肺听诊有痰鸣音。血常规检查无异常。胸片示两肺纹理增粗。证属风寒束肺,寒饮伏肺,治宜温肺散寒,止咳化痰。处方以射干麻黄汤加减:射干 6 g,炙麻黄 6 g,生姜 5 g,细辛 1 g,紫菀 6 g,款冬花 6 g,大枣 3 枚,五味子 6 g,荆芥 5 g,炙百部 5 g,白芍 5 g,焦三仙各 5 g。3 剂。3 日后二诊,前述症状基本消失,再处以玉屏风散善后 3 周,随访半年未再咳嗽。

按:急性支气管炎相当于中医咳嗽,主要是感受风邪而发病,其病位在肺,常涉及于脾,病理机制为肺失宣肃。风寒从口鼻或皮毛而入,侵袭于肺,肺气不宣,清肃失职而发生风寒咳嗽。用射干麻黄汤温肺散寒,止咳化痰,加用荆芥疏风解表,炙百部润肺止咳,白芍养血和营,焦三仙消食化积,待咳嗽痊愈后,再予以玉屏风散固表御邪,增强免疫力,改善小儿"肺常不足"的体质特点。

24. 麻杏甘石汤

明某,男,7 岁。因"发热咳嗽 2 天"于 2016 年 12 月 10 日就诊。2 天前患儿因受凉出现发热,体温最高为 39 ℃,服布洛芬口服液后热退。现咳嗽,阵咳,有痰咳不出,咽痛,打鼾,无鼻塞流涕,不吐不泻,纳欠佳,眠一般,大便质干,2 日 1 行,小便黄。查体:咽红,扁桃体Ⅲ度肿大,双侧颌下各触及 1.0 cm×1.0 cm 肿大、质软、无触痛淋巴结。双肺呼吸音粗,可闻及湿啰音。心率 100 次/分,律齐。腹(一)。舌红,苔厚偏黄,脉细数。唇干裂。辅助检查:血常规:白细胞 $11.82×10^9$/L。西医诊断:急性支气管炎;扁桃体炎;颌下淋巴结炎;唇炎。中医诊断:咳嗽,痰热伤阴证;乳蛾,热毒证;痰核,痰热证;唇炎,胃热灼阴证。治法:清肺利咽,消积止咳,化痰护阴。药用:蜜麻黄 6 g,炒杏仁 6 g,生石膏 30 g,细辛 3 g,黄芩 10 g,天花粉 10 g,地龙 10 g,浙贝母 10 g,虎杖 15 g,金银花 15 g,炒僵蚕 10 g,射干 10 g,炒莱菔子 9 g,生甘草 6 g。取配方颗粒 3 剂计 6 包,每日 2 包,水冲服。并嘱患儿要注意休息,宜清淡饮食,忌生冷、发物。3 日后二诊,现偶咳,有痰易咳,色黄,咽痛减轻,鼻塞,流黄白涕,纳可,眠安,大便日 1 行,质偏稀,小便调。查体:咽红,扁桃体Ⅱ度肿大,双侧颌下各触及 0.5 cm×0.5 cm 肿大、质软、无触痛淋巴结。双肺呼吸音粗,未闻及干、湿啰音。心率 84 次/分,律齐。腹(一)。舌红,苔白偏厚,脉细滑。初诊方去蜜麻黄,加桑叶 6 g,枇杷叶 6 g;生石膏减量至 15 g,虎杖减量至 9 g。取 5 剂计 10 包,每日 2 包,水冲服。患儿未再复诊,后电话回访,患儿已痊愈。

按:本例患儿属"咳嗽"范畴,患儿有发热史,咳嗽,有痰,咽痛,舌红,苔厚偏黄,脉细、数,辨证属痰热伤阴证。患儿初诊时,因外感风寒之邪客于肺,加之患儿平日饮食不节,过多食用油腻肉食,蔬菜食用不足,饮食不均衡,脾胃运化不及,易于化热,热灼阴液,则现诸症。诸药配伍,外寒解,内热去,肺气舒畅,诸症自消。

25. 麻黄附子细辛汤

孔某,6岁。2012年6月12日初诊。其母诉幼儿近来晨起咳嗽咳痰明显,片刻即缓,前2周有发热1次,体温最高为39℃,家长予以生姜红糖水、艾熏及热水泡脚后体温降至正常。平日动则汗出,汗后吹风易打喷嚏、流清涕,夜寐时有盗汗。舌淡,中后隐紫,苔白薄腻。脉右寸虚、紧、细,左尺弱。辨属阳虚感寒,太少同病。处方:制附子(先煎)60g,麻黄10g,细辛10g,生姜50g,炙甘草5g,杏仁10g,法半夏20g,茯苓15g,陈皮15g,五味子10g。7剂,水煎服,每日2次。1周后复诊其母诉打喷嚏显减,咳嗽偶作,原盗汗如洗,现反有减少。

按:由患儿脉象虚细而紧、舌中后部隐紫、苔白薄腻等体征,可探知其阳虚之体,气血不足,寒湿内蕴。现复感寒邪,太阳与少阴同病。表虚不固则易汗,正邪相争而发热。少阴困于寒湿,夜至虚阳不能相交于阴而浮散于外,则有盗汗。麻黄附子细辛汤加生姜、炙甘草扶阳温里,宣通肺窍,交合阴阳。再加杏仁、二陈汤(陈皮、茯苓、法半夏、炙甘草)止咳化痰,五味子敛肺、滋肾、止汗。

26. 旋覆代赭汤

案①:连某,男,5岁,2015年10月11日初诊。因反复咳嗽半年余来我科就诊。既往曾就诊于呼吸内科,胸片、肺功能等检查无异常,24小时食管pH监测:pH≤4占总检测时间的54.8%,卧位pH≤4占60.47%,立位pH≤4占52%,pH≤4总次数为273次,pH≤4持续5分钟以上32次,最长反流时间为94.9分钟,DeMeester记分183.92,伴有pH≤4的症状指数33.33,提示重度胃食管反流,给予制酸、促胃动力等药物治疗后,咳嗽较前明显缓解,但仍夜间咳嗽,伴嗳气、纳呆,家长遂转诊我科。现症见阵发性单声咳嗽,夜间明显,痰少色白,纳呆,进食后嗳气明显,偶感中上腹不适,寐可,二便调。舌淡红,苔薄白,脉平。此乃胃失和降,循经犯肺,肺失清肃,气逆作咳而为病。治当降气止咳、理气和胃。方用旋覆代赭汤加减:旋覆花、枇杷叶、枳壳各9g,代赭石、海螵蛸各15g,姜半夏、苦杏仁、郁金各6g,甘草5g。7剂,水煎服,1剂分2~3次服用,每日1剂。并嘱其少食甜食及肥甘厚味之品,睡前避免进食等。二诊:咳嗽基本缓解,仍感纳欠、进食嗳气,前方去枇杷叶、郁金、枳壳,加山楂、苍术各6g,继进14剂。

按:本例为胃食管反流性咳嗽,肺胃气逆症状明显。治病求本,本病根在脾胃,进而影响到肺,一旦胃食管反流减轻,则咳嗽随之消失。故予旋覆代赭汤加减,加用枇杷叶润肺止咳,枳壳、苦杏仁降气止咳,郁金理气止痛,海螵蛸抑制胃酸。

案②:张某,女,10岁,2010年10月17日初诊。患儿半个月前感冒,出现发热、咳嗽、咳痰、鼻塞、流清涕等症状,曾静脉滴注阿奇霉素、炎琥宁等药(具体用量不详)5天,热退,其他症状未见明显缓解,现咳嗽加剧,有痰,不易咳出,饮食尚可,夜寐不佳,偶会咳醒,大便稍干。舌质淡红,苔白稍厚,脉左沉、右寸浮、关滑。查体:咽红,扁桃体不大,双肺呼吸音(一)。诊为咳嗽,治以降逆止咳,宣肺化痰。药用:旋覆花、桑白皮、地骨皮、炙枇杷叶、浙贝母、瓜蒌、白鲜皮各10 g,代赭石5 g,杏仁、桔梗、前胡、生甘草各8 g,鱼腥草15 g。4剂后,症状缓解,继服3剂治愈。

按:小儿脾常相对不足,脏腑娇嫩,不耐寒热,易受邪,无论外感和内伤均可影响中焦气机升降。失降而上逆,则为痞硬嗳噫。史教授将旋覆代赭汤变通用于治疗小儿诸气气逆所致的咳嗽,原方中党参、大枣、甘草甘温以补脾胃之虚,半夏、生姜辛温涤痰散饮止呕,重用旋覆花合代赭石降肺胃之逆,下气化痰,正适合小儿咳嗽肺气上逆之理。本例中加桑白皮、地骨皮泻肺平喘,浙贝母、瓜蒌、鱼腥草清热化痰,桔梗、前胡、炙枇杷叶宣肺止咳化痰。

27.越婢加半夏汤

案①:詹某,女,12岁。其母代诉患儿3年前经检查诊断为慢性支气管炎,至今反复不愈。刻下症见咳嗽常常伴眼睑水肿,痰少色黄,胸闷,倦怠乏力,手足不温,受凉加重,口渴欲饮热水,舌质淡红,苔黄白夹杂,脉沉略弱。辨为郁热夹虚,水气夹寒证。治当清泄肺热,温化水气,温阳散寒,给予越婢加半夏汤、白虎汤与理中丸合方:麻黄20 g,石膏45 g,生姜10 g,大枣15枚,生半夏12 g,知母20 g,红参10 g,白术10 g,干姜10 g,粳米15 g,生甘草6 g,炙甘草6 g。6剂,以水浸泡30分钟,大火烧开,小火煎40分钟,每次服80 mL,每天服4次,每日1剂。二诊:咳嗽减轻,眼睑水肿好转,以初诊方6剂继服。三诊:咳嗽较前又有减轻,眼睑水肿基本消除,仍痰色黄,以初诊方加黄芩12 g,6剂。四诊:咳嗽较前又有减轻,咳痰基本消除,以三诊方6剂继服。五诊:咳嗽较前明显减轻,仍有轻微胸闷,以三诊方加瓜蒌12 g,6剂。六诊:诸症基本趋于缓解,又以五诊方治疗20余剂,诸症悉除。随访1年,一切尚好。

按:根据咳嗽、痰少色黄辨为肺热,再根据眼睑水肿辨为水气上逆,因咳嗽受凉加重、手足不温辨为寒,又因倦怠乏力辨为虚,以此辨为郁热夹虚,水气夹寒证。方以越婢加半夏汤清热宣肺,气化水气;以白虎汤清泄郁热;以理中丸健脾益气,温阳散寒。方药相互为用,以奏其效。

案②:患儿,女,2岁。1973年3月30日初诊。其母代诉:患儿于2周前发病,开始鼻流清涕,打喷嚏、咳嗽。数日后,流涕、打喷嚏之症退,而咳嗽则日益加甚,频频咳嗽而痰少,咳有回声,眼胞水肿,且见发热、鼻干、口渴欲饮水、小便黄、汗出、食欲减退、舌红、少苔、指纹稍紫。乃肺郁化热,气逆咳嗽,治宜宣肺清热,降逆止咳,佐以调中和胃,拟方越婢加半夏汤。药用:炙麻黄5 g,炙甘草5 g,石膏9 g,法半夏6 g,大枣(擘)2枚,生姜3 g。水煎服,每日2次。1973年4月1日二诊:服上方1剂,热退咳止,肿消食进,唯仍口渴、鼻干,仍拟上方以天花粉易法半夏续服。药用:炙麻黄5 g,炙甘草5 g,石膏9 g,大枣

(擘)2 枚,生姜 3 g,天花粉 6 g。水煎服,每日 2 次。药服 2 剂而愈。

按:《素问·宣明五气》曰"肺恶寒",又曰"肺为涕",且肺开窍于鼻,在变动为咳。风寒袭肺,肺气上逆,失去收摄津液之用,故症见咳嗽而鼻流清涕。风寒束肺,阳气内郁而欲外奋,其气发于肺之外窍而喷鼻以出,故其频频喷嚏。数日后,寒郁化热,则清涕、喷嚏等症自去而咳嗽为之加甚。肺气不利,其咳稍有回声。肺不敷布,则水津上壅于眼睑,故眼胞水肿。肺有郁热,则身热、鼻干、舌红、口渴欲饮水而指纹见紫色。肺热不能外主皮毛,皮毛不固则汗出。肺不能通调水道、下输膀胱则小便黄,所谓源浊则流不清也。肺气不降,则脾胃功能失调,故食欲减退。方中炙麻黄、石膏宣肺气而清郁热,法半夏降逆以止咳,生姜、大枣、炙甘草和中以理脾胃。药服 1 剂,即热退咳止、肿消食进,唯口渴鼻干未已,遂于方中去法半夏之燥,而加天花粉生津止渴,且以助方中清热之效,故又服 1 剂而病愈。

28. 半夏厚朴汤

陈某,女,3 岁,2006 年 2 月 6 日初诊。咳嗽 1 个月余。咳嗽以晨起明显,喉中痰鸣,咳甚则喘憋,吐白色稀痰,予抗生素静滴、口服中成药糖浆治疗,咳嗽稍好转,仍有痰,时有憋气。外院查血常规正常,X 线胸片示肺纹理增粗,PPD 试验(一)。就诊时查体:神清,精神尚可,咽正常,听诊两肺呼吸音粗,可闻及散在干啰音,律齐,心音有力。舌苔白腻。证属痰气互结,肺失宣肃。拟半夏厚朴汤加味,药用:茯苓 10 g,法半夏 8 g,厚朴 5 g,紫苏叶、陈皮、旋覆花、杏仁各 6 g,生姜 2 片。水煎服,每日 1 剂。服 3 剂后,咳嗽不显,喉中痰鸣减轻,无憋气现象,继予前方去杏仁,加川贝母 8 g,继进 3 剂,诸症皆除。

按:小儿久咳,脾气亏虚,聚湿为痰,痰气凝结,气机不利,肺失宣肃,则咳嗽不愈。本例中患儿症见咳嗽以晨起明显,喉中痰鸣,咳甚则喘憋,吐白色稀痰,证属痰气互结,而患儿舌苔白腻,为气郁寒凝之偏寒者,故以半夏厚朴汤加化痰下气之药。

29. 葶苈大枣泻肺汤

王某,女,10 岁,2013 年 5 月 9 日初诊。主诉:咳嗽 1 周。症见咳嗽频繁,咳时有痰,痰多而白,纳呆神疲,大便稀溏,小便调,舌苔白、微腻,脉滑。听诊:两肺呼吸音粗,可闻及散在痰鸣音。X 线检查:两肺纹理增多增粗。西医诊断:支气管炎。中医诊断:咳嗽(痰湿型)。治法:宣降肺气、健脾化湿。方药:葶苈大枣泻肺汤加味。组成:葶苈子、大枣各 10 g,细辛 3 g。以上 3 味共研细末,以温开水调成糊状,用时取适量敷在大椎穴上,然后用纱布包扎,敷贴 4 小时后取下,每日 2 次。3 天后复诊,偶有咳嗽,痰白,效不更方,治疗 7 天后患儿诸症消而痊愈。

按:小儿痰湿咳嗽其标在肺,而本在脾,其脏腑娇嫩,脾常不足,脾虚生痰,上贮于肺,肺不能输布津液,化液成痰,痰阻气道,肺失宣降,气机不畅,致咳嗽,且痰多而白,治疗宜脾肺同治,健脾燥湿化痰。故以葶苈大枣泻肺汤加味外敷大椎穴治疗,通过皮肤渗透、黏膜吸收药物,即可发挥止咳化痰的功效。

第五节 肺炎喘嗽

肺炎喘嗽是小儿时期常见的肺系疾病之一,以发热、咳嗽、气促、痰鸣等为主要临床特征。一年四季均可发生,多见于冬春季节,一般患儿年龄越小,发病率越高,病情越重。一般预后良好,若发生变证者则病情危重。治疗上以宣肺开闭、化痰平喘为基本原则。临床常用于治疗肺炎喘嗽的经方有十枣汤、大承气汤、小青龙汤、小青龙加石膏汤、小陷胸汤、乌梅丸、甘草干姜汤、芍药甘草汤、竹叶石膏汤、千金苇茎汤、苓甘五味姜辛汤、桂枝人参汤、桂枝加龙骨牡蛎汤、桔梗汤、射干麻黄汤、麻杏甘石汤、麻黄附子细辛汤、越婢汤、越婢加半夏汤、葛根芩连汤、葶苈大枣泻肺汤等。

【病案举例】

1. 十枣汤

患儿,男,1 岁。发热、咳嗽、气喘 6 天于 1979 年 7 月 17 日以肺炎收入院。患儿 1 个月前曾患麻疹合并肺炎在某医院治愈出院。近日来又发热、咳嗽、气喘,曾用多种抗生素、激素治疗无效,病情逐渐加重而来我院。体温 39.4 ℃,呼吸 40 次/分,脉搏 160 次/分,发育营养差,精神萎靡,面色灰暗,口周轻度发绀,呼吸困难,心音弱,两肺可闻及密集中、小水泡音,肝大肋下 2 cm,脾可触及,胸片两肺野可见片状模糊阴影。咽部痰培养 3 次,均为纯铜绿假单胞菌生长,药敏试验对各种抗生素皆不敏感。诊断为铜绿假单胞菌耐药株肺炎。入院后曾给予红霉素、卡那霉素、多黏菌素 B、多黏菌素 E 等治疗,体温不退,后改用"十枣汤"(大戟、甘遂、芫花各等量,用醋煮沸后晾干,研成细粉,置干燥处备用。服用时大枣 10 枚煎汤约 50 mL 冲服,每日 1 次)治疗,每次 0.5 g,每日或隔日 1 次,共用 11 次,体温降至正常,精神及体征亦好转,住院 63 天痊愈出院。

按: 小儿肺炎喘嗽临床多见风热闭肺、痰热闭肺证,根据肺与大肠相表里的理论,以及上病下取、釜底抽薪的治疗原则,运用十枣汤之峻泻,将上焦肺部之痰热通过大肠排出体外。大戟、甘遂、芫花药性虽较峻烈,但服十枣汤后除肠鸣攻撑,轻度腹痛,恶心及泻后疲乏外,尚未发现其他毒性和严重副作用。

2. 大承气汤

张某,女,4 岁 4 个月。1985 年 9 月 12 日初诊。10 日前过食老玉米,此后即咳嗽频作,喉间痰声,咳重则引起呕吐,伴有嗳腐吞酸,腹胀纳呆,手足心热,大便秘结,状如算盘珠。近 5 天来未解大便,夜间睡卧烦热不安。某医院曾诊为"支气管肺炎",服红霉素、麦迪霉素及中成药等均无明显效果,遂来就诊。查体:体温 38.2 ℃,面颊潮红,口唇红而干,舌尖红,苔黄厚而腻,脉滑数,咽后壁淋巴滤泡增生,扁桃体Ⅱ度肿大,两肺满布痰鸣音,腹部胀满拒按,左下腹可触到便块。胸部X线:两肺纹理粗,右肺近心隔角处有片状阴影。证属食滞郁热,热结大肠,致痰浊壅肺,肃降失司。治宜导滞通腑。方用大承气汤:生大黄(后下)6 g,玄明粉(分冲)6 g,厚朴6 g,枳实6 g。1剂,水煎服。二诊:药后大便先干后稀,量多,其味臭秽,先后共泻3次,腑气已通,腹胀亦消,嗳腐止,咳嗽明显减轻,喉间痰鸣消失,夜睡安静,身热已解。舌红,苔黄,脉滑。两肺可闻少许干啰音。宜消食导滞,化痰止咳。处方:陈皮6 g,法半夏6 g,茯苓10 g,麦芽10 g,山楂10 g,神曲10 g,枳实6 g。2剂,水煎服,2剂后咳嗽愈。

按:《素问·咳论》说:"五脏六腑皆令人咳,非独肺也。"此例为小儿饮食失节,停滞肠胃,郁而化热,热结大肠,传导失常,影响肺之肃降,致痰浊壅肺,肺气上不降,故咳嗽不已。因肺与大肠相表里,故采用大承气汤以荡涤肠胃,泻下大便,使实热痰浊从大肠而泻,通腑意在泻肺,大肠热除,传导功能恢复正常,肺气自然肃降而咳自愈。

3. 小青龙汤

案①:周某,男,6个月,2010年4月24日初诊。患儿半个月前首次喘息,呼吸道合胞病毒检测阳性,诊为毛细支气管炎。经西药抗感染及激素治疗后症状未完全缓解,咳喘仍时常发作。今咳喘再发,喉中痰鸣,鼻塞流涕,胃纳少,水样便,日5~6次,四肢欠温。舌淡胖,苔薄白而润,指纹色红。中医诊为肺炎喘嗽,寒痰闭肺证,治以宣肺开闭,温运化痰。处方:炙麻黄3 g,苦杏仁3 g,生甘草3 g,桂枝3 g,白术6 g,茯苓6 g,炮姜炭6 g,细辛1.5 g,桔梗3 g,姜半夏5 g。服用5日后咳喘止,喉中痰鸣明显减少,大便成形。

按:因患儿素体阳虚,久用寒凉之药伤及脾阳,津液失于温化,凝而为痰,复外感寒邪,寒与痰相结壅阻于气道,闭阻肺气,故咳嗽喘息,喉中痰鸣;其水样便、四肢欠温,舌淡胖,苔薄白而润,指纹色红为寒痰之象;因脾阳虚弱,寒痰难化,故咳喘反复。方中以三拗汤宣肺开闭,小青龙汤合茯苓桂枝白术甘草汤加减温阳化饮,并将原方中的干姜易为炮姜炭,既助阳散寒,又温脾止泻,取《金匮要略》"病痰饮者当以温药和之"之义而获效。

案②:邹某,男,3岁,2022年2月6日初诊。主诉:咳嗽10天,加重1天。血常规:白细胞5.31×10⁹/L,中性粒细胞百分比32.0%。胸部X线示:右下肺淡薄致密模糊影。诊断为支气管肺炎。当地医院曾先后予"奥司他韦颗粒、头孢克洛干混悬剂、盐酸氨溴索口服溶液、麻杏化痰合剂"口服及雾化治疗,咳嗽较前减轻,入院前1天受凉后咳嗽加重。症见咳嗽咳痰,鼻塞,流清涕,纳食可,大便稀糊状,每日2次。查体:咽不红,双肺呼吸音粗糙,未闻及干、湿啰音。舌淡红,苔薄白,脉细。方用小青龙汤加味:麻黄、桂枝各5 g,杏仁、陈皮、茯苓、炒白术、旋覆花、炒白芍、百部、地龙各10 g,法半夏9 g,五味子、当归各6 g,细辛3 g,生晒参、甜叶菊各5 g。3剂,水煎服。2022年2月9日二诊:咳嗽较前明显减少,痰少,不易咳吐,大便稀糊,未见黏液及不消化物。舌淡,苔薄白,脉数。守上方5剂,加用参苓白术颗粒健脾益气。药后咳嗽缓解,临床痊愈。

按:此例患儿,据脉证属风寒外束,水饮内停,先宜用小青龙汤发散风寒、温化寒饮。药用后肺气得宜,痰饮得化,病情好转。二诊咳嗽明显减轻,痰声渐轻,大便仍呈糊状,继予前方宣肺化饮,患儿脾气虚弱,寒痰难化,大便稀溏,故加用参苓白术颗粒健脾益气。

4.小青龙加石膏汤

案①:冯某,女,6岁。1961年3月14日初诊。以"腺病毒肺炎"住院3周,发热,咳嗽气喘,发憋,面青白,下利,舌淡苔灰黑,脉滑数,肺部湿啰音较多。属内饮兼感,治宜宣肺。处方:麻黄1.5 g,干姜0.9 g,细辛0.9 g,五味子(打)10枚,法半夏3 g,桂枝1.5 g,生石膏6 g,炙甘草1.5 g,杏仁10枚,白芍1.5 g,大枣2枚。1961年3月16日二诊:身微热,面红润,喉间有痰,胃口好些,大便次数已减少。舌淡苔灰黑已减,脉滑微数。治宜调和脾胃,理肺化痰。处方:法半夏3 g,橘红2.4 g,炙甘草1.5 g,紫菀2.4 g,五味子(打)10枚,细辛0.9 g,紫苏子(炒)3 g,前胡1.5 g,生姜2片,大枣2枚。1961年3月17日三诊:热退,喘憋减,精神转佳,食纳好,脉缓,舌淡苔减。继服前方而愈。

按:腺病毒肺炎,亦有属伤寒范畴的。此例患儿,据脉证属内饮兼感,先宜小青龙加石膏汤发散风寒、温化寒饮。药用后肺气得宜,病情好转。继宜调和脾胃,兼化痰湿。采取了先宣后降的治疗原则。三诊热退,喘憋均减,精神转佳,食纳较好,病愈而康复。

案②:胡某,女,12岁。2014年12月因外出滑雪后受凉,当晚随即出现恶寒发热、剧烈头痛,自服布洛芬干混悬剂、阿奇霉素后症状稍有所缓解。次日发热39.5 ℃,伴有咳嗽,咳嗽剧烈时引发呕吐,呼吸急促,偶有气喘,胸胁胀满,头痛剧烈。随即到当地西医医院寻求诊治,查血常规示:白细胞16.09×10⁹/L,血红蛋白118 g/L,血小板334×10⁹/L,中性粒细胞百分比82.3%,淋巴细胞百分比55.3%。查胸部DR示:右下肺炎。静脉滴注头孢西丁、阿奇霉素、头孢曲松钠等治疗1周余,症状缓解不明显。来诊时发热,体温38.5 ℃,精神不佳,略显烦躁,伴有咳嗽,咳嗽次数与日俱增,咳嗽剧烈时引发呕吐,呼吸急促,偶有气喘,胸胁胀满憋闷,痰多,质地白稀,夜休不安,食纳差,大小便未见明显异常。舌质红,苔白中间薄黄,脉浮滑。查体:精神差,三凹征明显,咽后壁充血明显,双侧扁桃体轻度肿大,双肺呼吸音粗糙,可闻及大量细湿啰音,偶可闻及喘鸣音。证属风寒表束,内有痰热内壅。治宜散寒通窍,温肺祛痰,内化饮邪,兼清里热。以小青龙加石膏汤化裁:炙麻黄8 g,桂枝6 g,炙甘草4 g,干姜6 g,细辛4 g,石膏(打碎先煎)60 g,五味子12 g,法半夏12 g,苦杏仁12 g,白芍12 g,赤芍12 g,薏苡仁10 g,白豆蔻10 g,黄芩10 g。3剂,嘱患儿注意保暖,啜少许热稀粥,服1剂时,患儿微微汗出、热减、呼吸平稳、咳嗽气喘减轻、胸中满闷不减但觉精神爽快许多。连服3剂,热退,未再咳喘,胸中畅快许多,精神佳,白痰仍有少许,食纳稍欠佳,前方去炙麻黄、石膏,加白芍至18 g,加生姜、厚朴、桔梗、白前、陈皮、莱菔子各10 g,续进3剂,诸症消失,食纳佳。查胸部DR示:双肺纹理清晰,未见明显渗出性病灶。查血常规示:白细胞8.24×10⁹/L,血红蛋白115 g/L,血小板402×10⁹/L,中性粒细胞百分比57.3%,淋巴细胞百分比45.3%。予以香砂六君子汤加陈皮、半夏善后,病去人安。随访2个月余,体健如常。

　　按：朱宗元先生认为伤寒论"心下有水气"所论述的病机主要是水饮内停,干犯肺胃。具体到症状上来看,水饮内停,饮犯肺卫,肺失宣降,肺气上逆则咳嗽气喘;水饮内停,饮伤胃气,胃气上逆则恶心呕吐,饮停胸胁,则胸胁饱满憋闷。具体到体征上来看,心下有水气可以理解为现代医学所谓的肺部湿啰音。故本例发热不解,伴有咳嗽,咳嗽剧烈时引发呕吐,气喘憋闷,痰多质地白稀,肺部大量细湿啰音,均为伤寒论小青龙汤证的典型特征。因患儿伤寒七八日,外寒在外,里饮在内,夹痰化热,故在小青龙汤基础上重用石膏以兼清里热,配以黄芩加强宣肺清热力度。因患儿病势较重,恐久病生湿,故加用三仁汤以宣上、畅中、渗下。炙甘草调和诸药。全方共奏辛散温化、解表化饮、兼清里热之效。

　　案③:患儿,男,10岁,2015年1月15日初诊。患儿咳嗽气喘3天,曾于外院就诊,诊断为"急性喘息性支气管肺炎",予以静脉滴注红霉素、阿糖腺苷、甲泼尼龙琥珀酸钠、布地奈德气雾剂、沙丁胺醇气雾剂、丙酸氟替卡松吸入气雾剂,口服盐酸异丙嗪、沙丁胺醇、氨茶碱等住院治疗1周余,症状缓解不明显,反而有加重趋势。昨日夜间患儿突然发热,体温38.9℃,伴有剧烈咳嗽、呼吸急促、气喘明显、不能平卧。查体:精神稍烦躁,心率126次/分,呼吸40次/分,三凹征明显,双肺可闻及大量喘鸣音,肺底部在吸气末可闻及中等量细湿啰音,右肋下缘可触及肝脏,下肢可见轻度水肿(+)。急转重症监护予以治疗,重症监护初步诊断为重症肺炎合并早期心力衰竭,予以镇静、强心、利尿、扩容、补液、抗感染等治疗后,患儿基本生命体征平稳,然刻诊仍见:低热,呼吸急促,气喘明显,咳嗽有痰,痰液清稀,下肢轻度水肿,四肢发凉,未进食,小便量少不利,大便未见明显异常。舌淡红,苔厚腻苔心稍黄,脉浮滑数。予以小青龙加石膏汤合真武汤加味:炙麻黄9g,桂枝6g,炙甘草3g,干姜6g,细辛4g,石膏(打碎先煎)45g,五味子12g,法半夏12g,苦杏仁12g,白芍12g,茯苓10g,白术10g,生姜10g,附子(先煎)15g,青黛6g,海蛤壳6g,生寒水石10g,人参(冲末另服)15g。3剂,水煎服,每日1剂。鉴于患儿幼小,分数次频服。二诊:服上方药物后,患儿未再发热,咳嗽明显减轻,精神未见烦躁,气喘略减,亦无呼吸急促、张口抬肩,但仍不能平卧,小便量逐渐增多,可稍稍纳食,下肢不再水肿,四肢发凉程度减轻,脉象逐渐转为浮滑,舌苔转白厚腻。前方去炙麻黄、青黛、海蛤壳、生寒水石,加苍术、厚朴各10g,陈皮、桔梗、白前各12g。3剂,水煎服。三诊:患儿体温平稳,痰量减少,气喘明显减轻,已可平卧,可下地活动,活动后轻度气喘,舌红、苔厚腻程度逐渐减轻,脉浮滑。经过2次诊治,患儿咳喘程度已大大减轻、精神食欲转佳,遂以金匮肾气丸合四君子汤加蛤蚧10余剂善后,患儿未再气喘,诸症皆平,顺利出院。随访2个月余,未见复发。

　　按：朱宗元先生分析本案虽为重症肺炎合并早期心力衰竭,但其表在心、其本仍在肺,故不可舍本求末从心论治,重点仍要从肺论治。水饮内停,饮犯肺卫,肺失宣降、肺气上逆则咳嗽气喘;水饮流溢于四肢,故见下肢水肿;痰饮内停,瘀久化热,热邪聚扰于胸中,故见精神烦躁;热邪盛而格阴,四肢失于阳气濡养,故见四肢发凉。真武汤是温阳利水的代表方,在此与小青龙加石膏汤共奏温肺散饮、宣肺平喘、利水强心之功效。患儿伤寒日久,故重用石膏以兼清里热,配以青黛、海蛤壳、生寒水石以加强清热化痰力度,以人参以顾护胃气,调动人体正气。

5. 小陷胸汤

陈某,男,6岁,1998年3月26日初诊。2天前因受凉发热,咳嗽,自服退热药及抗生素、止咳糖浆无效。查体:体温38.9℃,心率146次/分,呼吸36次/分。壮热不解,口渴烦躁,咳嗽频作,声哑,痰黄稠,气急鼻扇,面颊潮红,尿黄而少,大便不畅,舌红而干,苔黄,脉浮数。双肺可闻及细湿啰音。血常规示:白细胞12.4×10⁹/L,中性粒细胞百分比86%。胸部X线片示两肺纹理增多,可见散在性斑点状阴影。中医辨证为风热闭肺,痰气壅滞。治宜宣肺涤痰,辛凉清肃。投以小陷胸汤加味:瓜蒌10 g,法半夏3 g,黄连3 g,黄芩15 g,杏仁12 g,芦根30 g,金银花15 g,连翘15 g。水煎取汁150 mL,每服30 mL,每日5次。连服3日,发热、咳嗽、气促、鼻扇明显好转。续服4日,症状、体征完全消失。续服6日后复查胸片示炎变已吸收,两肺啰音消失,血象恢复正常。

按:小陷胸汤为治疗痰热结胸的传统方,有辛开苦降、宣泄涤痰、清肺平喘之功效。小儿肺炎病位在胸、在肺,病因为热,为痰壅滞胸中致肺气不宣所致,小陷胸汤切中病机,故取佳效。小儿肺炎退热必须适度,用药宜清轻,故方中黄连、法半夏宜微其量,防苦寒辛燥伤阴,中病即止或减量,不必尽剂,以防伤戕胃气。

6. 乌梅丸

刘某,男,7岁,2015年10月8日初诊。患儿发热、咳嗽10天,加重3天,刻下症见发热,体温最高为39.2℃,咳嗽,阵咳有痰,喉间痰鸣,不易咳出,伴阵发性胸痛、腹痛,以脐周部为主,夜间疼痛较剧,疼痛性质不确定,无喘息,纳差,咳痰色黄症状缓解,呼吸急促,动则出汗,口干涩,四肢不温,舌质暗红,苔薄黄,脉弦细略数。查体:咽充血,双侧扁桃体Ⅱ度肿大,未见异常分泌物,双肺呼吸音粗,双侧呼吸音不对称,左侧呼吸音低弱,可闻及固定的中细湿啰音,心音有力,律齐,腹软,脐周部有压痛,麦氏点无压痛及反跳痛,墨菲征阴性,肠鸣音正常。血常规示:白细胞6.65×10⁹/L,红细胞5.16×10¹²/L,血红蛋白143 g/L,红细胞比容42.3%,血小板354×10⁹/L,中性粒细胞百分比59.5%,淋巴细胞百分比27.6%,CRP 18.31 mg/L。肺炎支原体IgM抗体阴性。胸部CT示:双肺纹理粗,左肺上叶可见大片状高密度影,其内可见支气管充气征,局部密度不均,提示左肺炎。西医诊断:大叶性肺炎。中医诊断:肺炎喘嗽,证属肝肾阴阳俱虚,肺气壅滞,寒热错杂。治疗宜寒热并用、调和阴阳、疏肝利肺、降气平喘,方用乌梅丸加减:乌梅15 g,赤芍、白芍各10 g,当归10 g,太子参15 g,细辛3 g,桂枝6 g,防风6 g,附子6 g,黄芩10 g,黄柏6 g,枳壳6 g。水煎服,每日1剂。服6剂后,喘憋减轻,咳痰转白,易于咳出,上方减去苦寒之黄芩,酌加健脾理气之黄芪15 g,紫苏子、紫苏梗各10 g。7剂后随诊,诸症均明显减轻,上方继服,嘱慎起居,畅情志。6个月后,病情稳定。半年后随访,未复发。

按:本例患儿舌质暗红、脉弦,为肝热之象;咳嗽,伴阵发性胸痛、腹痛,夜间痛剧,为肝火犯肺之象;纳差、四肢不温,为脾肾虚寒之象。证属寒热错杂,病在厥阴。《黄帝内经》云:"五脏六腑皆令人咳,非独肺也。"厥阴病,病机复杂,可表现为肝经循行部位病症,亦可因五脏生克关系,引起他脏病变,但本源为肝体虚,相火郁,可有化热生风及肝木克土、子病及母(肝病及肾)病理现象,选用本方加减,各种药物各用,共奏调和阴阳、疏肝理气、利肺平喘之功效。临床应用乌梅丸应从方证、五脏、阴阳三种综合分析,谨守发病机制,无失发病病机,灵活应用乌梅丸,从而达到异病同治的目的。

7.甘草干姜汤

余某,男,11个月。1985年7月7日入院。患儿1个月前出现大便稀溏,呈青绿色,日2～3次。8天前出现发烧,咳嗽,气喘,吐白色泡沫痰,颜面㿠白,四肢发凉,昏睡露睛,嗜睡,时有抽搐。检查:体温38.2℃,叩诊双下肺呈浊音,双肺可闻较粗大湿啰音,白细胞19×10^9/L,中性粒细胞百分比49%。诊断:支气管肺炎。经抗感染、补液等治疗后,疗效不佳。第2日患儿口唇发绀,四肢厥冷,呼吸急促,呕吐腹泻,抽搐频作,心率120次/分,心音微弱,舌质淡嫩,苔薄白而滑,指纹青紫直透命关。经抢救后症状无改善,特邀中医诊治。辨为中阳大衰,阴寒内盛。急处甘草干姜汤:炙甘草20 g,干姜10 g,煎汤频服之。服药后其手足转温,呼吸和缓,痰鸣消失抽搐未再发作,精神好转,双肺湿啰音基本消失。嘱其守方继服1剂后诸症全除。继以六君子汤善后而愈,1个月后随访一切正常。

按:甘草干姜汤仲景用之是治胃阳虚和肺阳虚,本例患儿的所见证,属胃阳及肺阳大虚,危在顷刻。投甘草干姜汤,辛甘合化,大复阳气,炙甘草奠中益气生津,如此则垂绝之阳立复,故两服而奏奇效。

8.芍药甘草汤

患儿,男,9岁,咳嗽约1个月,无急性呼吸道感染史,用多种抗生素、止咳糖浆、抗组胺药、白三烯受体拮抗剂、吸入糖皮质激素等治疗,咳嗽症状未得到控制。常规胸部X线检查示:肺纹理增粗。初诊考虑鼻窦炎,于五官科就诊后排除,血常规、CRP、血清总IgE值正常,血清肺炎支原体IgM抗体(+),无结核病史。症见高频干咳,夜咳不止,痰少而黏,时有脓痰,轻微发热,大便干结。肺部无明显体征,呼吸音清晰,肺部细微干啰音。西医诊断:支原体肺炎。中医诊断:咳嗽,肝火犯肺证。治则:滋阴润肺、柔肝止痉。常规西医治疗:口服阿奇霉素10 mg/(kg·d),顿服,每服3日停4日为1个疗程,共4个疗程。方用芍药甘草汤合沙参麦冬汤:生地黄、沙参、麦冬、玄参、白芍各12 g,甘草、知母、黄芩、地骨皮、柴胡6 g,紫菀、款冬花、百部各10 g,制大黄3 g。7剂,水煎服,每日1剂,分早晚温服。连服6剂后,咳嗽频率显著降低,停汤药继续服用阿奇霉素2个疗程。1个月后随访,咳嗽止,肺部呼吸音清晰,复查血清肺炎支原体IgM抗体转阴。

按:小儿肺炎支原体(MP)感染后并发慢性咳嗽概率较高,MP侵入呼吸道黏膜表面的上皮细胞表面,有效躲过了黏膜纤毛及吞噬细胞对其的清除,可方便吸收自身所需营养,在其代谢过程中释放有毒代谢产物,损害宿主细胞,致肺部出现迁延性损害,逐渐破坏上皮完整,使纤毛柱状上皮发生鳞状化,导致气道持续性炎症和气道高反应,若感染不能得到及时控制,可逐渐损及免疫功能,导致免疫功能低下,发展成慢性咳嗽,因此本例患儿感染肺炎支原体后,采取多种抗生素、止咳糖浆、糖皮质激素等药物治疗均无效。本例中患儿症见高频干咳,夜咳不止,痰少而黏,时有脓痰,轻微发热,大便干结,证属肝火犯肺,故用芍药甘草汤合沙参麦冬汤加减治之。

9. 竹叶石膏汤

案①:于某,男,9个月。咳嗽、咳喘、发热4天,曾使用抗生素效果不明显。体温达39 ℃,精神萎靡,喘促气微。听诊双肺可闻及干啰音兼细小湿啰音,指纹淡紫,舌淡红少津。此乃邪热未清,肺阴已伤,治以清热生津,益气和胃,兼以定喘。处方:竹叶4 g,石膏20 g,麦冬、党参各9 g,半夏、金银花、川贝母各6 g,麻黄、甘草各3 g。水煎服,每日1剂,少量频服。二诊:服上方1剂后,喘促已平,体温36 ℃,听诊双肺音明显减轻,令其继服1剂而愈。

按:肺炎后期的患儿,应用抗生素体温虽降,但停药则复。有时体温虽不高,咳嗽也不明显,但听诊双肺可闻及明显干啰音,或兼细湿啰音。本例中患儿症见精神萎靡、低热或午后高热、口渴引饮或渴不欲饮、纳呆或腹泻、腹胀,兼有肺部干啰音,乃气阴两伤之症,故用竹叶石膏汤加减。

案②:魏某,男,6岁,2016年11月28日初诊。诉咳嗽半个月余。初起伴发热,于某医院诊断为支气管肺炎,住院治疗1周,热退咳减后出院,近5天仍时有咳嗽,咳时汗出,痰少,精神倦怠,纳食较前减少,大便偏干。口唇干裂,咽暗红,双肺呼吸音略粗,舌淡红,苔少,脉细数。证属气津两伤。方用竹叶石膏汤加味:竹叶、石膏、太子参、麦冬、桔梗各8 g,姜半夏、川贝母、甘草各6 g。6剂,每日1剂,分早晚温服。1周后诸症渐愈。

按:支气管肺炎是儿科临床常见病,以发热、咳嗽、气促、呼吸困难为主要表现。肺部听诊可闻及固定的中、细湿啰音,胸片可见小片状、斑片状阴影,或见不均匀的大片阴影。支气管肺炎四季均可罹患,冬春季节多发,若早期发现、治疗,预后良好,若病情较重,失治或误治,可导致急性心衰甚至死亡等严重不良后果。本例中患儿病后耗伤气阴,故低热自汗、口干唇燥;肺阴不足,故咳嗽痰少,舌红、苔少、脉细数为阴虚之象,方以竹叶石膏汤加味。

10. 千金苇茎汤

吴某,女,2岁5个月。以"咳嗽2周、气促4日"入院。患儿2周前受凉后出现发热,咳嗽,伴流涕,鼻塞,经治疗后发热退,但咳嗽日渐加剧,4日前并出现气促,可闻喘息声,痰多。症见阵发性咳嗽,咳出白色黏痰,喉间痰鸣,气促,烦躁,胃纳欠佳,二便正常,舌红、苔白厚,脉滑数。检查见咽部中度充血,呼吸45次/分,双肺听诊呼吸音粗,可闻喘鸣音及细湿啰音,X线胸片提示为支气管肺炎。西医诊断:喘息性支气管肺炎。中医诊断:肺炎喘嗽,证属痰热闭肺。治宜清热化痰,宣肺止咳,方用千金苇茎汤加味。处方:苇茎12 g,桃仁4 g,冬瓜子、生薏苡仁、射干各10 g,苦杏仁、桔梗、紫菀、荆芥穗各6 g,炙麻黄3 g,前胡、重楼各8 g。水煎服,每日1剂。服药3剂后咳嗽明显减少,无气促,双肺听诊啰音,较前明显减少,但喉间仍闻痰鸣声,舌红、苔白厚,脉滑。痰热未清,继用上方加橘红、白前各 3 g,续服 3 剂后症状基本消失,X 线胸片复查提示支气管肺炎较前吸收好转,病愈出院。

按:千金苇茎汤药味平淡,但其清热化痰、逐瘀之功卓著。方中苇茎甘寒清肺泄热,是为主药,冬瓜子清热祛痰,生薏苡仁清热利湿,桃仁活血祛瘀以散热结;再辅以炙麻黄开泄肌腠宣肺解郁,荆芥穗解表散风,重楼清热解毒,苦杏仁、前胡、桔梗、射干、紫菀宣肺化痰止咳。诸药合用,共奏宣肺利气、清热化痰之功。

11. 苓甘五味姜辛汤

患儿,女,4 岁 6 个月,1984 年 1 月 6 日初诊。形体肥胖,行迟语顿,常感时邪,今冬因起居不慎,外受风寒无汗,未闻及明显干湿啰音。诊断为咳嗽,证属肺寒伏饮。现症见鼻塞流涕,咳嗽加重,嗽后气促带喘,细听喉有痰鸣,咳甚则吐出痰涎,色白质稀,胃纳欠佳,舌淡暗,苔白腻,指纹气关,色淡浮滑。血常规示白细胞正常。听诊可闻及肺部有湿啰音及哮鸣音。胸部 X 线片示:肺纹理增重,肺下野有片状阴影。辨证:风寒袭表,痰饮渍肺。治法:温肺散寒,蠲饮平喘。处方:苓甘五味姜辛汤加味。组成:茯苓 12 g,甘草 6 g,干姜 5 g,细辛 2 g,五味子 3 g,麻黄 3 g,紫苏子 6 g,杏仁 5 g,半夏 6 g,桑白皮 10 g。每日 1 剂,水煎 180 mL,每次服 30 mL,4 小时 1 次,昼夜分 6 次尽服。二诊:药服 4 剂,咳喘平息,痰涎减少,胃纳见增,肺部啰音吸收,继服 3 剂愈。

按:患儿外感风寒,且患儿年幼,脏腑娇嫩,脾阳不足,寒从中生,聚湿成饮,寒饮犯肺,寒痰水饮停肺,发为咳喘,痰白清稀。予苓甘五味姜辛汤加味,其性偏温,是一剂既祛饮邪又止咳平喘的显效良方,方中干姜、细辛温肺止咳,化饮平喘,麻黄宣肺平喘,半夏、茯苓、甘草甘温健脾化痰,以绝饮源;五味子味酸性敛,固护肺气,又防干姜、细辛过于辛散而伤肺气;紫苏子、杏仁降气化痰,桑白皮泻肺平喘。诸药相辅相成,共奏捷效。

12. 桂枝人参汤

张某,男,10 个月,2016 年 7 月 10 日初诊。主诉:咳嗽伴发热 16 天,腹泻 5 天。16 天前发热,低热,咳嗽,流涕,于当地县医院治疗 3 天,效不佳,咳嗽加重,伴高热,体温最高为 39 ℃,每日 2~3 个热峰,诊断为肺炎,入住当地县医院住院。治疗 6 天,因患儿精神差,仍有高热,咳嗽,至当地市医院治疗 1 周,药用头孢哌酮舒巴坦针、阿奇霉素等,治疗第 3 天出现腹泻。经治疗精神好转,咳嗽明显减轻,但仍有高热,每日 1~2 个热峰,故来我院,入住我科。症见精神一般,时有单声咳嗽,咽不红,双肺呼吸音粗,可及少量痰音,时流清涕,动则汗出,汗后手足凉,不喜饮水,纳少,大便水状,每日 4~5 次,舌淡,苔白,脉浮缓,按之无力。查血常规示病毒感染,相关感染指标正常,胸部 X 线提示肺炎。西医诊断:肺炎。中医诊断:肺炎喘嗽。西医暂予雾化、化痰对症,必要时行腰椎穿刺术排除中枢神经系统感染。中医辨证:太阳、太阴合病。治法:温中解表。处方:桂枝人参汤加味,桂枝 6 g,人参 5 g,干姜 3 g,生姜 3 g,法半夏 6 g,炒白术 6 g,炙甘草 3 g。中药颗粒剂 1 剂,分 1 天半服,每日服 2 次,开水冲服。第 2 日,热势降,偶有咳嗽,大便 1 次,糊状。守上方。第3日体温正常,出汗减少,吃奶增加,大便正常,肺部听诊偶及痰音,予理中汤合六君子汤2剂,诸症痊愈出院。

按:本例患儿纳少、腹泻、手足凉、不喜饮水、肛周无红肿、舌淡、苔白、脉无力,皆为脾胃虚寒之象,流清涕、易汗出、脉浮缓,为表虚感寒之象,发热为中阳不足、外寒留著,故方选桂枝人参汤。

13. 桂枝加龙骨牡蛎汤

刘某,男,2岁,1980年4月10日入院。患儿入院时咳嗽气喘,汗出,低热,面色苍白,烦躁啼哭,西医诊断为小儿肺炎。给青霉素、链霉素静脉注射,口服小儿四环素、氨茶碱之类,汗出不止,曾用阿托品注射。当时汗出虽止,药效消失后又大汗淋漓。症见身热而面色㿠白,咳嗽气喘,汗出淋漓,四肢欠温,消瘦神疲,舌淡而嫩,指纹沉而色淡,乃为后天失调,稚阳不足,受邪之后显现正气不支、营卫失和之证,拟桂枝加龙骨牡蛎汤,龙骨18 g,牡蛎18 g,甘草3 g,红枣2枚,生姜2片,紫菀6 g,川贝母3 g,经服3剂,诸症消失。适当调理后痊愈出院。

按:仲景桂枝加龙骨牡蛎汤方,具有补益通阳、调和营卫的作用,原方中桂枝温通心阳,配合白芍、生姜、大枣、甘草调和营卫,加龙骨、牡蛎取其潜阳越而敛汗,所谓"阳气宜发不宜越"之意。小儿肺炎,本以热证居多,但有些患儿出现心阳不振、营虚卫弱之证者,乃为正虚邪恋、虚多实少的一种变证,多由婴幼儿平素体弱、为稚阴稚阳之体,无力抗邪外出所致。故运用本方治疗小儿肺炎必须辨证清楚,方不致误用。

14. 桔梗汤

患儿,男,1岁5个月,2014年4月22日初诊。主诉:反复发热伴咳嗽、胸痛1个月余。肺部CT提示:右肺大叶性肺炎、胸腔积液、肺脓肿。胸部B超提示:右侧胸腔内可见大片多分隔状蜂窝样积液,单腔小,不宜穿刺。用头孢哌酮舒巴坦针、万古霉素针静脉滴注5天,拉氧头孢针静脉滴注、利奈唑胺片口服等治疗近20天无明显疗效,体温虽降至37.1 ℃左右,但肺部CT片无改善。刻诊:患儿神志可,精神差,哭闹不安,面色暗黄,咳嗽,少痰,查体:体温37.1 ℃,右侧呼吸动度较对侧小,触诊右侧语颤增强,叩诊右侧为浊音,左侧为清音,右侧呼吸音减低,左侧呼吸音粗,舌质红,苔白腻,脉细数。肺部高分辨CT片及气道重建示:右侧胸腔巨大囊性病变,考虑右上肺及下肺实变,大部分坏死、囊变,并右侧包裹性液气胸。西医诊断:重症肺炎,肺脓肿,肺空洞,胸腔积液。中医诊断:肺痈,证属热毒瘀结,痰浊阻肺,气阴两虚。治以补气养阴、化痰通络、祛瘀解毒。方用千金苇茎汤合宁肺桔梗汤加减:黄芪15 g,南沙参、北沙参各15 g,炒白术15 g,苇茎20 g,鱼腥草30 g,葶苈子15 g,冬瓜仁20 g,薏苡仁30 g,桃仁10 g,大青叶15 g,蒲公英15 g,一枝黄花15 g,茶树根15 g,金荞麦15 g,金牛根15 g,天花粉15 g,白及15 g,紫菀12 g,款冬花12 g,川贝母10 g,橘红10 g,橘络6 g,地龙10 g,僵蚕10 g,蝉蜕6 g,甘草6 g。5剂,每日1剂。另加西洋参每日6 g,单煎口服;灵芝孢子粉每日1 g冲服。2014年4月28日二诊:胸部B超示左侧胸腔积液消失,右侧胸腔积液部分吸收。遂将上方葶苈子改为 20 g,10 剂,每 2 日 1 剂。2014 年 5 月 20 日三诊:患儿面色渐变红润,精神转佳,已不哭闹。5 月 15 日查胸部 CT 片示:右侧胸腔囊性病变范围明显减小,右肺中叶病变吸收消失,右下肺实变范围减小,囊变影消失,二诊方再加海蛤壳、海浮石以加强化痰软坚之力,加鹿茸以益精血,托疮毒,10 剂,每 2 日 1 剂。2014 年 6 月 17 日四诊:临床已无明显症状,食欲欠佳,三诊方再加炒麦芽、焦山楂以消食健脾养胃,穿山龙以祛痰通络兼消食利水。10 剂,每 2 日 1 剂。服药 3 个多月后,2014 年 9 月 22 日复查胸部 CT 片示:右肺空洞均已吸收,患儿临床无不适,守上方,院外巩固治疗。

按:患儿胸部 B 超显示,右侧胸腔内可见大片多分隔状蜂窝样积液,单腔小,不宜穿刺行脓液引流,不具备外科手术指征,故采取中医治疗;本患儿之肺脓肿是由肺炎发展而来,使用抗生素治疗多日,气血亏虚,正气不足,故脓腔不溃,脓液不易吸收,辨证属痰浊阻肺,热毒瘀结,兼有气阴两虚,故用清肺化痰汤合千金苇茎汤并宁肺桔梗汤加减以化痰祛瘀、解毒排脓,兼以补气养阴,标本兼治。小儿肺脓肿的治疗应时时顾护自身正气,促进自身机能的恢复,治疗上做到祛邪与扶正并举,才能收到良好的疗效。

15. 射干麻黄汤

案①:患儿,女,7 岁,发热,呼吸急促,持久干咳,有少量痰,以静脉滴注西药(具体不详)治疗 1 周后,病情好转出院。近月来数次发病,此次因受凉后再次发病,发热,呼吸急促,持久干咳,无汗,恶风寒,喘憋重,痰稀白,胃纳差,睡眠差,大小便未见异常。双肺听诊有痰鸣音,血常规检查无异常,胸片显示:双下肺感染。症属风寒闭肺,寒饮伏肺,治宜祛风散寒,宣肺化痰。处方以射干麻黄汤加减:射干、炙麻黄、款冬花、紫菀各 9 g,五味子、生姜各 6 g,桂枝、大枣各 3 g,杏仁 5 g。每日 1 剂,早中晚各服 1 次,5 剂 1 个疗程。二诊:前诉症状基本消失,随访半年未再复发。

按:肺炎以发热、咳嗽、喘促、咳痰为临床主要症状,是由外感风寒,闭塞毛窍,入里化热,与痰浊相搏,壅塞气道,灼伤肺络,引起肺气不能宣通,肃降失职的疾病。用射干麻黄汤加减祛风散寒、宣肺化痰。诸药相配,共奏宣肺散寒、化饮止咳之功效。

案②:谢某,男,8 个半月。因感冒咳嗽 4 周,高热 4 天,于 1961 年 4 月 17 日住某医院。查体:体温 39 ℃,脉搏 104 次/分,两肺呼吸音粗,有散在中小水泡音。胸部 X 线示:右上肺有片状阴影。临床诊断:肺炎。病程与治疗:入院前 2 周咳嗽痰多,至第 10 日突然高热持续不退,伴有呕吐夹痰奶等,食纳差,大便黄色黏稠,每日 1~2 次,精神萎靡,时而烦躁,入院后用中药桑菊饮、葛根芩连汤加味、安宫牛黄散以及竹叶石膏汤等均未见效。查体:体温 38~40 ℃,无汗,呕吐,下利,每日平均十多次,呼吸不畅,喉间痰阻,喘促膈动,面色苍白,胸腹微满,脉虚,舌红无苔。此属表邪郁闭,痰饮阻肺,正为邪遏之候。治宜辛温开闭,涤痰逐饮。方用射干麻黄汤加减。处方:射干 2 g,麻黄 5 g,细辛 5 g,五味子 30 粒,干姜 1 g,紫菀 2.4 g,法半夏 3 g,大枣 4 枚。进 2 剂后体温降至正常,烦躁渐息,微咳不喘,喉间痰减,呼吸较畅,面色渐荣,手足心润,胸腹已不满,下利亦减,脉缓,舌质红,苔少。郁闭已开,肺气未复。宜益气化痰为治,方用生脉散加味。处方:沙参 6 g,

麦冬 3 g,五味子 20 粒,紫菀 2.4 g,法半夏 3 g,枇杷叶 9 g,生姜 2 片,大枣 2 枚。进 2 剂后咳止,一切正常,观察 4 天,痊愈出院。

按:本例咳嗽发热,前医作温热病论治,给以辛凉解表或辛寒清气之法,未得其要也。据其高热无汗、喉间痰阻、喘促膈动、面色苍白之症,断为表邪郁闭,痰饮阻肺之候,以射干麻黄汤治之。

16. 麻杏甘石汤

案①:成某,女,1 岁半,2006 年 12 月 8 日初诊。发热,咳嗽 3 天,曾化验血常规:白细胞 3.40×10⁹/L,中性粒细胞百分比 23%。胸部 X 线示:双肺纹理增粗,可见斑点状阴影。诊断为支气管肺炎。静脉注射头孢克肟、炎琥宁治疗 3 天,仍高热,咳嗽频繁,痰多。症见壮热不退,咳嗽咳痰,气急鼻扇,面颊红赤,心烦不安,流黄涕。查体:体温 39.3 ℃,咽部色红,双肺呼吸音粗,可闻及细小湿啰音,舌尖红,苔白厚,指纹色紫,现于气关之上。辨证为热毒壅盛,痰闭肺窍。病机属外邪闭肺,痰热内敛,气机阻塞,宣展失司,肺郁而咳,上逆而喘。治以清热化痰,宣肺开闭,方用麻杏甘石汤加味。处方:炙麻黄、葶苈子、川贝母各 3 g,杏仁 10 g,生石膏 25 g,甘草、黄芩、桑白皮、炙枇杷叶各 5 g,莱菔子、瓜蒌仁各 6 g,黛蛤粉 15 g。3 剂,水煎服。2006 年 12 月 12 日二诊:药后热退,喘促已平,唯咳痰减而不撤,纳少,苔黄,此为肺气已经开闭,痰热尚未尽化之证,再拟原方加减治之。处方:炙麻黄 3 g,杏仁、薏苡仁各 10 g,生石膏 25 g,甘草、黄芩各 5 g,海浮石 10 g,黛蛤粉 15 g,白前 6 g,炙枇杷叶 5 g,胆南星 6 g,焦三仙各 10 g。3 剂,水煎服。药后纳增,基本无咳嗽,临床痊愈。

按:本例为支气管肺炎,刘弼臣教授认为,小儿肺热咳喘总因火热熏扰肺金而成。其症状表现为咳嗽频繁,咳吐稠黏黄痰,面红口干,咽红,苔黄,脉数或指纹色紫。治疗常用麻杏甘石汤加用黄芩、桑白皮、川贝母、炙枇杷叶、黛蛤粉等。方中麻黄为君药,宣肺而泄热,属"火郁发之"。生石膏为臣药,质重沉降,性寒以清热泻火,辛能发散,入肺、胃二经,因此能泻肺胃之火。大剂量生石膏与辛温的麻黄相配,宣肺清热,相制而用。

案②:魏某,女,5 岁,2022 年 4 月 10 日初诊。发热伴咳嗽 3 天,加重 2 天。门诊查血常规:白细胞 8.41×10⁹/L,中性粒细胞百分比 57.0%。胸部 X 线示:双肺纹理增粗,可见斑点状阴影。诊断为支气管肺炎。外院予"阿奇霉素、爱凯平、小儿豉翘清热颗粒"等口服后,仍高热,阵咳频繁。症见反复发热,咳嗽咳痰,喘息气急,鼻塞,流清涕,间断腹痛,纳差,夜寐欠安,大便偏干。查体:体温 38.7 ℃,咽红,双肺呼吸音粗,右肺可闻及中小水泡音,舌红,苔黄厚,脉浮数。方用麻杏甘石汤加味。处方:炙麻黄 5 g,石膏 20 g,杏仁、陈皮、法半夏、茯苓、柴胡、白芷、生白芍、地龙、葶苈子、莱菔子、鸡内金、炒稻芽各 10 g,甘草 6 g,甜叶菊 5 g。3 剂,水煎服。2022 年 4 月 12 日二诊:药后热退,汗出较多,喘促减轻,仍有咳嗽,咳吐白痰,鼻塞,纳食一般。舌红,苔黄稍腻,脉滑。在前方基础上加减,处方:炙麻黄 5 g,杏仁、石膏、陈皮、法半夏、茯苓、白芷、地龙、葶苈子、莱菔子、鸡内金、车前子、桃仁、前胡、枳壳各 10 g,冬瓜子 15 g,甘草 6 g,甜叶菊 5 g。3 剂,水煎服。

2022年4月16日三诊:药后偶咳痰少,纳食较前增加,二便可。舌尖红,苔白稍腻,脉滑。处方:桑白皮、地骨皮、杏仁各8 g,陈皮、法半夏、茯苓、白芷、莱菔子、鸡内金、前胡、枳壳各10 g,川芎、甘草各6 g,白豆蔻3 g,甜叶菊5 g。5剂,水煎服。药后无咳嗽,临床痊愈。

按:本例辨证为痰热壅盛,闭阻肺窍。病机属外邪闭肺,痰热内敛,气机阻塞,宣展失司,肺郁而咳,上逆而喘。治以清热化痰,宣肺开闭。在麻杏甘石汤清热宣肺基础上,合用二陈汤增强化痰之功,加柴胡疏肝理气,生白芍柔肝缓急,地龙息风解痉,葶苈子泻肺平喘,白芷宣通鼻窍,莱菔子、鸡内金、炒稻芽消食和胃。二诊患儿热退,喘息亦减,肺气得宣,痰热内盛,石膏减量,去柴胡、生白芍、炒稻芽,加车前子、冬瓜子利水化痰,加桃仁活血通络,加前胡、枳壳理气止咳。三诊症状基本缓解,尚有余邪留恋,改予泻白散合二陈汤。

17.麻黄附子细辛汤

案①:王某,女,2岁。主诉:高热、咳喘,伴有抽搐20余天。某医院诊为病毒性肺炎。经大剂量抗菌、消炎及输血、给氧等治疗,体温持续在39.5～41 ℃。症见患儿神识模糊,印堂色青,口唇发绀,咳喘急促,遍身无汗,手足厥逆,二便失禁,舌淡苔少,脉沉细,指纹紫暗,直冲三关。诊为阳虚寒闭重证,急以麻黄附子细辛汤:麻黄3 g,细辛1 g,附子3 g。鼻饲顿服给药。3小时后患儿遍身湿汗出,次晨体温降至37 ℃,喘促渐平。续以补气益阳化痰之法善后。5日后痊愈。

按:麻黄附子细辛汤,原治阳虚感寒之太少两感证。方以麻黄发表以开祛邪之门,附子扶阳以逐内陷之寒,细辛通达表里以尽散寒邪。门纯德先生阐发其要旨,凡感寒伤阳,或阳虚感寒之证,见有发热脉沉者,悉以本方主之,于疑难杂症中屡建奇功。本例患儿素体未必阳虚,但在其病理过程中,其稚嫩之阳先为寒邪所伤,又为内热所闭,由此继生阳衰之变。此时若舍扶阳之法,祛邪退热终为徒劳。

案②:甲某,男,1岁,2013年3月18日初诊。主诉:咳嗽喘息3天。患儿咳嗽,痰多,喉间喘息,汗多,大便稀溏,舌质淡,苔白,指纹淡红,显于气关。双肺听诊可闻及湿啰音及喘鸣音。患儿入院时喘息明显给予“布地奈德、复方异丙托溴铵”雾化吸入治疗,喘息暂时稍缓解,30分钟后再次出现较重喘息。四诊合参,中医诊断为肺炎喘嗽,证属痰湿阻肺兼脾肾阳虚。方药如下:制附片(另先煎30分钟)6 g,炙麻黄6 g,桂枝6 g,细辛3 g,紫苏子、白芥子、葶苈子各10 g,紫菀12 g,款冬花10 g,陈皮10 g,甘草6 g。3剂,水煎服。3剂后患儿咳嗽好转,仍有痰,无明显喘息,肺部听诊无干湿啰音。予上方去制附片,加淫羊藿、炒僵蚕、蝉蜕。再服3剂后患儿咳嗽、喘息症状消失,病情基本痊愈。

按:本例患儿初诊时已发病3天,发病时咳喘较重,痰涎多,寒象较重,先予麻黄附子细辛汤温阳散寒,疏风宣肺,加用桂枝以增强温阳散寒之力,予紫苏子、白芥子、葶苈子以化痰平喘。二诊时患儿寒象已不重,故改用淫羊藿以补肾阳,炒僵蚕、蝉蜕等虫药以搜风解痉,现代药理研究表明,蝉蜕、僵蚕有明显的解除支气管痉挛、抗过敏的作用。

18. 越婢汤

薛某,男,13岁,2015年12月初诊。主诉:发热、咳嗽、胸痛3周,加重1周。现病史:1周前受凉感冒,出现发热、咽痛、咽痒、鼻塞、流清涕,周身肌肉关节酸痛、咳嗽,咳少量泡沫样清稀痰。查体:体温38.9℃,双肺呼吸音增粗,双下肺可闻及湿啰音,余(一)。胸部X线示:肺部各处浸润影,阶段分布,以肺下野多见,由肺门附近向外伸展;血清支原体IGM抗体阳性。考虑急性肺炎支原体肺炎,入院后给予半卧位,吸氧、静脉滴注门冬氨酸阿奇霉素0.5g、痰热清等治疗10天疗效不佳。痰培养对阿奇霉素、罗红霉素耐药,对红霉素敏感。改用红霉素静脉滴注一天,因胃肠道反应剧烈,拒绝输液。要求服中药治疗。刻下症见发热、恶寒、肢冷、痰少清稀、咳而不爽、以夜间为甚,乏力、纳差,精神萎靡不振,苔薄黄、脉滑细数,此为风寒袭表,肺失宣肃,郁久化热所致,故治以疏风清热、宣肺止咳、化痰散瘀。方药自拟加味越婢汤,处方:麻黄9g,蝉蜕9g,生姜10g,大枣4枚,炙甘草6g,生石膏30g,前胡10g,百部10g,白术10g,茯苓10g,陈皮10g,桔梗10g。7剂,水煎分两次早晚温服,每日1剂。二诊:体温降至正常,咳嗽症状明显减轻,痰量减少,气短症状消失,精神食欲好转,上方加人参10g,继续服7剂。三诊:有夜间和晨起偶感咳嗽,血清支原体IGM抗体阴性,复查X线显示吸收,可见肺纹理增粗。好转出院,出院后用橘红丸调理1个月,随访1年未复发。

按:小儿肺炎支原体肺炎属于中医"咳嗽""痰饮""发热"等病的范畴,小儿肺炎支原体肺炎属风寒袭表,多为肺失宣肃,郁久化热所致,故治以疏风清热、宣肺止咳、化痰散瘀。从而使风寒袭表得解,肺气得以宣肃,郁热得以清宣,咳得以止。外寒内热同消,切中病机,做到药到病除。

19. 越婢加半夏汤

金某,女,1岁,1964年1月29日初诊。查体:扁桃体红肿,两肺听诊布满水泡音。胸部X线示两肺纹理粗重模糊,并有小型斑点状浸润性阴影,尤以内中带为著,两肺下部有轻度肺气肿,心膈无异常。血化验:白细胞11.3×10⁹/L,中性粒细胞百分比79%,淋巴细胞百分比20%,嗜酸性粒细胞百分比19.5%。诊断为支气管肺炎。病程与治疗:患儿发热4天,已服过中西药未效,高热达39.6℃,咳喘气促,腹满膈扇,喉间痰声漉漉,鼻翼扇动,面青唇淡,头汗出,时有烦躁,不欲食奶,大便稀溏,小便黄,脉沉紧,指纹不显,舌质淡,苔白。由风寒犯肺,肺气郁闭所致。治宜辛开,主以越婢加半夏汤加味。处方:麻黄2.4g,甘草1.5g,生石膏9g,法半夏6g,前胡、炒紫苏子各3g,生姜3大片,大枣2枚。

按:本例中医诊为风寒犯肺,肺气郁闭。其证高热而喘,烦躁而满,面青,脉沉紧,故宗仲景越婢汤再加法半夏、前胡、炒紫苏子。麻黄、前胡散表邪,生石膏清内热,法半夏、炒紫苏子降气化痰,生姜、大枣调和营卫,甘草调和诸药。服后寒开热透,诸症减其大半,继以利湿化痰,调和肺胃而平。临床重在辨证审因,不要一见肺炎高热,不加区别,即用苦寒药物,冰伏其邪,贻误病机。

20. 葛根芩连汤

患儿,女,9个月,2015年1月9日初诊。主诉:发热、咳嗽3天。患儿3天前受凉后出现发热,体温最高38.2 ℃,物理降温后体温可降至正常,间隔10~12小时体温复升,咳嗽,呈连声咳,有痰,不易咳出,无喘息。刻诊:发热,咳嗽,有痰,不易咳出,无喘息,鼻塞、流涕、水样便、每日4次,小便可。查体:神清,精神反应可,咽部充血,听诊肺部呼吸音粗,可闻及散在细小水泡音,舌红,苔黄厚,指纹浮紫。X线胸片示:两肺纹理增多,沿支气管走行并伴行点片状高密度影。诊断:支气管肺炎。辨证:湿热兼表,肺气郁闭。治则:宣肺解表、清热利湿。处方:北柴胡、葛根、黄芩各10 g,黄连2 g,甘草6 g。2剂,水煎100 mL,分早、中、晚3次口服,每日1剂。

按:本例患儿病程初起,外感邪气,肺气郁闭,肺气失宣,表证未解,热邪下移,协热下利,出现湿热兼表证,方选葛根芩连汤加减。葛根芩连汤中葛根既能解肌表之邪热,又能升发脾胃清阳之气而和里,黄芩、黄连清热燥湿,甘草为佐使药,和中缓急,调和诸药。在原方基础上加北柴胡,加强解表退热、升举脾胃清阳之气的功效。

21. 葶苈大枣泻肺汤

陈某,男,5岁,1994年11月9日入院。患儿8天前感受风邪后,发热咳嗽气喘。诊断为小儿肺炎,经静脉滴注青霉素、氨苄西林、激素及对症治疗5日,症状未减且加重而收入住院。患儿咳嗽频频,声嘶音哑,气急鼻扇,喉中痰鸣,高热,体温40 ℃,精神萎靡,唇暗红,口干。两目时有上视,不思饮食,小便黄少,大便稀溏,臭秽,每日5~6次,舌边尖红,苔黄略厚燥,脉滑数。体查:咽红,口唇发绀,扁桃体无红肿,心率160次/分,律齐,未闻及病理性杂音,心音低弱,双肺闻及大量水泡音,以左侧为甚。血常规示白细胞12.3×10^9/L,中性粒细胞百分比90%。经X线检查诊断为支气管肺炎,心衰。先急以西医强心剂纠正心衰,抗感染用青霉素、氨苄西林及激素等对症治疗3天后,心衰纠正,心率128次/分,律齐,双肺大量水泡音转为中等量干、湿啰音,体温降至38~39 ℃,两目上视,口唇发绀消失。精神较前好转,但咳嗽、气喘等症及舌脉同前。中医诊断:咳嗽,辨为痰热壅肺,肺失宣降。治拟清热涤痰,宣肺安喘,方用葶苈大枣泻肺汤合涤痰汤加减:葶苈子、半夏、茯苓、竹茹、黄芩、贝母各5 g,陈皮、枳实、胆南星、大黄、甘草各3 g,大枣2枚。服药3剂后喘平咳减,大便转稠,每日2~3次,自主饮食,玩耍。体查:体温37~37.5 ℃,双肺干、湿啰音,痰鸣音基本消失,呼吸音粗,口干唇燥,舌略红,苔薄黄干。后续再以润肺化痰止咳法,方用葶苈大枣泻肺汤合沙参麦冬饮加减3剂巩固善后,以趋康复。

按:本例患儿西医诊断为支气管肺炎,属中医咳嗽病范畴,辨证属痰热壅肺证,中医认为此为风热犯肺,热郁日久化火,炼津为痰,痰热壅肺,肺道不利,肺失清肃,则见咳喘、痰鸣等症;肺热移于大肠,热结旁流则大便溏泻。治拟清热涤痰,宣肺安喘,用葶苈大枣泻肺汤合涤痰汤加减。

第六节　哮　喘

哮喘是小儿时期常见的一种反复发作的哮鸣气喘性肺系疾病。哮指声响,喘指气息,哮必兼喘,故通称哮喘。临床以反复发作性喘促气急,喉间哮鸣,重者不能平卧,张口抬肩,口唇青紫等为特征。哮喘有明显的遗传倾向,发作有较明显的季节性特征,以春秋气候多变时易于发病。发作期当攻邪以治其标,缓解期当扶正以治其本。临床常用于治疗小儿哮喘的经方有大承气汤、小青龙汤、小青龙加石膏汤、小陷胸汤、乌梅丸、半夏泻心汤、芍药甘草汤、麦门冬汤、苓甘五味姜辛汤、茯苓桂枝白术甘草汤(简称为苓桂术甘汤)、厚朴麻黄汤、真武汤、桂枝加厚朴杏子汤、桂枝附子汤、柴胡加龙骨牡蛎汤、射干麻黄汤、麻杏甘石汤、旋覆代赭汤、葶苈大枣泻肺汤等。

【病案举例】

1. 大承气汤

卫某,男,5岁,于2003年1月30日入院。患儿自7个月大时患哮喘后,每年冬春交接而发作,发作时每以抗生素、氨茶碱等药物治疗,用药1周后方能缓解。今入院症见咳喘哮鸣,鼻扇,痰黏难出,面红,口干,大便秘结,舌质红,苔黄,脉滑数,证属热性哮喘。在抗生素、解痉药基础上,急予以大承气汤灌肠。方药:大黄(后下)10 g,芒硝(冲)6 g,枳实10 g,葶苈子15 g。用法:枳实、葶苈子加水150 mL,煎15分钟后下大黄煎约2分钟,取汁约100 mL,冲芒硝灌服,每日1次,大便泻下2小时后,喘促顿减,第2天哮喘减轻,3天后哮喘基本消失,病程缩短。

按:小儿素体阳盛,因六淫化火,迫及于肺,热炼津为痰,痰热互结,而致本病,本例患儿肺热下移大肠,则大便干,腑气不通,则肺气不降,喘促尤甚,以大承气汤灌肠,泄腑通浊,加用葶苈子以泻肺气,肺气降,则喘自消。

2. 小青龙汤

案①:患儿,5个月,因"咳嗽3天,喘息2天"于大寒时节来诊。患儿阵咳有痰,不会咳出,伴有喘息,时有鼻塞,流涕不显,无发热、无吐泻、无皮疹等,精神尚可,纳寐尚调,平素大便2日1行,质软成形,小便量色可,咽部充血明显。因患儿年幼,服药困难,予止咳平喘糖浆口服2日,仍咳嗽,喘息。查体:咽部稍红,双侧扁桃体无明显肿大,三凹征(一),双肺呼吸音粗,双肺可闻及散在干鸣音,心音有力,律齐,腹软,无压痛及反跳痛,肝脾肋下未及,鼓音(±),舌稍红,苔薄白,指纹色紫,位风关。既往有"湿疹"病史。血常规示:白细胞6.28×10^9/L,中性粒细胞百分比52.3%,淋巴细胞百分比33.2%,嗜酸性粒细胞百分比 0.9%,中性粒细胞绝对值 3.29×10⁹/L,淋巴细胞绝对值 2.08×10⁹/L,嗜酸性粒细胞绝对值 0.06×10⁹/L,血红蛋白 113 g/L,血小板 430×10⁹/L。中医诊断:哮喘病,寒热错杂证。处方:炙麻黄 6 g,炒白芍 9 g,细辛 2 g,干姜 3 g,甘草 6 g,桂枝 9 g,五味子 9 g,法半夏 6 g,紫苏子 9 g,紫菀 9 g,厚朴 6 g,电话回访口服 2 剂后喘息已平,咳嗽减轻。

按:患儿咽部充血较初诊转淡,热象渐减,汗出一般,喉间痰鸣,加之近期天气寒凉,考虑表寒引动内饮导致喘息频发,遂以小青龙汤加减。诸药合用,解表与化饮配合,一举而表里双解。

案②:患儿,男,4 岁 6 个月,2019 年 10 月 23 日初诊。主诉:间断咳喘 6 个月余,加重 20 天。患儿 2019 年 4 月初患支原体肺炎后,频繁咳嗽,尤以晨起及夜间明显,受凉后加重,曾服孟鲁司特、布地奈德等,效果不显著,院外做支气管舒张试验阳性。近 20 天无明显诱因症状加重,发病时有呼气延长伴哮鸣音。症见咳嗽,阵发性加重,晨起及夜间尤甚,偶有喘促,能咳出少许白痰,面色萎黄,食欲、二便正常,舌淡,苔薄白,脉缓。查体:双肺呼吸音粗,未闻及啰音、哮鸣音。西医诊断:支气管哮喘。中医诊断:哮喘,寒哮证。治以温肺化饮、止咳平喘,予小青龙汤加味。处方:蜜麻黄 4 g,苦杏仁 6 g,桂枝 6 g,细辛 1 g,姜半夏 6 g,干姜 3 g,五味子 8 g,射干 8 g,紫菀 8 g,款冬花 8 g,炙甘草 6 g。6 剂,水煎,分早晚 2 次温服,每日 1 剂。2019 年 10 月 30 日二诊:患儿夜间能安睡,白天偶有咳声,自觉倦怠乏力,咳喘无力,舌淡红,苔薄白,脉浮。予小青龙汤合六君子汤加减。初诊方去射干、紫菀、款冬花,加炒白芍 8 g,太子参 8 g,炒白术 8 g,茯苓 8 g,陈皮 8 g。14 剂,煎服法同前。3 个月后随访,患儿诸症好转,未见复发。

按:据该案患儿病史、症状及体征,并结合肺功能检测,西医诊断为支气管哮喘,中医辨证为寒哮证,故予小青龙汤加减,宣肺平喘、降逆化痰。二诊时患儿诸症好转,但仍处于慢性持续期,且由于间断咳喘 6 个月余,倦怠乏力、咳喘无力日益明显,痰气交阻伴有肺脾气虚,故治以扶正祛邪、标本同治,既用小青龙汤温肺化饮,又合六君子汤补益肺脾之气。方证对应,疗效显著。

3.小青龙加石膏汤

李某,女,2 岁 8 个月,1998 年 12 月 8 日初诊。患儿高热、喘咳、流涕、呕吐、轻度腹泻(每日 3~4 次)反复发作 1 日,曾在本院住院 1 周。诊为喘息性支气管炎、消化不良。经用庆大霉素、氨苄西林、氨茶碱、地塞米松及补液、止咳等治疗,病情稍缓,呕泻停止,仍见轻微咳嗽、咳痰。近日因受寒诸症又起,症见峻嗽气喘,烦躁不已,喉间痰鸣,发热多汗,面色㿠白,舌质红,苔薄黄,脉浮滑。查体温 39 ℃,听诊两肺满布哮鸣音及痰鸣音,胸部 X 线片示肺纹理增粗。证属风寒挟饮,郁热内闭,肺失宣降。拟小青龙加石膏汤以解表清肺,化痰宣肺,蠲饮平喘。处方:麻黄、桂枝、法半夏、五味子各 5 g,紫苏子、白芍、黄芩各 6 g,僵蚕、干姜、甘草各 3 g,细辛、全蝎各 1 g,石膏 20 g,瓜蒌仁 6 g。服 3 剂后,痰化喘平,身热已解,面色红润,唯咳嗽气弱,苔薄白,脉浮。守原方石膏减为 10 g,继服 3

剂,诸症告平,肺部听诊正常。

按:小儿喘息性支气管炎以咳喘、烦躁、发热、喉中痰鸣、苔薄、脉浮或指纹浮现等为主要临床表现,究其病因,多风寒挟痰饮化热为患。小青龙加石膏汤加味配合治疗较难治愈的喘息性支气管患儿,另增紫苏子、僵蚕、全蝎加强化痰降气、解痉平喘之功。据现代药理研究,僵蚕、全蝎具有较强的解除支气管平滑肌痉挛功能。全方寒温并用、散敛结合,宣降同施,共奏解表清热、宣肺平喘、化痰蠲饮之功。因药证相符,故疗效甚佳。

4. 小陷胸汤

患儿,女,8岁,从4岁起哮喘反复发作,现发1个月,经泼尼松、氨茶碱、青霉素治疗,哮喘未平。症见喘促痰鸣,脘腹胀闷,咳痰不爽,咽红,纳差,大便干结,小便短少,舌红,苔黄腻,脉滑数。证属痰热互结,肺气失宣。投小陷胸汤合麻杏甘石汤加减:麻黄、甘草各3 g,川黄连2 g,杏仁、射干各6 g,石膏20 g,瓜蒌仁、姜半夏、葶苈子、地龙各10 g。5剂后症状十衰八九,原方继服5剂,以资巩固。

按:方用川黄连苦寒以清泄心下之热,姜半夏辛温以化痰蠲饮而散结,瓜蒌仁甘寒滑润、清热涤痰而开结,三药配伍,辛开苦降,共奏清热化痰散结之功。由于本方药性平和,清热化痰散结疗效可靠,故临床运用十分广泛。董幼祺将其与清宣肺热之常用方剂麻杏甘石汤合用,不失为治疗痰热互结、肺气失宣之哮喘的最佳组合。

5. 乌梅丸

顾某,男,11岁,2012年11月26日初诊。患儿5岁时在某医院诊断为哮喘,多年来尝试各种中西医治疗方法及手段,但疗效一般。近1个月来哮喘反复发作,喉间痰鸣,动辄喘促,夜间不能平卧呼吸,5天前家长送往医院住院治疗。经静脉滴注抗生素、糖皮质激素、抗炎等药物,同时口服小青龙汤、射干麻黄汤等方加减而成的汤药,症状能稍有缓解,但依旧反复,无奈前往余处就诊。刻诊:气促咳嗽,痰鸣且胸中憋闷,能咳出黄稠痰,烦躁,夜间难以入睡,口苦口干,小便次频色清,大便稀溏,舌质偏红,苔黄稍腻且少津,脉沉弦数,尺脉尤弱。方用乌梅丸如下:乌梅18 g,当归12 g,细辛9 g,桂枝12 g,黄连6 g,黄柏6 g,蜀椒6 g,干姜6 g,人参12 g,炮附子9 g。3剂。嘱忌鱼虾发物。3天后复诊,患儿诉服药后咳喘大减,已能平卧安睡,四肢觉温如常,大便转常,舌质淡红,苔稍黄,脉沉数,尺脉起。知药已中病,遂当归减为9 g,细辛减为6 g,桂枝减为9 g,黄柏减为3 g,蜀椒减为3 g,人参减为9 g,炮附子减为6 g,余药不变,再进10剂。二诊诉哮喘未发作,遂嘱其常服六君子丸,半年后随访,家长诉哮喘再未发作,身体素质较以往大有提高。

按:本例患儿哮喘反复发作,上焦气血瘀滞,心肺郁而化热,致使烦躁难眠,咳喘痰鸣,气短发憋,咳痰黄稠。肝木横犯中州脾胃,而致口苦口干。病久及肾,肾纳气功能失司,故见气促憋闷;肾失温养,则见小便次频色清,大便稀溏。脉沉弦数,尺脉尤弱,亦为本病例寒热错杂、虚实互见之明证。若单以温热药逐饮则热势益甚;纯用凉药清热则伏痰难消;一味化痰平喘则肾气益虚,故哮喘不止,夜间喘甚。病在厥阴,证属肺金郁热,上热下寒,上盛下虚。全方寒热并用,扶正祛邪并使。正气得充,病邪易退,上下调和,邪祛正复,咳喘自止。

6. 半夏泻心汤

患儿,男,14岁,2017年4月14日初诊。主诉:发作咳嗽1个月余。现患儿发作咳嗽1个月余,间断治疗后咳嗽较前减轻,现偶咳,有痰,色白,质黏,夜不咳,无喘息,伴鼻塞、流涕,无发热,食后腹胀,纳欠佳,大便黏腻不爽,每日1～2次。既往反复发作咳喘病史8年余。查体:咽不红,心音有力,律齐,双肺呼吸音粗,舌体胖大有齿痕,苔白腻,脉弦滑。血常规未见明显异常。西医诊断为支气管哮喘。中医诊断为哮喘,治以宣肺止咳,苦辛开降。拟以定喘汤合半夏泻心汤加减,方药如下:麻黄5 g,杏仁10 g,桃仁10 g,枳壳10 g,桔梗10 g,蜜瓜蒌子10 g,浙贝母10 g,射干10 g,地龙10 g,蝉蜕6 g,半夏10 g,黄芩10 g,黄连5 g,干姜6 g,党参10 g,甘草6 g,苍耳子6 g,辛夷6 g,茯苓10 g,石菖蒲10 g。7剂。二诊:患儿基本不咳,少痰,无鼻塞、流涕,自诉易汗出,纳可,二便调。查体:咽不红,双肺呼吸音清,舌体仍胖大有齿痕,苔白腻较前减轻。原方去苍耳子、辛夷,加黄芪、陈皮、当归益气健脾化痰。7剂,用法用量同前。三诊:患儿已无咳,无痰,纳可,出汗较前减轻,二便调。查体舌体齿痕较前减轻,苔薄白,故效不更方,继服3剂,以巩固疗效。

按:本例患儿反复咳喘,伤其肺气,然肺属金,脾胃属土,肺气伤,则母病及子,因此在治疗小儿咳喘日久时应注意调畅脾胃之升降气机。患儿久咳,时有痰,食后腹胀,大便溏,舌体胖大有齿痕,苔白腻,属久咳伤肺,损伤脾胃,致中焦气机失调,治以定喘汤合半夏泻心汤加减,半夏泻心汤寒热平调、辛开苦降,定喘汤宣肺止咳化痰。

7. 芍药甘草汤

李某,男,3岁,2012年10月20日初诊。家长诉患儿1年来反复咳嗽,近2天喘促,夜甚,喉间痰鸣,夜寐欠安,小便黄,大便干,2日1行。查体:咽充血,鼻翼扇动,舌红,苔黄,脉数,双肺听诊呼吸音粗,可闻及哮鸣音及中小水泡音,心脏未见异常。西医诊断:支气管哮喘。中医诊断:哮喘(发作期热性哮喘)。治则:止哮平喘,除痰。方药:紫苏子、地龙、僵蚕、前胡、白屈菜、白鲜皮、黄芩、葶苈子各10 g,杏仁、川贝母各5 g。2剂。二诊:已不喘,仍夜咳,痰少,大便不干。查体:咽略充血,舌红,苔薄黄,双肺呼吸音粗,心脏未见异常。方药:上方加生白芍10 g,炙甘草5 g,连服4剂后已不咳。

按:该例患儿支气管哮喘急性发作,肺部听诊广泛哮鸣音,在辨证的基础上加重宣肺平喘或解痉平喘的药物,如地龙、生白芍、炙甘草等,既可柔肝缓急,又可抑制各类炎症细胞的增生,舒张支气管平滑肌的痉挛,以达止咳平喘的效果。故二诊时原方加用芍药甘草汤。

8. 麦门冬汤

患儿,男,5岁,2016年10月15日初诊。主诉:反复咳嗽2个月余。患儿近2个月余反复咳嗽,晨起、夜间咳嗽明显,少痰,间断至当地医院予抗生素治疗,时有好转,极易反复,期间查胸部DR未见明显异常。现症见阵发性咳嗽,早晚及运动后咳嗽明显,无喘,少痰,无发热、鼻塞、流涕等不适,纳一般,夜眠不安,盗汗,大便偏干,1～2日1次,小便偏黄。查体:舌质红,少苔,脉细数。咽略充血,双肺听诊呼吸音粗,未闻及干、湿啰音。西医诊断:咳嗽变异性哮喘。中医诊断:咳嗽,阴虚肺热证。治则:润肺养阴,清热止咳,方用麦门冬汤合桑白皮汤加减:麦冬12 g,半夏、炙甘草、蝉蜕各6 g,党参、白术、炙桑白皮、地骨皮、炒僵蚕、炙紫菀、炙款冬花、白屈菜、紫苏子、葶苈子、桃仁、红花各10 g。7剂,水煎服,每日1剂。2016年10月22日二诊:患儿咳嗽明显减轻,夜间已基本不咳,晨起稍咳,仍有盗汗,纳眠改善,二便调,上方去紫苏子、葶苈子,加南沙参、北沙参各10 g。7剂,水煎服,每日1剂。2016年10月29日三诊:患儿基本无咳嗽,纳眠可,二便调,予麦门冬汤合玉屏风散加减滋阴清肺、益气健脾固表,以防咳嗽反复。7剂,水煎服,隔日1剂。后电话随访,诸症皆安。

按:本例患儿咳嗽2个月余,少痰,晨起、夜间及运动后咳甚,兼证出现夜间盗汗,大便较干,舌红、少苔、脉细数等阴虚火旺之象,治疗当以滋阴清热,润肺止咳为法,方以麦门冬汤加减治疗。麦门冬汤可滋养肺阴,治疗因肺阴虚而导致的反复咳嗽、痰少。

9. 苓甘五味姜辛汤

案①:患儿,男,6个月,2009年11月29日初诊。主诉:咳嗽10日,加重伴喘憋4日。患儿半个月前因发热就诊于当地县人民医院,诊断为"急性上呼吸道感染",治疗5日热退。10日前患儿开始出现咳嗽、咳痰,治疗6日效不佳。4日前患儿突然咳嗽加重,喘憋气急,以"喘憋性肺炎"住院治疗3日,效不显来诊。症见阵发性咳嗽,喉间痰鸣,喘憋气促,咳甚呕吐清水、痰涎,低热,无鼻塞、流涕,纳眠可,二便调。查体:体温37.6 ℃,心率139次/分,呼吸49次/分。神志清,精神差,面白少华。鼻翼扇动,口唇轻度发绀。颈软、无抵抗。三凹征(＋)。右肺下野叩诊实音,听诊双肺呼吸音粗糙,右肺呼吸音减低,两肺满布哮鸣音,肺底可及少许中小水泡音。心率139次/分,节律规整。腹胀,叩诊呈鼓音,肝脏剑肋下均可及1 cm,质软,脾未触及。舌质淡红,苔白滑。胸部CT示:右肺炎并右肺上叶后段部分不张。西医诊断:喘憋性肺炎合并肺不张。中医诊断:哮喘,寒哮证。治以温肺化痰、平喘。处以苓甘五味姜辛汤加味:茯苓9 g,甘草3 g,干姜3 g,细辛1.5 g,五味子4.5 g,半夏4.5 g,橘红6 g,炒紫苏子6 g,炒葶苈子3 g,炒白芥子3 g。3剂,水煎服,每日1剂。服药后患儿咳嗽、喘憋气促诸症明显减轻,仍咳嗽、痰多,听诊双肺呼吸音粗,可闻及少许哮鸣音、痰鸣音,三凹征、鼻翼扇动消失。守前方加肉桂3 g。4剂。服药后咳嗽痰鸣消失,未再出现喘憋,听诊双肺呼吸音清,未闻及干湿啰音。复查胸部CT示:双肺未见异常。继予人参五味子汤3剂补益肺气。共治疗15日,痊愈。

按:本例6月龄婴儿为稚阴稚阳之体,肺脾肾功能尚不足,若形寒饮冷伤于肺,肺失宣降,水津失于输布,凝液为痰;脾虚不能为胃行其津液,运化失司,湿聚为痰,上贮于肺;肾气虚弱,不能蒸化水液,使水湿上泛为痰,聚液成饮。肺寒停饮则见咳嗽、痰稀、喘憋、苔白滑。水液遇寒则凝,凝则痰浊窒塞于气道;遇温则化,化则痰消而气道畅通。肺寒停饮投以温肺之品,使肺气能够正常宣降,则水饮自消。方取苓甘五味姜辛汤温补脾肺,同时加用温补肾阳之肉桂以求肺、脾、肾三脏并调。因湿邪阻滞气机,气不行则湿不化,故加用半夏、橘红燥湿化痰,理气和中,使气行则湿化;同时加用炒紫苏子、炒白芥子、炒葶苈子以增其降气化痰、止咳平喘之效;佐以少量肉桂以温补肾阳,恢复肾阳的蒸腾气化之功,使寒饮得化,故药到而收捷效。

案②:杨某,男,10岁。2014年10月21日初诊。患儿反复咳嗽、咳痰1个月。1个月前无明显诱因出现咳嗽、咳痰,流涕,无发热。4日前出现咳嗽、气短、喘息,体温37.2 ℃。现咳嗽、咳痰色白,气短,喘息,纳可,眠欠安,二便调。舌淡红,苔薄白。病机:少阳不利,寒饮内停。治则:和解少阳,温化寒饮。主方:小柴胡合苓甘五味姜辛汤。方药:柴胡10 g,黄芩10 g,清半夏15 g,茯苓30 g,炙甘草10 g,五味子10 g,干姜15 g,细辛10 g,杏仁10 g,生麻黄6 g。7剂,水煎服,每日1剂。2014年10月28日二诊:咳嗽、咳痰好转,脚凉,手热,汗少。纳眠可,二便调。舌暗红,苔薄白,脉弦滑。脚凉手热为内有郁热之象。处方:生麻黄6 g,杏仁15 g,生石膏20 g,炙甘草10 g,焦槟榔10 g,焦山楂30 g,浙贝母10 g,桂枝10 g。7剂,水煎服,每日1剂。患儿服后咳嗽、咳痰消失,没有其他不适。

按:本案患儿初诊取小柴胡合苓甘五味姜辛汤,一以调畅少阳利窍,一以温化寒饮。二诊时则见郁热之象,故以麻杏甘石汤为主清肝胃郁热,配以消导之品而收功。

10. 苓桂术甘汤

患某,女,8岁,2011年12月2日初诊。哮喘1年,不时举发,夜咳阵作,喉中痰鸣,鼻涕稀多,纳谷不香,二便尚调,舌质淡润,苔白滑,脉濡。西医诊断:哮喘。中医诊断:哮喘(缓解期)。辨证为寒饮留恋,治以温化痰饮。处方:茯苓10 g,桂枝3 g,焦白术10 g,清甘草3 g,细辛1.5 g,姜半夏10 g,麻黄3 g,生姜2片,红枣3枚。5剂。2011年12月8日二诊:药后流涕已无,喉痰减少,咳嗽不多,唯汗出淋漓,苔薄润,续治以温化痰饮。处方:桂枝3 g,焦白术10 g,清甘草3 g,姜半夏10 g,杏仁6 g,炙紫苏子5 g,淡干姜1.5 g,炒白芍6 g,生姜2片,大枣3枚。服药5剂后咳痰已无,汗出减少,舌薄纳动,再以温阳和营调治数剂而安。

按:此患儿素有内饮,反复感邪,使之寒饮难化,故初以苓桂术甘汤合小青龙汤加减治之,以温化散寒,此是将祛痰与杜痰二法融为一矣。二诊时涕已无,而痰鸣少,唯汗出淋漓,故使以苓桂术甘合桂枝汤,固卫和营兼化饮也,药后诸恙悉平,再以调治而安。从上案可知,临床之用,贵在辨证而圆活也。

11. 厚朴麻黄汤

案①:李某,男,13岁。患支气管哮喘,发作时胸满烦躁,咳痰黄稠,呼吸不利,喉间有哮鸣音,口渴苔黄,脉象浮数。此饮郁化热,寒迫气道所致。治宜宣肺利气,清热化痰。曾用定喘汤,咳痰转轻,但哮喘仍发。后用厚朴麻黄汤:厚朴10 g,麻黄3 g,杏仁10 g,生石膏10 g,法半夏10 g,干姜3 g,细辛1.5 g,五味子1.5 g,小麦10 g。服3剂,咳喘均止。

按：该患儿平素宿痰内伏，肺气宣降失常，故咳嗽，呼吸不利，痰停于胸中，气机不利，胸满烦躁；痰阻气道，痰气相搏，故喉间有哮鸣音；根据口渴苔黄，脉象浮数，此饮郁化热，方以厚朴麻黄汤宣肺利气，加石膏清泄肺热，方药相互为用，宣肺利气，清热化痰。

案②：安某，女，3 岁。其母代诉，从出生 3 个月感冒后至今，经常咳嗽、气喘，近因病证复发前来诊治。刻下症见咳嗽，气喘，喘则胸胁胀满，咽中有痰，受凉加重，手心发热，脚心冰凉，口唇干燥鲜红，不思饮食，舌质淡红，苔薄黄略腻，脉沉略弱。辨为肺寒夹热郁滞气虚证，治当温肺化饮，清降宽胸，兼以益气，给予厚朴麻黄汤合生脉散加味：厚朴 15 g，麻黄 12 g，石膏 48 g，杏仁 12 g，生半夏 12 g，干姜 6 g，细辛 6 g，红参 6 g，麦冬 6 g，莱菔子 12 g，小麦 24 g，五味子 12 g。6 剂，第 1 次煎 30 分钟，第 2 次煎 25 分钟，合并药液，每次服 10 mL，每日服 15 次，每日 1 剂。二诊：咳嗽减轻，饮食好转，以初诊方 6 剂继服。三诊：咳嗽止，气喘基本消除，以初诊方 6 剂继服。四诊：手心脚心温和，以初诊方治疗 30 余剂。随访 1 年，一切尚好。

按：根据咳喘因凉加重辨为寒，再根据唇口干燥鲜红、苔薄黄略腻辨为热夹痰，因喘则胸胁胀满辨为气滞，又因脉沉略弱辨为气虚，以此辨为肺寒夹热郁滞气虚证，方以厚朴麻黄汤温肺化饮，消降宽胸；以生脉散益气敛肺生津，加莱菔子消食和胃，行气止逆，方药相互为用，以奏其效。

12. 真武汤

案①：张某，男，7 岁，1984 年 11 月 5 日初诊。哮喘 5 余年，反复发作，冬季更频。2 天前因受寒而气喘，一医投以射干麻黄汤 2 剂，哮喘不解，汗出反多。现症见呼吸困难，喉中哮鸣，张口抬肩，微咳痰白，面色青紫，神疲肢冷，冷汗淋漓，不发热，舌淡，苔薄白腻，脉细无力。证属真元虚怯，痰饮伏肺，治以真武汤加减：制附片 6 g，茯苓 5 g，白术、白芍、干姜各 3 g，生姜 2 片，细辛、五味子各 2 g。服药 2 剂，症减，继服 5 剂，诸症消失，虑其后发，守上方去细辛、干姜，加白果 3 g、蛤蚧粉 6 g，调治半个月余，后以右归丸善后治疗 2 个月余，至今未见复发。

按：哮喘专主于痰，《景岳全书·痰饮》指出："而痰涎之作，必由元气之病……此其故，正以元气不能运化，愈虚则痰愈盛也。"本证选用真武汤固护元气以涤除痰饮，其源被切，故病疗。

案②：患儿，男，11 岁。素有宿哮，今秋连续发作，已近 2 个月未平，中西药物难以控制，夜间阵咳，痰吐稀液，大便次数多，小便清长，面色暗黑，形体畏寒，两脉虚弱，舌淡，苔薄白而腻。是为久哮肾阳虚衰，主以真武汤加味：茯苓 10 g，淡附片 3 g，生姜 3 片，白术 10 g，白芍 6 g，清甘草 3 g，细辛 1.5 g，淡干姜 1.5 g，五味子 1.5 g，桑白皮 9 g。3 剂，水煎服。服药以后，夜咳渐平，哮喘得以控制，原法连用数周，初获缓解。

按：仲景于少阴病水泛之咳喘，主以真武汤，或加干姜、细辛、五味子。小儿支气管哮喘之证属肾虚寒饮者，本方亦可使用。此类小儿往往先天不足，或久喘损肾，阳虚明显而水寒里盛，适于真武汤之温肾扶阳，散寒化饮。如因肾不纳气，喘促不止，可加入黑锡丹。

对脾肺阳虚,饮邪上渍者,则投以苓桂术甘汤。苓桂术甘汤和真武汤同治阳虚饮动证,但真武汤证可见面部黧黑,便溏遗尿,舌胖,苔净腻滑,而病程已久。

13. 桂枝加厚朴杏子汤

案①:患儿,男,7岁,2016年9月26日初诊。患儿既往有哮喘病史,2天前受凉后出现喘促,伴喉中痰鸣,家长予孟鲁司特钠片和小儿治哮灵片(含麻黄)口服,未见明显缓解,昨日又见胸闷、心慌、乏力,遂来就诊。刻下症见喘促,喉间痰鸣,易汗出,恶风,心悸,胸闷,乏力,纳差,舌淡,苔薄白腻,脉浮数略滑,病程中无发热,无腹痛吐泻,饮食欠佳,二便正常。查体:咽部略充血,听诊双肺可闻及喘鸣音和痰鸣音,心率116次/分,各瓣膜未闻及病理性杂音。化验单示:磷酸肌酸激酶同工酶和血清心肌肌钙蛋白T均升高。中医诊断:哮喘发作期合并心悸。治以解肌祛风,降气平喘,调和营卫,方用桂枝加厚朴杏子汤合瓜蒌薤白半夏汤加味,处方:桂枝10 g,白芍10 g,杏仁10 g,厚朴10 g,瓜蒌10 g,薤白10 g,清半夏6 g,白果6 g,炙百部10 g,桔梗10 g,浙贝母10 g,旋覆花(包煎)6 g,炒紫苏子10 g,枇杷叶10 g,前胡10 g,生甘草10 g。7剂,水煎,分3次饭前温服,每日1剂。服药期间忌食生冷辣腥及肥甘油腻之品。嘱卧床休息,减少活动。二诊:诸症状明显缓解。查体:双肺喘鸣音及痰鸣音均明显减少,纳差,汗出,舌淡,苔薄白腻,脉滑数略浮。心率:102次/分。仍有营卫不和及痰蕴之象,用桂枝加厚朴杏子汤合三子养亲汤加减:桂枝10 g,白芍10 g,杏仁10 g,厚朴10 g,炒紫苏子10 g,白芥子10 g,莱菔子10 g,生龙骨(先下)、生牡蛎(先下)各15 g,苍术10 g,白豆蔻6 g,五味子6 g,陈皮10 g,生甘草10 g。5剂,用法同前。三诊:服药后患儿精神状态良好,饮食渐增。查体:双肺呼吸音粗,心率92次/分。现症状平稳,以扶正祛痰、培土生金为要,故用桂枝汤合六君子汤加减调理善后。

按:该患儿有哮喘病史,又见胸闷、心悸、汗出、乏力等症状,表证汗出咳嗽是为桂枝加厚朴杏子汤证。故用桂枝汤调和营卫,加厚朴除痰下气、杏仁气定喘,因此,桂枝加厚朴杏子汤治疗哮喘合并心悸可兼顾,瓜蒌薤白半夏汤合白果治疗胸闷、心悸,佐加炙百部、旋覆花、炒紫苏子、枇杷叶、前胡等化痰止咳平喘之品而获良效。诸症已平,根据丹溪"哮喘专主于痰""哮证已发,攻邪为主,未发则以扶正为要"的原则,此时扶正祛痰为要,故用桂枝汤合六君子汤加减调理善后。

案②:李某,女,6岁。主诉:反复咳喘3年,再发伴发热2天。患儿既往有哮喘病史。2天前因天气突变,受凉后出现咳嗽、喘促,伴有喉间痰鸣,发热,体温37.9 ℃,咳痰清稀,鼻流清涕,头痛,汗出,二便正常。查体:呼吸促,咽部无充血,双肺可闻及喘鸣音和少许水泡音,舌淡,苔薄白,脉浮滑。血常规提示白细胞总数和中性粒细胞比率均在正常范围。胸部X线片未见异常。该患儿素有哮喘顽疾,《黄帝内经》中曰:"邪之所凑,其气必虚。"易感受外邪当责之于内因脾肺肾三脏的不足,故外感风寒之邪后,出现发热,流涕,头痛,汗出等太阳风寒表虚征象,并引动伏痰,导致咳喘发作。当解肌祛风,降气化痰平喘。方用桂枝加厚朴杏子汤加减:桂枝10 g,白芍10 g,杏仁10 g,厚朴10 g,紫苏叶

10 g,炙百部 10 g,桔梗 10 g,炒紫苏子 10 g,莱菔子 10 g,白芥子 10 g,紫菀 10 g,款冬花 10 g,旋覆花(包煎)7.5 g,苍耳子 7.5 g,前胡 10 g,生甘草 10 g。7 剂,水煎,分 3 次服,每日 1 剂。嘱卧床休息。二诊:咳喘消失,表证已除,偶有痰咳出,查体:双肺可闻及痰鸣音。《金匮要略》云:"病痰饮者当以温药和之。"继投苓桂术甘汤合三子养亲汤培土制水,温阳化饮:茯苓 15 g,桂枝 10 g,炒白术 10 g,炒紫苏子 10 g,莱菔子 10 g,白芥子 10 g,清半夏 7.5 g,陈皮 15 g,炙百部 10 g,桔梗 10 g,前胡 10 g,生甘草 10 g。7 剂,水煎服。服后扶正固本以善其后。

按:本案体现桂枝加厚朴杏子汤的典型用法。患儿素有哮喘顽疾,因复感风寒之邪而复发,出现太阳中风兼咳喘的证候。《伤寒明理论》中曰:"邪气干于卫气,气不能卫固于外,则皮肤为之缓,腠理为之疏,由是津液妄泄。"自汗出,而无明显入里化热之象为本方辨证要点,否则非本方适应范围。方中桂枝汤解肌祛风,加厚朴、杏仁兼顾宿喘。

14. 桂枝附子汤

王某,男,2 岁,1986 年 11 月 2 日初诊。症见面色㿠白,鼻翼微扇,口周青,喘咳气促,双肺可闻哮鸣音及少许细湿啰音,四肢不温,指纹青,苔薄白。治以温肾化饮,利湿除痰。处方:川附片(先煨)10 g,姜胆南星 10 g,法半夏 10 g,茯苓 15 g,砂仁(后下)3 g,桂枝 10 g,生姜 2 片,大枣 1 枚,炙甘草 3 g。服 2 剂后双肺干湿啰音及哮鸣音明显减少,继进 3 剂诸症消失病愈。

按:患儿脾肾阳虚,水湿停聚,凌心射肺,肺失肃降而致喘咳,证见面色㿠白或灰滞,四肢不温,咽不充血,咳嗽气促,喉间痰鸣。治疗以本方温阳健脾,少佐平喘止咳化痰之剂,收效明显。

15. 柴胡加龙骨牡蛎汤

王某,男,5 岁,2018 年 10 月 6 日初诊。患儿间断胸闷 2 年余,时胸闷,以活动后安静时、下午 6 时以后为主,无喘息,不咳嗽,无气促,无心前区憋闷疼痛感,偶有鼻痒揉鼻子,稍鼻塞,无涕,不打喷嚏,无发热,性情急躁、易怒,爱发脾气、倔强,纳一般,夜寐尚安,二便调,舌红,苔薄白。既往多次肺功能示:×5,RP 增高,弹性阻力增高。支气管舒张试验后×5 下降>25%。当地医院诊断为哮喘、过敏性鼻炎,系统西医治疗仍反复发作。最近一次肺功能检查示:通气功能未见明显异常。心电图示:正常心电图。胸部 X 线示:双肺纹理增粗、模糊。查体心肺(一)。予柴胡加龙骨牡蛎汤加减:柴胡、桂枝、干姜、地龙、炒僵蚕、蝉蜕、炒栀子、炙甘草各 6 g,龙骨、牡蛎各 15 g,党参、黄芩、白芍、麸炒枳壳、清半夏、黄芪、当归、紫苏梗各 10 g,全蝎、酒大黄各 3 g。7 剂,水煎服 300 mL,分 3 次温服。2018 年 10 月 13 日二诊:药后胸闷症状明显减轻,无咳,近 2 天晨起有打喷嚏,少量流鼻涕,稍鼻塞,无发热,无明显多汗,纳可,二便调。遂以上方随证加减调治 1 个月余。未再出现胸闷症状。

按:针对以胸闷为主症的新型哮喘,不应拘泥于以往治疗哮喘的经验,依据辨证论治,依证立法,依法定方,本病的本质为肺脾肾虚,肝气郁滞,心虚胆怯,气机不畅,枢机不利,聚于胸中,时有化热、动风之势,故方选能和解少阳、通阳泄热、平肝镇心、调和五脏的柴胡加龙骨牡蛎汤治疗。

16. 射干麻黄汤

案①:患儿,男,12岁。患慢性支气管炎3年,每遇气候变化变冷便咳嗽咳痰。近日病情又复发,咳嗽气喘,咳痰,量少,咳吐不利,喉中哮鸣有声,苔白滑,脉弦紧。中医诊断:慢性支气管炎哮喘发作期。治宜温肺散寒,化痰平喘。方用射干麻黄汤加减:射干、款冬花、紫菀、桔梗各12g,细辛1.5g,半夏、生姜各9g,大枣、五味子各6g,白芍、甘草各3g,麻黄、杏仁、沙参、川贝母各10g。每日1剂,分4次服用,5剂1个疗程。二诊:气喘、咳嗽、喉中哮鸣音减轻,但胃纳差,苔白滑,脉弦紧。初诊方加入神曲、麦芽各12g,山楂15g,再服用1个疗程。三诊:气喘症状消失,偶有咳嗽、咳痰,饮食睡眠皆正常,嘱二诊方再服用1个疗程加固。患儿服用后症状全部消失。随访1年无复发。

按:哮喘是由内有痰饮内伏,外有邪气引动而诱发。感受外邪,以六淫为主。风寒入肺,肺失宣肃,肺气不利,引动伏痰,痰气交阻于气道,痰随气升,相互搏击,气机升降不利,而致寒性哮喘。射干麻黄汤加减是治疗小儿哮喘的常用方,现代药理研究也证实射干麻黄汤具有解痉、平喘,提高肺组织抗缺氧能力,减轻气管免疫炎症,减低支气管反应敏感性等药理作用。

案②:孙某,女,3岁6个月,体重15kg,2012年12月16日初诊。主诉:反复咳嗽3个月,加重伴发热2日。咳嗽夜间及清晨较甚,受凉、运动后诱发,偶流浊涕,时有喉间痰鸣,眠可,纳呆,大便干。患儿2个月前受凉后出现咳嗽,反复发作,咳嗽以夜间及清晨较甚,喉间痰鸣难咳出。无哮喘及咳嗽变异性哮喘家族病史,在外院诊断为"咳嗽变异性哮喘",予"沙丁胺醇气雾剂"及"布地奈德气雾剂"等药治疗,效欠佳。查体:一般可,咽充血(＋),舌质红,苔腻稍黄,双肺呼吸音粗,未闻及明显干、湿啰音。诊为风痰咳嗽。治法:祛风止咳化痰。处方:炙麻黄5g,法半夏8g,细辛1g,杏仁6g,地龙10g,白果10g,石膏15g,紫苏子10g,莱菔子10g,射干6g,紫菀10g,款冬花10g,绵茵陈15g,茯苓10g,麦芽10g,焦山楂10g,甘草3g。2剂,每日1剂,开水泡30分钟,煎3次混匀,分3次口服。阿奇霉素颗粒剂0.15g,每日1次,于两餐之间口服,服3日后停药。2012年12月19日二诊:诉服上药2剂后,患儿咳嗽减轻,夜间偶咳,白天跑动后咳嗽加重不明显,纳可,眠可,大便正常。查体:一般可,咽充血(＋),舌红,苔白腻,双肺呼吸音粗,未闻及啰音。风热证渐去,痰证明显,纳较前改善。上方去茯苓、麦芽、焦山楂、地龙、白果,加芦根15g,冬瓜仁10g,薏苡仁10g,浙贝母10g,天竺黄10g。3剂,水煎分3次服,每日1剂。2012年12月22日三诊:偶咳,基本无痰,无流涕,纳佳,眠可。查体:一般可,咽淡红,舌质红少津,苔薄白,心肺无异常。风痰渐去,恐久咳伤肺,久嗽动脾累肾,拟方:黄芪15g,白术6g,防风6g,南沙参10g,麦冬10g,补骨脂6g,牡蛎30g,甘草3g。继服3剂愈。随访3个月,病情无反复。

按:针对风、痰为患,方以张仲景射干麻黄汤为基本方,酌加祛风、平风、理气化痰等药,再依据寒、热、虚、实调之,以恢复肺的宣降功能。全方升降相宜,化而不滞,喘定、风去、痰化,则咳止。方中多数药物偏温,但射干、地龙偏寒,寒温互佐,对小儿咳嗽变异性哮喘中证型多变的病例,可以收到寒温兼顾之效。久咳伤肺,久嗽动脾,肺脾虚则累及肾。因"胃为卫之本,脾为营之源也",脾胃虚则营卫失和,功能不健,则体质柔弱,易于反复感受外邪,且难以痊愈。故缓解期应结合本病发生之根本,治以补肺健脾益肾,以玉屏风散加减为主。

17. 麻杏甘石汤

刘某,男,6岁,2007年2月23日初诊。咳嗽3天,气喘2天。3天前患儿因受凉而致打喷嚏、鼻塞、流清涕、咳嗽,就诊前夜咳嗽加重,喉间痰鸣,气促,尚能平卧,无发热,大便干,2~3日1行。患儿既往有哮喘史。查体:咽红,双肺可闻及哮鸣音,舌质红,苔薄白,脉滑数。治以清热宣肺,止咳定喘,方用麻杏甘石汤加减。处方:麻黄、白芥子、胆南星各6g,生石膏25g,杏仁、紫苏子、莱菔子、苍耳子、制大黄、射干、桑白皮各10g,炙枇杷叶15g,黛蛤粉30g。7剂,水煎服。2007年3月2日二诊:服上方5剂后即咳止喘平,喉间无痰鸣,服药7剂后,仅有活动时咳嗽,咳痰。患儿平素汗多,易感冒,胃纳欠佳。舌质红,苔薄白。方用玉屏风散合二陈汤加减。处方:黄芪、白术各10g,防风、半夏各5g,橘红、茯苓、炙紫菀、炙款冬花各10g,炙枇杷叶15g,焦三仙各10g。7剂,水煎服。药后出汗减少,食欲增加。

按:本例为哮喘,哮喘为痰饮留伏,常因感受外邪引动伏痰而诱发。若外感风热,或风寒化热,而致痰热内伏,气机升降不利,喉间痰鸣哮吼。刘弼臣教授治疗痰热哮喘证多选用麻杏甘石汤合三子养亲汤加减。

18. 旋覆代赭汤

王某,女,12岁,2013年8月9日初诊。患儿平素贪凉饮冷,有反复腹胀、干呕病史。1个月前患儿因吃冷饮出现咳嗽、气喘、胸闷等症状,经西药治疗效不佳。刻见:咳嗽、气喘、胸闷,胃部不适,时有呕吐痰涎,纳差,大便稀,舌淡,苔白腻,脉弦滑。听诊双肺可闻及喘鸣音。复查心电图检查:未见异常。胸部X线片显示:支气管炎性改变。西医诊断为支气管哮喘。中医诊断为哮喘,证属脾胃虚寒、痰饮犯肺。治以和胃降逆、温肺化痰,给予旋覆代赭汤加减。处方:旋覆花、苦杏仁、陈皮各10g,代赭石、茯苓、党参各15g,姜半夏9g,姜厚朴、桔梗、干姜、甘草各6g,白术12g。6剂,水煎,温服,每日1剂。二诊:喘平,咳嗽、恶心、呕逆均减轻,大便成形,上方继服6剂,用法同上。痊愈告终。

按:本例患儿素有脾胃不和病史,加之贪凉饮冷易伤胃阳,胃气不足,不能腐熟运化水谷,津液上泛为痰,阻滞于肺,发为喘。尽管本病病位在肺,但其本在脾胃,李中梓曰:"脾为生痰之源,肺为贮痰之器。"故治以和胃降逆、温肺化痰。方中旋覆花、代赭石、姜半夏、干姜降逆止呕,化痰散结;与党参、白术相配,降气不伤正,补虚不助逆。诸药配合,一升一降,升清降浊,共奏补中益气、消痰散结、和胃降逆之功效。

19. 葶苈大枣泻肺汤

刘某,男,3岁,2000年1月13日初诊。咳喘5天,喉中痰鸣,不发热,曾在本院门诊用青霉素、利巴韦林等治疗 3 日,疗效甚微,故要求中医治疗。查体:体温 38 ℃,心率 120 次/分,呼吸急促,喉间痰鸣、烦躁、鼻翼扇动,舌红,苔薄黄,脉滑数。听诊两肺满布哮鸣音,胸部 X 线片见两肺门阴影增粗。证属痰热壅肺,肺气不宣。治宜泻肺逐痰,清热平喘。用葶苈大枣泻肺汤加味。药物组成:葶苈子 10 g,大枣 3 枚,桑白皮、杏仁、前胡各 8 g,川贝母、炒紫苏子各 6 g,炙麻黄 5 g,鱼腥草 12 g,地龙 9 g。水煎服,每日 1 剂。服 2 剂喘咳减轻。继服 3 剂而愈。

按:本例为喘证,痰热壅肺症状明显。用葶苈大枣泻肺汤加味,地龙降肺气以平喘,近代研究说明本方有明显的松弛支气管平滑肌的作用。

第七节　反复呼吸道感染

反复呼吸道感染是指 1 年以内发生呼吸道感染的次数频繁,超出正常范围的疾病。其临床表现与古代医籍中的虚人感冒、体虚感冒、自汗易感相似。反复呼吸道感染迁延不愈,常并发咳喘、心悸、水肿、痹症等病症,甚则影响小儿生长发育与身心健康。本病以虚证为主,故治疗以补虚为要,虚实夹杂者,宜抓住用药时机,兼以清泄肺胃。临床常用于治疗小儿反复呼吸道感染的经方有大青龙汤、桂枝汤、桂枝加黄芪汤、柴胡桂枝汤、黄芪桂枝五物汤等。

【病案举例】

1. 大青龙汤

孙某,女,4 岁,2013 年 3 月 27 日初诊。主诉:咳嗽、咳痰 1 个月。刻下症见咳嗽,咳痰,纳一般,眠可,二便调。查体:面色泛青,目下青暗,鼻黏膜充血Ⅱ度,咽红,心脏(一),双肺偶闻痰鸣音,舌红,苔腻,脉弦细。中医诊断:咳嗽。证属肺气不利,痰热内蕴。治以宣肺止咳,清热化痰。处方:炙麻黄 4 g,炒苦杏仁 8 g,生石膏(先煎)30 g,桂枝、炙甘草各 10 g,葶苈子、炒紫苏子、五味子、炙枇杷叶、炙百部、川贝母、柴胡各 10 g,青礞石、桑白皮、黄芩各 15 g,鲜芦根 30 g,白前 5 g。7 剂,水煎温服,每日 1 剂。2013 年 4 月 3 日二诊:服药后已无咳嗽,刻下症见怕风,易疲劳,纳差,眠安,二便调。查体:面色较前好转,口周泛青,目下略青暗,鼻黏膜发红Ⅰ度,咽红,心肺(一)。舌红,苔微腻,脉弦滑。证属肺脾气虚,治以补气健脾。处方:生黄芪、防风各 5 g,炒白术 10 g,炒栀子、淡豆豉、淡竹叶、炒麦芽、炒谷芽、炒稻芽各 10 g,薏仁(打碎)30 g,砂仁 3 g。继服 7 剂而愈,随访 1 年,病情无反复。

按:本例患儿自 3 岁患肺炎后易感冒,1～2 个月 1 次,可诊断小儿反复呼吸道感染。

肺炎后调护失宜,余毒未尽,肌腠空虚,络脉失和,正气虚弱,外邪乘虚而入,再次感冒。徐荣谦教授以大青龙汤为基础方,纳入止咳化痰清热诸药,调畅肺气、清化痰热,使肺气得宣,故咳嗽止。二诊已无咳嗽,遂出现感染间歇期怕风、易疲劳之症状,以玉屏风散益气祛风,以炒栀子、淡豆豉、淡竹叶清热除烦、祛除余毒,薏仁消风散热,炒三芽健脾消食,砂仁理气调中,诸药共用而痊愈。

2. 桂枝汤

张某,女,5岁,1983年8月1日初诊。患儿近1年内已患3次肺炎,患儿平素易感多汗,四肢不温,面色少华,形神不振,苔薄白,纳谷不香,便下软散,脉弱。西医诊断:反复呼吸道感染。中医诊断:感冒,营卫不和证。治则:调和营卫,益气固表。处方:桂枝3g,炒白芍6g,生姜2片,大枣3枚,炙甘草3g,淡附片5g,党参5g,黄芪12g,炒谷芽10g,焦白术10g。5剂,水煎,分2次温服,每日1剂。1983年8月6日二诊:药后形神略振,四肢转温,唯汗出尚多,便下尚调,再以原意增损:上方去淡附片,加陈皮3g,茯苓10g,黄芪12g,麻黄根10g。5剂,煎服法同前。调理月余,面色转润,饮食佳,大便正常。随访年余,除偶感冒外,无患他疾。

按:易感患儿日渐增多,论其原因,多与先天禀赋不足或后天饮食失节有关,空气环境污染、用药不当、交叉感染等均易导致营卫失和,进而引发反复呼吸道感染。主要表现为反复感冒,面色萎黄或不华,或汗出较多,四肢不温,舌苔淡白或薄白,脉浮缓。治宜调和营卫,方用桂枝汤。神疲乏力者,加党参、黄芪;舌淡、肢冷者,加淡附片;汗多者,加麻黄根、碧桃干;纳谷不香者,加陈皮、炒谷芽。

3. 桂枝加黄芪汤

林某,男,5岁,2003年11月24日初诊。患儿自3岁后即反复发生呼吸道感染,经常输液治疗,每次皆需10天左右方可好转,严重影响患儿生长发育及家庭生活,故来就诊。家长代诉患儿素来胃纳不佳,二便尚可,夜寐不佳,汗多。刻下形体瘦弱,面色淡白,山根青,咳嗽阵作,喉间有痰,咽不红。舌质淡白,苔白中部稍厚。证属脾肺气虚,营卫失和,痰湿阻肺。治宜健脾补肺,调和营卫,化痰止咳。方用桂枝加黄芪汤加味,处方:生黄芪8g,煨白芍4g,桂枝6g,大枣1枚,生姜3片,甘草2g,炒麦芽8g,川贝母4g,橘红6g,前胡5g,茯苓8g。5剂后复诊,咳痰减少,咳嗽好转。舌苔已退。上方去川贝母加米炒太子参8g,续服7剂。后以桂枝加黄芪汤散方调理5个月,患儿呼吸道感染明显减少。

按:本例患儿久病体虚、脾肺不足、痰湿内阻,故治宜健脾补肺、调和营卫,兼化痰止咳,故用生黄芪、太子参、煨白芍、桂枝、生姜、大枣、甘草健脾补肺,调和营卫;川贝母、橘红、前胡、茯苓健脾化痰止咳,标本兼治。后期散方以固本为要。

4. 柴胡桂枝汤

患儿,男,5岁,2012年11月19日初诊。反复呼吸道感染近半年,咳嗽迁延4个月。时阵发性咳,白天多,有痰,色白,当地医院经抗生素及止咳药治疗,咳嗽未尽,昼夜多汗,胃纳欠振,大便不调,舌淡红,苔薄白,脉细滑。当地医院查血常规、CRP及胸片皆无异常。治拟调和营卫。方以柴胡桂枝汤加味:柴胡、黄芩、桂枝、甘草、太子参、桔梗各6g,白芍、姜半夏、浙贝母、黄芪各10g,大枣12g,杏仁9g。7剂后,咳嗽明显减少,仅晨起偶咳,打喷嚏,出汗减少。前方去杏仁、浙贝母、桔梗,加防风6g,炒白术10g,煅龙骨、煅牡蛎各15g。7剂。诸症好转。随访1年余很少感冒。

按:该患儿反复呼吸道感染近半年,咳嗽迁延4个月。小儿脏腑娇嫩,形气未充,阴阳两气均属不足,感邪后易寒易热,易虚易实,且往往寒热虚实相互转化或同时并存。临床治疗采用和解之法最为合拍,通过调和疏解,使患儿表里寒热虚实的错杂证候、脏腑阴阳气血的偏盛偏衰归于平和。柴胡桂枝汤是小柴胡汤、桂枝汤各减其半量合方而成,柴胡桂枝汤将二方合而为一,故可调和营卫,和解表里,燮理阴阳。

5. 黄芪桂枝五物汤

王某,男,5岁,1991年8月19日初诊。主诉:多汗易感3年。患儿平素极易感冒,易出汗,夜寐易惊,有时关节酸痛,口和不渴,纳食不香,易鼻衄,精神可,形体瘦弱,咽部微红,舌苔薄白,脉缓,关节活动灵活,无红肿,听诊心肺(一)。实验室检查:血沉<15mm/h,抗"O"正常。西医诊断:反复呼吸道感染。中医诊断:汗证,营卫不和证,因体禀不足,营虚卫弱,表卫失固所致。治以调和营卫、敛汗固表,给予黄芪桂枝五物汤加味,处方:炙黄芪10g,炙桂枝3g,炒白芍10g,煅龙骨(先煎)20g,煅牡蛎(先煎)20g,桔梗6g,糯稻根15g,炙甘草5g,瘪桃干10g,玄参10g,生姜2片,大枣5枚。5剂,水煎服,每日1剂。1991年8月24日二诊:药后出汗大减,关节酸痛已止,未见鼻衄,食欲增,精神佳,咽部微红,舌苔白净。处方:炙黄芪10g,炙桂枝2g,炒白术10g,玄参10g,煅龙骨(先煎)20g,煅牡蛎(先煎)20g,桔梗6g,生姜2片,大枣5枚。5剂,水煎服,每日1剂。1991年8月29日三诊:汗出已不多,近日未见感冒,精神、食欲正常,舌苔薄净,再予二诊方5剂巩固治疗,每日1剂。

按:患儿因常年外感,致肌肤腠理失于固密,易于感受外邪,卫阳不能固护于外,以汗出过多、纳食不香为其主症,乃肺失清肃,脾运失司,治以黄芪桂枝五物汤益气温卫、和营固表,辅以和脾之法。临床上随证施治,并没有一味地以祛邪为先,而是以顾护正气为主。治疗儿童反复呼吸道感染应以调和营卫、益气固表为基本法则。

第二章　脾系疾病

脾胃为后天之本,主运化和输布精微物质,为气血生化之源。饮食的消化吸收,全身的气血充盛,四肢肌肉的正常运动及小儿生长发育均与脾胃有密切的关系。小儿脾胃的结构与运化功能均未健全,但由于生长发育迅速,对营养物质的需求较高,比成人迫切,相对而言,小儿的脾胃功能较难满足机体的需要,古代医家把这种特点称为"脾常不足"。这一认识与现代医学消化系统解剖特点是一致的。如新生儿的胃容量较小,结肠短,故新生儿大便多不成形且为糊状,排出快,次数多;婴儿不仅胃酸分泌较少,胃酸和胃蛋白酶活性也较低,不利于杀灭病原体,各种胰腺酶的活性都比较低,对脂肪和蛋白质的消化吸收均不够完善,故易患泄泻、积滞、呕吐及疳证等脾系疾病。

第一节　口　疮

口疮是小儿较为常见,以口腔黏膜、舌体及齿龈等处出现大小不等淡黄色或灰白色溃疡,局部灼热疼痛,或伴发热、流涎为特征的口腔疾病。若溃疡面积较大,甚至满口糜烂者,称为口糜;若溃疡发生在口唇两侧,称为燕口疮。口疮的治疗,实证治以清热解毒,清心泻脾;虚证治以滋阴降火,引火归原。随着医疗卫生水平的提升,小儿口疮发病渐少,临床常用于治疗小儿口疮的经方有大黄甘草汤等。

【病案举例】

大黄甘草汤

患儿,女,2岁,2010年4月23日诊。其家长诉,患儿近2天来爱哭闹,不思食,且流涎而就诊。刻诊,患儿精神尚好,有点烦躁不安,细看口腔,舌尖红,口中舌尖部和前牙龈处有粟米大溃疡3个,色红,患儿不咳,不吐,体温37.5 ℃,手心热,看指纹紫滞,诊为胃肠积滞,湿热上冲于口中所致,治用通腑泄热,用大黄甘草汤加味治疗,处方:大黄5 g,甘草2 g,麦冬5 g,竹叶3 g。用法:上方将大黄用开水泡30 mL,麦冬、竹叶、甘草另用开水泡 80 mL,头次药取大黄液 20 mL,麦冬竹叶甘草液 30 mL 混合服,服药后观察,如大便得下,第 2 次服药时就不用大黄液,若大便没下,大黄液再用 10 mL,嘱给患儿服米汤及流汁。服药后,患儿大便得下,口中流涎少,哭闹停,口疮好转,已能进食。二诊上方去大黄,加连翘,用水煎服,服药 3 日后患儿口疮得愈。

按:"外感热在手足背,内伤热在手足心",儿科虽是哑科,但病机简单,多为外感风寒和内伤饮食,用大黄甘草汤治疗该病是取邪去则正安之义。方中,大黄虽属苦寒之品,但和有甜味的甘草共同服用,甘草一能缓大黄之性,二能调味扶助正气。全方服之没有苦味,微甜,小儿也乐于接受,并且该方药价廉、效好、服用方便(服后以大便下为度,一般服 1 次或 2 次即可),值得基层临床推广。

第二节 呕 吐

呕吐是因胃失和降,气逆于上,胃中乳食上逆经口而出的一种病证。古人将有声有物谓之呕,有物无声谓之吐,有声无物谓之哕。因呕与吐常同时出现,故多称呕吐。呕吐治疗以和胃降逆为主要法则。临床常用于治疗小儿呕吐的经方有大黄甘草汤、小半夏加茯苓汤、小陷胸汤、四逆散、半夏泻心汤、半夏厚朴汤、竹叶石膏汤、吴茱萸汤、茯苓四逆汤、橘皮竹茹汤等。

【病案举例】

1. 大黄甘草汤

杨某,男,6 岁,2013 年 7 月 11 日初诊。主诉:呕吐 3 个月。患儿 3 个月前因"支气管肺炎"在某医院住院治疗,静脉滴注生理盐水多日,病情稳定出院后,一直呕吐,胃口不佳,用中西成药治疗,疗效不显。诊时呕吐,常食入即吐,每日 3~6 次,口干,时欲饮水,便干,常 2~3 日 1 次,恶心,纳少,面微红,形瘦。舌淡,苔薄黄略腻,食指指纹略紫偏暗。腹部压痛(一),反跳痛(一)。中医诊断:呕吐,胃失和降。治宜通便止呕,和胃降逆。方用大黄甘草汤合小柴胡汤加减,处方:生大黄、柴胡、黄芩、姜半夏、太子参各 5 g,生甘草、陈皮各 3 g,生姜 2 片。3 剂。二诊:药后排出宿便多枚,每日仅呕吐 1~2 次,口干亦减,恶心偶有,纳稍增,舌淡,苔薄黄。前方去生大黄,加姜竹茹 6 g,制大黄 3 g。3 剂。三诊:呕吐未作,恶心偶有,胃纳仍欠佳,面微白,舌淡苔白,食指指纹略淡。守前法,佐加和胃消食之品,处方:柴胡、黄芩、姜半夏、太子参、炙鸡内金各 5 g,生谷芽、生麦芽各 10 g,炙甘草、陈皮各 3 g,制大黄 1 g,生姜 2 片。3 剂。1 个月后电话回访,述服前方后呕吐一直未作,胃纳如常,诸症已瘥。

按：患儿食入即吐，便干，2～3 日 1 次，知其有宿食在里，故遵《金匮要略》所云："食已即吐者，大黄甘草汤主之。"患儿又有恶心，纳少等症，并用小柴胡汤和胃止呕，二方合用治疗此症甚为合拍。沈元良教授指出，使用本方时既要抓住食入即吐这个主症，又要注意本方是为胃肠实热呕吐而设的方剂。同时，小儿为稚阴稚阳之体，临证使用此方时，应特别注意患儿的脾胃功能，应随病情变化对药物的配伍和剂量做出调整。

2. 小半夏加茯苓汤

患儿，男，6 岁，于 2003 年 1 月 20 日入院。呕吐 2 天，每日 10 余次，呕吐物清稀，上腹胀满不适，背冷，头晕，口淡，不欲饮水，无发热、头痛、腹泻。既往 2 年来每至此季节发生类似症状，输液止吐治疗 1 周方愈。查体：神志清，精神差，面色白，舌淡胖，苔白润，腹稍胀，无明显压痛，肠鸣漉漉，脉沉，心、肺及神经系统无明显异常。辨证为痰饮呕吐。处方：半夏 10 g，生姜 10 g，茯苓 15 g。水煎，少量频服，每日 1 剂。患儿初服药后即吐，嘱其坚持服用，服完 1 剂后即不再吐，继服 2 剂巩固疗效。1 年后患儿再次发生以上症状，仍用原方 3 剂治愈。

按：小半夏汤为治疗小儿呕吐之良药，它可避免患儿服药后发生呕吐的拒药现象，加入茯苓则体现了"治湿不利小便非其治也"之宗旨。而茯苓用量的大小，直接影响着临床治疗的效果。痰饮内阻、胃失和降，故致呕吐。其为阴邪，故呕吐物清稀。饮邪在内"故口淡不欲饮"。饮内阻阳气、背失温养，故背冷。清阳不升，故头晕。阳气不能鼓动于脉，故脉沉。舌淡胖、苔白润为痰饮之象。

3. 小陷胸汤

陈某，男，5 岁。患儿纳呆泛恶 2 周，呕吐 3 天，泛恶前曾有过食冷饮、杏、李、黄瓜等物，经某院治疗，诊为急性胃炎，服甲氧氯普胺、多潘立酮等未效。刻下症见胸中痞闷，口气秽臭，呕吐酸腐，挟稠厚痰涎，嗳气不能进食，食则更甚，大便 3 日未解，小便黄赤，上腹部压痛，苔薄黄腻，脉滑数。此乃痰结心下，挟滞内阻，治拟宽胸散结，和胃降逆。方拟小陷胸汤加味，药用：全瓜 20 g，黄连 3 g，半夏 10 g，枳实 6 g，生姜 2 片，荷叶 3 g。服 1 剂后，呕吐止，能饮少量稀粥，胸中痞闷大减，上腹部压痛除，大便畅，再拟清化和胃，健脾助运，药用：全瓜 10 g，黄连 1.5 g，半夏 10 g，陈皮 5 g，茯苓 10 g，谷芽 15 g，生甘草 6 g。2 剂。1 剂症情大减，再用轻剂祛其余痰，后痊愈。

按：本例为饮食不节，食滞内阻，胃失和降而致浊气上逆，发为呕吐，盖胃不腐熟，郁而化热则呕吐酸腐，脾失运化，宿食停滞，津液失布，聚而为痰，痰食停滞中脘，气机不利则见胸脘满闷，嗳气不能饮食，苔薄黄腻，脉象滑数为痰滞内停之候。《伤寒论》曰："小结胸病，正在心下，按之则痛，脉滑者，小陷胸汤主之。"本例患儿有胸腹满闷，按之则痛，苔腻，脉滑数等症，辨证为痰结心下，发为结胸，用小陷胸汤加味以宽胸散结，清化痰浊。药证相合，故 1 剂症情大减，再用轻剂祛其余痰，仅 2 剂即获全功。

4. 四逆散

杨某，男，6 岁，2008 年 10 月 21 日初诊。患儿幼年有吐乳史，平素性情急躁，易恶心呕吐。前日呕吐数次,静脉点滴西药后呕吐缓解而未愈。刻下:偶咳有痰,恶心泛酸,纳食欠馨,夜寐不安,大便日行 1 次;舌红赤,苔薄白腻,脉细弦。诊断:呕吐。辨证:肝气犯胃,胃失和降。治法:疏肝理气,和胃止吐。处方:柴胡 6 g,炒枳壳 6 g,炒白芍 9 g,炙甘草 3 g,青皮 6 g,陈皮 6 g,姜竹茹 9 g,太子参 9 g,生姜 3 片,大枣 5 枚。7 剂,水煎服。2008 年 10 月 28 日二诊:服上方 7 剂后,胃和未吐,二便尚调,但胃纳仍欠佳;舌红,苔薄润。继拟健脾和胃、肝脾同调之法,上方加白术 10 g。服 7 剂后痊愈。

按:本例患儿肝郁气滞,木郁土壅,脾胃失于升降,故气机不利、肝胃不和而发生呕吐。方用四逆散和橘皮竹茹汤加味。四逆散疏肝理气,伸其郁,导其滞,使中焦之气通畅;橘皮竹茹汤化饮、降逆、止呕;佐以白术健脾燥湿,促进脾运。诸药合用,使中焦气机重振,脾胃健运,升清降浊功能得以恢复,故呕吐自愈。

5. 半夏泻心汤

案①:孙某,男,11 岁,2005 年 6 月 26 日初诊。上腹饱胀 1 个月余。表现为嘈杂、嗳气、纳呆,不泛酸,有时呕吐,大便干,2 日 1 次,舌红,苔白腻,脉细。既往有类似病史。行上消化道钡餐提示:浅表性胃炎,伴十二指肠瘀结。辨证为寒热郁结中焦,脾胃升降失调。治宜和胃降逆,开结消痞。拟方:半夏、黄芩、大枣、茯苓各 10 g,黄连、干姜、陈皮各 6 g,党参、蒲公英各 15 g,甘草 3 g,水煎服,每日 2 次。服 3 剂后,上腹饱胀好转,呕吐止,纳谷改善,苔腻减轻,再服 3 剂,诸症消失,舌淡,苔薄白。

按:小儿胃炎,以慢性胃炎居多,慢性胃炎中又以浅表性胃炎最多,占 90%～95%。本例中患儿症见嘈杂、嗳气、纳呆,不泛酸,有时呕吐,大便干,舌红,苔白腻,脉细,为寒热错杂之证,方用半夏泻心汤加减。

案②:患儿,男,8 岁。患儿面黄,纳少,腹胀满,间断呕吐半年余,近 1 周加重。查食管、胃肠、肝胆等消化器官未见异常。因胃肠相关检查无明显异常,遂诊为"再发性呕吐"。患儿平日易汗,贪凉。舌红,苔黄厚,边有齿痕,脉弱。属脾胃虚弱兼夹食积,以半夏泻心汤调之。处方:半夏、黄芩、党参、干姜、厚朴、陈皮、槟榔、枳实、焦山楂、焦神曲、焦麦芽各 10 g,黄连、甘草各 6 g,大枣 4 枚。服药 7 剂,呕吐由每日 6～7 次减至每日 2 次,故效不更法,再进 7 剂而愈。

按:本例中患儿脾胃素虚,阴阳失调,腠理不固,致汗液外泄失常;又加之平素贪凉致脾胃运化失司,食积停滞,胃失和降,气逆而上而发为呕吐。证属虚实错杂,方用半夏泻心汤加减。

6. 半夏厚朴汤

患儿,女,7 岁,2010 年 11 月 5 日初诊。主诉:进食后呕吐,时作时止 1 个月。患儿 1 个月前感冒,经西药(具体不详)治疗后病愈,但自此开始出现进食后呕吐,呕吐物为胃内容物,伴胃脘胀痛,无明显规律性,嗳气,口苦心烦,纳呆。舌红,苔薄腻,脉细弦。行上消化道钡餐提示:胃炎(胃动力差)。曾应用西药抗生素、胃肠动力药,效果不明显。遂来求中医治疗,辨证为肝气不疏,气机阻滞,胃失和降,胃气上逆。治以疏肝和胃,降逆化痰止呕。方用半夏厚朴汤加减:半夏、白及、陈皮、焦神曲各 6 g,厚朴、紫苏叶、枇杷叶各 9 g,海螵蛸、蒲公英各 12 g,浙贝母 5 g,太子参、白芍各 15 g,甘草 3 g,生姜 3 片。水煎 200 mL,分 2 次服,每日 1 剂。服药 3 剂后,患儿未再呕吐,胃痛明显减轻,效不更方,继服 3 剂,诸症悉除。

按:小儿脾胃薄弱,胃体未全、胃用未壮,若肝气郁结不得疏泄,横逆犯胃,胃失和降则产生呕吐;肝气机阻滞,气机不畅而见胃痛,故以半夏厚朴汤加减,使肝气条达,胃不受侮,则胃气自降、呕吐自除、疼痛自愈。

7. 竹叶石膏汤

唐某,男,4 岁 4 个月。患儿食后呕吐,并口渴喜冷饮,整日饮料不离,进食前总先喝水或汤,见稀则喜,见干则愁或哭,终日烦渴不安,哭啼不宁,曾服保和丸、香砂平胃散、参苓白术散之类,均未见明显好转。视其形瘦唇干,舌红少津,舌苔花剥,大便干燥,脉细。由于长期呕吐,胃阴损伤,阴津被耗,失其润降,气逆上而致呕。法用清热生津,降逆和胃:竹叶、石膏、法半夏、沙参、麦冬、粳米、山药、竹茹。水煎后,将药液放在冰箱中冰镇,频频冷服,2 日 1 剂。1 剂后,进食不再呕吐,再连服数剂、冰镇冷服改为温服,患儿吐止,体重身高增加,恢复正常。

按:本例中患儿素体胃阴虚,症见食后呕吐,口渴喜冷饮,进食前总先喝水或汤,见稀则喜,见干则愁或哭,终日烦渴不安,哭啼不宁,形瘦唇干,舌红少津,舌苔花剥,大便干燥,脉细,证属气阴两伤,方用竹叶石膏汤加减。

8. 吴茱萸汤

田某,男,2 个月。患儿于出生后即发呕吐,多在进乳或饮水后 4～5 分钟即如喷状吐出。呕吐物为清稀乳汁及水样物,无酸臭味,50 余天呕吐未止。曾在某院诊断为幽门痉挛,给予解痉镇吐剂治疗无效。查体:面色晦暗,精神萎靡,形体瘦小,皮肤干燥,哭声低微。现代医学检查心肺无异常发现,腹胀而软,可见逆蠕动波形。舌淡苔白,指纹淡紫。此证属脾胃虚寒、浊阴上逆,治以温胃降逆止呕法。处方:吴茱萸 0.6 g,党参 0.6 g,生姜 1～2 片,大枣 1 枚,黄连 0.3 g。服法:水煎至 50 mL,频服。服上药 2 剂后,呕吐明显减轻,上腹部逆蠕动波消失。继服 2 剂呕吐止,食欲转佳,面色渐润,嘱继服 2 剂巩固疗效。

按:吴茱萸汤善治中焦虚寒浊阴上逆所致呕吐,当属无疑,凡出现中焦虚寒,浊阴上逆症状者,均可选用吴茱萸汤。

9. 茯苓四逆汤

王某,男,8 个月,2006 年 10 月 3 日初诊。7 日来吐泻并作,经多方诊治服药输液无效。就诊时,见面色白,眼窝深陷,昏睡露睛,气息微弱,呕吐腹痛,下利清稀,日 7～8 次,四肢厥冷,舌质淡红少津,苔微黄,烦躁,哭声低哑,涕泪俱无,小便缺乏,指纹淡紫。诊为吐泻日久,阴阳两伤,尤以阳伤为主,治宜温脾暖肾,回阳救逆,佐以降逆止呕。拟方:茯苓四逆汤合生脉散加减。药用:茯苓 8 g,附片 6 g,干姜 4 g,红参 6 g,炙甘草 3 g,陈皮

6 g,天花粉 10 g,五味子 6 g,麦冬 8 g,黄芩 6 g,清半夏 6 g,生姜 2 片,黄土水煎服。频频灌之,1 次 2 羹匙,嘱其如茶服用。2 诊:服上方呕吐止,精神转佳,四肢微温,欲吮乳,但仍有烦躁腹胀肠鸣,原方去黄芩、清半夏,加白术,重用天花粉,再进 1 剂,次日诸症消失。后服七味白术散加山药、莲米以善其后。

按:根据患儿面色白,气息微弱,呕吐腹痛,下利清稀,四肢厥冷,舌质淡红,辨为脾肾阳虚;眼窝深陷,舌淡红少津,苔微黄,烦躁,涕泪俱无,小便缺乏,指纹淡紫,辨为阴液耗伤,虚火内生;该患儿吐泻日久,阴阳两伤,寒热错杂,辨为寒重热轻型吐泻,方以茯苓四逆汤合生脉散加减温脾暖肾,回阳救逆,佐以降逆止呕。

10. 橘皮竹茹汤

案①:顾某,女,1 岁 3 个月,2006 年 5 月 17 日初诊。主诉:反复呕吐 15 天。初期涕咳,身热不著,伴有呕吐,在外院诊为支气管炎,予抗感染药物后涕咳消失,仍有呕吐,呕吐物量少,无时间规律,与饮食关系不密切,用维生素 B_6、健胃消食片等,呕吐未见减轻。现时有呕吐,呕吐物多少无规律,食后呕吐量稍多,其他时间呕吐量少,或仅有干呕,饮食较常略少,大便不干,小便如常,睡眠尚安,夜汗不多,身无寒热。查体:神清,精神尚好,发育营养状况良好,双下眼睑近内眦处色青暗,咽部、双肺正常,心率 108 次/分,律欠整,心音低钝,未闻及杂音,腹软,舌质淡红,苔中厚稍黄,脉细无力。血常规示:白细胞计数正常,中性粒细胞百分比降低、淋巴细胞百分比增高。心电图示:窦性心律不齐。西医诊断:心律不齐,心肌炎待察。中医诊断:呕吐,证属心气不足,胃失和降。此乃肺卫不固,毒邪侵心,心气不足,胃失和降,气逆而吐。法当益气宁心,和胃止吐,方拟橘皮竹茹汤加减。处方:生甘草 15 g,竹茹、党参、鸡内金各 6 g,陈皮、半夏各 3 g,生姜 3 片,大枣 3 枚。1 剂,水煎,少量频服。二诊:药后未再呕吐,仅有干呕,饮食较常略少,大便不干,小便如常,睡眠尚安。心肌酶谱示:乳酸脱氢酶增高,羟丁酸脱氢酶增高,其他正常。心脏彩色超声未见明显异常。此为气逆稍减,气虚仍在,故以上方去半夏,加麦冬、连翘、丹参、五味子各 6 g,黄芪 15 g,每日 1 剂。

按:本例为心肌炎、呕吐,初期涕咳,身热不著,伴有呕吐,小儿脾常不足,感邪之后,肺病及脾胃,脾胃气机升降不利,运化失职,乳食停滞,阻于中焦,则脘腹胀满,胃失和降,气逆而吐。此乃肺卫不固,毒邪侵心,心气不足;法当益气宁心,和胃止吐,予橘皮竹茹汤加减。

案②:患儿,男,7 岁,2010 年 10 月 9 日初诊。反复恶心呕吐 10 天,伴纳呆。患儿素喜零食,无发热、咳嗽,巩膜无黄染,咽稍红,心肺腹(一),肘膝关节时有疼痛,二便正常,苔微腻、舌尖偏红,脉细弦。中医诊断为呕吐,证属胃虚有热,脾运不健。治以益胃清热,健脾止呕。处方:陈皮 2 g,竹茹、厚朴、蜡梅花、生甘草各 3 g,太子参、薏苡仁各 10 g,茯苓、谷芽 6 g,麦冬 4.5 g,淮山药、生山楂、麦芽各 8 g,神曲 5 g。3 剂,水煎服。二诊:恶心呕吐、纳呆症状均明显好转,上方加生白术 5 g,3 剂。痊愈告终。

按:小儿脏腑娇嫩,形气未充,脾常不足,加之饮食不调,暴饮暴食或饮食偏嗜,易损伤脾胃，导致脾失健运，胃气上逆，本例患儿素喜零食，易损伤脾胃，反复恶心呕吐伴纳呆，咽稍红，苔微腻、舌尖偏红，脉细弦，胃虚有热症状明显，中医诊断为呕吐，证属胃虚有热，脾运不健。

第三节　腹　痛

　　腹痛指胃脘以下、脐之两旁及耻骨以上部位的疼痛。其中发生在胃脘以下，脐部以上部位的疼痛称为大腹痛；发生在脐周部位的疼痛，称为脐腹痛；发生在下腹两侧或一侧部位的疼痛，称为少腹痛；发生在下腹部正中部位的疼痛，称为小腹痛。腹痛治疗以调理气机，疏通经脉为基本治则。临床常用于治疗小儿呕吐的经方有大黄附子汤、乌梅丸、四逆散、半夏泻心汤、芍药甘草汤、麦门冬汤、附子粳米汤、厚朴七物汤、桂枝加大黄汤、桂枝加芍药汤、桂枝加桂汤、柴胡桂枝汤、理中丸（汤）、黄芪建中汤等。

【病案举例】

1.大黄附子汤

　　王某，男，12岁。患儿开始患腹胀，起初仅午后胀，之后即整日胀。腹胀1个多月后，出现阵发性的右胁下疼痛。曾给予对症治疗，症状毫无改善。后腹胀胁痛继续加重，患儿体质也日渐衰弱。之后经多家医院治疗，诊断意见不能统一，或考虑为肝炎，或肝脓肿，或肝癌，或胆囊结石，或腹膜炎等，治疗2个月，不见效。患儿来诊时已发病3个多月，腹胀经服中药治疗已好转（药物不详），唯右胁痛剧增，部位在乳根下距腹中线5 cm，平均每数10分钟即发作1次，日夜数十次发作，剧痛难忍，满床打滚，汗出淋漓，面色口唇㿠白，2～3分钟即自行缓解，每于发作以后精神更加疲惫不堪。脉浮数无力，舌淡，苔薄。胃纳尚可，二便正常。投以大黄附子汤2剂。附子6 g，细辛3 g，大黄10 g。服药以后其病若失，观察数月概未发作。

　　按：患儿右胁下疼痛3个月，日夜数十发，剧痛难忍，以大黄附子汤主治胁下偏痛，服药2剂而愈。说明患儿胁下偏痛，确属寒实内结所致，由于小儿常饮食不节，嗜食生冷故也。辨证时抓住胁下偏痛这一主症，投以仲景之方，药简效宏，价格低廉，值得推广。

2.乌梅丸

　　王某，男，10岁。1981年6月23日初诊。6年来反复腹痛、泄泻，迁延不愈。近日腹痛时作，脐左为甚，大便每日3～4次，糊状夹有黏冻，面红唇朱，舌净，苔少，脉象弦细。西医诊断：慢性非特异性结肠炎。症属厥阳风木为病，治宜乌梅丸汤剂。处方：乌梅（醋渍）6 g，川椒目（炒出汗）3 g，党参6 g，淡附片2 g，淡干姜1.5 g，肉桂1.5 g，川黄连1.5 g，黄柏 4.5 g,当归 6 g,细辛 2 g。10 剂。1981 年 7 月 7 日二诊:腹痛已减,大便日 1～2 次,有时成形,偶见黏冻,舌苔白腻,细食如常。原法已合,毋须更辙。上方去细辛、川黄连,加苍术 9 g,香连丸(包)3 g。7 剂。1981 年 7 月 14 日三诊:便下成形,每日一次,已无黏冻,腹痛不作,舌苔薄润,脉转濡细。脾胃尚弱,温中调补。处方:乌梅 6 g,川椒目(炒出汗)3 g,党参 9 g,当归 9 g,干姜 2 g,肉桂 1.5 g,山药 9 g,焦白术 9 g,茯苓 9 g,清甘草 3 g。7 剂。以后续以调补而愈。

按:仲景名言乌梅丸"又主久利",前贤亦谓本方为"治久痢之圣方"。据临床经验,本方对慢性结肠炎殊有卓效。本例患儿厥阴久利,故即予乌梅丸汤剂,药后症情日轻。二诊时见舌苔白腻,故加苍术,并以香连丸易川黄连;三诊时诸恙均和,即以温补健脾求其巩固。6 年宿疾,迅即告痊。

3. 四逆散

王某,男,6 岁,2009 年 7 月 15 日初诊。患儿自幼纳佳,嗜食,性情暴躁易怒。1 个月前,食伤后出现胃脘胀痛,进食则痛增,泛酸恶心,纳食骤减,大便日行 1 次、干结难解,夜寐欠安;舌红,苔薄白腻,脉细弦。诊断:胃脘痛。辨证:饮食内伤,脾失健运,肝胃气滞,不通则痛。治法:疏肝理气,消导和胃止痛。处方:柴胡 6 g,炒白芍 9 g,炒枳壳 6 g,炒枳实 6 g,甘草 3 g,炒九香虫 9 g,茯神 9 g,炒莱菔子 9 g,连翘 9 g,炙鸡内金 9 g,谷芽 15 g,瓜蒌仁 9 g。7 剂,水煎服。服方后二诊诉胃痛缓解,偶有泛酸,纳增胃开,大便转调;舌红,苔薄白。继以疏肝理气和胃之法,上方去炙鸡内金、谷芽,加海螵蛸 9 g,佛手 6 g。14 剂。服后患儿基本痊愈。

按:本例患儿因饮食不节,脾胃受损,气机不畅,致肝失疏泄,肝郁气滞,横逆犯胃,引起胃脘痛、纳减泛酸等症。治以四逆散加减,疏肝理脾、调畅气机。全方合用使中焦气机通畅,升降有序,有助于体内正气的恢复,对本病的治疗具有较好的作用。

4. 半夏泻心汤

案①:张某,男,5 岁,2016 年 11 月 6 日初诊。主诉:间断脐周疼痛 3 个月余。病史:患儿 3 个月来间断肚脐周围疼痛,疼痛时间无规律,进食凉食后易痛。于外院查腹部彩超示肠系膜淋巴结肿大。曾服用中西药物效果不佳。症见精神一般,纳食量减少,腹软,肚脐周围压痛,大便正常,舌红稍暗,苔白腻,脉滑数。西医诊断:肠系膜淋巴结炎。中医诊断:腹痛。辨证:脾胃虚弱,寒热错杂。治法:平调寒热,理气止痛。方药:党参、黄芩、大枣、丹参各 10 g,黄连、炙甘草各 3 g,法半夏、干姜、檀香、砂仁各 6 g。4 剂,分 2 次开水冲服,每日 1 剂。服后疼痛减轻,疼痛发作次数明显减少,纳食增加。上方继续服用 1 周而愈。

按:本例中患儿纳少、进食凉食后易腹痛、苔白腻为脾胃虚寒之象,舌红、脉滑数为湿热之象,证属寒热错杂,方用半夏泻心汤加减。疼痛重者可加芍药甘草汤、木香理气止痛,对病久瘀血者可合丹参饮,对偏热者可加大黄芩、黄连用量,寒重者可加大干姜用量或合桂枝、乌药,有痰者可加瓜蒌,痰湿胜可合二陈汤,食滞者可合保和丸。

案②：患儿，男，14岁，2018年1月初诊。患儿诉3个月前无明显诱因开始间断出现胸部不适、疼痛并伴有意识恍惚，每次持续数十秒钟可缓解，症状可由意志调控（患儿呈焦虑状态），无吞咽困难，无胃痛，纳可，二便调。查心电图、脑电图、胸部X线、血尿常规均正常。查24小时食管pH监测示：pH<4.0的次数为3次，长于5分钟的次数为0次。体温正常，咽红，扁桃体不大，舌质红，苔黄，脉弦滑。西医诊断为胃食管反流病，中医证属肝失条达，胃气上逆，治以疏肝理气，和胃降逆。拟半夏泻心汤加减：半夏、党参、干姜、黄芩、茯苓、白术、陈皮、木香、藿香、羌活各10g，黄连、甘草、厚朴、赤芍各6g。服药7剂后，反酸次数减少，仍间断出现意识恍惚，夜寐欠安，在原方的基础上加紫苏梗、佩兰、龙骨各10g，牡蛎15g，吴茱萸6g，生姜2片，大枣3枚，再次服用7剂后，症状消失。

按：本例中患儿平素神气怯弱，加之学习压力较大，易致肝气郁滞，肝木犯脾土，脾胃虚弱，中焦气机升降失司，痞结不通，从而引起反酸，证属升降之机错杂，故用半夏泻心汤加减。

5. 芍药甘草汤

案①：患儿，女，7岁，2015年12月23日初诊。主诉：反复腹痛半年。晨起脐周腹痛，时为痉挛性疼痛，时呈绞痛，患儿有呕吐、恶心、头痛，并伴轻微出汗，就诊时腹痛2小时不得缓解，问诊得知每月发作5、6次，常于晨起、饭前反复发作，无夜间发作史。小便可，大便溏。超声、CT等未见胃肠道器质性病变。血常规、尿常规正常、大便质稀余无异常。症见脘腹冷痛，畏寒肢冷，咳喘气短、痰涎清稀，舌质淡，苔薄白，脉象坚牢。西医诊断：功能性再发性腹痛。中医诊断：腹痛（寒湿困脾），治则：健脾和胃，行气化滞，缓急止痛。处方：芍药12g，甘草、延胡索、香附各6g，乌药、高良姜、藿香、白豆蔻、砂仁各3g，焦三仙各3g。水煎服，分2次温服，每日1剂。腹痛时口服颠茄片每次10mg，每日3次。用药期间每日电话随访，连用5剂停药。

按：再发性腹痛临床常见，其中很大部分为功能性再发性腹痛，较常见于3岁及以上儿童。西医治疗以对症处理如服用解痉药、止痛药等为主，能及时缓解患儿腹痛症状，但再次发作的概率很高。反复腹痛，严重影响患儿身心健康，因该病常伴腹泻，对患儿营养吸收亦产生不良影响。本例中患儿症见晨起、饭前反复发作脐周腹痛，时为痉挛性疼痛，时呈绞痛，脘腹冷，畏寒肢冷，咳喘气短、痰涎清稀，证属寒湿困脾，方用芍药甘草汤加味。

案②：赵某，女，3岁，于2012年5月14日初诊。家长诉患儿进食冰糕后腹痛2天，发作时伴手足冷，缩身屈腿，面色苍白，排气后缓解，发作后神疲，纳食无力，夜寐欠安，二便正常。查体：咽淡红，苔白，腹部压痛，以脐周为著，呈阵发性，无反跳痛。诊断：腹痛（脾阳不足），治则：温中散寒止痛。方用芍药甘草汤加味：芍药15g，甘草8g，桂枝、延胡索、木香、当归、川芎各10g。5剂。5天后痊愈。1年后随访，未见复发。

按：小儿腹痛排除外科疾病及他病累及腹部外，多以肠痉挛性腹痛为主。芍药甘草汤药可作为临床止痛的常用方剂。近代研究证明芍药甘草汤对躯干平滑肌及脏器平滑肌都具有缓解其挛急而止痛的作用，其中芍药的镇痛作用以中枢性为主，甘草能抑制末梢神经。

6.麦门冬汤

谢某,女,7岁。其母代诉,患儿饥不思食已一年余,经检查未发现明显器质性病变,曾诊断为功能性消化不良。刻诊:饥不思食,胃脘不适,时时隐痛,恶心欲呕,嗜卧、面色不荣,口渴欲饮,舌红少苔,脉细弱。辨为胃气阴两伤证,治当益阴生津,清热益气,给予麦门冬汤合增液汤加味:麦冬 10 g,生半夏 24 g,红参 10 g,粳米 10 g,大枣 12 枚,生地黄 24 g,玄参 24 g,山楂 24 g,神曲 12 g,甘草 6 g。6 剂,第 1 次煎 35 分钟,第 2 次煎 30 分钟,合并药液,每次服 35 mL,每日服 8 次,每日 1 剂。二诊:饮食前较好转,以初诊方 6 剂继服。三诊:恶心欲呕解除,以初诊方 6 剂继服。四诊:饮食基本恢复正常,以初诊方巩固治疗 20 余剂。随访 1 年,一切尚好。

按:根据饥不思食、舌红少苔辨为阴虚,再根据面色不荣、脉细弱辨为气虚,因恶心欲呕辨为胃气上逆,以此辨为胃气阴两伤证。方以麦门冬汤滋养肺胃,降逆下气,方药对证,以奏其效。

7.附子粳米汤

刘某,男,7岁,1985 年 9 月 10 日初诊。患儿腹痛 5 日,时作时止,曾口服、肌注镇痛剂,并服安蛔止痛中药 2 剂,均未见效。触其四肢欠温,腹中咕咕如响水声,口吐清涎,察舌淡,苔白中部稍厚,脉弦缓。证属寒饮腹痛,投附子粳米汤,药用:附片、大枣各 10 g,法半夏 15 g,甘草 6 g,粳米 30 g,嘱急煎频服。当日病势缓解,遂用原方再进 1 剂。次日上午二诊,疼痛消失,后以理中汤善后痊愈。

按:小儿中土本弱,又恣食生冷,致寒滞中宫,邪气横逆,故发腹中暴痛、肠鸣清涎等。附子粳米汤温散通降并行,扶正祛邪兼顾,故对寒饮腹痛有卓效。

8.厚朴七物汤

蒋某,男,12岁,1988 年 10 月 10 日初诊。2 天前在学校剧烈运动后,急饮凉汽水 2 瓶,不久即觉身冷,腹胀,痞满,口淡不欲食。刻下症见脘腹胀满,胀痛,偶得矢气后痛稍减、纳呆、泄泻、畏寒、手足不温,舌淡有瘀点,苔薄白腻,脉沉细略滑。证属实邪内阻,气滞食积。治宜表里双解,温中散寒,消食导滞,行气止痛。方用厚朴七物汤加减:厚朴、枳实各 15 g,焦三仙各 15 g,桂枝、木香、砂仁各 9 g,大枣 10 g,生姜 3 g,甘草 6 g,鸡内金 30 g。药后 2 小时左右,即有大量矢气,腹胀痛减轻,次日早起脘腹舒畅,知饥欲食。服完 2 剂,诸症痊愈。

按:本例患儿因剧烈运动身热汗出之后,饮冷过急,伐伤胃气,外受寒侵,毛窍闭塞,寒为阴邪,其性收引,寒束肌表,阳气不达四末,故畏寒肢冷;寒邪内阻,阳气不运,不得舒展,气血被阻,致中焦气机升降失常,气机郁滞故脘腹胀满疼痛;寒邪内侵,脾胃受伐,食滞中阻,运化无权,故纳呆腹痛而泻;舌淡有瘀点,苔薄白腻,脉沉滑均为寒盛食滞、气血瘀阻之象。运用厚朴七物汤加减,取其表里双解而为治。

9.桂枝加大黄汤

赵某,男,4岁,2017 年 3 月 10 日初诊。主诉:白血病化疗后腹痛 3 天。患儿白血病化疗后腹痛,时有隐痛,且有阵发性剧痛,热敷、按揉可稍减轻,大便干结,难以排出,因大便不通,进食后腹胀、疼痛,暂禁食。症见精神差,面色黄,易汗出,腹稍胀,大便3日未排,舌淡暗,苔白厚,脉缓无力。中医诊断:腹痛。中医辨证:太阴脾虚,气血瘀滞,阳明积滞。治法:温中健脾,调和气血,通下导滞。处方:桂枝加大黄汤。方药:桂枝6g,炒白芍12g,生姜6g,炙甘草3g,大枣6g,大黄3g。中药颗粒剂3剂,开水冲服,每剂分2次服,每日1剂。服药第2日,腹痛明显缓解,大便排出。2017年3月13日二诊:偶有腹痛,进食无腹痛。予上方去大黄,加当归10g。3剂,腹痛止,大便正常。

按:患儿有基础疾病,气血不足,化疗药物为攻伐之品,易伤脾阳,损及营血。本例患儿病机为太阴里实、合病阳明积滞。桂枝加大黄汤,方中白芍用量倍于桂枝,取小建中汤之义,可温中补虚、养血柔肝、缓急止痛。

10. 桂枝加芍药汤

案①:张某,女,9岁。疳积初化,胃纳已动,近诉腹痛,按之满软,面色萎黄,苔白腻。脾弱肝乘,予桂枝加芍药汤:桂枝3g,白芍6g,煨姜2片,大枣3枚,甘草3g,陈皮6g,青皮4.5g,炒神曲9g,醋炒五谷虫9g,胡黄连2g。5剂,水煎服。服后腹痛即和,苔亦净,续以原法,调治而安。

按:桂枝加芍药汤与小建中汤是治疗小儿腹痛常用之方。其中,小建中汤治疗脾胃虚寒之腹痛者,其症面白肢清,腹痛隐隐,或阵作不已,舌淡苔薄,脉呈沉弦;若气血亏虚,可加黄芪、当归之属。

案②:陈某,女,9岁。2天前饮用大量冷饮后出现中上腹部疼痛、呕吐,痛甚时痛连胁肋,查体上腹部压痛,肠鸣音亢进,血常规、大便常规未见异常,平素饮食不规律,易发脾气,大便时夹有未消化食物,不欲饮食,舌淡胖,边有齿痕,苔薄白,脉弱。西医诊断:急性胃炎。中医诊断:胃脘痛,脾胃虚弱、肝脾不和证,治疗以温阳健脾、调和肝脾为主,予桂枝加芍药汤加减:桂枝9g,白芍15g,党参15g,茯苓12g,延胡索12g,紫苏梗12g,生姜3g,炙甘草6g。服用1剂呕吐停止,再服2剂腹痛消失。

按:急性胃炎是由各种外在和内在因素引起的急性广泛性或局限性的胃黏膜急性炎症。患儿脾胃虚弱,饮冷后损伤脾阳,土虚木乘,肝脾失和,故出现腹痛、呕吐。

11. 桂枝加桂汤

患儿,男,5个月,2013年7月3日初诊。主诉:阵发性、间歇性腹痛,伴随哭闹半个月。病史:患儿足月顺产,半个月来没有原因而哭闹不止,每天频频发作多次,夜间也在睡眠中突然哭醒,间歇期间又无异常的体征。西医诊断为间歇性阵发性肠痉挛,家人采用民间单方芎姜藤治疗而无效。刻下症见发作时,患儿面颊潮红,腹部胀而紧张,翻滚,双腿向上蜷;腹部胀满时,能够看到气团的隆起、滚动与上升,隆起的葡萄大小的气团伴随着阵发性的腹胀而在皮肤上滚动,婴儿撕心裂肺的哭闹同步伴随;气团的上升滚动到中脘就会自行停止,停止时随即气团消失,婴儿的哭声也即停止。腹诊:腹部胀满而脐部悸动。诊断:奔豚病,桂枝加桂汤证。处方:桂枝3g,白芍1.5g,生姜1片,大枣1枚,甘草 2 g。2 剂,1 剂分 3 次服用,每日 1 剂。服药后 3 个小时阵发性腹痛即停止,2 剂服完而愈。

按:桂枝加桂汤治疗奔豚病的主要药物是桂枝,尾台榕堂《重校药徵·桂枝》云:"主治上冲,故治疗奔豚……"桂枝治冲逆与《中药学》的观点相悖。其实,桂枝治冲逆并非闭门造车,只要翻开《伤寒论》就可以寻找到真实确切的证据。因此,希望学习经方医学的医生,要记住"思维方式决定疗效"这一道理,特别要学会重视经方医学和医经医学两者的"差异性"。

12.柴胡桂枝汤

案①:徐某,女,4 岁,2016 年 12 月 15 日初诊。家长代诉患儿无明显诱因反复腹痛 3 个月余。腹痛以脐周为主,隐隐作痛,无恶心呕吐、腹泻,于当地医院经驱虫及多次按肠炎治疗,未见好转,每个月发作 4~8 次。今又腹痛 2 小时,呕吐胃内容物 1 次,遂来就诊。患儿平素易感冒,哭闹,夜寐不安,大便常秘结不畅。舌尖红,苔白,脉弦。查体:腹软,脐周有轻压痛,余无阳性体征,咽红。彩色多普勒浅表淋巴结 B 超提示:肠系膜区低回声,性质待定,考虑淋巴结可能。中医诊断为腹痛,辨证属外感风邪,正虚邪恋。治以祛风扶正。方用柴胡桂枝汤加减:柴胡 8 g,姜半夏 5 g,炙甘草 5 g,党参 10 g,桂枝 5 g,白芍 10 g,防风 10 g,白术 10 g,陈皮 5 g,生姜 10 g,大枣 10 g,白豆蔻 5 g,藿香 8 g。服药 5 剂,病告痊愈。

按:患儿平素易感冒,气弱血少,正气不足,无力外驱邪气,外感风邪居于体内,少阳气机不畅,故见咽红,腹痛。

案②:患儿,男,7 岁,2015 年 7 月初诊。主诉:反复胃痛腹胀恶心呕吐 3 个月。3 个月来反复胃痛腹胀,恶心呕吐,口干口苦,胃纳较差,偏食,形体偏瘦,面色不华,大便正常,舌淡红,苔薄白,脉细。中医辨证:土壅木抑,肝脾失和。治法:和解肝脾。方以柴胡桂枝汤加味:柴胡、桂枝、黄芩、炙甘草、枳壳、桔梗各 6 g,姜半夏 9 g,太子参、大枣各 10 g,干姜 3 g,炒白芍 12 g。7 剂。患儿服 7 剂后上腹胀痛、恶心呕吐、口苦口干诸症大减,守方随证加减治疗 2 周后,诸症缓解。随访半年余,除偶有饮食不慎出现腹部稍有不适外,未再复发。

按:患儿反复胃痛腹胀恶心呕吐 3 个月,土壅木抑,肝脾失和,柴胡桂枝汤是小柴胡汤、桂枝汤各减其半量合方而成。

13.理中丸(汤)

案:李某,女,6 岁。主诉:腹痛 2 年。经常腹痛,发作无规律,痛时喜暖喜按,食佳,大小便好,面色㿠白,舌质淡红,苔薄白而润,脉沉而无力。平素嗜食冷饮。据以上情况,辨为虚寒腹痛,立法温中散寒,理气止痛。以理中汤加减:党参 15 g,白术 10 g,砂仁 15 g,山奈 15 g,木香 10 g,枳壳 10 g,甘草 5 g。1 剂为 2 日量,水煎日 3 次口服。嘱患儿尽可能避免寒凉之品。服上方 3 剂后,腹痛不明显,偶有不适。继服 4 剂病愈。

按:此型腹痛临床极为多见,多为恣食生冷所致。应节制生冷,并配合温阳散寒中药,可取佳效。但温散之品口味多辛辣,如干姜、吴茱萸等,不宜用于小儿,可改用山楂、砂仁、木香等。

14. 黄芪建中汤

案①:患儿,男,12岁。主诉:胃脘隐痛半年余。纤维胃镜示慢性胃窦炎。中医辨证:胃脘隐痛,喜按,遇冷痛甚,纳呆,易倦,便溏,舌淡,苔薄,脉细。证属脾胃虚寒,拟温中理气,健脾和胃。予黄芪建中汤合良附丸加减:黄芪、桂枝、白芍、甘草、干姜、吴茱萸、半夏、黄连、乌药、高良姜、香附、白术、扁豆。

按:本例症见腹痛隐隐,遇冷痛甚,神倦便溏,一派脾胃虚寒之象,故治以黄芪建中汤益气健脾,温中散寒,理气止痛。因寒痛甚,故合高良姜、香附、乌药;伴便溏,故加白术、扁豆;燥湿健脾用半夏、黄连。本例服药30余剂,诸症瘥。

案②:周某,女,8岁,2002年3月6日初诊。主诉:反复发作性腹痛2年余。腹痛呈阵发性,局限在脐周及脐下小腹,轻压痛,无包块,无恶心呕吐。查腹部B超无异常,脑电图正常,大便常规、尿常规正常,未见虫卵。症见表情痛苦,精神不振,腹痛每日3~6次,每次持续2~5分钟,疼痛部位在脐周,喜按,喜热饮,用风油精涂擦揉按后可缓解,但不一会儿又发作,一日跑学校医务室数次。舌淡,苔薄白,脉细数。诊为腹痛,证属中焦虚寒,肝脾失调,气血不足,阴阳失调。治宜温中补虚,缓急止痛。予黄芪建中汤。服用5日后来诊,腹痛已除,饮食大增,续上法治疗5日,巩固疗效。随访半年腹痛未发。

按:中医认为,小儿脏腑娇嫩,形气未充,外为六淫所侵,内为饮食所伤而致脾胃阳虚,运化失常所发。《诸病源候论》认为“腹痛者,脏腑虚而有寒,客于腹内,连滞不歇,发作有时”。故予温中补虚,和里缓急之黄芪建中汤。方中黄芪、甘草补中益气,饴糖甘温质润入脾,益脾气并养脾阴;桂枝温阳而祛寒;芍药、炙甘草又名芍药甘草汤,缓急止痛;生姜、大枣温胃脾、调和营卫。诸药合用,辛甘养阳,酸甘化阴,共奏温中补虚、和里缓急之功,用治本病,能收到较为理想的效果。

第四节　泄　　泻

泄泻是以大便次数增多,粪质稀薄或如水样为特征的小儿常见病。一年四季均可发病,夏秋季节发病率高,不同季节发生的泄泻,证候表现有所不同。2岁以下小儿发病率高。本病轻证治疗得当则预后良好;重证则预后较差,可出现气阴两伤,甚至阴竭阳脱;久泻迁延不愈,则易转为慢惊风或疳证。泄泻治疗以运脾化湿为基本法则。临床常用于治疗小儿泄泻的经方有大黄附子汤、小半夏加茯苓汤、乌梅丸、四逆散、生姜泻心汤、白虎加人参汤、半夏泻心汤、半夏厚朴汤、芍药甘草汤、竹叶石膏汤、赤石脂禹余粮汤、厚朴麻黄汤、真武汤、桂枝加芍药汤、桂枝附子汤、黄土汤、猪苓汤、葛根黄芩黄连汤、理中丸（汤）、黄芪桂枝五物汤等。

【病案举例】

1. 大黄附子汤

何某，女，2 岁 7 个月，1987 年 6 月 7 日初诊。因外感时邪，内伤生冷及油腻之物，而致泄泻大作。在某医院住院治疗 9 日，经补液、打针、服药后，症情未见缓解，反趋加剧，遂来求治于中医。现症见患儿精神不振，面色苍白，汗出量多，四肢厥冷。大便水泻频作，昼夜十五次左右，完谷不化，便后带少许黏液，小便黄少，指纹淡，唇口乏津。大便常规镜检：水样便，色淡黄，未消化食物，黏液少许。辨证为脾肾阳衰，运化无力。急拟温肾壮阳，补火生土之法，兼运脾化湿，收敛止泻并施。仿《金匮要略》大黄附子汤法加减：北沙参 15 g，炮附子 6 g，大黄炭 2 g，焦白术 6 g，茯苓 10 g，石莲子 6 g，赤石脂 25 g。令武火煎熬，温服，少量频服。服上方 2 剂，症情未见明显缓解，唯精神稍有好转，小便量略增。仍宗原方加炮附子至 10 g，加炮干姜 3 g，诃子炭 6 g。煎服法同前。连进 2 剂后，症情大有转机，大便转稠，日泻 3~5 次，精神转佳，汗量大减，小便趋于正常，未见完谷不化。改投香砂四君子汤加炮附子 10 g，大黄炭 2 g，调理 3 日告愈。

按：本病的治疗，应不离乎温阳化气，运脾化湿之法，兼以活血止泻。大黄附子汤本为阴寒积聚，腹痛便秘而设。但方中附子辛热，温肾壮阳，益火之源，补火生土。肾阳得温，气化司政，清升浊降，则水液糟粕各归其道；脾土得温，中州健运，则水湿自除。

2. 小半夏加茯苓汤

案①：李某，男，1 岁 8 个月，2002 年 12 月 23 日初诊。发热，呕吐，腹泻，曾在某医院治疗 3 日，泄泻次数增加，量多病情加重，无发热，腹泻，泻下如水，日泻 20 余次，食入即泻，完谷不化，形骨消瘦，精神萎靡，肛周糜烂，舌淡红无苔，指纹隐现。此乃禀赋不足，脾胃虚弱，一旦受病，易于内传，加之治疗欠妥，损及脾胃，耗气伤阴，导致中气下陷，气阳两亏之候。以半夏 6 g，生姜 10 g，茯苓 25 g，人参（炖服）6 g，益智仁 15 g，升麻 6 g，生鳖甲 10 g，先投 1 剂，翌晨，腹泻次数减少，继以前方益智仁减至 5 g，去生鳖甲，再投 3 剂而告愈。肛门糜烂以滑石、五倍子研末外用。

按：小半夏加茯苓汤源自《金匮要略》，是以"卒呕吐，心下痞，膈间有水眩晕者，小半夏加茯苓汤主之"。腹泻不止者加益智仁，升麻。总观上方，既能健脾和胃降逆，又能分利中都，从而使脾胃纳运得健，泌清别浊有序，则不止泻而泻自止。由于该方切中了秋季性腹泻之主病机，故用于临床效如桴鼓。

案②：王某，男，1 岁 6 个月，2000 年 10 月 6 日初诊。发热，体温 38.7 ℃，恶寒，鼻塞流涕，泻下如注，粪质稀薄，日十数次，恶心呕吐，不欲食，肠鸣腹痛，舌质淡红，苔白腻，指纹淡红。方用半夏 6 g，生姜 9 g，茯苓 20 g，荆芥 6 g，益智仁 9 g。随投 2 剂，病情大减，再投半夏 6 g，生姜 6 g，茯苓 12 g，荆芥 3 g，1 剂病告痊愈。

按:病为感受寒邪,客于胃肠,寒凝气滞,中阳被困,升降失司所致。治疗本病时,要始终抓住脱水小儿欲饮这一环节,在服药的同时,应多倍之饮入白开水,不需定时定量,应以频频饮服为佳。

3.乌梅丸

吕某,女,6个月,2015年4月6日初诊。主诉:腹泻1个月余。大便每日3~5次,呈黄色糊水样,近一周来腹泻加重,大便6~8次,时夹脓血,母乳喂养,吃奶可,时有烦躁哭闹,面色黄,手足稍凉,指纹紫滞,肛周红,舌淡红,苔腻微黄,脉无力。西医诊断:腹泻病。中医诊断:泄泻。辨证:寒热错杂,邪陷厥阴。治法:缓肝调中,清上温下。方药:乌梅10g,黄连3g,黄柏6g,附片3g,干姜3g,肉桂3g,细辛3g,花椒3g,人参5g,当归10g。中药颗粒剂,1剂分3日服,1日服2次。2015年4月9日二诊:上药服后大便次数减少,每日3~4次,肛周红肿好转,舌淡红,苔白腻。守方2剂,1剂分3日服,1日服2次。2015年4月15日三诊:大便每日1次,肛周不红,舌淡红,苔薄白。与附子理中汤加黄连,2剂,1剂分3日服,1日服2次。诸症皆愈。

按:本病患儿邪陷厥阴肝经,肝藏相火,郁而化热,则烦躁哭闹,郁热循肝经至阴器,见肛周红肿、疼痛;肝失疏泄,肝木伐土,则脾胃失和,清阳不升致泄泻;而相火内郁不能外达,则四肢冷;肝肾同源,同寄相火,肝阳内郁,致肾阳不足,温煦无力,清阳不升,则久泻。证属上热下寒。乌梅丸出自《伤寒论》之厥阴病篇,方中辛热、寒苦之药杂用,有清肝经之热、温脾肾之寒之功,且有升降气机之效。临证用原方常可取佳效,亦可据寒热虚实轻重,调整寒凉药物黄连、黄柏,温热药物干姜、附子、细辛、花椒,补益药物人参、炙甘草用量。

4.四逆散

患儿,男,2个月,1983年11月初诊。因母亲无奶,以上海乳儿糕和牛奶为主食。由于母亲喂养经验不足,使患儿饮食失调,而引起便溏腹泻,每天6~7次,间断1个月余。现患儿食少腹胀满,小便短赤,每日数次,量不多,有黏液。药用四逆散加味,枳壳6g,白芍9g,柴胡9g,炙甘草3g,木槿花9g,石榴花6g,白头翁9g。冰糖适量,水煎服,经服1剂后,翌日泄泻仅2次,再服1剂,第3日婴儿大便转为正常,只是睡中有啼哭,以四逆散加双钩藤、蝉蜕服之而愈。

按:小儿泄泻用四逆散加味治疗,确能收到满意疗效,但对于加味的药物,必须注意不能过早用酸敛药物,以防留邪之弊。

5.生姜泻心汤

案①:杨某,女,7个月,1995年3月24日初诊。外感风寒,发热、咳嗽、呕吐、腹胀、肠鸣、腹泻、大便色黄而秽臭、哭闹不安、指纹青紫。证属外感风寒,内伤食滞,郁而化热,困阻中焦,脾胃升降失职,水谷不分,合污而下。用仲景生姜泻心汤加味:生姜、黄芩、潞党参、半夏、荆芥、莲子心各6g,炙甘草、干姜、黄连、炙杏仁、木香各3g,大枣3枚。1剂后大便转稠,3剂后诸症痊愈。2周后随访无复发。

按:本案用生姜泻心汤为主方,加木香健脾理气,同时患儿除吐泻等寒热错杂、中焦失和、气机升降失常外,兼有外感风寒表证,症见发热、咳嗽,故加用荆芥解表散寒、炙杏仁宣肺化痰止咳,配合莲子心清泄心脾积热。

案②:王某,男,6 岁,1997 年 5 月 25 日初诊。其母代诉患儿 1 岁时因感冒服西药(药名不详)后而致消化力弱,时有腹泻。近 1 周来,偶感风寒,遂咳嗽低热,呕吐腹泻,肠鸣腹胀,吵闹不安,纳食大减,日夜腹泻 7～8 次,大便色黄而稀。症见面色无华,脉浮数而无力,苔薄白。证属脾气不足,复感外邪,寒热困阻中焦,运化失司。方用生姜泻心汤化裁:荆芥、防风、黄芩、干姜、潞党参、半夏、黄连、白豆蔻、砂仁、苍术、枳壳各 6 g,生姜、生山楂、鸡内金 9 g,炙甘草 3 g,大枣 3 枚。服药 2 剂后,症状减轻,日夜排大便 2 次。去荆芥、防风,加炒白术 9 g,守方继服 4 剂而愈。2 周后随访无复发。

按:仲景将半夏泻心汤中干姜减量,而加生姜重用,名为生姜泻心汤,以生姜为君。本例证属脾气不足,同时复感外邪,寒热困阻中焦,运化失司。方用生姜泻心汤化裁,加荆芥、防风解表,白豆蔻、砂仁、苍术健脾化湿,枳壳理气、生山楂、鸡内金消食导滞,待表里邪去,则以健脾固本为主巩固治疗。

6. 白虎加人参汤

赵某,男,6 岁。无明诱因出现腹泻水样便,每日数十次,大便臭秽,无脓血,伴高热烦躁,口渴尿少。经抗炎补液治疗 1 日,泻下仍无度。脉象细数,口干舌红,苔黄燥,按之腹软,肠鸣亢进。诊断为阳明经热,暴注下迫,治以白虎加人参汤:石膏 60 g,甘草 6 g,粳米 1 把,连翘 12 g,知母、竹叶各 10 g,金银花 15 g,石斛 12 g,嘱少量频服。1 剂,腹泻减半,再服 2 剂而痊愈。

按:临床上白虎汤所治小儿腹泻在夏秋季多见。小儿肠腑娇嫩,脾常不足,若饮食失节、过食生冷、瓜果,加之感受时气,协热下迫,出现腹泻的种种症候。临证时应注意顾护胃气,不可轻入苦寒而重伤胃气。白虎汤清热而不伤津,方中粳米顾护胃气,必不可少,以本方适当加味治疗腹泻,疗效显著。如有过食生冷病史者,清解之品宜多次频服,腹泻治愈后要糜粥自养以复胃气。

7. 半夏泻心汤

李某,男,3 岁,2015 年 11 月 1 日初诊。主诉:呕吐、腹泻、腹痛 5 天。病史:患儿 5 天来泄泻,大便每日 4～6 次,黄色糊水样便,伴呕吐,呕吐 3～4 次,为胃内容物,量一般,时有肚脐周围疼痛,病初发热 1 日,小便量稍减。于外院查血常规示无异常。曾口服药物 1 日、输液 3 日效不佳(用药不详)。症见精神尚可,口唇稍干,纳食量减少,腹胀,时有肠鸣,舌稍红,苔黄腻稍厚,脉滑数,关脉无力。西医诊断:腹泻病。中医诊断:泄泻。辨证:湿热中阻,脾胃虚弱。治法:清化湿热,健运脾胃。方药:太子参、法半夏、陈皮各 6 g,黄芩、乌梅、茯苓、焦山楂、车前子各 10 g,黄连、炙甘草、砂仁各 3 g,干姜、生姜各 2 g。中药颗粒 2 剂,分 2 次开水冲服,每日 1 剂。2015 年 11 月 3 日二诊:大便每日 2 次,腹痛、呕吐止,纳食增加,舌淡红,苔腻,脉滑。继服 2 剂,诸症愈。

按：本例中患儿苔黄厚腻、脉滑数为湿热之象，纳少、肠鸣、关脉无力为脾胃虚寒之象，腹胀为脾虚失运、邪聚中焦之症。证属湿热中阻、脾胃虚弱、寒热错杂，故用半夏泻心汤加减。

8. 半夏厚朴汤

史某，男，1岁6个月，1992年10月25日初诊。患儿1周前突然发生呕吐腹泻，泻下灰色絮状稀便，含有颗粒食渣，量多。西医诊断：婴幼儿秋季腹泻。曾用西药、补液、禁食等治疗，病情时轻时重，稍进稀粥即腹胀再呕，求为诊治。症见患儿精神不振、嗜睡、唇干，欲呕阵烦。皮肤弹性减弱，腹胀尿少，四肢欠温，大便稀，每日3～4次，舌质淡，苔滑，脉缓弱。证属脾虚湿滞。治宜：健脾调中，利湿止泻，予半夏厚朴汤加味。处方：紫苏叶12 g，姜半夏、厚朴各6 g，生姜、砂仁、炒甘草各3 g，党参、白术、白扁豆、神曲各9 g。2剂，水煎服，每剂煎服药汁80～100 mL，每次温服20～30 mL，日服3～4次，每日1剂。1992年10月27日二诊：患儿手足温，腹胀减轻，欲呕阵烦状消失，神安，尿量增加，守方续服2剂。1992年10月30日三诊：患儿精神好，自由玩耍，大便每日1～2次，为成形便。守前方略有增减，又服2剂而愈。

按：小儿脏腑娇嫩，形气未充，卫外屏障不固，本例中患儿脾胃虚弱，运化失健，输布散精不力；加之秋末冬初，阴气上升，阳气下降，气候肃杀之影响，皮毛受邪，肺之宣发肃降功能受阻，精津输布、水液排泄失调，更加重湿邪郁滞而见腹泻，故用半夏厚朴汤加减调整肠胃机能，祛除湿邪，故呕泻自止。

9. 芍药甘草汤

腾某，女，2岁，2008年9月15日初诊。发热1天，腹泻3天，伴轻度呕吐，大便日行10余次，色黄质呈清水状，口唇干燥，经某医院治疗，给予静脉补液及口服蒙脱石散等西医治疗而无效，近来食后即腹泻，小便每日1～2次，面色苍白，烦躁，阵发性哭闹，舌质淡，苔白滑，指纹淡紫在气关。检查：体温36.5 ℃，皮肤弹性稍差，腹软，肠鸣音亢进。血常规检查：红细胞 4.7×10^{12} /L，中性粒细胞百分比60%，淋巴细胞百分比30%。大便常规检查：仅见脂肪球。诊断为小儿秋季腹泻伴轻度脱水。治以缓急止痛，渗湿止泻，药用：芍药、薏苡仁、炙甘草各10 g，苍术9 g，黄连、高良姜各6 g，焦三仙各6 g。服用3日后，大便次数为每日3～4次，量明显减少，小便每日4～5次，口唇红润，纳食增加。守方继服3剂，痊愈。随访半年，未复发。

按：小儿秋季腹泻属于中医水泻的范畴。本例中患儿食后即腹泻，舌质淡，苔白滑，指纹淡紫在气关。证属脾胃虚弱为主、病邪居次，故以芍药甘草汤加味健脾渗湿止泻，缓急止痛。

10. 竹叶石膏汤

林某，男，5个月。发热，体温40.5 ℃，烦渴引饮，暴泻，呈蛋花样水便，每日30余次，量多，伴呕吐频繁，小便短赤，烦躁不安，神疲倦怠，肢末不温，唇红，舌质红，苔黄干，脉数。证属暑泻。小儿是稚阴稚阳之体，素体虚，暑邪乘虚而入，宜清暑止泻，方用竹叶石膏汤加减治疗。处方:竹叶 1 只,石青 60 g,寒水石、连翘各 15 g,麦冬 8 g,天花粉 12 g,甘草 3 g,淮山药、麦芽各 9 g,葛根 7.5 g,神曲 6 g。进 1 剂,小量频服。血常规示:白细胞 18.2×10⁹/L,中性粒细胞百分比 88%,淋巴细胞百分比 12%。大便常规:黏液(+),脓细胞(+++),红细胞(+++)。大便培养致病菌:大肠杆菌生长。二诊:服上方后,体温降至 37.5 ℃,无口渴及呕吐,每日腹泻蛋花样水便 5~6 次,小便 2 次,肢温,嗜睡,舌质红,苔微黄,脉弱。照上方去麦冬,进 1 剂,小量频服。三诊:诸症消失,体温 36.5 ℃,大便正常。血常规示:白细胞 10.85×10⁹/L,中性粒细胞百分比 70%,淋巴细胞百分比 30%。大便常规:正常。小便常规:正常。大便培养致病菌:无细菌生长。患儿全愈,随访 1 个多月,小儿身体健康。

按:小儿中毒性消化不良有三个特点:脱水、酸中毒、中毒(细菌及其他毒素的直接作用)。本例中患儿症见发热,烦渴引饮,暴泻,呈蛋花样水便,每日 30 余次,量多,伴呕吐频繁,小便短赤,烦躁不安,神疲倦怠,肢末不温,唇红,舌质红,苔黄干,脉数,证属气阴两虚,胃虚气逆,故用竹叶石膏汤加减治疗。

11. 赤石脂禹余粮汤

秦某,男,10 岁,2003 年 10 月 13 日初诊。患儿以往体健,6 岁患水痘时出现泄泻,至今缠绵 3 年不愈,且逐年加重。每年冬春秋季大便正常,然一至夏季,则泄泻不止。今年 6 月初开始泄泻,每天排稀水样便 10 余次,甚至 20 余次,辗转于几家大医院治疗,经多项检查均未能查出泄泻病因,转中医治疗。症见面色㿠白,双目无神,精神疲惫,日夜卧床,无力翻身和起坐,全身水肿,按之凹陷如泥,四肢抽搐频频,牙关紧闭,眼球震颤,每天静滴补充钾、钙,抽搐方能暂缓。四肢不温,渴饮无度,纳呆,每顿仅进食糜粥 2 匙,进食稍多则脘痞、恶心呕吐,肮腹胀满疼痛,腹中雷鸣,大便清稀如水、味腥无臭、每日 10 次以上,尿黄短,指甲变厚、呈黄褐色,舌光绛干枯如猪肝,脉浮大洪数。实验室检查:总蛋白 20 g/L,白蛋白 11 g/L,球蛋白 9 g/L,血钾 3.20 mmol/L,血钙 0.9 mmol/L。B 超示:肝、脾、胆、双肾未见异常,腹水,胸腔积液,心包积液。尿常规、肾功能检查均正常。中医诊断为慢脾风重证,证属脾肾阳虚,命门火衰,脾气下陷,阴阳俱虚。6 天前患儿面色陡变,晕厥,经抢救后苏醒,现仍时时欲脱,乃阴阳离决之候。即炒盐填脐,大灶艾灸神阙 3 壮,隔姜灸关元、气海、中脘、天枢(双)、肾俞(双)、大肠俞(双)各 3 壮,雀啄灸足三里(双)20 分钟。方选附子理中汤、四神丸、补中益气汤、赤石脂禹余粮汤化裁为复方重剂,以温阳散寒,补中益气,升陷涩肠。处方:黄芪、党参各 25 g,白术、赤石脂、石榴皮各 15 g,肉豆蔻、补骨脂、吴茱萸、五味子、柴胡、熟附子各 1 g,升麻、乌梅各 5 g,干姜 6 g。3 碗水(约 300 mL)煎成 100 mL,分 3 次服。西医配合输液,补充钾、钙,静滴 20% 白蛋白,以补充营养,纠正水、电解质紊乱。当日下午,病势得挫,大便次数减少到 5 次,并逐渐转为糊状。守上法治疗 3 日。10 月 17 日二诊:患儿每日排大便 3~4 次,质稠、间或见条状便,精神好转,四肢转温,知饥索食,每顿进食稠粥半碗,脘腹胀满,疼痛消失,渴止,小便正常。上方去吴茱萸,加砂仁(后下)5 g,谷芽 25 g,连服 5 剂。并继续艾灸神阙、中脘、关元、天枢、肾俞、大肠俞、足三里、三阴交。10月22日三诊：患儿大便每天2～3次、质稠、呈条状，能翻身、起坐和短距离步行，抽搐止，水肿消退过半，舌质红，苔薄白，脉沉细软略数。复查：血钾30 mmol/L，血钙1.2 mmol/L，总蛋白30 g/L，白蛋白22 g/L，球蛋白9 g/L。停艾灸，改拟八珍汤、补中益气汤、参苓白术散化裁，以大补气血，健运脾胃，根治泄泻。处方：熟地黄、茯苓、桑椹、白扁豆、大枣、乌豆衣、枸杞子各15 g，当归12 g，吉林人参（另炖）、白术、柴胡各10 g，黄芪、党参、谷芽各25 g，陈皮、升麻各5 g。水煎服，每日1剂。嘱其适当进食鸡汤、牛奶等营养丰富的食物，促进身体康复。上方随证加减，连服半个月，患儿每日排便2～3次、以条状便为主、间或见糊状便。除水肿反复难消外，病情明显好转。继续依上法加减。3个月后，患儿水肿、腹水全消，体重增加6 kg，面色红润，健康如常。

按：本例患儿在感染水痘之邪后，每年夏季出现泄泻，且逐年加重，日久则伤及肾阳，而出现水肿等症。方用赤石脂禹余粮汤治疗肾阳不足之久泻不止，可涩肠固脱，温肾固阳止泻。

12. 厚朴麻黄汤

董某，男，1岁6个月。患儿平素饮食过度，5个月时，曾连续腹泻达1个月之久，腹泻止后则反复感冒发热，多次患较重肺炎，指纹紫滞，脉浮滑，苔薄白稍厚腻。乃伤食停饮夹感冒，遂以厚朴麻黄汤加减：厚朴3 g，麻黄3 g，生石膏18 g，杏仁2 g，半夏1 g，细辛0.3 g，五味子0.6 g，小麦6 g，瓜蒌皮6 g，焦三仙各10 g。水煎服，每日将1剂药分为5次服。上方服完2剂，咳嗽明显减轻，腹胀好转，食欲稍增。又服上方2剂而愈。

按：患儿年龄较小，脏腑娇嫩，脾常不足，加之平素饮食过度，脾胃运化水谷功能失常，出现腹泻，腹泻日久容易伤津耗气，体虚容易感受外邪，指纹紫滞，脉浮滑，苔薄白稍厚腻，辨为伤食停饮化热，以厚朴麻黄汤宣肺利气，加焦三仙消食化积，方药相互为用，宣肺利气，消食化积。

13. 真武汤

刘某，男，9个月，2009年12月11日初诊。患儿呕吐、泄泻、发热3天，于某医院西药治疗后白天热退。昨晚发热，体温38.5 ℃，就诊时体温不高，时有呕吐，大便清稀如水，每日6～7次，大便常规（－），舌淡红苔白，指纹无明显变化。辨证：脾肾虚寒，水湿不化。治疗：温阳利水。处方：真武汤加减。方药：熟附片6 g，茯苓6 g，白术3 g，白芍5 g，生姜3 g，苍术3 g，半夏3 g，葛根6 g，紫苏叶6 g，藿香6 g，黄连1 g，陈皮3 g。2剂。2009年12月14日二诊：服药后吐止，小便增多，大便转稀，每日2次，微咳，舌脉同前。药已中的，阳复水化，改方善后：紫苏叶5 g，车前子6 g，茯苓6 g，生姜3 g，藿香6 g，苍术3 g，陈皮3 g，白豆蔻2 g，山药6 g，百部6 g，桔梗3 g，麦芽6 g。2剂。

按：真武汤系《伤寒论》著名方剂，原用于治疗肾阳衰微，水气内停，症见小便不利，恶寒腹痛，肢体沉重疼痛，或水肿，或腹泻，以及阳虚水泛所致的心悸、头眩、身瞤动，振振欲擗地者。该方用于治疗小儿秋季腹泻属肾阳虚者，其常见辨证依据为：患儿水样腹泻，便质清稀如水,无臭味。精神欠佳,面色萎黄或白。病程长短不拘,一般多见于时间超过 2 周甚或月余者,亦可见于暴发性腹泻、舌淡苔白而无热象者、中医迭进苦寒或西医输液不效者。

14. 桂枝加芍药汤

王某,男,1 岁。5 日前出现鼻塞、流涕症状。查体:咽红肿,双肺呼吸音粗,血常规示:白细胞 $3.8 \times 10^9/L$,中性粒细胞百分比 25%,诊为"急性上呼吸道感染",给予清热解毒中药治疗,2 天前出现腹泻,黄色水样大便,无黏液及脓血,每日 5～10 次,面色白,大便时有不消化食物,小便少,不欲饮食,手足欠温,舌质淡胖,苔薄白。粪便标本示轮状病毒抗原阳性,西医诊为秋季腹泻,中医诊断:泄泻(脾胃阳虚证),治以温阳健脾止泻,方选桂枝加芍药汤加减:桂枝 6 g,白芍 9 g,吴茱萸 6 g,干姜 3 g,薏苡仁 12 g,木香 3 g,炙甘草 3 g。服药 3 剂后,大便次数减少至每日 2～3 次,继予上方加党参 12 g,茯苓 9 g,服用 3 剂,合肠道益生菌口服 3 日痊愈。

按:腹泻病是由多种因素引起的以大便次数增多和大便性状改变为特点的消化道综合征。该患儿素体脾胃虚弱,外感风寒之邪,反用寒凉药物下之,损伤脾胃阳气,故见黄色水样大便、手足欠温;此时表证未解,是为阳邪转属,而非太阴本病。

15. 桂枝附子汤

李某,女,3 岁,1986 年 6 月 25 日初诊。因过食冰棒腹泻,吞服小檗碱后泄泻加重,饮水泻水,服药泻药,日十余次。颜面黄,舌质淡,苔薄白,脉沉弱。证属脾肾阳虚,治宜温补脾肾、涩肠止泻。处方:附片(先煨)10 g,生姜 2 片,桂枝 15 g,白术 6 g,茯苓 10 g,煅龙骨 10 g,赤石脂 10 g,大枣 1 枚,炙甘草 3 g。服 2 剂泻止病愈。

按:小儿脏腑娇嫩,稚阳未充,稚阴未长,易虚易实。常因素体虚弱,误服寒凉药或过食生冷而致寒泻。症见食入即泻,完谷不化,形寒肢冷,舌淡,苔白,脉沉弱者,可选本方加白术、茯苓、煅龙骨、赤石脂。久泻不止加肉蔻霜(即肉豆蔻)、硫黄。洞泻不止者以干姜易生姜,肉桂易桂枝。

16. 黄土汤

李某,男,3 岁,1958 年 7 月 5 日初诊。其母亲代诉小儿断乳后,出现腹泻 3 个月余,用中西药各种治疗未效,患儿身体瘦弱、烦渴,食欲不振,小便清利,大便泄泻、色微黄,每日十余次。舌红无苔,指纹嫩红。初步诊断:久泻阴阳两伤,脾肾虚而肝旺,治宜滋肾以清肝,助肾以益脾。仿黄土汤意加减。处方:灶心土 9 g,白术 9 g,熟地黄 6 g,附片 3 g,黄芩 1.5 g,五味子 3 g,阿胶 6 g,补骨脂 4.5 g,水煎缓服,每日 1 剂,连服 2 日。服药后,渴平利止,思食,故以健脾和胃剂(党参 15 g,漂白术 24 g,茯苓 15 g,甘草 9 g,淮山药 24 g,炒扁豆仁 9 g,炒鸡肫皮 9 g,炒芡实 9 g,莲子肉 15 g,共研细末,加适量白糖,每日早、午、晚开水冲服各 6 g)调理。

按:本例患儿久泻 3 个月余,不但脾肾之阳微,且伤及肝肾之阴。阳伤则形成脾虚不摄,肾虚不固,以致精神疲困,食欲不振。阴分受伤则水不涵木,虚风虚热易动,致烦渴消瘦,舌红,暴注下迫。患儿起于断乳之后,虚象较显,且小便清利,故稍用五味子,酸收以助其效。

17. 猪苓汤

毛某,男,4岁。近1个月来,腹泻2次,吃药(具体不详)后好转。5日前泄泻又起,前医用药无效,体温39.1℃,形瘦神疲,懒言气短,泻黄色水样便,每日十余次,夹有少量食物残渣,口渴引饮,每日饮水量达4kg之多,尿少而黄,唇红舌红,苔黄腻,六脉沉细数。诊断:水泻,气阴两虚,水热偏渗后阴。方用猪苓汤加味:猪苓7g,泽泻7g,茯苓6g,阿胶5g,滑石、党参各15g。服2剂尿量增多,粪转干。前方加扁豆6g,谷芽6g。续进2剂,病即霍然。

按:患儿泻久伤阴,阴虚生内热,水热互结,津不上承,故口渴引饮;水走大肠,故尿短而黄,气虚则懒言,阴虚则脉细数。针对病机,投以猪苓汤加党参,俾气充阴足,气化复常,水走前阴,则泻自止。

18. 葛根芩连汤

李某,男,1岁半,1998年10月20日初诊。腹泻1日,为14～15次,呈水样便,伴呕吐,发热,腹膨,叩之如鼓,苔灰黄中腻,脉滑数。查体:体温38.2℃。大便常规:褐色,液体,红细胞少,白细胞计数(＋＋),黏液(＋)。证属湿热夹滞内蕴,拟方清热导滞,和中化湿。处方:葛根、焦山楂各15g,黄芩4g,川黄连、陈皮各2g,乌梅9g,连翘10g,木香3g,神曲12g,炮姜1g,大黄0.3g。1剂。二诊:热退吐止,大便减少,1日7～8次,但仍呈水样便,苔薄滑。前方去大黄,加大腹皮6g,滑石9g,2剂。

按:患儿年幼,腹泻次频,但仍腹胀,叩之如鼓,苔灰黄中腻,脉滑数,为湿热作祟;又患儿易夹惊夹滞,故治以清热导滞,和中化湿,方用葛根芩连汤,加用焦山楂、木香、滑石等和胃消积。

19. 理中丸(汤)

案①:患儿,男,3岁,2012年4月20日以"发热咳嗽3日"收入我科,经拍胸部X线片确诊为支气管肺炎,经用头孢曲松钠治疗5日热退,偶有咳嗽,咳痰清稀,但出现泄泻。症见大便为黄水样夹蛋花便渣,每日4～5次,面色苍白,纳差,多汗,夜不安睡,小便短少,舌质淡嫩,苔白,指纹淡红。大便常规检查:脂肪球(＋＋),余阴性。诊断为婴幼儿腹泻,中医辨证为肺脾气虚、脾虚湿盛,治以健脾益肺,化湿止泻。处方:黄芪20g,防风、白术各12g,干姜10g,太子参12g,炙甘草10g,炒麦芽10g,神曲10g。2剂,浓煎取100mL,分早中晚3次口服,每日1剂。服药2剂泄泻止,纳食增,咳嗽止,出汗减轻,继进3剂,诸症消失。

按:本例患儿咳嗽后期,出现面色苍白,纳差,多汗,夜不安睡,小便短少,舌质淡嫩、苔白等肺脾气虚表现,脾虚湿盛故见泄泻发作,方用玉屏风合理中丸加减,方中黄芪、防风、白术补肺脾之气,干姜温中焦脾胃,太子参益气固本,助运化而正升降;合白术健脾燥湿;炙甘草和中,加神曲、炒麦芽健脾消食,共奏健脾益肺、化湿止泻之功。

案②:某女孩,3岁半,1999年11月6日初诊。其母代诉患儿腹泻5天,在某医院经中西药物治疗后无效,且日渐加重,经人介绍来我院门诊要求服中药治疗。症见腹泻,为水样大便,每日行5~6次,伴纳差,倦怠,面色苍白,舌质淡,苔白,脉沉无力。大便常规检查:脂肪球(＋＋＋)。治以温中健脾止泻。处方:党参6g,焦白术6g,干姜3g,炙甘草3g,车前草7g,炒山楂10g,神曲6g。服药2剂,大便次数明显减少,食欲增加,3剂痊愈。复查大便常规正常。

按:小儿脏腑娇嫩,形气未充,发育迅速,无论是内伤饮食,还是外感六淫之邪均可引起脾胃功能紊乱,造成泄泻。采用理中丸加味健脾利湿,温中止泻。药用党参甘温入脾,补中益气;干姜辛热,温中而扶阳气;脾虚则生湿,以甘苦温之焦白术燥湿健脾;车前草利尿止泻;炙甘草补中扶正,调和诸药。全方合用,疗效甚佳。

20.黄芪桂枝五物汤

患儿,男,8岁,2016年11月6日初诊。主诉:反复腹泻1年,伴腹痛5天。患儿1年前出现腹泻,每因进食寒凉生冷或刺激性食物则加重,泻如水样,经对症治疗可缓解,未行系统诊疗。5天前无明显诱因而复发,大便稀溏,大便每日4~6次,伴畏寒肢冷,腰膝酸软,纳食可,小便调。舌质淡紫、苔白,边有齿痕,脉沉。辅助检查:大便常规3次化验未见异常,门诊肠镜提示未见异常。中医诊断:小儿腹泻病,证属气虚不固、营卫不和。拟黄芪桂枝五物汤加减。处方:黄芪15g,桂枝8g,干姜8g,炒白芍8g,赤芍6g,山药15g,炒白术12g,茯苓12g,柴胡6g,甘草6g。5剂,水煎分服,1剂分2次服用,每日1剂。2016年11月11日二诊:家长诉患儿服药后腹痛、腹泻明显好转,大便每日2次,呈溏软便,效不更方,继依前方10剂。嘱患儿忌食生冷、滑物臭食,避免刺激性食物和过冷、过热的饮食,以易消化食物为宜。2016年11月22日三诊:家长诉患儿诉服药后腹痛、腹泻未再发作,大便每日1次,成形。

按:患儿反复腹泻1年,病程时间长,辅助检查大便常规未见异常,肠镜未见明显异常,从病史和辅助检查诊断本例属于儿童腹泻型肠易激综合征。以黄芪桂枝五物汤为主方加减,方中黄芪辛温补气固摄,治疗久病气虚之泄泻,为君药;桂枝、炒白芍、干姜合用能温通阳气,能调和营卫,营卫调而诸症悉除,为臣药。此处赤芍、炒白芍共用,赤芍能活血,取中医久病多瘀理论而活血除久疾。以干姜易生姜温阳更甚;炒白术、茯苓、炒白芍健脾利湿,缓解急症,为佐药;甘草调和诸药,乃为使药。诸药合用,标本兼顾。

第五节　便　　秘

便秘是指大便秘结不通,排便次数减少或间隔时间延长,或便意频而大便艰涩、排出困难的病证。便秘可单独存在,也可继发于其他疾病的过程中。便秘治疗以润肠通便为基本法则。临床常用于治疗小儿便秘的经方有桂枝加大黄汤、桃核承气汤、大黄甘草汤、甘麦大枣汤等。

【病案举例】

1. 桂枝加大黄汤

案①:郑某,男,1 岁,2016 年 9 月 10 日初诊。主诉:便秘半年。患儿半年前腹泻后出现便秘,症状逐渐加重,大便干结,难以排出,曾服用乳果糖及中药泻下方药,效不佳,常每 3～5 日需用开塞露排便,纳少,多食易腹胀,多汗。症见精神一般,面色㿠白,多汗,足稍凉,舌淡、苔厚,脉无力。中医诊断:便秘。证型:气虚便秘。治法:健脾益气,通下导滞。处方:桂枝加大黄汤加减。方药:桂枝 6 g,白芍 12 g,生姜 6 g,炙甘草 3 g,大枣 10 g,大黄 6 g,黄芪 10 g,白术 10 g,肉苁蓉 10 g。中药颗粒剂,3 剂,1 剂分 2 日服,开水冲服。2016 年 9 月 16 日二诊:服药间大便排出 1 次,仍干结,纳食稍好转,汗出减少。守初诊方 3 剂。2016 年 9 月 22 日三诊:大便每 2～3 日可自行排出,头稍干。初诊方大黄减为 3 g,3 剂。2016 年 9 月 28 日四诊:大便每 1～2 日可自行排出,不干,纳食增加、出汗正常。三诊方去大黄,再服 3 剂,大便正常。

按:本例患儿因腹泻伤正、脾气虚弱、脾阳受损,见纳少、食易腹胀、多汗、肢凉;脾气不升、升降失衡,久则胃气不降,积滞内停,通下无力;脾胃为后天之本、气血生化之源,脾胃虚弱,气血生化无源,气虚则推动无力,阴血、津液不足则大便失润难下。在应用此方治疗脾胃虚寒为本,阳明积滞为标之便秘时,应酌加原方中大黄剂量,多有良效。对气虚著者,可加黄芪、人参、白术之品;大便燥结重者,可加肉苁蓉、当归等润便之品。

案②:张某,男,7 岁,1982 年 8 月 25 日初诊。患儿 1 年多来,大便干结,1 周仅行 1 次,诊其腹较满,午后低热时现(37.5 ℃左右),近有呛咳,痰阻喉鸣,脉弱而滑,舌苔厚腻。证属痰湿交结,先予化痰润肠。陈皮 3 g,姜半夏 9 g,枳壳 6 g,川厚朴 3 g,杏仁 6 g,清气化痰丸(包)10 g,前胡 9 g,瓜蒌仁 9 g,火麻仁 9 g。7 剂。1982 年 9 月 1 日二诊:咳痰显减,舌苔已薄,便秘不通,腹痛时作,按之仍满,低热未尽,神色较萎,脉呈濡数。此为脾虚夹滞,主以桂枝加大黄汤。桂枝 3 g,白芍 9 g,生甘草 3 g,生姜 3 片,大枣 5 枚,生大黄 6 g。5 剂。三诊时已大便 2 次,腹舒热净,形神亦振,再连服 1 周,大便保持 2 日 1 行,诸恙均和。

按:《伤寒论》云:"本太阳病,医反下之,因而腹满时痛者,属太阴也,桂枝加芍药汤主之;大实痛者,桂枝加大黄汤主之。"原文中桂枝加大黄汤的用法,在于误下伤脾、兼有里滞之故。本例在复诊时,考虑到患儿素有便秘、腹满时痛,而近见低热,故治从太阴,选用桂枝加大黄汤,调脾和中,兼下秽滞,又能和表解肌。

2. 桃核承气汤

郑某,男,9 岁。其母代诉,患儿有 4 年便秘史,经中西药治疗但未能取得远期治疗效果,近因病友介绍前来诊治。刻下症见大便干结,4~5日1次,口臭,经常流鼻血,夜间睡眠躁动不安,舌质红边夹瘀紫,苔黄略腻,脉沉。辨为瘀热内结证,治当清泄瘀热,给予桃核承气汤与百合地黄汤合方加减:桃仁10 g,桂枝6 g,大黄12 g,芒硝6 g,百合14 g,生地黄50 g,玄参30 g,生甘草6 g。6剂,以水浸泡30分钟,大火烧开,小火煎40分钟,每次服60 mL,每日服5次,每日1剂。二诊:大便基本正常,以初诊方6剂继服。三诊:大便正常,口臭基本消除,以初诊方6剂继服。四诊:便溏,服药至今未再流鼻血,初诊方生地黄调整为30 g,6剂。五诊:诸症基本消除,又以四诊方治疗12剂,以巩固疗效,随访1年,一切尚好。

按:根据大便干结、口臭辨为热结,再根据流鼻血辨为血热,因舌质红边夹瘀紫辨为瘀,以此辨为瘀热内结证。方以桃核承气汤清泄瘀热;以百合地黄汤清热凉血止血,加玄参清热凉血、泻火解毒,方药相互为用,以奏其效。

3. 大黄甘草汤

张某,女,出生2周。秽浊郁积肠胃,胎粪不下,热邪格拒。3天来腹部胀满,大便不通,不吮乳,呕吐,面赤,啼哭,烦躁不安,舌苔微黄浊腻,指纹紫暗,法当清泄肠胃秽浊。处方:大黄5 g,甘草3 g。每日1剂。3日后,腹胀满消失,便通,即能吮乳。

按:大黄甘草汤仅大黄、甘草两味药组成。大黄性味苦寒,有泻火、下积滞、消痈肿、祛瘀血、推陈出新的作用。甘草性味甘平,生用泻火,炙用温中,为解诸毒、缓挛急、止咳的要药。本例患儿在出生时,因吞入羊水而致秽浊郁积肠胃,或因胎粪不下,郁热凝滞气机,而致腑气不通,导致不吮乳。以大黄配甘草泄中寓补,通中寓守,清泄秽浊。

4. 甘麦大枣汤

患儿,男,5岁,2006年3月5日初诊。主诉:大便溏结不调伴烦躁多动半年。患儿半年前出现大便秘结不解,并有烦躁,纳少,被诊为"功能性便秘",运用"开塞露"及"乳果糖"后,大便稀溏且不能自控,改用中药治疗,疗效均不佳,翻阅病历见治疗若用健脾止泻之剂,如补中益气、参苓白术之类则大便秘结不出,但若选用增液承气、麻子仁丸则大便稀溏不能自控。刻下症见大便每日2~3次,不能自控,便质稀溏,神躁,难以配合四诊,纳少。辅助检查:大便常规示质烂色黄,余均正常。查:患儿阴虚体质,毛发枯黄,面色少华,脉细,舌淡,少苔。拟甘麦大枣汤加百合12 g,白术10 g,白芍10 g,柴胡3 g。7剂。2006年3月13日二诊:药后神志转安,已能顺利配合四诊,大便每日1次,质稍稀,但仍不能自解。守初诊方加石菖蒲8 g,郁金5 g。2006年4月9日三诊:药后大便已调并能自行解便,神志也安,但近5日未解大便。精神症状复作,并有胆怯肠鸣音减弱,经多方询问知患儿家长自幼多向患儿讲述鬼怪故事,并常呵斥患儿。处方:甘麦大枣汤加桔梗3 g,枳壳6 g,肉苁蓉8 g,玉竹8 g,钩藤5 g。4剂。并嘱家长少吓唬、呵斥患儿,以配合治疗。药后精神好转,但夜汗多,守三诊方加山楂6 g,酸枣仁8 g。7剂,巩固疗效,并介绍该病特点,希望患儿家长改变教育方式配合治疗。2006年12月25日因外感前来就诊,得知其间神志安定,病未再作而痊愈。

按：本例患儿除排泄功能障碍外，精神心理状况既是该病的一个重要表现也是该病加重的重要因素，因此治疗时除用健脾润肠调畅气机对症治疗外，针对真脏不足、躁扰不宁更是治病求本。真脏不足则心主神明失职，肝主疏泄失常，脾主健运失司，阴营失养，脏腑功能受累。甘麦大枣汤甘阴润"躁"，以滋心养肝助脾，则神定、气畅，疾患自除。

第六节 厌 食

厌食是以较长时期厌恶进食、食量减少为特征的一种小儿常见病证。中医古代文献中无小儿厌食的病名，但文献所载"不思食""不嗜食""不饥不纳""恶食"等病证表现与本病相似。厌食治疗以运脾开胃为基本法则。临床常用于治疗小儿厌食的经方有大黄甘草汤、小陷胸汤、白虎汤、半夏泻心汤、半夏厚朴汤、竹叶石膏汤、麦门冬汤、枳术汤、桂枝汤、桂枝加葛根汤等。

【病案举例】

1. 大黄甘草汤

案①：王某，女，2岁。其母代诉自患儿10月龄断乳后即予奶粉、饼干及麦乳精等喂养，现患儿食欲明显减退。症见精神不振，烦躁不安，消瘦，青筋显露，苔黄腻，指纹红赤。证属胃肠食积，纳运失常。治宜清热导滞，予大黄（后下）6 g，甘草3 g，水煎分2次服，每日1剂。3剂后精神及食欲明显好转。再服3剂食量大增，随访半年无异常。

按：小儿厌食症多因喂养不当，致脾失健运，胃气呆滞，纳运功能失调。病由食而积，由积而滞，由滞而满，由满而实。大黄甘草汤以大黄为君，荡涤胃肠实热，伍以甘草缓急和胃，又令热去而胃气和降，积滞得除而收效。

案②：张某，男，3岁。患儿平素不食三餐正食米谷，饥饿时以饼干、糖果等零食充饥，近1个月来腹胀不适，呕吐酸水，食欲不振，身形渐瘦，时烦躁哭闹，口渴喜凉饮，大便干结，苔黄腻，指纹红。予多酶片、益生菌等调理胃肠菌群，效果不佳。证属食积胃肠，腑气不通。治当清热导滞之法。方用大黄甘草汤。药用生大黄3 g，炙甘草1 g。煎茶代饮，加适量蜂蜜调服。服药两天后解羊屎状大便，症状缓解，继用米粥加蜂蜜养胃调理，并逐渐增加饮食，食量和体重均逐渐增加。

按：小儿"正气未充，脾常不足"，某些家长缺乏育儿知识，喂养不当，导致脾胃功能失常，继而食积胃肠，腑气不通，投予大黄甘草汤以通腑利气，使积滞得以消除。小儿脏气清灵，方一对症，随拨随应，药到病除。

2. 小陷胸汤

案①：李某，男，3岁，1987年9月15日初诊。主诉：纳少厌食1个月。患儿形体肥胖,嗜食肥甘,心下疼痛、拒按,口干渴饮,便溏不畅,苔黄厚,脉滑。处方:黄连 3 g,半夏 5 g,瓜蒌实、茯苓等各 10 g。守方 6 剂,纳食复常,症悉平。

按:本例小儿厌食症起于饮食不节。家长爱子心切,唯恐其营养不足,滥投滋补,迭进肥甘,久之伤脾损胃,积滞不化,酿痰蕴热,结聚心下,阻碍摄纳所致。用清热开结祛痰的小陷胸汤加味治之。如汗多可加麻黄根、煅牡蛎,有助于疗效的提高。

案②:刘某,女,5 岁,1988 年 3 月 2 日初诊。食少纳差半个月。症见形体瘦弱,面色萎黄,汗多,呃气,苔黄润,脉滑数。处方:黄连 3 g,半夏、瓜蒌实、竹茹、麻黄根各 9 g,煅牡蛎 20 g。服方 4 剂,胃口渐开,纳食日增,汗出减少。守方 2 剂,即告痊愈。

按:本例同前例,属小儿厌食症,每因迭进肥甘,久之伤脾碍胃,酿痰蕴热,结聚胃脘,阻碍摄纳所致。根据异病同治原则,投以小陷胸汤加减治之。

3. 白虎汤

方某,女,3 岁。因纳差,体质消瘦 2 个月而来就诊。其母代述患儿不思饮食,每餐只能强喂几口,而喜食水果之类,口渴喜冷饮,饮水量多,晚上还要起来喝水一次,口臭,小便黄,舌质红、剥苔,脉细数。曾服中西药疗效不佳,辨证为胃热兼有胃阴虚。治宜清热养阴,健脾消食,方用生石膏 15 g,石斛 9 g,知母、淮山药、山楂各 6 g,甘草 3 g。5 剂,水煎服,每日 1 剂。服药 2 剂,口渴减轻,食欲增加。继服 5 剂,诸症消失,饮食正常。

按:小儿纳差,凡具有口渴而喜冷饮,大便正常或偏干,舌质红、苔黄而干或剥苔或少苔等胃热,或胃热津伤,采用白虎汤清泻胃火,仿张锡纯用淮山药代粳米,配合石斛以清热生津,佐以山楂消食,可取良效。若大便干结则加大黄、枳实荡涤积热。

4. 半夏泻心汤

陆某,男,5 岁,2005 年 9 月 16 日初诊。患儿食欲不振 3 个月,表现为进食后易饱胀,甚至恶心欲吐,大便溏薄、每日 2～3 次,舌淡,尖边红,苔薄腻,脉弦。辨证为脾胃虚弱,运化失司,升降失常,治宜补益脾胃,和中降逆。拟方:半夏 10 g,黄连、干姜各 5 g,党参、茯苓、焦山楂、麦芽、大枣各 15 g,陈皮 6 g,甘草 3 g,水煎服。3 剂后进食增加,无恶心呕吐,大便正常,再服 3 剂后进食量接近同龄儿童,继服 3 剂以巩固疗效。

按:本例中患儿症见进食后易饱胀,甚至恶心欲吐,大便溏薄、每日 2～3 次,舌淡,尖边红,苔薄腻,脉弦,证属脾胃运化失健,升降失调,同时兼有寒热错杂,虚实夹杂之象,故用半夏泻心汤加减。实验表明:半夏泻心汤具有促进胃排空促进血浆胃动素释放的作用。

5. 半夏厚朴汤

董某,男,6 岁,2005 年 6 月 10 日初诊。患儿不欲饮食 2 个月,无饥饿感,二便尚调,曾在外院予口服维生素、锌剂、中药健脾开胃剂,均疗效不显,腹部 B 超、肝功能、血常规检查均正常。查体:神清,精神尚可,体瘦,面色稍黄,心肺听诊正常,腹软,稍胀气,肝脾肋下未及,肠鸣音正常。舌淡,苔白腻。追问病史,患儿平素喜食肉制品、喝饮料。证属痰气互结,脾失健运。拟半夏厚朴汤加减,药用:焦半夏 15 g,茯苓、莱菔子各 10 g,法半夏 8 g,厚朴、紫苏叶、陈皮各 6 g。水煎服,每日 1 剂。3 剂后,患儿纳食增加,有饥饿感,苔薄白。前方去陈皮、莱菔子,加用炒麦芽 10 g,鸡内金 8 g。继进 4 剂,同时嘱患儿饮食清淡。

按:本例中患儿素嗜甘腻,滋生痰湿,阻碍脾运,气机不畅,痰气互结,胃纳减少。治疗上当以化痰理气为主,故以半夏厚朴汤加运脾开胃之品。

6. 竹叶石膏汤

陈某,男,8 岁,1988 年 7 月 2 日初诊。患儿近 1 个月来,食欲大减,逐渐消瘦,思睡,口渴欲饮,手足心热,便结溺赤。曾三易其医,服中、西药数剂不效(药物不详)。查体:体温 38 ℃,表情呆钝,皮肤弹性降低,腹软,四肢欠温。口唇、舌质红赤,少苔,脉濡数。诊断为小儿夏季厌食。方用竹叶石膏汤:淡竹叶、粳米各 10 g,石膏 30 g,党参、麦冬各 20 g,半夏、甘草各 6 g。服 1 剂后,纳食增;嘱续服 2 剂,诸症悉愈。

按:小儿稚阴稚阳,脏腑娇嫩,阳气阴津不甚充足,肌肤疏薄,对环境的适应能力差。加之本病发生于夏季,夏天气候炎热,"壮火食气""炅则汗出"伤津耗液,故患儿易出现食欲大减,逐渐消瘦,思睡,口渴欲饮,手足心热,便结溺赤,皮肤弹性降低,口唇、舌质红赤,少苔等气津两亏,脾胃受累症状,治以竹叶石膏汤加减。

7. 麦门冬汤

柳某,女,3 岁,1985 年 10 月 13 日初诊。患儿厌食将近 1 年,经六君子汤、参苓白术散、保和丸及干酵母、蜂乳、"宝宝乐"等治疗罔效。现仍不思饮食,每餐饭边哄边吃 1～2 小时之久,食物进入口内,良久不能咽下,父母甚为苦恼。稍不如意则烦哭异常,大便常干,小便少,形体消瘦,腹软,唇红,舌淡红,苔白腐,间有剥苔,脉细数。证属胃阴不足,治宜滋养胃阴,拟麦门冬汤加减治之。麦冬 10 g,沙参 15 g,大枣 10 g,天花粉 6 g,砂仁 3 g,法半夏 3 g,石斛 10 g,陈皮 5 g,甘草 2 g,生地黄 6 g,石决明 6 g。5 剂。二诊:药后食纳稍有好转,烦躁减轻,舌淡红,腐苔转薄,脉细数。守初诊方去天花粉,加淮山药 10 g,续服 5 剂。三诊:已思食,烦躁除,舌淡红,苔薄白,无剥苔,脉细缓。二诊方去生地黄、石决明,再服 5 剂,食纳已好,精神面容均有好转。嘱其注意饮食以清淡易消化,富有营养为原则。

按:厌食长久,"谷少胃薄",源乏津亏,柔不济刚,肝阳偏亢,故烦躁易怒。方拟麦门冬汤滋养胃阴,再加生地黄、石决明滋肝潜阳,合少量砂仁、法半夏、陈皮,既可芳化开胃,又可防止滋养碍脾之弊,消补并行,相得益彰。

8. 枳术汤

王某,女,2 岁。1985 年夏,因厌食症 2 个月余就诊。症见面黄,消瘦,夜间低热,头汗较多,苔白舌红。据其性情执拗,面色苍黄,诊为脾虚肝旺,积食化热,气阴受损。故投逍遥散与保和丸合方化裁。方用:柴胡 6 g,当归 6 g,白芍 9 g,茯苓 9 g,桑叶 9 g,焦白术 6 g,乌梅 9 g,神曲 9 g,牡丹皮 6 g,炙甘草 3 g。此方服 6 剂,食增汗止,继以健脾丸、山楂丸等调理而愈。

按:本例中患儿平素面黄,消瘦,性情执拗,显系脾虚肝旺,胃纳不开,故投逍遥散与保和丸合方化裁,以调肝理脾,开胃进食而取效。

9. 桂枝汤

案①:钱某,男,8个月,2019年2月7日初诊。患儿纳乳不香,已有3个月,形体偏瘦,面色欠华,舌苔薄净,二便尚调。治拟和营健脾,处方:炒麦芽、茯苓、炒山楂各10 g,桂枝、陈皮、清甘草各3 g,炒白芍6 g,生姜2片,大枣3枚。5剂。二诊:纳谷稍增,但食后嗳气较多,大便间隔偏干,舌苔薄净。再以初诊方加炒莱菔子、紫苏梗各6 g。5剂。三诊:纳谷增加,食后无明显嗳气,形神转佳,舌净便调,再以原法巩固之。

按:该患儿纳少厌食,形体消瘦,面色不华,为脾胃虚弱,营卫不和之证,故以桂枝汤和营,炒麦芽、茯苓、陈皮、炒山楂健脾消运。二诊时,胃气苏醒,纳谷稍动,但脾虚运化不足,则见食后嗳气较多,加用紫苏梗、莱菔子宽胸理气消胀。

案②:唐某,男,6岁,2016年7月29日初诊。患儿纳呆食少,喜冷饮,已有1个月,平素易感,形体消瘦,面色欠华,汗出较多,大便偏干,每日2～3次,腹软溲通,苔薄白。中医诊断为厌食症,证属营卫不和、脾胃气虚,治以和营健脾。处方:桂枝3 g,炒白芍6 g,生姜2片,大枣3枚,炙甘草3 g,党参5 g,焦白术10 g,茯苓10 g,麻黄根10 g,炒谷芽10 g,炒山楂10 g。5剂,水煎服,分早、晚2次服用,每日1剂。2016年8月3日二诊:药后纳谷稍增,汗出好转,便下转调,苔薄白,再以原法治之。处方:桂枝3 g,炒白芍6 g,生姜2片,大枣3枚,炙甘草3 g,党参5 g,焦白术10 g,茯苓10 g,炒谷芽10 g,炒山楂10 g,鸡内金6 g。5剂,煎服法同前。2016年8月8日三诊:面色转润,纳谷正常,苔薄净,二便尚调,治以健脾和胃。处方:党参5 g,焦白术10 g,茯苓10 g,清甘草3 g,陈皮3 g,炒谷芽10 g,大枣5枚,鸡内金6 g,生姜2片。7剂,煎服法同前。7剂后病愈,未再来诊。

按:该患儿平素易感,面色欠华,汗出较多,乃营卫失和;形瘦便多,脾气亦虚,二者互为影响造成厌食之症。营卫主一身之气血,脾胃虚弱则营卫不和,营卫不和又影响脾胃之气机,故调和营卫者实属调和胃气也。今二者俱虚,故予桂枝汤合异功散,使营卫调和,脾胃健运,则胃气得苏,纳谷自开也。

10. 桂枝加葛根汤

患儿,女,4岁,2015年12月初诊。患儿厌食1年余,平时汗出多,肢凉,经常感冒,刻下症见纳差拒食,精神倦怠,面色少华,头发稀疏、发黄不泽,动则手心汗出,二便调,眠尚可,舌质淡,苔薄白,脉浮细缓。查体:精神倦怠,面色少华,咽(一),扁桃体(一),淋巴结未见肿大。辨为腠疏易感,营卫失和,脾失健运,拟调和营卫,健脾和胃。方用桂枝加葛根汤加减:桂枝9 g,白芍9 g,炙甘草9 g,生姜3片,红枣5枚,葛根10 g,苦杏仁6 g,茯苓9 g,黄芪6 g,鸡内金6 g,生山楂6 g,生麦芽6 g。7剂,水煎服,每日1剂。二诊:服药1周后纳增,但面色少华,上方加白术、太子参各10 g,续服2周后,胃开纳馨,面色转为红润,改为六君子汤合桂枝加葛根汤2周以善后。

按:本例患儿长期厌食易致气血不足、营卫不和,而见平时反复感冒、汗多等症。脾气亏虚、气血不足而见面色少华、精神倦怠、手心大鱼际处肉干瘪。应用桂枝汤加减健脾醒胃,调和气血、营卫。小儿长期厌食脾胃功能差,不可峻补,初诊遂取桂枝加葛根汤调和气血,脾不在补贵在运,加鸡内金、生山楂、生麦芽促进脾胃动力,补中有运。

第七节 积 滞

积滞是小儿内伤乳食,停聚中焦,积而不化,气滞不行所形成的一种胃肠疾病。以不思乳食,食而不化,脘腹胀满或疼痛,嗳气酸腐或呕吐,大便酸臭溏薄或秘结为临床特征。积滞治疗以消食化积,理气行滞为基本法则。临床常用于治疗小儿积滞的经方有厚朴七物汤、调胃承气汤等。

【病案举例】

1. 厚朴七物汤

王某,女,6岁。主诉:发热、纳差1周。其母代诉,患儿曾患急性肝炎,愈后经常感冒发热,每次发热少则4日,多达2周以上,患儿平素爱哭偏食,性情急躁,近1周来,发热纳差,食后即吐,体温39.5℃,大便3日未排,小便黄赤,阵阵烦躁不安,但无咳嗽等症状,曾用中药清热解表药和注射青霉素无效,腹部触诊有胀气,拒按。苔白厚,脉象滑数。此夹食上感,遂处以厚朴七物合保和丸加减。厚朴3g,生大黄2g,甘草6g,桂枝1g,枳壳3g,焦三仙各30g,茯苓9g,半夏1g,陈皮6g,莱菔子5g,连翘9g,鸡内金3g,藿香3g。服药1剂,当晚体温降至37.5℃,又进1剂,大便泻下如败卵,腹部柔软,胀气已消,呕吐已止,体温36.5℃,诸症消失。

按:本方适用恶寒高热、腹部胀痛、脘部痞闷、作呕、大便不通等外有表邪,里有实积之证。厚朴为理气要药,宽中导滞以除腹满气胀,合生大黄、枳壳、甘草而取调胃承气汤之意以扶上通下、通便导滞、消痞除满;更有桂枝解表散寒、调和营卫。

2. 调胃承气汤

刘某,男,5岁,2011年2月6日初诊。主诉(其母代诉):头痛发热,呕吐不食5天。患儿5天前在外玩耍受凉后当夜即发热、流涕、头痛,次日到镇医院就诊,给予感冒颗粒、阿莫西林、双黄连等,服后发热稍减,但仍诉头痛,并兼呕吐不食,又就诊于邻近卫生所,给服中西药症状仍不减。刻下症见发热,午后较重(体温38.8℃),时呼头痛(前额正中痛),手足汗出,其母言发热当夜曾食火腿肠2根,第2天即呕吐不食,叩其腹微胀,并感腹部蒸蒸自内而发热,热势明显高于躯干四肢,病后4日未排大便,听诊双肺无异常,查颈软无抵抗,舌红,苔黄厚而腻,脉滑数。血常规正常。辨证:外感邪入阳明,燥热内盛,腑实初结。依《伤寒论》"太阳病三日,发汗不解,蒸蒸发热者,属胃也,调胃承气汤主之",治以泄热和胃。方选调胃承气汤。大黄 10 g,甘草 8 g,芒硝(冲)10 g。1 剂。先煎大黄、甘草,去渣,冲入芒硝,分 3 次服。2011 年 2 月 8 日二诊:其母言服第 2 次药后,当夜排大便 2 次,第 1 次粪便初硬后溏,隔 2 小时后又排 1 次溏便,解后即安然入睡,第二天晨起量体温 36.9 ℃,思食,食后即能下地玩耍,视其舌苔,厚腻转薄,舌质乏津。以竹叶石膏汤合保和汤善后。

按:本证于感冒后发热头痛,一般易误诊为感冒,但细察其不同点是:感冒发热,必伴恶寒,为病在太阳;本例发热不恶寒,且午后发热更高,热势蒸蒸自内而发,为病入阳明。

第八节 疳 证

疳证是由喂养不当或多种疾病影响,导致脾胃受损,气液耗伤,不能濡养脏腑、经脉、筋骨、肌肤而形成的一种慢性消耗性疾病,临床以形体消瘦,面色无华,毛发干枯,精神萎靡或烦躁,饮食异常,大便不调为特征。疳证治疗以健运脾胃为基本法则。临床常用于治疗小儿疳证的经方有四逆散、鸡屎白散、栀子豉汤、黄芪建中汤等。

【病案举例】

1. 四逆散

李某,女,6 岁,2010 年 5 月 20 日初诊。患儿平素嗜食饮料甜品,常言胃胀不舒,喜嗳气,入睡困难,夜寐不安,烦躁易怒。刻下症见面色萎黄,矮小形瘦,纳呆,有时口中有异味,大便干结,隔日 1 次,时有肛裂出血;舌红,苔薄白腻,脉弦细。诊断:疳积。辨证:喂养不当,脾胃受损,脾失健运,肝气不疏,久成疳积。治法:疏肝理气,消积健脾。处方:柴胡 6 g,白芍 9 g,炒枳实 6 g,炒枳壳 6 g,香橼 6 g,炒莱菔子 9 g,连翘 9 g,黄芩 6 g,炒九香虫 9 g,炙鸡内金 9 g,炒谷芽 15 g,山楂 9 g。14 剂,水煎服。2010 年 6 月 3 日二诊:服药后,患儿纳谷稍增,腹胀缓解,大便转调,夜眠稍安;舌红,苔薄腻。治以清热燥湿、理气消积,初诊方去黄芩,加胡黄连 3 g,炒五谷虫 10 g。14 剂。2010 年 6 月 17 日三诊:患儿纳谷渐增,面色转润,夜眠安稳,大便畅行;舌红,苔薄白,脉细。继予健脾消积,兼以补肾壮骨。处方:陈皮 6 g,青皮 6 g,苍术 6 g,胡黄连 3 g,连翘 9 g,炒莱菔子 9 g,煨三棱 6 g,煨莪术 6 g,杜仲 9 g,桑寄生 9 g,山楂 9 g,炙鸡内金 9 g。14 剂。患儿继服药月余,诸症悉除。

按:四逆散疏肝解郁、理气和脾,配以黄芩清胸膈蕴热以除烦满,炒五谷虫、胡黄连消疳抑木除烦,炒九香虫、香橼理气止痛。患儿服药后脾气郁滞得畅,升降有序,运化复常,故纳食自馨。复诊时，患儿诸症好转，正气渐复，继取煨三棱、煨莪术活血行气消积，正所谓"壮者先去其积而后扶胃气，衰者先扶胃气而后消之"。

2. 鸡屎白散

陈某，男。患儿自小体弱多病。患儿5岁时某天突然坐地上啼哭，说左脚疼痛，从此经常发作，日趋频繁，持续时间延长，每次均见患儿足趾、足踝、小腿肌肉等部位抽筋，开始仅在左侧，后发展为双侧。患儿在多家医院诊治，用过大量钙锌制剂，症状无改善。症见头发枯萎无光泽，面色萎黄，形体消瘦，肚腹胀大，纳差，大便频数且时干时溏，舌体偏小、质淡、苔白厚，脉细滑数。30分钟内，双下肢腓肠肌、踝关节、足趾拘挛抽筋2次，抽筋时患儿呈痛苦状。予以鸡屎白散治疗。嘱其家长取鸡笼陈年鸡屎白（经沤已粉化者）适量，置瓦上焙干，研末，每次服0.3 g，每天早晚饭前服1次，温红糖水冲服。另嘱停服所有西药。二诊：服上方后患儿饮食增加。双下肢抽筋次数明显减少。为巩固疗效，嘱其守方继用。患儿症状已完全消失，随访半年无复发。

按：患儿属形体未充，脏腑娇嫩之时，又失于调护，饥饱无度，伤脾害胃，饮食积滞，气血不足，肝木失濡而不条达，所以筋脉挛急频繁发作。取鸡屎白，意在降浊气、燥脾湿、软坚去积，气血生生不息，肝木津津常润，土疏而木达，故能获药到病除之效。

3. 栀子豉汤

张某，男，3岁4个月，2016年5月16日初诊。家长诉患儿1个月来饮食下降，形体消瘦，易烦躁发怒，口气重，时有咽痛，面目红赤，夜寐不安，易惊，汗多，大便干，3日一行，小便黄赤。查体：口唇干红，咽红，双侧扁桃体Ⅰ度肿大，未见脓性分泌物，心肺腹无特殊。舌红，苔黄，脉浮数。为心肝火旺之疳积。治以平肝清心。处方：炒栀子3 g，淡豆豉6 g，银柴胡6 g，白芍9 g，灯心草3 g，淡竹叶6 g，山土瓜9 g，兰花参9 g，荠菜6 g，浮小麦6 g，小枣6 g，炒麦芽6 g，炒鸡内金4 g，甘草4 g。3剂，水煎取汁内服，每日3次。辨证施治1个月后，患儿纳食好转，体重明显增加，脾气较前好转，眠可，二便调。

按：本例中患儿烦躁易怒、面目红赤、夜眠不安、易惊等皆为心肝火旺之象，均符合栀子豉汤之要义。故选方以炒栀子、淡豆豉为君药平肝清心；辅以银柴胡、白芍、灯心草、淡竹叶柔肝清心；故本方在治肝之时，兼以扶脾。以山土瓜、兰花参、荠菜清虚热，除脾湿，健脾土；炒麦芽、炒鸡内金扶脾助运；浮小麦、小枣除虚热、止汗；甘草调和诸药。全方心肝脾同治，故疗效显著。

4. 黄芪建中汤

患儿，男，6岁，2017年2月15日初诊。主诉：纳差、消瘦半年。患儿母亲代诉：近半年患儿进食量较少，稍吃即饱，乏力，精神差，体重下降，面色发黄，头发干枯发黄，口唇干燥起皮，身高偏矮，大便时干时稀，小便正常。舌脉：舌质淡，苔稍腻，双关微滑。辨为干疳证，给予黄芪建中汤加减。组成：黄芪20 g，桂枝6 g，芍药15 g，党参10 g，白术15 g，茯苓12 g，陈皮8 g，麦芽12 g，神曲12 g，山楂10 g，生姜6 g，甘草4 g，大枣3枚。7剂，水煎400 mL分早晚温服。嘱患儿清淡易消化饮食，少食生冷油腻食物。二诊时患儿母亲代诉:患儿饮食倍增,精神状态较前可,大便成形,较前通畅,舌质淡,苔薄白,脉细。效不更方,连服 2 个月后患儿母亲带其来诊,面色红润,饮食正常,体重较前增加 10 余斤。

按:本病除选用中药治疗外,也可以配合针灸、穴位贴敷及推拿治疗,朱丹溪的"调理之法,不专在医,唯调乳母、节饮食、慎医药,使脾胃无伤,则根本常固矣",故饮食调养在治疗干疳证方面有着重要的临床价值。

第九节　痢　疾

痢疾以发热,大便次数增多,夹杂黏液脓血,腹痛,里急后重为主症,可出现高热、惊厥、昏迷等症。痢疾治疗以清热利湿解毒为基本法则。临床常用于治疗小儿痢疾的经方有大承气汤、桂枝加芍药汤、黄土汤、葛根芩连汤、黄连阿胶汤等。

【病案举例】

1. 大承气汤

寇某,男,11 岁,1955 年 9 月初诊。患儿持续高热 8 小时,伴阵发性腹痛,恶心、呕吐 1 次,而来就诊。曾有不洁饮食史。体温 40.2 ℃,痛苦表情,舌尖红,苔黄腻,咽不充血,心肺正常,下腹压痛,以左下腹较为明显,可触及条索状物,大便常规:白细胞 10～15/HP,诊为"痢疾"。证属食积内停,生湿化热,湿热挟滞,互阻肠胃,通降失司。治宜通腑导滞,清热利湿。方用大承气汤:生大黄(后下)10 g,玄明粉(冲服)10 g,枳实 6 g,厚朴 6 g。1 剂,水煎服。二诊:服药后,第 1 次大便开始为脓血便,后为稀便,以后连续 8 次水样便,量多,其味臭秽,入暮身热已解,夜间再未解大便。已能上学。

按:《幼科发挥》说:"无积不成痢。"又说:"痢不问赤白,皆从积治,湿热者,食之所生也。"大承气汤清热导滞,荡涤肠胃之功甚著,可加速毒邪外出,积滞去,湿热清则痢下迅速告愈,所谓"痢疾不怕当头下"。此是通因通用的方法。

2. 桂枝加芍药汤

叶某,男,6 岁。因进食过期变质肉食后出现腹泻,里急后重,黏液脓血样大便,每日 5～6 次,体温正常,大便常规示大量脓细胞、红细胞、巨噬细胞,大便培养为福氏痢疾杆菌,血常规示白细胞 $13×10^9$/L,中性粒细胞百分比 71.9%,以"细菌性痢疾"先后使用青霉素、头孢美唑、头孢曲松等抗生素治疗 1 个月余,未再出现里急后重情况,大便每日 2～3 次,但每于饮冷后出现大便夹未消化食物伴脓血,纳呆,神倦乏力,时有烦躁,面色白,舌淡暗,大便培养示福氏痢疾杆菌。西医诊断为"细菌性痢疾",中医诊断为痢疾(休息痢),证属脾虚不运、肝脾不和、湿毒内蕴,治以健脾利湿、解毒柔肝为主。予桂枝加芍药汤加减:桂枝 6 g,白芍 18 g,茯苓 15 g,木香 6 g,秦皮 9 g,地榆炭 9 g,白扁豆 12 g,生姜 6 g,炙甘草 6 g。服药 3 剂后患儿腹痛消失、大便成形,面色偏白,舌淡胖有齿痕,继予前方加党参 12 g,炒白术 15 g。服用 3 剂后,面色淡红有光泽,舌淡胖;继予参苓白术散加减:党参 12 g,炒白术 15 g,茯苓 12 g,陈皮 6 g,山药 15 g,炮姜 6 g,砂仁 9 g,薏苡仁 15 g,炙甘草 6 g。服药 4 剂,患儿诸症消失。

按:细菌性痢疾是由痢疾杆菌引起的急性肠道传染病,以结肠化脓性炎症为主要病理变化,临床以腹痛、腹泻、里急后重为主要表现。该患儿素体脾虚,平素喜食肥甘厚味,湿热内盛,饮食不洁,邪毒内侵,与湿热相合,壅塞大肠,与血肉相搏结,故见黏液脓血样便;湿毒内蕴日久,损伤脾胃阳气,寒为阴邪,困厄阳气,湿毒之邪阻塞气机运行,肝失疏泄之职,气机壅滞,故反复出现大便夹未消化食物伴脓血。

3.黄土汤

王某,男,8 岁,2003 年 8 月 10 日初诊。患儿于半年前因食不洁食物后出现腹痛、腹泻、里急后重、下利脓血,大便每日 5~10 次,当地卫生院诊断为"痢疾",给服抗生素后症状减轻。家长未予重视,以后症状时好时坏,每逢吃腥味肥腻生冷之品则症状加重。近半个月来下利脓血,每日 5~8 次,伴有腹痛,里急后重而来诊。症见痛苦面容,面色无华,形体消瘦,体倦懒言,时时腹痛,里急后重,大便脓血,小便正常,口不苦,舌淡,边有齿印,苔薄黄,脉细弱,腹微胀,下腹轻度压痛,心肺肝脾未见异常。查血常规示血红蛋白8.5 g/L,大便常规红细胞(++),白细胞(++),诊为慢性细菌性痢疾。为脾寒,气血两虚而夹湿热滞留。治以扶正祛邪、气血双补。药用:黄土汤(黄土、甘草、干地黄、白术、附子、阿胶、黄芩)加黄芪 15 g,党参 6 g,黄连 3 g,木香 5 g,白头翁 10 g,槐花、赤芍各 6 g。服药 10 剂后症状明显好转,大便常规:红细胞(+),白细胞(+)。前方去黄连,加当归、白芍各 6 g,再服 20 剂,诸症悉除,血常规、大便常规正常。随访 1 年无复发。

按:患儿痢疾日久、面色无华、形体消瘦、倦怠乏力,舌淡,边有齿印,可知为气虚血弱,脾阳不足。用黄土、附子、白术温脾统血;用党参、黄芪、阿胶、干地黄益气补血;用黄芩、黄连、白头翁清肠中湿热;用槐花、赤芍化瘀止血;木香实脾止泻。使脾阳得温,气血虚得补,湿热积滞得清,则脾统摄有权,正复邪去,血止便也正常。

4.葛根芩连汤

李某,女,4 岁,1987 年 10 月 26 日初诊。患儿 3 周前因高热,腹痛,解脓血便而入某医院,大便培养为福氏痢疾杆菌,先后用氯霉素、呋喃唑酮等治疗半个月,发热虽退,大便仍日行 2~3 次,杂有赤白冻,家属要求中医治疗,遂来我院,视其舌苔灰黄中腻,推其指纹晦滞,其母述,患儿排便时常捧腹而哭。查大便常规:黏液(++),红细胞少,白细胞(++),脓细胞(+)。此乃湿热壅滞,瘀积未尽,立法清导。处方:葛根 15 g,黄芩、杭白芍、牡丹皮各 6 g,川黄连、大黄、玄明粉各 3 g,白头翁 8 g,乌梅 12 g,焦山楂 20 g,吴茱萸 2 g,木香、甘草各 5 g。2 剂。二诊:大便畅行 3 次,赤出冻状浊物甚多,腹痛随之而减,上方去玄明粉再进 2 剂。

按:患儿高热已退,大便仍日行2~3次,赤白相夹,表里相兼,湿热壅滞,瘀积未尽,立法清导,因此,选用具有解表清里的葛根芩连汤,正恰中病机,方中葛根升阳发表,解肌退热,生津又可助汗液,黄芩、川黄连清泄里热;痢疾加白头翁、牡丹皮、大黄、玄明粉等清利湿热。

5.黄连阿胶汤

陈某,男,14个月,1988年9月17日初诊。2个月前因乳食杂哺致腹泻稀便,每日4~5次,未作调治,半月后转下赤白黏冻,方至本地医院就诊,曾予诺氟沙星、呋喃唑酮、王氏保赤丸等治疗,利下时作时休,均未告瘥。刻下症见泻下急迫,稀水便夹有赤白黏冻,白多赤少,日行十余次,泻时哭闹不安,身热口渴,纳食不振,形体瘦弱,皮肤干燥,舌质红、苔薄黄腻。查大便常规:黏液(＋＋),脓细胞(＋＋＋),红细胞(＋)。大便培养见福氏痢疾杆菌生长。诊断为细菌性痢疾(慢性迁延型)。证属湿热久蕴,气阴耗伤之休息痢。治以清热利湿,益气养阴。处方:黄连2 g,阿胶(烊化)10 g,白芍10 g,乌梅10 g,党参10 g,生地榆10 g,升麻5 g,诃子10 g,黄芩炭10 g,鸡子黄1枚。服3剂,利次减,身热平,纳食增,唯口渴多饮,予前方加葛根10 g,另用红参6 g煎汤代茶频饮,续服5剂,利止,皮肤润泽,再予调理脾胃善后。随访1个月,未见复发。

按:本例初病由乳食不节,湿热为患,病久致气阴伤耗,从病机转化分析,气阴耗伤是本,湿热残结是标,故用育阴清热之黄连阿胶汤以求标本两全,加升麻、葛根、生地榆、诃子升清涩肠,佐党参益气生津,药中肯綮,果服而安。

第十节 滞 颐

滞颐是指小儿口中涎水不自觉地从口内溢出的一种病证。因涎水常滞渍于颐下而得名,俗称流涎、流口水。滞颐治疗中,实热证以清热泄脾、虚寒证以益气健脾基本法则。临床常用于治疗小儿滞颐的经方有小半夏加茯苓汤、竹叶石膏汤、茯苓四逆汤、桂枝加桂汤等。

【病案举例】

1.小半夏加茯苓汤

杨某,女,7个月。流涎5个月。清涎太多,低头尤甚,抬眼望人时亦流涎,每日打湿毛巾20余条,颈部潮红潮湿,轻微糜烂。大便软,无泄泻,指纹沉青,舌淡,苔白滑。生姜20 g,生半夏20 g,茯苓30 g,肉桂10 g。2剂。煎服,每2日服1剂。二诊:流涎减轻,下巴颈部潮湿糜烂处转干燥。偶低头时间稍长时流涎。体重不达标(母亲转述,体重具体不详),纳少,指纹沉青,舌淡滑。生姜 20 g,制半夏 20 g,茯苓 20 g,肉桂 10 g,砂仁 15 g,炒鸡内金 15 g。3 剂,每 2 日 1 剂,痊愈。

按:7 个月大的小儿流涎,可排除口腔炎性疾病所致流涎,证属水饮为患,故予小半夏加茯苓汤治疗,因患儿指纹沉青、舌淡滑,加肉桂培补命火以温化水饮;小儿就诊时好动,恐不耐受附子大热之品,故仅加肉桂。首诊 2 剂后流涎即大减,复诊加砂仁、炒鸡内金巩固善后。

2. 竹叶石膏汤

曹某,女,3 岁,1956 年 6 月诊。体质尚可,2 岁时患肺炎后,流涎至今,多处求医罔效。现症见咳嗽少痰、流涎黏稠、两口角及下颌红赤糜烂,起粟疹,腥秽难闻,舌红脉细。辨证属脾胃虚热。治宜养阴益胃。用竹叶石膏汤加味:竹叶、玄参、半夏各 6 g,石膏 12 g,麦冬、石斛各 9 g,甘草 3 g,糯米 30 g,鲜灯心草 20 g。煎服,连服 5 剂,流涎止,糜烂愈,继以益胃汤善后。

按:本例中患儿症见流涎黏稠,两口角及下颌红赤糜烂,起粟疹,腥矣难闻,舌红脉细,证属脾胃虚热,故以竹叶石膏汤加石斛清胃健脾养阴,药证合拍,故获捷效。

3. 茯苓四逆汤

尚某,女,6 岁。其母代诉,患儿 2 年来夜间口水比较多,经中西药治疗但口水症状未能有效控制。刻下症见夜间口水多,烦躁不安,怕冷。手足不温,大便溏泻,夜间小便多,倦怠乏力。舌质淡,苔薄白,脉沉弱。辨为阳虚不固,心肾不交证,治当温补阳气,交通心肾,给予茯苓四逆汤与桂枝加龙骨牡蛎汤合方:茯苓 12 g,干姜 5 g,生附子 5 g,红参 3 g,桂枝 10 g,白芍 10 g,龙骨 12 g,牡蛎 12 g,生姜 10 g,大枣 12 枚,炙甘草 6 g。6 剂,以水浸泡 30 分钟,大火烧开,小火煎 40 分钟,每次服 60 mL,每日服 5 次,每日 1 剂。二诊:夜间口水减少,以初诊方 6 剂继服。三诊:夜间口水较前减少,仍倦怠乏力,初诊方红参加至 5 g,6 剂。四诊:大便正常,倦怠乏力好转,以三诊方 6 剂继服。五诊:夜间口水多及夜间小便基本消除,以三诊方 6 剂继服。六诊:诸症基本消除,又以三诊方 6 剂继服,以巩固治疗效果。随访 1 年,一切尚好。

按:根据夜间口水多、手足不温辨为阳虚不固,再根据倦怠乏力辨为气虚,因夜间烦躁不安辨为心肾不交,以此辨为阳虚不固,心肾不交证。方以茯苓四逆汤温壮阳气,固摄阴津;以桂枝加龙骨牡蛎汤交通心肾,潜阳固涩。方药相互为用,以奏其效。

4. 桂枝加桂汤

宁某,男,1 岁半,1991 年 8 月 10 日初诊。患儿流口水半年,伴体质虚弱,食纳差。口水整日不断,清稀,常浸湿上衣,食纳不佳,易于感冒,感冒后口水更多。查见口角微红、无口疮,面色㿠白,形体瘦弱,尚不会走路,舌淡、苔少而滑润,指纹淡,心肺肝脾无阳性体征,且大便尚调,小便清长,夜间有时哭闹。辨病为滞颐,辨证为脾肾虚弱,摄津无力,治宜健脾温肾摄纳为主,方选桂枝加桂汤化裁:桂枝、白芍、炙甘草、生姜各 3 g,大枣 2 枚,肉桂 2 g,益智仁 6 g。2 剂,水煎服,每日 1 剂。嘱服完后无论效与不效均要复诊,3

日后其母云：服前中药后，口涎明显减少，精神活泼，知饥思食，效果理想，要求再诊。继给上方2剂，隔2个月后因感冒来诊，知流口水大减，已无浸湿衣衫现象，口角不红，食欲好，面色红润，基本治愈。

按：桂枝汤具有温补脾胃，调和营卫之功，能够治疗自汗。小儿口水不断，亦是一种津液流失现象，汗津同源，桂枝汤既可治汗，必可治津，更有肉桂入肾温肾，桂枝平冲降逆的作用，故用于滞颐非常合适。涎止后还可再用益气健脾之善后方以巩固之。

第三章　心肝系疾病

心为君主之官,主血脉,主藏神。肝为将军之官,主疏泄,主藏魂。心肝配合,相互为用,共同维持正常的血液运行及精神情志活动。小儿时期心肝有余,易见心热炽盛、肝风内动等心肝病证,如夜啼、汗证、病毒性心肌炎、抽动障碍、注意缺陷多动障碍、惊风、癫痫等。临床运用经方治疗的肝系疾病者较多,经方治疗小儿杂病也常获奇效。

第一节　汗　　证

小儿汗证是指在正常环境下,小儿在没有运动的过程中身体局部或者全身出现出汗过多,甚至大汗淋漓的一种病症。出汗能够调节人体体温,滋润皮肤,但是出汗过多则会导致人体必需的微量元素及电解质的流失,进而影响人体的健康或者使病情加重。治疗以益气固表、调和营卫、益气养阴或清热泄脾为法。虚性汗证在补益同时宜结合收敛止汗;实性汗证当注意通因通用、因势利导,不可过早收敛,以免邪滞留恋。临床常用于治疗汗证的经方有白虎汤、竹叶石膏汤、肾气丸、桂枝甘草龙骨牡蛎汤、桂枝加黄芪汤、桂枝加葛根汤、葛根芩连汤、炙甘草汤、黄芪建中汤、黄芪桂枝五物汤等。

【病案举例】

1. 白虎汤

邓某,男,13岁。患儿头汗已3个月余,每因活动或进食,则头部汗出如洗,伴有口干喜冷饮,二便正常,舌质稍红,苔剥而干,脉滑数,辨证为胃热。治拟清热泻火,方用生石膏30 g,知母12 g,牛膝9 g,甘草6 g。5剂,每日1剂。药后上述症状减轻,继进5剂,头汗止。

按:汗出只在头部,而遍体无汗谓之头汗。秦伯未在《中医临证备要》一书中指出:"汗出只在头部,以阳明热证和湿热证为多见……肺热亦多头汗",但未出其方。阳明经脉循行头面,热邪郁于内,不得四散,又因火性上炎,于是内热循经上越,上炎迫津外泄,而作头汗。故阳明热清则头汗自止,用白虎汤清其内热,配以牛膝引热下行,获治愈。

2. 竹叶石膏汤

艾某,男,4 岁半,1994 年 3 月 12 日初诊。主诉:反复盗汗近 2 年。其母代诉患儿患急性肺炎住院半个月痊愈后,即渐发盗汗,甚则湿枕濡被,一夜常换衣 1～2 次。入睡即汗出(白天亦然),醒后汗止。好动,口干喜饮,纳差,择食,稍多食即腹胀不适或大便稀溏,烦躁易怒。多方求治,并补钙、锌等,疗效不显,易感冒伤风。近 2 年无停药之时。舌红,苔薄黄,便或结或溏,脉细数。诊为小儿盗汗,脾胃积热,表虚不固。处方:制半夏、防风、竹叶、粳米、白晒参各 8 g,石膏 25 g,麦冬 15 g,炙甘草 3 g,黄芪 20 g。2 剂。服 1 剂后,夜眠烦躁不宁,3 次惊醒,但汗出减少。服第 2 剂后,睡眠烦躁消失,熟睡几无汗出,索食。二诊去石膏,加黄连 6 g,继服 4 剂而愈。随访半年无复发。

按:盗汗多发于 2～7 岁体虚儿童。本例中患儿症见入睡即汗出,醒后汗止,口干喜饮,纳差,择食,稍多食即腹胀不适或大便稀溏,烦躁易怒,舌红,苔薄黄,脉细数。证属温病之后阴伤阳旺,故用竹叶石膏汤加减治疗。

3. 肾气丸

张某,男,9 岁。1999 年 3 月 14 日初诊。其母代诉患儿自 4 岁起开始盗汗,6 岁后加重,来诊时更是淋漓不断,每晚睡后汗出,醒来即止,四肢不温,经化验、胸部 X 线检查均无异常,多方医治,效果不佳,故来就诊。刻下症见患儿身体消瘦,精神不振,小便素少,纳差,脉缓,两尺尤甚。证属肾阳不足。拟肾气丸改作汤剂,药物组成:干地黄 12 g,山茱萸 10 g,淮山药 10 g,茯苓 8 g,牡丹皮 6 g,桂枝 9 g,制附子 6 g。3 剂,水煎服,每日 1 剂。二诊:服上方 3 剂后,汗出略减,饮食仍显不多。纵观病证,仍以前方为主,加白术 9 g,陈皮 6 g,再服 3 剂。三诊:继服 3 剂后,出汗大减,饮食增加,精神状态也大有好转。仍以原方为主,略减制附子、桂枝用量,加黄芪 10 g,五味子 6 g,牡蛎 10 g,继服 5 剂后痊愈。

按:汗孔之开合,本属卫气所主,卫气虚,开合无度,然卫气属阳气的一部分,由肾中精气所充养,肾为"水火之宅",肾中阳气不足,则卫气生成受限,即所谓"卫气出于下焦"。卫气虚弱,一则司汗孔开合功能失职,故出汗。二则温煦功能差,故四肢冷。本例盗汗也系卫气虚而本在肾阳不足之故,实非阴虚火旺或单纯的气血亏虚证,故用肾气丸为主温补肾阳而愈。

4. 桂枝甘草龙骨牡蛎汤

陈某,男,5 岁。因"全身汗多 2 天"于 2001 年 5 月前来就诊。2 天前患儿因感冒发热,家属自予口服抗生素及百服宁糖浆,汗出热退。但可能由于口服百服宁量多次频,停药后患儿仍自汗不停,动辄为甚,汗多清稀,头面为多,伴乏力少动,懒言,怕吹风。查体:患儿面色欠华,肤凉有汗,咽无充血,心肺听诊无特殊。舌红苔薄,脉滑数。考虑患儿外感后,虽及时服药,邪随汗出,但由于用药失度,导致汗出过多,损伤心阳,营卫失调。遂拟益气扶阳,调和营卫,佐以敛汗。用桂枝甘草龙骨牡蛎汤加味治疗。处方:桂枝 4.5 g,炙甘草 9 g,龙骨 15 g,牡蛎 30 g,黄芪 9 g,芍药 6 g,防风 6 g,大枣 9 g。3 剂。2 日后家属即电话告知患儿症状缓解。

按:汗证有"自汗""盗汗"之分,本例属前者,正如《幼科发挥》云:"自汗者,昼夜出不止。"《幼科证治准绳》云:"自汗者,汗不待发表自出也。"该患儿由外感表证,用药失度,导致腠理失固,汗出过多,营卫失调,损伤心阳。桂枝甘草龙骨牡蛎汤能切合表虚不固、营卫失调之自汗病机,故收效。

5.桂枝加黄芪汤

赵某,男,7岁,2003年12月15日初诊。患儿自3岁后稍稍运动则大汗出,夜间睡眠时背部及头汗出,湿衣被,易感。曾经多方诊治,效果不佳,遂来就诊。症见面色稍白,体形适中。流少许清涕,偶咳,手心湿润。舌质淡白,苔薄白,脉细。证属脾肺气虚、营卫不和。治宜补益脾肺、调和营卫。方用桂枝加黄芪汤加味,处方:生黄芪10 g,煨白芍9 g,桂枝9 g,炒白术8 g,防风5 g,桃干8 g,炒山药8 g,炒麦芽8 g,生姜3片,大枣4枚,生甘草3 g。5剂后汗出减轻,上方继续服用5剂。诸症明显好转。后用上方3剂量,制水泛丸调理而愈。

按:小儿多汗临床常自汗、盗汗二者皆具。病因病机多为阴阳失调,腠理不固,而致汗液外泄。本例患儿自3岁后易感多病,耗伤肺气,表虚不固,腠理开泄而致自汗;或因表虚卫弱,微受风邪,致营卫不和,卫外失司而汗出。故脾肺健气自壮而表自固,营卫调而汗自止。

6.桂枝加葛根汤

患儿,女,5岁,2015年10月20日初诊。其母诉患儿多汗1年余,以盗汗为主,集中在头、背部,汗出浸衣,夜更衣2~3次,活动后头部、手心汗多,平素容易感冒,大便偏稀。刻下症见精神可,手心、头部活动后有汗出,汗出肢凉,胃纳可,口渴,大便偏稀,小便调,眠差,多梦易惊醒,舌淡红,苔白,脉缓软无力。辨为营卫失和,卫强营弱,拟桂枝加葛根汤加减,方药:桂枝9 g,白芍9 g,生姜9 g,大枣12 g,炙甘草6 g,葛根9 g,生龙骨15 g,煅牡蛎15 g,浮小麦9 g,黄芪9 g。7剂,水煎服,每日1剂。2015年10月27日二诊:夜间背部汗出减少,但头汗仍有,夜晚睡眠质量提高,初诊方加麻黄根9 g,桂枝、白芍各增至12 g。继服7剂。2015年11月3日三诊:患儿汗多、眠差的症状较前改善很多,继续予桂枝加葛根汤原方继服1周,并嘱咐其睡前不贪食,规律作息,适当增减衣物,避风寒,平时多晒太阳。

按:该患儿以盗汗为主,自古医家盗汗多从阴虚论治,但本例患儿盗汗兼自汗,从营卫不和论治,并取得良好效果。因该患儿平素易感冒、大便偏稀,考虑患儿肺脾两虚,营卫不和,气血失衡。夜间盗汗,汗湿浸衣,汗出肢冷,是典型的营卫不和证,特别是汗出肢冷就是桂枝汤的运用指征。汗为心之液,长期汗出容易损伤心阴,心肾阴阳不交则眠差、多梦,故予桂枝加龙骨牡蛎汤平补阴阳,潜阳固摄。长期汗多易伤津液遂予葛根生津,酌情增加浮小麦、麻黄根等收敛药,其效甚好。

7.葛根芩连汤

许某,女,10岁,2016年5月7日初诊。主诉:夜间盗汗1个月余。患儿入睡后额部、颈部、后背、手足汗出,睡卧不宁,辗转反侧,醒时汗止,易口干,前额疼痛,胃纳尚可,大便偏干,舌红,苔黄腻,脉濡数。西医诊断为自主神经功能紊乱,中医诊断为盗汗,辨证为阳明盗汗,治以清热解肌敛汗,方用葛根芩连汤加味。处方:葛根、石膏、煅龙骨、煅牡蛎各 30 g,黄芩、金银花各 20 g,黄连 3 g,炙甘草、焦栀子各 10 g,知母、连翘、麻黄根各 15 g。7 剂。二诊:患儿夜间盗汗较前明显减轻,前额疼痛较前缓解,继服 7 剂后,盗汗止,诸症痊愈。

按:盗汗乃中医病证,以入睡时汗出异常,醒后汗止为主要症状。三阳病皆有盗汗的表现:太阳病是风热表邪行于阴分,营卫不和,经气不固而出现盗汗;阳明病是热邪炽盛,入睡后入于阴分,蒸腾营气津液,迫津外泄,故出现盗汗;少阳病是热伤气郁,枢转不利,阴阳失和,迫汗外出而出现盗汗。本例患儿大便偏干,舌红,苔黄腻,脉濡数,是里热炽盛陷于胃肠之表现,前额又是足阳明经循行之处,故证属阳明盗汗。葛根芩连汤既能清解中焦湿热,又能透达肌腠,经热得除,盗汗自止。方中加入焦栀子清泄三焦湿热;石膏、知母清热除烦,解肌表之热;金银花、连翘辛凉,清热解毒;麻黄根、煅龙骨、煅牡蛎固表收敛止汗。

8. 炙甘草汤

李某,女,5 岁,1993 年 9 月 17 日初诊。患儿于 2 个月前患急性心肌炎,经治疗后好转。近 1 周来汗出不止,白天汗出甚多,夜间寐时也有汗出,精神倦怠,大便不畅,舌淡,苔薄白,脉细缓,时有结代。心电图检查诊为窦性心律(64 次/分)伴室性早搏,以小儿汗证论治。处方:桂枝 3 g,炙甘草 5 g,白芍 5 g,党参 6 g,生地黄 6 g,麦冬 6 g,阿胶 5 g,生姜 3 片,大枣 3 枚,火麻仁 5 g。3 剂后汗出明显减少,患儿精神转佳,大便畅通。服 6 剂后汗止,室性早搏消失,饮食增加。再服 3 剂以巩固疗效。

按:心主血,汗为血所化生,故"汗为心液",心脏受损,功能失调,或心之气阴不足,均可致汗出不止。经云"损其心者,调其营卫",本方中党参、大枣补心气;生地黄、阿胶、麦冬、火麻仁滋阴补血,以资心脉之本源;桂枝、生姜通阳气、调营卫。合而用之,可使受损之心脏得以补养,失调之功能得以恢复,不治汗而汗自止。

9. 黄芪建中汤

魏某,女,5 岁,2014 年 9 月 8 日初诊。其母代诉患儿 2 个月来汗出如浴,极疲倦,食纳差,自感时冷时热。曾服补中益气汤及止汗类中药,效果均不明显。现大便溏,舌苔白滑,脉浮弱。用桂枝汤加牡蛎服 3 剂后,汗大减,时冷时热感消失,大便正常;食纳仍差,脉细弱。改用黄芪建中汤 2 剂。处方:黄芪 15 g,桂枝 5 g,生姜 5 g,炙甘草 5 g,饴糖 20 g,大枣 5 枚。服后饮食增加,效不更方,继服 3 剂而病愈。

按:本例为营卫不和进展成卫阳不固,脾土衰退,故先用桂枝汤调营卫,汗即减;但脾阳衰退未得到恢复,故食欲仍差,脉细弱。转从健运脾胃中气着手,用黄芪建中汤,使中气与卫气两固,立方才可统筹兼顾。5 剂后即能增进食欲,汗亦不再滥泄而愈。

10. 黄芪桂枝五物汤

患儿,女,5 岁,2015 年 11 月 20 日初诊。其母代诉:患儿自幼汗多、容易感冒,素体偏弱,极易出汗,汗出较同龄者多,天气寒冷亦时有汗出,头面颈背尤甚,头发、衣服常湿透,不分寤寐,活动后尤甚,形体无明显消瘦,神倦乏力,面色少华,纳食欠佳,无恶心呕吐,夜寐不宁,喜翻身,睡中齘齿,大便偏稀,每日1~2次,小便调。查体:神志清,精神一般,咽腔(一),心肺腹(一),舌淡红,苔薄白,脉细弱。中医诊断:汗证。证属肺卫不固,营卫失调。治当益气固表,调和营卫,方用黄芪桂枝五物汤:炙黄芪10g,桂枝3g,炒白芍6g,炒白术8g,煅牡蛎20g,浮小麦15g,炒谷芽10g,炒麦芽10g,钩藤5g。7剂,每日1剂。嘱家长注意养护,合理增减衣被,防止汗出受风。二诊:汗出明显减少,纳食较前增多,精气神足。故效不更方,继续服用2周,诸症消失。

按:盖卫阳行于脉外,司固外、玄府开合之权,营阴行于脉中,行濡养五脏六腑之职,营卫配合密切、协调,即称营卫调和。本例患儿体质偏虚,卫外不固,时常外感,病久伤及脾胃正气,内不能濡养脏腑,外不能充实营卫,故见时常汗出、神倦乏力、面色少华、纳食欠佳等症。方中炙黄芪补肺健脾,益气固表;桂枝温经解肌,炒白芍和营敛阴,两药合用,一散一收,调和营卫;炒白术健脾益气,加强黄芪益气固表之力,并可培土生金;佐以煅牡蛎、浮小麦敛阴止汗;炒谷芽、炒麦芽消食开胃以增加患儿食欲;患儿睡中不宁喜翻身,故加钩藤清热凉肝助儿安眠。诸药合用,使补中兼疏,散中有收,营卫调和,气旺表实,则汗不外泄,邪亦不易内侵,效果显著。

第二节 夜 啼

小儿夜啼是婴儿期常见的睡眠障碍之一,是指小儿白天能安静入睡,但入夜则啼哭不安,或时哭时止,或定时啼哭,甚则通宵达旦,或伴有惊恐状,多见于1岁以内婴幼儿。在治疗上以温脾散寒和温肾散寒为主。临床用于治疗夜啼的经方有泻心汤、栀子豉汤、桂枝甘草龙骨牡蛎汤、桂枝加龙骨牡蛎汤、柴胡加龙骨牡蛎汤、调胃承气汤、芍药甘草汤等。

【病案举例】

1. 泻心汤(三黄汤、大黄黄连泻心汤)

朱某,男,3个月。患儿啼哭不休已1周余,曾服中药4剂(方药不详),因罔效而来诊。视其面色红赤,眵泪较多,烦躁不宁,尿短赤,便秘,大便3天未行,舌尖红,苔黄,指纹紫滞。证属心胃火热,治宜泄心火清胃热,方拟泻心汤加味:大黄3g,黄芩3g,黄连2g,竹叶6g,蝉蜕2g,钩藤3g,赤芍3g,通草2g。水煎服。2剂后便润尿清,神安啼消。

按:《幼科发挥》云:"诸热惊悸,不安多啼。此心脏本病也……甚者凉惊丸,三黄泻心丸主之。"《幼科释谜》云:"多啼者,凡胎热、胎毒、胎惊,皆从此而散,且无奇疾。"本例患儿禀受胎中蕴热,心胃火炽,扰乱心神于内而作啼。故方用泻心汤清胃,以解胎热,使火降热折则诸症自愈。

2. 栀子豉汤

龙某,男,11个月。1983年10月4日初诊。小儿入夜则躁动不安、啼哭一周余。他医用导赤散等治疗无效,因而来诊。小儿除上述症状外,伴有纳减,大便正常,小便赤而异臊,舌质红,苔薄黄,指纹紫红。此属热扰胸膈证,治宜清热除烦。处方:山栀子4 g,淡豆豉8枚。2剂,诸症消失。

按:患儿为婴儿,不会诉说,医者难知其患懊侬证,但联系到他医用导赤散无效,小便赤而异臊,舌红,苔薄黄等一派热象,且入夜则躁扰啼哭,应视之为热扰胸膈,虚烦懊侬证,故投本方获效。

3. 桂枝甘草龙骨牡蛎汤

陈某,男,9岁。因"反复夜间啼哭半年余,再发1周"于2001年12月前来就诊。患儿既往有"高热惊厥"病史,近半年来经常夜间啼哭,且多发生在后半夜,哭声低微,唤醒后不能说明缘由。平时睡喜蜷屈,偶有心慌,神烦易怒,纳少便略溏,夏天进食冷饮较多,冬天畏寒,睡时要热水袋温腹与脚。就诊1周前因气候突然变寒,患儿每晚后半夜低声啼哭。查体:患儿形体偏瘦,面色欠华,唇淡红,四肢欠温,舌淡,苔薄,脉细滑。考虑患儿心脾有寒,心神浮越,遂拟辛温散寒、敛神安眠。用桂枝甘草龙骨牡蛎汤加味。处方:桂枝4.5 g,炙甘草9 g,龙骨15 g,牡蛎30 g,乌药6 g,淮小麦30 g,茯苓9 g,蝉蜕6 g,大枣9 g。7剂。家属述患儿前症明显改善,啼哭只有1次,再予前方7剂巩固而愈。

按:小儿夜啼大多由脾寒、心热、阴血亏虚、惊恐所致。然本例不但有脾寒,而且还有心阳虚,心神浮越。《诸病源候论·夜啼候》云:"小儿夜啼者,脏冷故也。"《医学入门》云:"上夜惊啼多痰热……下夜曲腰必虚寒。"方中桂枝、炙甘草辛温散寒,温补心阳,龙骨、牡蛎平肝潜阳、镇惊安神。

4. 桂枝加龙骨牡蛎汤

邱某,女,7个月。其母代诉,患儿3个月来只有夜间啼哭不止,经检查未发现其他任何病变。刻下症见夜间啼哭不止,烦躁不安,手足不温,口唇红赤,舌质淡红,苔薄黄,指纹色淡滞。辨为营卫不调,寒热夹杂证,治当调和阴阳,平调寒热,给予桂枝加龙骨牡蛎汤合酸枣仁汤:桂枝10 g,白芍10 g,生姜10 g,大枣12枚,龙骨10 g,牡蛎10 g,酸枣仁45 g,知母6 g,茯苓6 g,川芎6 g,炙甘草6 g。6剂,第1次煎30分钟,第2次煎25分钟,合并药液,每次服10 mL,每日服6次,每日1剂。二诊:夜间啼哭减少,以初诊方6剂继服。三诊:夜间啼哭基本消除,烦躁不安止,以初诊方6剂继服。四诊:诸症趋于消除,以初诊方6剂继服。随访3个月,一切正常。

按:根据夜啼、手足不温辨为寒,再根据口唇红赤、舌质淡红辨为热,因烦躁不安辨为心肾不交,以此辨为营卫不调,寒热夹杂证。方以桂枝加龙骨牡蛎汤调和阴阳,平调寒热;以酸枣仁汤养心安神,清热除烦。方药相互为用,以奏其效。

5.柴胡加龙骨牡蛎汤

案①:患儿,男,11岁,2018年8月21日初诊。主诉:发热后夜间惊叫2年余。2年前起患儿每次发热后出现夜间惊叫,噩梦连连,汗出,每次发作持续10分钟左右,发作时眼睛不闭合且无意识,至当地医院检查示脑电图未见明显异常。患儿最近一次于20天前发热,发热后夜惊,连续做噩梦3天,后症状平稳。刻下症见纳可,眠一般,二便调。舌质淡红,苔薄白腻,脉弦。中医诊断:梦魇。证型:少阳郁热,上扰心神。法宜和解少阳,安神清心。方用柴胡加龙骨牡蛎汤加减,配合针刺神门、合谷、曲池。方药组成:柴胡12 g,黄芩10 g,清半夏12 g,党参片10 g,桂枝12 g,茯苓30 g,生龙骨30 g,生牡蛎30 g,珍珠母30 g,焦三仙各10 g,枳实6 g,连翘10 g,灯心草6 g,蝉蜕6 g,钩藤30 g,浮小麦30 g,炙甘草6 g,大枣10 g。6剂,颗粒剂,温开水冲服,每日1剂。2018年8月27日二诊:服药期间症状缓解,期间只发作1次,守初诊方继续治疗,10剂,颗粒剂,温开水冲服,每日1剂。2018年9月7日三诊:服药期间未出现症状,精神可,纳可,守初诊方去焦三仙、枳实,10剂,颗粒剂,温开水冲服,每日1剂。2018年9月17日四诊:服药后病情平稳,前天因受寒发热,遂至社区医院对症处理,夜间并未出现惊叫,守三诊方继续服用。10剂,颗粒剂,温开水冲服,每日1剂。2018年9月27日五诊:服药后无不适,情况良好,继续服用四诊方10剂颗粒剂,以巩固治疗。

按:患儿每于发热后出现夜间惊叫,属中医"夜惊"范畴,患儿发热后若治疗不当,余热不得外发,内扰心神则出现梦魇症状。肝不藏魂,神魂不能舍于内,遂发夜惊,小儿为少阳之体,易蓄积内热,因此使用柴胡、黄芩疏利肝胆,以升发少阳之气,肝胆疏泄正常,神魂内守,则夜惊自去。患儿苔薄白腻,加焦三仙、枳实以芳香化湿、消食和胃;患儿病久,热伤心阴,加灯心草、蝉蜕、钩藤清心镇惊,合甘麦大枣汤宁心安神。如《素问·脏气法时论》云:"肝苦急,急食甘以缓之。"因辨证准确,故收效明显。

案②:金某,男,4岁。患儿平素体弱,胆小易惊,每于夜半啼哭,多无诱因,哄喂均无明显效果,但多能渐渐自行停止。观之其瘦弱,扪之手足心热,食差,便难,舌红,苔薄白,脉滑数。诊断为小儿夜啼,证属胃肠积滞化热、伤脾扰心。治则以清热消食化积,宁神定志。处方:灯心草5 g,柴胡5 g,黄芩10 g,生龙骨15 g,生牡蛎20 g,槟榔10 g,钩藤15 g,蝉蜕10 g,神曲10 g,谷芽15 g。3剂。二诊:近3天睡眠较前安稳,啼哭时间缩短,饮食增加,大便改善,舌淡红,苔薄白,脉滑,上方加石菖蒲15 g。7剂。

按:本病多见于半岁以内婴幼儿,原因可能为饥饿、惊恐、尿布潮湿等,但应该格外注意外感发热、口疮、肠套叠、寒疝等疾病。中医把小儿夜啼的主要病因归纳为脾寒、心热及惊恐。此患儿虽已4岁,但仍夜半啼哭,观之其瘦弱,扪之手足心热,食差,便难,为典型之胃肠积滞化热,以柴胡加龙骨牡蛎汤加减,重用黄芩清热燥湿,灯心草清心火,加槟榔消积滞,加钩藤、蝉蜕平肝助生龙骨、生牡蛎以安神止啼,二诊时病情缓解,加石菖蒲开窍醒神、宁神益智,收到更好的治疗效果。

6. 调胃承气汤

宋某,男,3个月。2016年6月6日初诊。主诉:夜啼13天。现病史:患儿13天前开始出现夜间啼哭,22点左右入睡后,每隔1~2小时醒来,随即啼哭,经母亲哄睡入眠。眠浅易惊,偶有手足抽搐。患儿自出生后长期大便秘结,曾以开塞露通便。现已7天未排便,频矢气味臭。视患儿面微红,抚其胸腹温,按其腹肌微硬,重按则患儿啼哭,手足稍凉,舌稍红,苔薄黄,指纹色稍紫。母亲有长期便秘便结史,体格健壮。前予麻子仁丸捣碎煎服3日无效,考虑阳明病,胃气不和,所谓"胃不和则卧不安",予调胃承气汤:生大黄2g,芒硝0.5g,炙甘草1g。1剂,少少予服。二诊:上剂服后,大便畅行,患儿当夜安睡,舌稍红,苔薄微黄,指纹稍紫。再予生大黄1g,芒硝0.5g,炙甘草2g,生姜1片,大枣1枚。2剂。三诊:上2剂服药期间大便通畅,夜寐安。予异功散善后:党参1g,茯苓1.5g,白术1g,炙甘草1g,陈皮1g。3剂。同时对母亲给予:生大黄(后下)9g,芒硝4.5g,炙甘草3g。5剂。随访3个月患儿未复发。

按:本例患儿夜啼,伴见眠浅易惊、偶有手足抽搐、便秘、舌红、指纹色稍紫,辨证为心经积热当属无疑,然患儿大便不通,且腹肌微硬,重按则啼哭,认为此是燥实内结的表现,肠胃燥热致心经积热从而引发小儿夜啼,处以调胃承气汤。

7. 芍药甘草汤

李某,男,2岁,2012年4月20日初诊。家长诉患儿半年来,夜寐不安,入睡困难,入睡后易惊,哭闹,易出汗,近5天加重,纳食可,二便正常。查体:舌质红,苔花剥,心肺未见异常。诊断:夜惊(阴血不足,心肝火旺)。治则:调和阴阳,平肝定志,方用芍药甘草汤加味:甘草5g,生白芍、钩藤、炒酸枣仁、夜交藤、石菖蒲、茯神各10g,远志、浮小麦各8g。4剂,水煎服,日3服。二诊:夜间哭闹减少,夜寐不实,出汗减少。查体:舌红,苔花剥减少,心肺未见异常。守初诊方不变,继服4剂。三诊:夜已不哭闹,入睡仍困难,大便正常,舌红,苔仍可见花剥,心肺未见异常。初诊方加生地黄、太子参各10g,继服4剂后,患儿夜寐安,前症消失。

按:小儿夜啼亦称夜惊,系小儿不明原因的入夜啼哭不安,而白天如常的一种病证。王烈教授认为小儿夜啼多由心肝火旺,阴血不足,神魂不舍所致。主张以"补其不足,泄其有余,调其虚实"为大法,治以平肝宁心,安神定志,方用芍药甘草汤加味治疗。

第三节　儿童睡眠障碍

儿童睡眠障碍是指各种原因引起的以儿童有效睡眠时间缩短、睡眠质量降低为主的疾病。儿童睡眠障碍影响儿童生活、学习、生长发育,甚至影响其智能发育及生命质量。不寐主要因为心的功能失调,故在不寐的治疗过程中心脾同治是至关重要的。临床常用于治疗儿童睡眠障碍的经方有半夏厚朴汤、栀子豉汤、柴胡加龙骨牡蛎汤、酸枣仁汤、桂枝加龙骨牡蛎汤、桂枝救逆汤。

【病案举例】

1. 半夏厚朴汤

陈某,女,10岁,2006年10月20日初诊。不寐3个月,表现为不易入睡,睡后多梦易醒,白天烦躁不安,喜叹气。学习成绩下降,曾服用"补脑"之类的保健品,疗效不显。追问病史,患儿平时学习压力较大,3个月前因期末考试成绩较差而受到父母训斥,一直感觉郁闷。刻下症见神清,精神萎靡,形体瘦弱,舌淡、苔白腻。证属痰气互结,心神不宁。方用半夏厚朴汤加减,药用:茯苓10 g,法半夏8 g,厚朴、紫苏叶、陈皮、炙远志、酸枣仁、甘草各6 g。每日1剂,水煎服。同时嘱家长减轻患儿精神负担。6剂后,患儿睡眠基本正常。

按:本例中患儿素体脾虚,日久水湿不化,聚湿生痰,焦虑郁闷,气滞不行,痰气互结,致心神不宁,出现不寐、喜叹息等症状,故以半夏厚朴汤加用安神之品。

2. 栀子豉汤

李某,女,3岁。10日前因"支气管肺炎"住院,近半个月经西医用抗生素治疗热退咳缓,然症见夜间难以入睡,辗转不安,时诉胸脘不舒,喜叹息,纳减,泛酸,汗多,大便如常,舌质偏红,苔薄微黄,脉滑不静。系外感余热未清,用栀子豉汤加味:栀子6 g,香豉10 g,生姜6 g,杏仁10 g,陈皮6 g,枳壳10 g,桔梗10 g,灯心草3 g。3剂后,患儿症状缓解,食欲渐增,睡眠渐安。

按:小儿脏腑娇嫩,形体未充,肺常不足,容易受外感之邪侵犯,该患儿外感余热未清,肺失宣降,肺金乘肝木,肝气不疏,致脾胃运化功能失常,故胸脘不舒,喜叹息,纳减,泛酸,舌质偏红,苔薄微黄,脉滑不静,故投以栀子豉汤,共奏解表清热、疏肝行气之效。

3. 柴胡加龙骨牡蛎汤

患儿,女,5岁,体重15 kg,2015年11月6日初诊。主诉:睡眠不宁、易惊3年。3年前无明显诱因出现睡眠不宁,易惊醒,予以"小儿健脾颗粒、安儿宁颗粒"等口服,上述症状未见明显改善。轻度头胀,口干欲饮,饮食欠佳,爱发脾气,易哭闹,大便干,小便正常。既往无特殊病史。精神尚可,形体偏瘦,体温正常,咽无充血,双肺及心脏查体无异常,腹软,肝脾肋下未触及。四肢脊柱无畸形。舌红,苔黄,脉数。头颅CT、头颅MRI、脑电图均未见异常。中医诊断:失眠。西医诊断:睡眠障碍。治以疏肝泻火,方用柴胡加龙骨牡蛎汤加味:柴胡6 g,龙骨、牡蛎各10 g,桂枝6 g,甘草3 g,酸枣仁10 g,蚤休5 g,法半夏6 g,茯苓10 g,僵蚕6 g,莱菔子10 g,大黄6 g。免煎颗粒,7剂,冲服,每日1剂,多次口服。2015年11月13日二诊:患儿睡眠较前明显好转,夜惊次数明显减少,饮食增加,大便仍偏干,小便正常,舌红,苔薄黄,脉浮数。继用上方减蚤休加火麻仁、当归各10 g。7剂,冲服,每日1剂,多次口服。2015年11月21日三诊:睡眠好,食欲佳,脾气好转,大小便正常。为巩固治疗,守二诊方 14 剂,冲服,每日 1 剂,多次口服。随访 3 个月,患儿睡眠良好,饮食可,大小便正常。

按:睡眠障碍是小儿时期的常见病,病情迁延易反复,久病多心、肝阴虚。本例患儿轻度头胀,口干欲饮,饮食欠佳,爱发脾气,易哭闹,大便干,一派阴虚肝郁之象,用柴胡加龙骨牡蛎汤加味调和阴阳,宣畅化郁,助阳入阴来纠正睡眠紊乱。睡眠不安,易惊,在原方基础上加用蚤休、僵蚕息风定惊,二药归肝经,可凉肝息风;食欲不佳加莱菔子消食导滞;口干欲饮,大便干加大黄泄热通腑。如此则阴阳调和,邪热得以宣泄。

4.酸枣仁汤

案①:刘某,女,12 岁。平素体质较弱,多病,近 1 个月面临升学,时觉头晕,乏力,耳鸣,记忆力减退,学习成绩倒退,面色少华,夜间睡眠易醒,多梦易惊,脉象弦而无力,舌质偏淡,患儿及家属十分忧虑。属劳心太过,素体肝血不足,心神失养,方用酸枣仁汤加味:酸枣仁、茯神、茯苓、柏子仁各 12 g,川芎 5 g,当归身、熟地黄各 10 g,龙齿 9 g,甘草 6 g。服药 3 剂,症缓,再予 6 剂,夜眠能安,头晕、乏力、耳鸣诸症消失,睡眠安。

按:《金匮要略心典》:"人寤则魂守于目,寐则魂藏于肝。虚劳之人,肝气不荣,则魂不得藏,魂不藏,故不得眠。"肝藏血,血舍魂,患儿平素体质较弱,肝血不足,则魂不守舍,故见头晕、乏力、耳鸣、记忆力减退;心藏神,血养心,心神失养,则见面色少华、夜间睡眠易醒、多梦易惊、脉象弦而无力、舌质偏淡,舌脉亦为之佐证。治宜养血补肝,宁心安神,方用酸枣仁汤加减。

案②:乔某,男,11 岁。1982 年 10 月 14 日初诊。患儿经常夜间不眠,不自主地运动,自语不休,有时睡着后突然起床,下地走动,不抽筋,不跌倒,家人不知所以然。白天除精神疲倦外,意识清楚,学习尚可,纳食正常,二便通畅。无其他反常,近因发作频繁,用西药镇静而症状不能控制,故来求治于中医。症见体质尚可,意识正常,舌质淡红,脉数。此乃心阴不足,心气有余所致之夜不安而动,治宜滋阴养血,宁心安神。方以酸枣仁汤加味:鲜猪心一具,炒酸枣仁 12 g,知母 9 g,茯苓 10 g,川芎、甘草各 6 g。米泔水煎,每日午后、傍晚各服 1 次,每日 1 剂。服上方 5 剂,症见减轻,已能安睡,偶尔复发,时间亦短,舌脉已和,故守服 5 剂,症状控制,随访 3 个月尚安。

按:本例为夜游症,心阴不足症状明显。用酸枣仁汤加味,猪心能补心宁神。

5.桂枝加龙骨牡蛎汤

叶某,女,7 岁。2005 年 12 月 12 日初诊。患儿夜惊 3 个月余。平素胆小,3 个月前因目睹其父遭遇车祸,患儿当晚即睡眠不安,后逐渐加剧,睡觉时经常哭喊,躁动不安,几乎每夜必发。2 个月前开始出现入睡后 1 小时左右突然坐起,面部表情恐怖,似见异物状,伴有心悸、全身汗出。今来我处就诊。舌红,苔薄黄,脉细数。证属心肝火旺,阴血不足。治宜平肝宁心,安神定志。以桂枝加龙骨牡蛎汤加减:桂枝、钩藤、酸枣仁、炙远志、朱茯苓、麻黄根、生白芍各 6 g,生龙骨(先煎)、生牡蛎(先煎)、珍珠母(先煎)各 20 g,黄连、蝉蜕、五味子、甘草各 3 g。5 剂。2005 年 12 月 26 日二诊:诉服药后夜惊发作次数大减,入睡后已不再坐起,因家长无时间而未按时来复诊。前方再进 5 剂后诸症皆平,睡眠安稳,一直未复发。

按:小儿夜惊是儿科临床常见的睡眠疾病之一,因影响正常睡眠,使脑下垂体分泌的生长激素减少,食欲减退,从而会影响儿童的生长发育,故应积极防治。中医认为本病病位在心肝,阴血不足是导致心肝火旺、神魂不舍的根本原因。桂枝加龙骨牡蛎汤出自《金匮要略》,由桂枝汤加龙骨、牡蛎而成,仲景用于治疗阴阳两虚,以阴泄阳浮为特点的失精、梦交之虚劳证。今将之加减移用治小儿夜惊,亦获良效。

6. 桂枝救逆汤

患儿,男,9岁,2017年3月12日初诊。患儿诉昨夜梦游,盗汗,平时恶热,偶有头痛头晕,口不干,不喜饮水,偶有呃逆,大便1~2日1行,欠通畅,小便黄。下眼睑淡红,舌质暗,苔薄白,脉细弦滑。西医诊断:睡眠障碍。中医诊断:小儿夜惊,辨证为中焦不畅,痰浊扰神证,予柴胡加龙骨牡蛎汤:柴胡12 g,生龙骨6 g,煅牡蛎6 g,黄芩6 g,琥珀6 g,生姜9 g,生晒参3 g,北沙参3 g,清半夏9 g,大黄(后下)6 g,大枣12 g。7剂,以水800 mL,煎出前2分钟下大黄,取400 mL,每日4次,早中饭后各2次温服。2017年3月19日二诊:3月16日梦游1次,盗汗,大便1日1行,偏溏,无腹痛,小便黄,偶有头晕。食欲欠佳,胸闷,时欲呕吐,口不干苦,不欲饮,饮少。下睑偏红,舌红,苔白腻,脉弦细。守初诊方继服14剂。2017年4月9日三诊:梦呓;噩梦1次;盗汗好转;略心烦。大便1日1行,成形不干;小便可。食欲欠佳,纳尚可,胃和。下睑偏淡,舌淡红,苔薄白腻,脉细。小儿夜惊,心阳不足,为痰浊扰神之证,予桂枝去芍药加蜀漆龙骨牡蛎救逆汤(蜀漆以菖蒲、远志代):桂枝15 g,生姜15 g,大枣24 g,煅牡蛎(先煎)25 g,菖蒲10 g,远志10 g,生龙骨(先煎)20 g。7剂,以水1000 mL,生龙骨、煅牡蛎先煎30分钟后下其余几味,加水至1000 mL,最后煎出400 mL,每日4次,温服。2017年4月16日四诊:近半个月来无梦游,仍有每周噩梦、梦呓、饮水少,食欲有好转。下眼睑淡红,舌淡红,苔薄白,脉浮细略滑。守三诊方继服7剂。2017年4月23日五诊:梦呓平,睡眠能安,无噩梦,无惊醒,无梦游,胃纳稍差,大便略干,小便略黄,脉细略沉,嘱停药将养。

按:中医从痰火论治梦游往往收效,初以柴胡加龙骨牡蛎汤虽稍有好转,但痰邪致惊,通阳化痰乃为正治,用桂枝去芍药加蜀漆龙骨牡蛎救逆汤获效显著即能说明这一点,现代药房常未备蜀漆,以菖蒲、远志代之可以从权。

第四节　病毒性心肌炎

病毒性心肌炎是由病毒侵犯心脏,引起局限性或弥漫性心肌炎性病变的疾病,部分可累及心包或心内膜。轻型患儿一般无明显症状,心电图可见早搏或T波降低等改变。心肌受累明显时,患儿常诉心前区不适、胸闷、心悸、头晕及乏力等。中医对于本病治疗总原则是清热解毒,活血化瘀,扶正祛邪,温振心阳,养心固本。治疗本病的经方有炙甘草汤、泻心汤、栀子豉汤、桂枝甘草龙骨牡蛎汤。

【病案举例】

1. 炙甘草汤

案①:患儿,女,6岁,2016年10月19日初诊。患儿因感冒后心悸、气短、咳嗽、自汗、活动后加重2个月余就诊。时有痰多白色,手心热。纳差,大便不畅,夜尿频,每夜2~3次。诊为病毒性心肌炎,多次心电图及长程心电图示:二度Ⅰ型房室传导阻滞。舌质嫩,苔白腻,脉细寸弱。辨证属气阴两虚、血瘀络阻;治以益气复脉、养阴通络、升陷祛瘀,处方以炙甘草汤合升陷祛瘀汤加减,方药组成:炙甘草15 g,火麻仁10 g,生地黄10 g,鲜地黄10 g,桂枝10 g,生姜10 g,大枣15 g,阿胶6 g,太子参10 g,麦冬10 g,五味子8 g,黄芪15 g,柴胡8 g,桔梗10 g,山茱萸10 g,三棱8 g,莪术10 g,知母10 g,蒲公英15 g,白术30 g。14剂,加黄酒50 mL浸泡,水煎服,早晚分服,每日1剂。2016年11月7日二诊:服药2周后,患儿食欲显增,心悸、自汗、手心热改善,咳嗽、痰多、大便不畅、夜尿频、舌象脉象仍如前。初诊方合二陈汤加减以加强燥湿化痰治疗。2016年11月24日三诊:服药2周后,长程心电图示:二度Ⅰ型房室传导阻滞消失,PR间期仍延长。无心悸、自汗、手心热、咳嗽、痰多、大便不畅、夜尿频明显减轻。舌质红,苔薄腻,脉细弦。效不更方,继以二诊方合消瘰丸加减巩固。2016年12月8日四诊:服药2周后,患儿诸症皆无,便渐畅。舌质嫩红,苔薄腻渐化,脉细弦。继以上方加味巩固治疗。2017年1月24日五诊:诸症皆无,便畅。舌质嫩红,苔薄腻渐化,脉细弦。长程心电图示:窦性心律。继以二诊方加味巩固治疗。

按:本例患儿感冒后心悸、气短、咳嗽、自汗,伴痰多白色、手心热、纳差、便约不畅、夜尿频,舌质嫩,苔白腻,脉细寸弱。故综合辨证为气阴两虚、血瘀络阻,法当以益气复脉、养阴通络、升陷祛瘀,初诊处方以炙甘草汤合升陷祛瘀汤加减,可滋心阴、养心血、益心气、温心阳、补肺气、养肺阴以使气血充足、阴阳调和,升阳举陷以使胸中气血通行。

案②:占某,女,11岁,患病毒性心肌炎1年余。发作性心悸,活动后加重,面色苍白,自汗出,气短神倦口渴咽干,舌红,脉细,心率100次/分,偶有停跳。心电图示:窦性心律不齐。证属气阴两亏,宜缓图为佳,不求速效。处方:党参、麦冬、五味子各10 g,炙甘草6 g,桂枝、黄芪、白芍各10 g,阿胶(烊化)10 g,生姜3 g,大枣6 g。水煎服。先后共进60余剂,临床症状消失,心电图大致正常,基本告愈。

按:此例由于病久,心悸汗多,耗损心血。血为阴类,阴虚则盗汗。汗多不仅耗伤津液,而且也能耗散心气,形成气阴两伤,延久未复以致机体功能严重失调,久而不愈。故选用生脉散两补气阴,炙甘草汤加减以治"心动悸、脉结代",调治2个月余基本恢复。

2. 泻心汤(三黄汤、大黄黄连泻心汤)

刘某,女,12岁。患病毒性心肌炎2年余,曾用过抗生素、激素及能量等药物,但顽固性室性早搏一直未能消除。近1周来因外感而致发热、咳嗽,经治疗后虽发热、咳嗽好转,但仍感胸闷、头昏、多汗、乏力。舌质红、苔黄腻,脉结代数。心电图示:频发室性早搏。心肌酶测定偏高。证属湿热壅滞,心脉不宁。用泻心汤合生脉散加减:生大黄3g,黄连、杏仁各6g,黄芩、麦冬各8g,瓜蒌皮、厚朴、沙参各10g,五味子、甘草各5g。药进3剂,头昏、胸闷、多汗、乏力均消失,前方去杏仁、厚朴,续服5剂,除脉仍结代外,余症均消,再加淡附子、桂枝各5g,继用30剂,脉已和缓,复查心电图及心肌酶均已正常,随访半年未见复发。

按:小儿病毒性心肌炎,中医中虽无此病名,但从其症状来分析,当属"心悸""怔忡""胸痹"等范畴。以泻心汤合生脉散加减,益心气,通心阳,共奏清热解毒、活血祛瘀之功,故而用于临床,疗效满意。

3.栀子豉汤

姚某,男,8岁。2个月前因上呼吸道感染后出现心慌、乏力,在当地医院按"病毒性心肌炎"诊治,予抗生素、利巴韦林、维生素等治疗,未效。现症见心慌,神疲乏力,夜眠易惊,并有干咳,皮肤烘热,大便干结等症,舌质红赤,苔少,脉数。心率135次/分,律齐,无病理性杂音。心电图示:窦性心动过速。脉证合参,证属心气阴两伤,热毒内侵心肺。方拟栀子豉汤合百合地黄汤加味:生地黄、炒栀子各9g,生百合12g,北沙参、麦冬、太子参、连翘各10g,香豉、生甘草各5g。上方服用5剂,心慌减轻,精神略佳,余症仍存。再加玄参6g以求通便泻火解毒。服用3剂,大便通顺,皮肤烘热亦退。恐药寒伤胃,再加生山药、生麦芽各10g,继服5剂,症状消失。心率92次/分。

按:栀子豉汤为治疗余热扰心所致"虚烦不得眠"的良方。近年多有用此方治疗小儿病毒性心肌炎的报道。百合地黄汤是张仲景为"百合病"而设的主方。与此例心气阴两伤兼有热邪内陷之病机相吻合。所添加之药,均为增强养阴益气清热而设。用经方不必囿于原病名,只要切合病机,即"对证"即可选用。

4.桂枝甘草龙骨牡蛎汤

刘某,女,6岁。因"反复心悸、胸闷1年余,再发3天"于2001年4月就诊。1年前患儿因外感发热后出现心悸、胸闷,活动后明显。心电图示:轻度T波改变。诊断为疑似病毒性心肌炎,曾住院半个月后缓解。之后每在发热及剧烈活动后阵发性出现心悸,多次心电图检查提示为窦性心动过速。平素纳呆,夜寐不安,神烦汗多。3天前患儿在儿童公园玩耍后又出现阵发性心悸、胸闷。检查:患儿形体偏瘦,好动不安,面色欠华,唇色淡红,四肢欠温,心脏听诊无特殊。舌淡,苔白,脉细数。考虑患儿由于脏气不足,宗气虚弱,活动过度,心阳受损,胸阳不振,心神浮越。治拟温振心阳,益气定悸。用桂枝甘草龙骨牡蛎汤加味治疗。处方:桂枝4.5g,炙甘草9g,龙骨15g,牡蛎30g,太子参9g,当归9g,薤白6g,姜半夏6g,瓜蒌9g,丝瓜络6g,酸枣仁6g,大枣10g。5剂。复诊时家属诉患儿心悸、胸闷除,夜寐转安,汗少。再予前方7剂(桂枝减量用3g)巩固。

按:心悸是一种自觉心慌悸动而不能自主的儿科常见病证,多发生在能主述自觉症状的较大孩童,有虚实之分,其中实证多由感受外邪、遭受惊恐以及饮食所伤;虚证则为胎元不足、心阳受损、心阴亏虚。桂枝甘草龙骨牡蛎汤正适用于心阳受损之虚证心悸。

第五节　注意缺陷多动障碍

注意缺陷多动障碍是一种较常见的儿童时期行为障碍性疾病。临床以与年龄不相应的注意缺陷、多动冲动为主要特征。本病以调和阴阳为治疗原则。病属本虚标实,主要涉及心、肝、脾、肾四脏。治疗以滋阴潜阳、补益心脾、清心平肝、泻火豁痰为主。临床常用于治疗注意缺陷多动障碍的经方有风引汤、茯苓四逆汤、柴胡加龙骨牡蛎汤、百合地黄汤等。

【病案举例】

1. 风引汤

李某,男,6岁,2012年4月22日初诊。主诉:注意力不集中,动作过多,自控能力差1年半。现病史:患儿自幼活泼好动,1年半前无明显诱因开始注意力不集中,动作多,言语多,冲动任性,诊断为"多动症",予"小儿智力糖浆"治疗至今,效果不佳。现症见注意力不集中,动作过多,话语多,冲动任性,脾气急躁易怒,学习成绩欠佳,易汗出,牙龈肿痛,纳可,寐安,大便偏干,每日1行,小便可。查体:咽稍红,舌红,苔黄,脉滑。诊断为:儿童多动综合征,心肝火旺。处方:珍珠母10 g,桂枝10 g,生龙骨15 g,生牡蛎15 g,生石膏15 g,煅紫石英10 g,煅赤石脂10 g,煅寒水石10 g,甘草6 g,石菖蒲15 g,白芍15 g,茯苓10 g,川芎10 g,龟板5 g,生大黄5 g,郁金6 g,紫河车6 g,生麻黄5 g,青黛3 g,龙胆草6 g。14剂,1剂分2次服用,每日1剂。2012年5月6日二诊:用药后患儿注意力不集中、小动作多等症状改善,仍见冲动任性,话语多,急躁易怒,手足心热,盗汗,纳可,寐安,二便调。查体:咽稍红,舌红,苔薄白,脉浮。继予前方加果榄10 g,辛夷10 g,煎服法同前。2012年5月20日三诊:药后注意力不集中、小动作多等症状较前明显改善,仍见急躁易怒,纳可,寐安,二便调。查体:咽淡,舌淡红,苔薄白,脉平。予二诊方加党参10 g,煎服法同前。后守三诊方随证加减共治疗3个月余,患儿注意力不集中、动作多、冲动任性等症状基本消失。随访至今,未见上诉症状,一般情况良好。

按:风引汤出自《金匮要略》,原文记载"风引汤,除热瘫痫"。据《幼幼新书》,瘫当作癎。方与风引汤相同的《备急千金要方》紫石散下注明"治大人风引,少小惊痫瘛疭,日数十发,医所不疗"。《外台秘要》中紫石汤又多"镇心"二字。心火亢则热扰神明,即出现注意力不集中,烦躁不安;肝火旺则表现为动作过多,冲动任性,急躁易怒;大便干,舌质红,舌苔黄均是一派阳热之象。故治以风引汤以清热泻火。

2. 茯苓四逆汤

许某,男,8岁。其母代诉,患儿患多动症已 3 年余。近因病症加重前来诊治。刻下症见注意力不集中,烦躁不安,面色不荣,头昏头沉,手足不温,口不渴,夜间小便 3～4 次,舌质淡,苔白腻,脉虚弱。辨为阳虚痰扰心神证,治当温阳散寒,益气安神,给予茯苓四逆汤与安神定志丸合方加味:茯苓 12 g,红参 10 g,生川乌 5 g,干姜 5 g,茯神 10 g,远志 10 g,石菖蒲 5 g,龙骨 5 g,牡蛎 15 g,白芍 30 g,炙甘草 6 g。6 剂,第 1 次煎 35 分钟,第 2 次煎 25 分钟,合并药液,每次服 50 mL,每日分 6 次服,每日 1 剂。二诊:苔白腻减轻,手足较前温和,以初诊方 6 剂继服。三诊:烦躁减轻,夜间小便减为 2 次,以初诊方 6 剂继服。四诊:诸症趋于缓解,以初诊方治疗 120 余剂。随访 1 年,一切正常。

按:根据手足不温,口不渴辨为阳虚,再根据面色不荣、脉虚弱辨为气虚,因烦躁不安辨为阳虚不固,又因头沉、苔白腻辨为痰,以此辨为阳虚痰扰心神证。方以茯苓四逆汤温阳散寒;以安神定志丸益气养心安神,加牡蛎潜阳安神,白芍益血缓急。方药相互为用,以奏其效。

3. 柴胡加龙骨牡蛎汤

胡某,男,5岁,2020 年 10 月 26 日初诊。主诉:注意力不集中 1 年,加重 2 个月。患儿自幼性格外向,活泼好动,1 年前老师反映其上课期间注意力不集中,家长未予重视。2 个月前因开学升班,患儿症状加重。刻下症见注意力不集中,坐立难安,上课期间满堂跑窜,不服管教,常于人多时大声喊叫,容易兴奋、激动,脾气暴躁,胆量可,学习成绩中等,智力发育正常,纳可,寐安,二便调,舌红,苔黄,脉弦滑,咽稍红。斯诺佩评估量表:对立性 0.75 分,注意缺陷 1.65 分,多动/冲动 2.10 分,总分 1.87 分。提示有中度多动障碍。康氏儿童行为量表多动指数:1.2 分(＋);儿童总体评定量表:75 分。提示患儿在家庭或学校与伙伴们在一起时有极轻微的功能损害。感觉统合测试:本体觉及前庭重度失调。西医诊断:注意缺陷多动障碍;中医诊断:脏躁(肝郁化火,痰火扰神)。治法:镇肝息风,泄热安神。方选柴胡加龙骨牡蛎汤化裁。处方:北柴胡 10 g,生龙骨(先煎)20 g,生牡蛎(先煎)20 g,党参片 10 g,黄芩片 10 g,清半夏 10 g,大枣 2 枚,生姜 3 g,白芍 15 g,醋龟甲(先煎)10 g,当归 10 g,薄荷(后下)6 g,甘草片 6 g,煅磁石(先煎)20 g,石菖蒲 10 g。7 剂,水煎,分早晚温服,每日 1 剂。嘱患儿清淡饮食,忌食牛羊肉、鱼虾蟹等发物,家长理解包容患儿,合理管教。2020 年 11 月 2 日二诊:患儿与人沟通能力明显改善,注意力不集中稍改善,大声喊叫症状消失,小动作仍多,时有发出"啊啊"声,纳寐可,二便调,舌淡红,苔薄白,脉滑。继予初诊方 14 剂。2020 年 11 月 16 日三诊:患儿注意力不集中较前改善,可静坐约 15 分钟,偶发"啊啊"声,脾气略有改善,舌红,苔薄白,脉滑。初诊方继进 14 剂。服药后诸症渐愈,后随证加减。治疗 2 个月后患儿复课,注意力明显改善,偶有走神,情绪基本平稳。

按:小儿脏腑娇嫩,肝常有余、心常有余,故易化热化风,久则伤津,阴虚阳亢,浮阳扰神,则出现躁动不安、注意力不集中、情绪暴躁等症。本例患儿以注意力不集中为主症,多动、叫喊不分场合,难以自控,脾气大且易激动,舌红、苔黄、脉弦滑皆为肝亢火盛、化风扰神之征象。因此在平肝息风、和解少阳的同时,还应辅以安神,而柴胡加龙骨牡蛎汤切中病机,故随证化裁施治。

4.百合地黄汤

张某,男,10岁,2005年2月23日初诊。上课好动,难以自控半年余。患儿形体瘦小,上课注意力不集中,语言表达能力差,平日烦躁易怒,口疮时作,夜寐多梦,便干溲黄,舌红苔薄白,脉弦细数。西医诊断:注意缺陷多动障碍。中医诊断:儿童多动综合征。辨证属阴虚火旺,内扰心神。治当滋阴清热,益气安神。方用百合地黄汤合甘麦大枣汤加减。处方:生地黄10 g,百合15 g,竹叶10 g,青龙齿(先煎)30 g,珍珠母(先煎)30 g,青皮5 g,陈皮5 g,柏子仁10 g,石菖蒲12 g,远志6 g,淮小麦30 g,甘草6 g,赤芍12 g,琥珀粉(吞)3 g,姜黄连5 g,竹沥半夏10 g。14剂,水煎分2次服,每日1剂。2005年3月9日二诊:上课较前安静,夜寐已安,大便畅通,舌红转淡,苔薄白,脉细小数。初诊方尚合,再治拟清心宁神,滋肾壮骨,助长发育,初诊方加桑寄生15 g,杜仲10 g,怀牛膝10 g。14剂,上法煎服。2个月后电话随访:家长自行转方,续予患儿服药,上症未再出现,身高体重均有增加。

按:患儿素禀阴虚体质,近因学业繁重压力大,耗伤阴精太过,而致阴虚内热,虚火上扰心神,引动肝风,出现上课多动,注意力不能集中,烦躁易怒,口疮多发。初诊予百合地黄汤合甘麦大枣汤配合清心平肝之品,以滋阴息风,清心安神。二诊时诸症渐有缓解,仍宗前法,因其形体瘦小,故于初诊方加入滋补肝肾壮骨之品,助其生长发育。因药证合拍,故收效满意。

第六节　抽　动　障　碍

抽动障碍是起病于儿童或青少年时期的一种神经精神障碍性疾病,以不自主、反复、突发、快速、重复、无节律性的一个或多个部位运动抽动和(或)发声抽动为主要特征。本病以息风止动为基本治疗原则。常用于治疗本病的经方有四逆散、芍药甘草汤、桂枝加葛根汤、桂枝救逆汤、柴胡加龙骨牡蛎汤、柴胡桂枝干姜汤、柴胡桂枝汤、旋覆代赭汤、奔豚汤等。

【病案举例】

1.四逆散

患儿,男,4岁,2017年11月22日初诊。诊断为小儿抽动症近半年。症见面黄消瘦,口唇干红,头发发黄,颌下淋巴结肿大,手心潮热潮湿,眼干眼痒、喜眨眼,睡眠翻转,大便不干,晨起尿黄,脉弦滑,舌胖暗红,苔薄白。询问其父母,患儿平素急躁易怒。中医辨证为肝郁化火,上扰心神;治以四逆散合越鞠丸加减,处方:柴胡6g,枳壳6g,白芍6g,甘草3g,木瓜6g,香附5g,炒栀子5g,生白术8g,黄芩6g,焦山楂5g,焦神曲5g,川芎4g,钩藤6g,薄荷4g。另嘱父母加强心理疏导。1周后复诊,自述眼干眼痒消失,眨眼减轻,睡眠好转。治法同前,半个月后,病情稳定。

按:小儿有"纯阳之体""肝常有余"的生理特性,肝为风木之脏,主升主动,肝气郁滞,不能条达,日久化火,扰动清窍,临床表现为眨眼、烦躁、易怒、睡眠不实等诸多火旺征象,此为肝用太过伤及肝阴,肝阴不足不能制约肝用。故该方以四逆散配木瓜重在柔肝养血。另予越鞠丸加减行气解郁,钩藤平肝息风。方证相符,7剂后症状明显缓解。

2. 芍药甘草汤

张某,男,4岁,2012年12月16日初诊。主诉:摇头、点头1个月,加重4天。患儿于1个月前无明显诱因出现摇头、点头,喉中发声,注意力不集中,家长未予重视。近4天病情加重来诊,现症见频繁摇头、点头,喉中发声,纳食可,夜寐欠安,二便正常。舌红,苔黄,脉弦滑数。诊断:抽动障碍(痰火扰神),予芍药甘草汤加味:白芍、当归、远志、徐长卿、茯神、钩藤各10g,伸筋草8g,甘草5g。8剂,1剂分3次服用,每日1剂。嘱家长配合心理疏导治疗,减轻患儿思想压力,多予鼓励,调畅情志。2012年12月24日二诊:服药后摇头抽动幅度及频率较前明显减轻,偶有点头及喉中发声,舌红,少苔,舌下脉络紫粗,脉滑数。前方加丹参、龙骨、牡蛎各10g,继服6剂,煎服法同前。三诊:抽动症状明显减轻,无喉中发声,注意力较前集中。二诊方去伸筋草,继服6剂,诸症全消,无其他不适。停药后1年,未复发。

按:小儿抽动障碍,根据本病的临床表现,多将其归属于中医学"慢惊风""肝风"的范畴。本病的病位多在肝、脾,与心、肺、肾三脏关系密切,病理因素为肝风、痰扰,故从心、肝、脾三脏论治,方用芍药甘草汤加减。

3. 桂枝加葛根汤

案①:王某,男,8岁,以"频繁点头1周"于2014年8月就诊。既往有多发抽动症病史1年。1周前出现鼻塞,少涕,喷嚏时作,继而伴有频繁点头。症见患儿形体偏胖,面色白而少华,多汗易感,神情较紧张,鼻塞,频繁点头,紧张时加重,偶尔挤眼,二便调。舌质淡嫩,苔薄白,脉浮。诊断:多发性抽动障碍。辨证:风邪外袭,营卫不和,筋脉失养。治法:解肌祛风,调和营卫,升津舒筋。处方:桂枝加葛根汤加味,药用桂枝6g,白芍9g,葛根12g,防风9g,柴胡6g,僵蚕6g,钩藤(后下)12g,生姜6g,炙甘草6g。4剂后二诊,点头频率明显减少,幅度减轻,初诊方加鸡血藤12g,继服7剂后点头消失。

按:本例患儿辨证为太阳中风兼颈项不舒,故选用桂枝加葛根汤可解肌祛风,调和营卫,升津舒筋,适于外风引动内风之多发性抽动障碍,以祛风养筋为要,方小力专,起效迅捷。加柴胡疏肝解郁,僵蚕、钩藤息风止痉,鸡血藤养血柔肝缓急。

案②:患儿,男,12岁,2014年4月16日初诊。颈部不自主抽搐、皱鼻、吸鼻3个月余,初始时颈部偶有短暂性抽搐。诉平时手心易汗出,就诊时患儿不自主点头、摇头、脖子转动、皱鼻、吸鼻,情绪稍有紧张,无眨眼、挤眉弄眼,二便调,舌质淡红,苔白,脉弦。四诊合参,证属营卫不和、风痰阻络、筋脉失养。处方:桂枝10 g,白芍10 g,生姜5 g,大枣6 g,炙甘草9 g,白附子8 g,僵蚕8 g,全蝎8 g,蜈蚣1 g,防风6 g,葛根15 g,蝉蜕8 g。7剂,水煎服,每日1剂。2014年4月23日二诊:服药期间皱鼻、颈部不自主抽搐程度减轻,手心汗出减轻,仍有颈部发紧,纳香,舌淡红,苔白,脉弦。初诊方葛根用量增至25 g,再予7剂。2014年4月30日三诊:服药期间未发生不自主抽搐,母诉患儿期中考试成绩不佳,大声责骂后,患儿出现颈部发紧加重的症状,伴不自主扭动。二诊方加柴胡15 g,白芍9 g,生地黄9 g,桑椹6 g,继服2周。嘱患儿忌吃零食,减轻学习压力,规律饮食作息。后未见患儿随诊。电话访问后得知至今未见抽动发生。

按:腠理不固,营卫不和,则经络失养,加之外风引动内风而见颈部抽搐,不自主点头摇头;风邪袭肺,肺开窍于鼻,故见皱鼻、吸鼻;营卫不和故手心易汗出。患儿就诊时病史较短,病症较轻,拟桂枝加葛根汤调和营卫,养阴柔筋,并佐以牵正散祛风化痰,佐蝉蜕、防风去除外风,内外风同治则病情迅速得以控制。该患儿考试成绩不佳后又有发作的趋势,前方基础上予柴胡疏肝解郁,白芍、生地黄、桑椹养阴柔肝以制肝风。本病的治疗除了按时服用中药外,控制情绪、禁吃零食、减少用眼,对本病的治疗亦有极大的辅助作用。

4.桂枝救逆汤

张某,男,12岁,1983年2月8日初诊。患儿坐站不安,惊惧焦虑,喉部发出"嗯嗯"的响声,双目频频眨动,面肌抽搐,突然一腿痉挛性地跃起,扑向其父,猛击其父面部,且边打边哭啼咒骂。据称病已8个月。初起时,皱眉瞬目,面部抖动,此后不自主运动逐渐延及上肢及下肢,如耸肩,上肢外展,捶胸拍头,一腿跃起。每次发作多焦急不安、惊惧,且突然短暂狂躁,并带有猥亵言语及一些模仿动作。曾服平肝化痰宁神类中药无效。诊察患儿肌肤消瘦,面色苍白略暗,肢冷不温,心悸,气短,时或自汗,脉细弱,舌质淡嫩少苔。此乃阳气不足,神失所养,神气浮越而失制所致。治宜壮阳敛正,镇惊安神。方用桂枝救逆汤化裁:桂枝30 g,炙甘草24 g,党参18 g,茯苓9 g,远志9 g,酸枣仁15 g,龙骨、牡蛎、灵磁石各30 g,生姜12 g,大枣5枚,另朱砂(研末分2次冲服)8 g。上方服6剂,惊惧焦虑、喉中不自主发声、面部及肢体抖动、狂躁、口发秽语等大有好转,仅偶有皱眉瞬目。又服5剂,诸症若失。为巩固疗效,于上方稍加增损,取15剂制丸,续服2个月余。随访未复发。

按:《素问·生气通天论》云:"阳气者,精则养神,柔则养筋。"若阳气充盛,则神机盈然,神志安定,筋体柔和,行动自如。若阳气虚匮,神失之养,则神气浮越而散乱,焦虑不安、惊狂秽语等象由之而生。筋失和煦柔润,则面皮肢体之抽搐抖动亦随之产生,故投以壮阳兼镇惊安神之桂枝救逆汤化裁。

5. 柴胡加龙骨牡蛎汤

案①：患儿，女，8岁，2018年7月15日初诊。主诉：多动症半年。半年前患儿感冒后出现多动症状，频繁眨眼，容易受惊吓，夜间易惊醒，呓语，睡眠时手抖，至当地医院检查诊断为抽动秽语综合征。刻下症见患儿挤眉弄眼，容易抖动双腿，嗓子发出"吭吭"声音，烦躁，午睡时觉咽部有气上冲感，醒后眼睛流泪，纳可，二便可。舌质红，苔黄，脉弦数。中医诊断：慢惊风。证型：少阳郁热，心阴亏损。法宜和解少阳，滋养心阴。方用柴胡加龙骨牡蛎汤加减。方药组成：柴胡12 g，黄芩片10 g，清半夏12 g，党参片10 g，桂枝12 g，茯苓10 g，生龙骨30 g，生牡蛎30 g，珍珠母30 g，浮小麦30 g，大枣10 g，炙甘草6 g。颗粒剂，6剂，温开水冲服，每日1剂。2018年7月21日二诊：服药期间症状减轻，睡眠中仍有手抖，挤眉弄眼，夜间1:00~4:00易醒，烦躁，纳可，二便调。守初诊方加石菖蒲12 g，远志12 g，川贝母3 g，菊花12 g，石决明30 g。颗粒剂，6剂，温开水冲服，每日1剂。2018年8月2日三诊：服药后症状明显好转，凌晨1:00醒1次，余尚可。守二诊方加炒酸枣仁30 g，川芎12 g，知母10 g。颗粒剂，10剂，温开水冲服，每日1剂。2018年8月13日四诊：症状已不明显，守三诊方续服10剂，以巩固治疗。

按：抽动秽语综合征属于中医"慢惊风"范畴。患儿精神紧张，或为六淫所侵，或过食厚味，邪易从热化，木失条达，郁结不展，化火生风。本例中患儿肝风内动，故出现挤眉弄眼、双腿抖动等症状；少阳郁热，枢机不利，则咽喉不清利，烦躁，舌质红，脉弦数。二诊加石菖蒲、远志、川贝母化痰开窍宁心；菊花、石决明平肝息风。三诊效果明显，合酸枣仁汤滋养心阴。治疗过程中紧抓主症，随证加减，收效理想。

案②：谢某，男，7岁，2015年10月24日初诊。患儿3年前先后出现不时眨眼、摇头，经西药治疗而愈。半年前出现右肩抽动频作，可连及上肢，西药治疗3个月无效。刻下症见右肩频频抽动，烦躁易怒，面黄体瘦，口臭便结，夜寐不安，舌红，苔薄黄腻，右脉弦细、左脉弦缓。辨证属肝郁热盛，心神不宁，予柴胡加龙骨牡蛎汤加味。处方：柴胡、姜半夏、僵蚕各9 g，生龙骨、生牡蛎、茯苓各15 g，炒黄芩、桂枝、制大黄、生姜、蝉蜕各6 g，太子参12 g。7剂。常法煎服。二诊：抽动大减，口臭减轻，寐安便畅。守初诊方酌加天麻、辛夷、苍耳子、全蝎等息风止痉治疗，服药4周。药后右肩抽动未作，右面肌抽动、眨眼等幅度、频率均减少，大便溏软，舌淡，苔薄白稍腻。原治法酌加陈皮、白术、太子参等健脾益气。药后患儿右肩抽动未作，面部抽动进更减。依前法巩固治疗。

按：本例患儿证属肝郁热盛，心神不宁，治拟疏肝解热，宁心安神。予以柴胡加龙骨牡蛎汤疏通气机，降泄郁热，加入僵蚕、蝉蜕，与制大黄相伍寓升降散之意，既能加强升散内热之功，又有镇惊息风之效。后辅以健脾益气之品，随证治之，多年顽疾自能得瘥。

6. 柴胡桂枝干姜汤

案①：患儿，13岁，2019年4月13日初诊。主诉：频繁眨眼、喉中不自主发声3个月余。家长述患儿3个月前感冒发热后出现喉中不自主发声，频繁眨眼、摇头等症，某医院予"可乐定"外用，效果一般，患儿病情反复，遂寻求中医治疗。刻下症见喉中不自主发声,自觉咽干、咽痒,频繁眨眼,自觉目干、目痒,偶有不自主摇头,食凉即腹痛,平素性格急躁,纳眠可,大便时干时稀,日行 2～3 次。查体:舌边红,苔白,舌体胖大,脉滑。诊断:抽动障碍(脾虚肝亢证)。治以调和肝脾,息风止痉。予柴胡桂枝干姜汤加味。处方:柴胡 9 g,黄芩 12 g,桂枝 9 g,干姜 9 g,天花粉 12 g,牡蛎 30 g,炒白芍 15 g,清半夏 9 g,荆芥穗 9 g,蝉蜕 9 g,陈皮 9 g,青果 12 g,石菖蒲 15 g,甘草 6 g。6 剂,水煎服,每日 1 剂。2019 年 4 月 20 日二诊:患儿服药 6 剂后眨眼次数明显减少,偶不自主发声,自觉目痒,余无明显不适,纳眠可,二便调。查体:舌红,苔白,舌体胖大,脉滑。处方:初诊方加密蒙花 15 g,继予 12 剂。1 个月后电话随访,患儿症状控制,仅于精神紧张时偶现不自主眨眼、发声,嘱其精神放松、保持心情舒畅、清淡饮食,若病情反复及时复诊。

按:该患儿平素性格急躁,可知其素来肝气亢逆。平素不能纳凉,食凉即腹痛,大便干稀不调是脾气虚寒、肝脾不调之象。再结合舌苔、脉象,舌边红提示肝胆有热;苔白,舌体胖大,脉滑提示脾虚津液失于运化,聚液为痰。故辨为脾虚肝亢证,予柴胡桂枝干姜汤加味。

案②:患儿,男,10 岁。主诉:频眨眼、喉中怪声半年余。患儿无明显诱因出现喉间怪声频发,伴有眨眼、摇头等症,某医院诊为"抽动障碍",予"菖麻熄风片"口服,效果一般。症见喉间怪声明显,自觉咽干、痒,频繁眨眼、摇头,自觉面部及颈部不适感。平素饮食不节,性格急躁,时有腹痛,纳眠可,大便干稀不调。扁桃体肿大,舌红,苔白,脉滑数。方用柴胡桂枝干姜汤加减:柴胡 9 g,黄芩 12 g,桂枝 9 g,干姜 9 g,牡蛎 18 g,炒白芍 15 g,天花粉 12 g,陈皮 9 g,清半夏 9 g,蝉蜕 9 g,石菖蒲 15 g,菊花 9 g,甘草 6 g。6 剂,水煎服,1 剂分 2 次温服,每日 1 剂。二诊:患儿喉间怪声、眨眼、摇头明显减轻,偶有目痒,纳眠可,二便调,舌红,苔白,脉滑。处方:初诊方加密蒙花 12 g,继予 18 剂,煎服法同前。1 个月后患儿症状控制,仅于精神紧张时偶现不自主眨眼、发声,嘱其精神放松、保持心情舒畅、清淡饮食,若病情反复及时复诊。

按:患儿喉间怪声伴见咽干、咽痒,类似《伤寒论》言少阳病"口苦、咽干、目眩",又患儿平素易急躁,脉弦,可见患儿病因病机在于少阳火盛,故从少阳病入手论治。患儿平素易腹痛,大便时干时稀,可见患儿已有脾虚,太阴寒湿已现,合"少阳证有阴证机转",故方选柴胡桂枝干姜汤加减。

7. 柴胡桂枝汤

孙某,男,7 岁,2008 年 4 月 17 日初诊。挤眉弄眼、鼓腮 1 个月余,伴遗尿,舌红,苔薄黄,脉弦数。治拟祛风止痉,调和阴阳。药用柴胡 12 g,黄芩 12 g,清半夏 9 g,桂枝 9 g,赤芍 12 g,白芍 12 g,僵蚕 9 g,蝉蜕 9 g,炒酸枣仁 24 g,全蝎 9 g,白蒺藜 30 g,甘草 6 g。7 剂,水煎分 3～4 次口服,每日 1 剂。服 7 剂后症状大为好转,继服 14 剂后症状消失。

按:多发性抽搐症临床特征为慢性、波动性、多发性运动肌快速抽搐,并伴有不自主发声和语言障碍。本病多由风、痰、气三者致机体阴阳失调为病,且多为外感风邪、外风引动内风而引发。柴胡桂枝汤有调和机体阴阳的作用,符合小儿多发性抽动症的病机特点。方用柴胡桂枝汤加减以祛风止痉、调和阴阳,僵蚕、蝉蜕、全蝎、白蒺藜等入肝经之药可加强祛风止痉之功。

8.旋覆代赭汤

宋某,女,8岁,2017年12月23日初诊。主诉:抽动障碍病史1年,病情控制尚可。近日感冒后出现喉间呃声频作,轻微眨眼,食少,形瘦性急,睡眠可,二便尚可,舌质淡,苔白腻,脉虚弦。中医诊断为抽动障碍,证型为脾虚肝亢、肺胃气逆。治以调肝息风、降气止动。遵旋覆代赭汤原方,将人参改为党参,加蔓荆子,组成:旋覆花、代赭石、党参、生姜、炙甘草、半夏、大枣、蔓荆子,各1袋(中药颗粒)。7剂,100 mL水冲服,早晚分服,一天1剂。二诊:家属诉患儿喉间呃声发声频率减少,2天前出现耸肩动作,烦躁,余症较前基本相似,初诊方加葛根2袋、伸筋草1袋、淡竹叶1袋,继续服用7天,服法同上。三诊:患儿发声明显减少甚至消失,眨眼耸肩好转,情绪较前平稳,诸症缓解,效不更方。

按:儿童抽动障碍症状多种多样,病程较长,属临床比较难治愈的疾病,且病情容易反复,缠绵难愈。对于脾虚肝亢、肺胃气逆导致的喉间发声的症状以旋覆代赭汤加减治疗效果显著。此方集祛痰、降逆、补虚于一体,正适合脾虚肝亢型发声性抽动、肺胃气逆所致呃声频作。再结合其他抽动表现加减,如眨眼频繁者,加蔓荆子、刺蒺藜、谷精草;吸鼻明显者,加辛夷、苍耳子;喉发异声者,加玄参、桔梗、青果;摇头、手足蠕动频繁者,加葛根、伸筋草、鸡血藤;下肢动者,加牛膝、木瓜等。

9.奔豚汤

李某,女,7岁,2015年7月6日初诊。患儿抽动症发病2年,近日突受惊吓,出现鼓肚子、嗓子出声,扭腰,饮食正常,乏力,睡眠少,入睡困难,胆小,大便干燥,舌红,苔薄,脉弦细。中医诊断为多发性抽动障碍,肝郁化热型,方用奔豚汤,药用葛根12 g,桑白皮12 g,当归9 g,法半夏9 g,川芎6 g,黄芩6 g,白芍6 g,生甘草6 g,生姜6 g。7剂,水煎服,每次100 mL,每日1剂。药进30剂后效果理想,服药后痊愈。2015年7月13日二诊:家长诉患儿脾气转好,鼓肚子发声症状稍有改善。其他症状与前基本相似,方用奔豚汤加减,7剂。2015年7月20日三诊:家长诉患儿鼓肚子、嗓子出声症状明显缓解,诸症缓解,效不更方。

按:本例患儿为肝郁化热型多发性抽动症,小儿肝常有余,真阴不足,本例患儿因受惊,肝气郁结,郁而化火(热),气有余便是火,随着冲气上逆,故气上冲胸,表现为鼓肚子。肝火循经上扰,则嗓子出声,扭腰。情志不遂,忧思气结,肝火扰心,则睡眠少,入睡困难,胆小。肝火伤阴,大便干燥。

第七节 惊 风

惊风是小儿时期常见的急重病证,临床以抽搐、昏迷为主要症状。常分为急惊风和慢惊风两大类。凡起病急暴,八候(搐、搦、掣、颤、反、引、窜、视)表现急速强劲,病性属实属阳属热者,为急惊风;起病缓,病久中虚,八候表现迟缓无力,病性属虚属阴属寒者,为慢惊风。急惊风治疗以豁痰、清热、息风、镇惊为基本治则。慢惊风治以补虚治本为主,临床常用治法有温中健脾、温阳逐寒、育阴潜阳、柔肝息风等,虚实夹杂者,宜攻补兼施,标本兼顾。常用于治疗本病的经方有大陷胸汤、防己地黄汤、奔豚汤、泻心汤、瓜蒌桂枝汤、柴胡加龙骨牡蛎汤、麻黄附子细辛汤、酸枣仁汤等。

【病案举例】

1. 大陷胸汤

何某,男,3 岁。病发热气急,呕吐频频,迷睡昏沉,咬牙面青,角弓反张,手足抽搐,胃脘坚硬如石,病情险恶。其父母惊慌万状,手足无措,抱孩至医院请求急诊。经化验检查诊断为脑膜炎,必须住院医治。因所需费用太巨,一时无法筹措,故请求服中药。方用大陷胸汤:制甘遂 0.9 g,大黄 4.5 g,芒硝(冲服)4.5 g。前后连进 3 剂(制甘遂加至1.5 g,大黄、芒硝各加至 6 g),服后下粪水及痰涎甚多,抽搐止,呼吸平,病有转机。续与甘寒生津之剂而告愈。

按:《素问·至真要大论》云:"诸热瞀瘛,皆属于火。"然本例除有火邪上攻外,亦有痰涎内停,痰涎内阻于胸脯,故胃脘坚硬如石,呕吐频频。当用攻逐泻下之法,使有形之邪尽去,则无形邪热无所依附,其症自除。鉴于邪结部位在于胸脯,故用大陷胸汤治疗。本方药力峻猛,故中病即止,改用甘寒滋润之品调理善后。

2. 防己地黄汤

王某,男,14 岁,1990 年 5 月 12 日初诊。患儿 5 天前玩耍出汗后下河摸鱼,3 天前出现左上肢麻木、僵硬,抽搐,并逐渐加重,伴阵发性项背强急,牙关紧闭,手足抽搐等症,每日发作 3～5 次,发病时神志清楚,能感觉到不适与痛苦。经用多种中西药治疗均无效。各种检查无异常,舌红,苔黄,脉弦数。中医诊为痉证,证属血虚受风,筋脉拘挛。治宜养血祛风,舒筋止痉。方用防己地黄汤加味:生地黄 60 g,防风、防己、川羌、胆南星、炙甘草各 12 g,桂枝 10 g,泽泻 20 g,生薏苡仁 30 g,白芍 15 g。水煎服,每日 1 剂。服药 2 剂,症状缓解,抽搐次数减少,程度减轻。连续服药 15 剂后,诸症悉除。随访 2 年无复发。

按:本例中患儿汗出入水,风湿之邪乘虚袭入筋脉,气血运行不利,拘急而致痉证。故方用防己地黄汤加减。

3. 奔豚汤

李某,女,4 岁,1988 年 3 月 4 日初诊。患儿于去年冬天因感冒发热未及时治疗而高热抽搐,后每发热稍高(体温 39 ℃以上)即惊乍抽搐,多方治疗,效果甚微。今旧病又作,急来求治。症见高热(体温 39.7 ℃),神昏,鼻柱青黑,烦躁不宁,时见手足惊乍,舌红,苔黄,脉弦数。证属热陷厥阴,引动肝风。治宜清热平肝,息风镇惊,方选奔豚汤加减:葛根、石膏、生牡蛎各 12 g,白芍、当归、黄芩、知母、紫花地丁、蒲公英各 6 g,川芎、半夏、甘草、僵蚕各 4 g。水煎服。药进 1 剂抽搐即止,2 剂热减(38.2 ℃)神清,续服 3 剂而愈。

随访半年,病无复发。

按:小儿"肝常有余",故邪热入里易阳化风动而发惊风之证,与肝郁奔豚证异而机同,只是前者系热陷厥阴引动肝风而病生,后者系肝郁化热冲气上逆而罹发,病机之本均为热都在肝,故皆可投奔豚汤加减治疗。方中奔豚汤养血平肝,佐石膏、知母清泄热邪,紫花地丁、蒲公英、僵蚕、生牡蛎息风镇惊。热清惊平,自无羔患。

4.泻心汤(三黄汤、大黄黄连泻心汤)

徐某,女,3岁,2003年9月21日初诊。患儿3天前浴后感寒,先恶寒发热,次日起但热不寒,曾自服感冒灵、退热片等,体温暂退,不久复升,反复3天热仍不退。因患儿对青霉素、链霉素、庆大霉素等均过敏,故急来我院要求用中医药治疗。就诊中出现两目上视,四肢抽搐。片刻,神志模糊,唇绀项强,牙关紧闭,两手握拳,不时擘动,病后便秘,舌苔黄干,脉滑数。查体:体温40℃,两肺呼吸音略粗,腹肌较急,神经系统病理性反射未引出,余无特殊。血常规示:白细胞$16×10^9/L$,中性粒细胞百分比62%,淋巴细胞百分比38%。西医诊断:上呼吸道感染所致高热惊厥。中医辨证:急惊风。治法:通腑泄热,清热止痉。处方:生大黄(后下)9 g,黄连3 g,黄芩5 g,连翘9 g,僵蚕5 g,钩藤9 g,生甘草3 g。2剂,水煎服。因中药未能及时进服,先予针刺,清开灵针10 mL加入5%葡萄糖静脉点滴及擦浴降温。患儿清醒,体温降至38.5℃,1小时后体温复升至40℃,遂频频灌服中药。服药后泻下3次,量多,体温降至38℃,不复升,后用竹叶石膏汤加减以祛余邪。

按:小儿"脾常不足",一旦邪热入里,易生积滞,热积相结而成胃家实者。故宜通腑泄热,佐以清热解毒、化滞止痉等品。本例患儿进院时曾针刺、肌注等虽一时缓解,终因腑气不通,里热未泄,故热邪又起。后经大黄通下,佐以黄连、黄芩泻火解毒,配连翘透热转气,僵蚕、钩藤祛风止痉而病愈。

5.瓜蒌桂枝汤

案①:赵某,男,1岁3个月,患儿6个月大时出现一次发热,发热初期就引起惊厥,持续时间约1分钟,能自行缓解,惊厥缓解后患儿精神好。无外伤病史,如此反复3次来诊。来诊时无发热,无抽搐,精神可。望诊:体形略胖,面部黄白,皮色欠光泽。头发偏黄,眼白带蓝。舌胖,色淡,苔薄白。闻诊:闻其声音,娇嫩底气不足。问诊:出生足月,母乳喂养到8月龄。患儿父亲小时候也有类似抽搐病史。切诊:四肢欠温,脉沉无力。方药:瓜蒌根5 g,桂枝6 g,白芍6 g,炙甘草3 g,生姜6 g,大枣10 g,天麻5 g,钩藤3 g。水煎服,每日1剂。共服7日,后以六味地黄丸加减善后,抽搐未发作。

按:患儿因为肾气稚弱,当外感而引起肺热时,更容易传给肺之子肾,肾属水,水不涵木,木者肝也、筋也,故发为柔痉。这就是柔痉发病的真正病机。热性惊厥几乎都是发生在小儿身上,成人很少出现,为小儿肾气未充之故。瓜蒌桂枝汤治疗小儿热性惊厥,其加减变化:肝风重者加天麻、钩藤;气虚者加党参;脾虚者加白术;血虚者加当归;阴虚者加石斛。

案②:楚某,男,5岁。患儿于1980年9月28日以发热、头痛、呕吐、抽搐、神智昏迷,拟诊"乙型脑炎"住院,中西医结合治疗40天,体温下降,症状减轻,神智转清,唯遗留四肢抽搐不已,1日发作3~4次,屡用羚羊角、钩藤、全蝎、蜈蚣、生地黄、板蓝根等息风止痉清热凉血之品,皆不见效,且抽风较前频繁。诊时面色淡白,肢冷自汗,神疲气短,舌质淡红,苔薄白,脉沉迟无力。此为热病日久,筋脉失其温煦濡养,而为抽搐之症。急用瓜蒌桂枝汤扶阳养阴,连服2剂,抽风即减为每日发作1次,精神好转。继以此方加党参7g,白术8g,服药半个月,抽搐停止,诸症痊愈,随访半年未发。

按:患儿热病日久,筋脉失于温煦濡养,而为抽搐之症,急用瓜蒌桂枝汤扶阳养阴。本方以桂枝汤温通经脉,缓急解痉,调和营卫;瓜蒌根能滋养津液,润燥养筋。药味虽少,但具有滋润、缓急、温通、调养之功。

6.柴胡加龙骨牡蛎汤

患儿,男,3岁,2018年1月2日初诊。主诉:反复发热抽搐2年。2年前患儿发热时出现抽搐,表现为强直阵挛发作,持续约2分钟缓解。后患儿反复出现发热抽搐,每次热峰值为38.6~39.9℃,半个月至2个月发热1次,发热必抽搐。多次查脑电图未见明显异常,曾间断口服左乙拉西坦、苯巴比妥,效果不佳。近2个月发热抽搐3次。症见面色微黄,大便干,2~3日一行,气味臭秽,晨起口气浊,易怒,夜间频繁翻身,磨牙,挑食明显,平素喜食肉类。查体:手心热,皮肤粗糙,舌红,苔厚腻,指纹紫滞。证属肝郁热盛、热扰心神、肝风内动。治法:平肝潜阳,息风镇惊安神。方予柴胡加龙骨牡蛎汤加味。处方:柴胡、黄芩、茯苓、钩藤各10g,石决明(先煎)、龙骨(先煎)、牡蛎(先煎)各15g,清半夏、麸炒枳实、桂枝、天麻、生大黄(后下)各6g。7剂,水煎服,每日1剂。大便变稀后去大黄,饮食上嘱其多食用青菜。后以此方为主加减调理3个月余,其间患儿发热2次,抽搐1次。后电话随访再无发作。

按:小儿脏腑娇嫩,元气未充,热盛则引动肝风,发为惊厥。本例患儿证属肝郁热盛、热扰心神、肝风内动。方中柴胡、清半夏升降相合,调畅气机;龙骨、牡蛎镇惊安神;茯苓宁心安神;生大黄入厥阴肝经而疏泄肝胆;治肝不治风,非其治也,故以天麻、钩藤、石决明、黄芩搜肝风,散肝火,从其性而升于上。全方配伍,可使阴阳调和,邪热得以宣泄。

7.麻黄附子细辛汤

朱某,2个月。患儿禀赋单薄。某天因感风寒而病,身热咳嗽,不思乳食,多啼声。医以清热解表之剂,热不退,发惊惕。又复以追风清热镇惊等法以治之,竟沉迷不乳,体若燔炭,自汗肢冷,咳嗽喘挣不已,痰声漉漉,时作角弓抽掣,奄奄一息。患儿指纹青黑透关,面唇均含青象,舌白而腻。此为风寒误治引邪入于阴分,阳不胜阴,虚阳浮越于外,法当扶阳驱寒。附片20g,炮姜6g,京半夏6g,北细辛2g,生麻黄绒2g,茯苓10g,甘草3g。频频喂服,1剂尽,汗出,热退其半,已不发惊抽掣,喘咳减,始能吮乳,再剂病退七、八。去生麻黄绒、北细辛,又服2剂后,诸症悉除。

按：患儿因风寒受病，遂身热咳嗽，寒客太阴则不思饮食，医反以寒凉之品助其寒邪，寒痰互结，肝风内动，热不退而发惊惕。医复以追风清热镇惊之法治之，重伤其阳，外邪内陷，寒入少阴则沉迷，寒入太阴则不乳，表证未除仍见咳嗽喘挣，痰声漉漉，阴盛于里，格阳于外，又火性上炎，见体若燔炭，自汗，阳气不达四末则见肢冷，为寒痰作祟，肝风尤剧，观其指纹青黑透关，面唇均含青象，舌白而腻，亦是寒痰之征，遂以扶阳驱寒为治，师仲景麻黄附子细辛汤之意太少同治，4 剂即力挽狂澜，转危为安。

8. 酸枣仁汤

陶某，男，7 岁，1983 年 9 月 17 日初诊。患儿近半年经常夜间抽风。近日白天亦发。四肢抽动，上肢为重，每次发作数分钟，不吐白沫，神清疲倦，颈软，舌淡红，苔黄腻，口苦，脉弦细。此乃肝胆湿热，扰乱心神，治宜利胆静心。方以酸枣仁汤加味：人宝（人胆结石醋泡 3 日以上可用）15 g，炒酸枣仁 10 g，知母、茯苓、川芎各 8 g，甘草 6 g，煎后加藕汁 15 mL。3 剂。二诊：服药后尚可，白天惊平，夜仍有复发，故再服 10 剂，夜亦平。

按：患儿近半年经常夜间抽风。近日白天亦发，四肢抽动，每次数分钟。小儿神气怯弱，元气未充，湿热之邪，蒙蔽心包，引动肝风，则抽风不止、神明受扰，神清疲倦，舌淡红、苔黄腻，口苦，脉弦细。此乃肝胆湿热，扰乱心神，治宜利胆静心。酸枣仁汤以酸枣仁为君药，其形像心能补心，其色红能补血，其味酸能敛神，配伍他药有补心敛津、益肝利胆之效。加减适当能治各种原因引起的不眠虚烦证。用酸枣仁汤加味，重用人宝能利胆止惊，与酸枣仁同为君药，利胆静心。

第八节　癫　痫

癫痫的临床表现为突然仆倒，昏不识人，口吐涎沫，两目上视，肢体抽搐，惊掣啼叫，喉中异声，片刻即醒，醒后如常人。本病一般具有反复性、发作性、可自然缓解的特点。治疗应分标本虚实，频繁发作者治标为主，着重豁痰息风、开窍定痫，并酌情配合镇惊、化瘀法；病久致虚者，治本为重，以益肾填精为主。常用于治疗本病的经方有风引汤、附子汤、柴胡加龙骨牡蛎汤、柴胡桂枝汤、旋覆代赭汤等。

【病案举例】

1. 风引汤

案①：张某，女，13 岁，2007 年 7 月 8 日初诊。主诉：间断上肢抽搐伴意识不清半年，共发作 4 次。患儿于半年前因学习压力较大，紧张后，于寐中出现肢体抖动，双目上视，口吐涎沫，口周发绀，意识不清，持续 1 分钟后自行缓解。此后无明显诱因再次发作，表现同前,共发作 4 次。刻下症见患儿神清,精神可,任性,胆怯,急躁易怒,纳可,寐安,大便稍干,1～2 日 1 行,小便调,舌红,苔黄厚,脉滑。查脑电图示:中～高电位尖波,尖-慢综合波;CT(—);MRI 示脑室稍增宽。诊为痫证,证属肝郁痰热,上扰心神。治以疏郁清热,镇惊化痰,宁心安神。以风引汤治疗:生大黄 12 g,干姜 12 g,桂枝 6 g,生龙骨 12 g,生牡蛎 6 g,生石膏 18 g,滑石粉 18 g,煅紫石英 18 g,煅赤石脂 18 g,煅寒水石 18 g,生甘草 6 g,白芍 15 g,黄连 6 g,黄芩 10 g,炒栀子 10 g,厚朴 10 g,焦三仙各 30 g,炒僵蚕 9 g。水煎服 200 mL,每日 1 剂。服药 2 周,发作次数较前减少,症状表现同前。再仿上方治疗 6 周,发作渐止。继上法巩固治疗两年半,未见复发。2010 年 5 月 22 日复查脑电图、肝肾功能,均示正常。

按:该患儿由于肝气郁滞而致气结生风、脾受克伐、聚湿成痰、风痰相搏、扰动心神、蒙蔽心窍则发癫痫。风引汤寒热并用,调整阴阳,疏达气机,尤以重镇潜阳、清肝泻火法令风火自息、痰浊自除。本方"虽有干姜、桂枝之辛热,而与生大黄、生石膏、煅寒水石、滑石粉并用,药性混合,仍以凉论"。寒温并用益心阴以镇心阳,息风火而涤邪热,乃为益攻兼施之法。

案②:李某,女,15 岁,2001 年 6 月 20 日初诊。病史:9 年前患儿父亲骑自行车带患儿,不慎将患儿从自行车摔下,即刻出现神志不清,四肢抽搐,两目上视,口吐涎沫,3～4 分钟自行缓解,当时头部无明显外伤,遂送至某西医医院,查 CT(—),经对症治疗患儿好转,但 1 个月后无明显诱因又发作抽搐 1 次,症状同前,遂在外院查脑电图示:棘-慢综合波,诊为癫痫,曾先后服用卡马西平及中药治疗,控制不佳,仍 20～30 日发作抽搐 1 次,发作多呈突然发作,发作时见神志不清,四肢强直抽搐,双目上吊,口吐涎沫,持续3～4 分钟自行缓解,发作停止后多有头痛、乏困嗜睡,无其他异常。查舌红,苔黄,脉弦滑。脑电图示:散在棘-慢综合波。诊为癫痫,属痰热挟惊型,治以清热涤痰,镇惊息风。处方用风引汤化裁:大黄 12 g,干姜 6 g,桂枝、甘草各 9 g,龙骨(先煎)、牡蛎(先煎)、寒水石、滑石、赤石脂、紫石英各 15 g,生石膏 30 g,炒山栀子、远志、炒酸枣仁各 10 g。水煎服 200 mL,1 剂分 2～3 次服用,每日 1 剂。治疗 1 年未见发作,再连续服药 1 年而愈,复查脑电图正常。观察 1 年未见反复。

按:小儿由于气血未充,神识怯弱,"肝常有余,脾常不足",一触诱因,肝气有余易致气结生风,脾受克伐易聚湿成痰,风痰相搏,扰动心神,蒙蔽心窍则发癫痫。诸药寒凝,故伍干姜、桂枝之辛温通络而护胃气。本方寒温并用益心阴以镇心阳,息风火而涤邪热,乃为益攻兼施之法,能有效控制癫痫发作。

2. 附子汤

案①:林某,男,3 岁,因其调皮不洗澡,被其祖母用语言恐吓,至该晚突发两目上视,手足抽掣,面青身冷,口吐白沫,经艾灸移时复苏,自此频频发作,尤以入夜为甚,发时伴有惊叫,醒后如常,唯情志呆钝,疲乏无力,走路常常不拌自跌。遍找中医,俱用镇惊化痰之品,如蝉蜕、钩藤、远志、胆南星、地龙、酸枣仁之类,疗效未显,后用苯妥英钠等抗癫痫治疗 1 个月,病情亦难控制,患儿日中杂食冰棒、雪梨、甘蔗、番木瓜糖水等阴寒之品甚多,投附子汤加肉桂:附子、白术各 10 g,党参 15 g,茯苓 20 g,白芍 6 g,肉桂 3 g。服 1 剂,体中水气大消,痫证发作止,续服此方十余剂,巩固疗效,每剂附子必用 10 g,无拌自跌现象亦消失,随访 4 年,痫证未尝复发,智力、发育均正常,现已入学。

按:本例患儿形盛气衰,一派阴寒之象,并由惊吓而起,故与附子汤治之。方中附、桂温阳散寒,大补命门之火,阴寒自散,党参、白术益气健脾,绝生痰之源,茯苓安神化湿,白芍和营平木,合之共图其本,竟获良效,且不复发。

案②:朱某,女,9 岁。患儿两目上视,手足抽搐,面青身冷,口吐白沫,夜间尤甚,发时惊叫,醒后自觉头痛,疲乏无力。神情呆钝一年余,曾在商丘地区人民医院做脑电图检查,诊为"癫痫",用西药苯妥英钠及中药 3 个月余效不显,察患儿面浮白,舌淡胖而润,畏寒肢冷,指甲暗紫,脉沉伏,一派阴寒内盛元阳衰微之象,诊为阴痫,故予附子汤加肉桂治之,投制附子 10 g,茯苓 15 g,党参 12 g,白术 10 g,白芍 6 g,肉桂 3 g,水煎服,5 剂痫证发作止。此方配成丸剂,每服 3 g,每日 3 次,共服 3 个月巩固疗效,复查脑电图恢复正常,随访两年未复发,智力、发育正常。

按:小儿脾肾两虚,气化失司,致使水湿停聚生痰,阻塞经络,迷塞心窍,这是阴痫的总病机,用附子汤温阳散寒,方中白术、茯苓可运脾化湿。

3. 柴胡加龙骨牡蛎汤

患儿,男,9 岁,2018 年 2 月 26 日初诊。患儿 1 年前受惊吓后出现癫痫发作,表现为愣神,双眼凝视,呼之不应,自主活动停止,目光呆滞,持续 10 秒左右自行恢复,恢复后如常,每月发作 1~2 次。后症状逐渐加重,且发作频繁,每日均有发作。查 24 小时脑电图示:背景活动上呈慢波、棘-慢综合波发放,清醒期间监测有失神发作。症见癫痫暂无发作,反应迟缓,胆怯,遇人躲避,思想涣散,自诉平素心中烦闷不适,纳差,睡眠不宁,大便稍干,舌红,苔黄,脉弦细数。证属少阳枢机不利、阴阳不相顺接。治法:和解枢机,调和阴阳,镇惊安神。方以柴胡加龙骨牡蛎汤加味。处方:柴胡、地龙、炙甘草各 9 g,僵蚕、神曲、黄芩片、陈皮、党参片、浮小麦、枳实、竹茹各 10 g,姜半夏 20 g,珍珠母(先煎)15 g,龙骨(先煎)、牡蛎(先煎)各 30 g,大枣 5 枚。21 剂,水煎服,每日 1 剂。二诊时,家长诉自上次就诊至今,其间有 2 次发作,症状同前,眠可,大便通,胆量稍大,舌淡红,苔白,脉稍弦。后以上方化裁,续服半年。近 1 年癫痫未发作,病情控制良好。

按:胆经为表里阴阳之枢,可通达全身,调畅一身气机;三焦为枢机之府,通行元气和津液,统领周身之气化。少阳失于疏泄,阴阳之气不相顺接,故发为痫病。方取小柴胡汤之意和解少阳,通畅一身之气。"无痰不成痫",方取温胆汤理气化痰,枳实、神曲行气消积,取甘麦大枣汤柔肝缓急、养心安神。诸药协调,使气机畅通,气血调和,则癫痫遂止。

4. 柴胡桂枝汤

刘某,女,12 岁,2008 年 6 月 23 日初诊。素有癫痫,近日因感冒致病情加重,1 日内大发作 1~2 次。平素沉默寡言,现头晕,乏力,偶有清嗓,流清涕,精神不振,舌质红,苔黄略厚,脉浮弦。辨证属肝郁脾虚,津液不化,痰浊壅滞,阴阳失调。治以疏肝理脾,调和阴阳。药用柴胡 15 g,黄芩 12 g,清半夏 9 g,桂枝 9 g,白芍 12 g,僵蚕 9 g,蝉蜕 9 g,全蝎 9 g,炒酸枣仁 12 g,甘草 6 g。水煎,分 3 次服,每日 1 剂。服 14 剂后症状缓解,上方加减继服 20 剂,随访 3 个月未再发作。

按:本病病机为脏腑失调,痰浊阻滞,气机逆乱,风阳内动。七情不遂、气机不畅而致肝郁、肝郁克脾、脾虚生痰、痰迷心窍或痰湿化火、火极生风、痰迷心窍而致神昏抽搐。小儿之癫痫多为外感而诱发,外邪由表及里而影响少阳气机,枢机不利引起肝风内动而发病。小柴胡汤和解少阳,桂枝汤解表调营卫,故取效。

5. 旋覆代赭汤

患儿,男,10 岁,2017 年 5 月 11 日初诊。主诉:间断神昏抽搐 1 年(共 10 次)。患儿 1 年前于情志受刺激后突发意识丧失,双目右上方斜视,牙关紧闭,四肢强直抽搐,无二便失禁,持续 1 分钟后可自行缓解,缓解后如常。其后间断因劳累或兴奋后发作,表现基本同前,严重时每天发作 4 次,持续时间 1~5 分钟不等。发作前或后常有恶心、呕吐、头晕等不适。无热性惊厥史,无癫痫家族史。1 年期间就诊于多家医院,查 24 小时动态脑电图:清醒及睡眠状态下均可见少量全导爆发性高幅慢波,期间夹杂有小尖波,持续 1~4 秒,睡眠时较清醒状态多,睡眠下偶见全导阵发性 4 Hz 左右高幅慢波,5~8 秒。颅脑 MRI:未见异常。颅脑增强 CT:左侧额叶氟代脱氧葡萄糖代谢及血流灌注减低。诊断:癫痫。予左乙拉西坦片 0.25 g,每日 2 次,逐渐加量至 0.5 g,每日 2 次;奥卡西平片 0.15 g,每日 2 次,逐渐加量至 0.3 g,每日 2 次;治疗半年,仍有发作。刻下症见患儿就诊前 3 天无明显诱因发作 1 次,表现为突然意识丧失,双目右上方斜视,牙关紧闭,四肢强直抽搐,无二便失禁,持续 10 分钟后缓解,缓解后患儿呕吐 2 次,诉前额疼痛,头晕乏力。患儿现小学 4 年级,学习中等,运动、智力及语言发育正常,平素脾气急躁,饮食、二便可。查体:发育正常,神经系统检查未发现阳性体征。舌淡红,苔薄白,脉平。西医诊断:癫痫。中医诊断:痫病。辨证:肝胃不和,痰阻气逆。治法:疏肝和胃,平冲降逆。处方以旋覆代赭汤化裁:旋覆花、煅代赭石、清半夏、党参、醋青皮各 10 g,吴茱萸、沉香、全蝎各 3 g,佛手、玫瑰花、炙甘草各 6 g,大枣 3 枚。14 剂,水煎服,每日 1 剂。西药服法不变。二诊:服药 3 周后(初诊药物服完后,患儿家属自行抄方 7 剂服用)未见临床发作,余无明显不适,继服前方 14 剂治疗,西药用法用量同前。三诊:患儿近 1 个月未见临床发作。守方化裁治疗 1 年余,坚持服用中药,西药暂未调整剂量,未见临床发作。

按:本例患儿诊断为癫痫,发病时伴见恶心、呕吐表现,其病机考虑为胃气虚弱,三焦亦因之而失职,阳无所归而不升,阴无所纳而不降,阴阳失调,升降失常,是以浊痰引逆,蒙蔽清窍,发为癫痫,故采用旋覆代赭汤化裁治疗,平冲降逆,疏肝和胃。

第九节　黄　疸

黄疸是由于胆红素代谢异常引起血中胆红素水平升高所致的疾病,以目黄、身黄、小便黄等为主要特征。儿童黄疸包括但不仅限于新生儿黄疸;治疗上以利胆退黄为基本原则。临床常用于治疗小儿黄疸的经方有吴茱萸汤、茵陈五苓散、茵陈蒿汤等。

【病案举例】

1.吴茱萸汤

闫某,女,7岁。患儿近日自感乏力,精神萎靡,伴呕吐,食欲不振,尿黄,大便色灰白。查体:面色淡黄,巩膜黄染,肝在剑突下3 cm,右肋下1.5 cm可及,手足不温,舌淡脉沉迟,尿三胆阳性。肝功能化验:血清麝香草酚浊度试验11.2单位,总蛋白72.8 g,白蛋白33.8 g,球蛋白39 g,谷丙转氨酶2437单位,遂诊为急性黄疸型肝炎。证属中焦虚寒,湿阻不化,方拟吴茱萸汤加味以温中降逆。处方:吴茱萸1.5 g,党参1.5 g,生姜3 g,大枣2枚,半夏6 g,陈皮6 g。服法:水煎频服。服药4剂,呕吐消失,精神及食欲明显好转。原方加温胃化湿之品,继服2周。1个月后复查肝功能正常,腹诊于肋下未扪及肝脏。

按:本例患儿因脾胃虚弱,中焦虚寒所致急性黄疸型肝炎,治应温中散寒,降逆止呕,方用吴茱萸汤。本方以吴茱萸为君,温散寒邪,降逆止呕。生姜温中降逆,党参、大枣温补脾胃。

2.茵陈五苓散

案①:王某,女,7岁。1988年9月14日初诊。主症:食欲减退、恶心呕吐、厌油腻、腹胀,耳目俱黄,小便短少色黄。大便干结,舌苔厚腻微黄,脉弦滑。肝功能检查:黄疸指数40,谷丙转氨酶400 U/L,血清麝香草酚浊度试验、硫酸锌浊度试验异常。乙肝表面抗原阴性。诊断黄疸,湿重于热。处方:加味茵陈五苓散加乌梅、秦皮,6剂后黄疸明显减退,食欲增加,呕吐停止。用此方又服十剂后,黄疸指数4 U/L,谷丙转氨酶40 U/L,痊愈出院。2个月后随访未见复发。

按:本案患儿属湿热证,湿重于热,蕴结脾胃肝胆,致肝失疏泄,胆液不循常道,随血泛溢,浸淫肌肤而发黄;湿热蕴结中焦,脾失健运,则见食欲减退、恶心呕吐。方中茵陈清热利湿,白术健脾利湿,桂枝温阳化气,泽泻、茯苓、猪苓淡渗利湿,秦皮清热燥湿,乌梅和胃止呕,诸药共奏清热利湿、健脾利胆之功,6天黄疸明显减退。

案②:孙某,男孩,32天。患儿出生后3天出现周身皮肤、巩膜发黄。满月后黄疸仍未消退,黄色较鲜明。处方:茵陈 12 g,茯苓 10 g,白术 10 g,泽泻 6 g,猪苓 6 g,桂枝 3 g,水煎服。服上方 2 剂后黄疸全部消退。

按:五苓散本是《伤寒论》治疗太阳外邪不解,而随经入腑,邪与水结,膀胱气化失职所致的头痛、发热、恶寒、脉浮、小便不利、烦渴欲饮水、水入即吐等症。方中猪苓、泽泻渗湿利水,茯苓、白术健脾利水,桂枝通阳化气兼以解表行水。

3. 茵陈蒿汤

案①:田某,女,2 岁,1993 年 4 月 16 日初诊。两目发黄,纳差,脘腹胀满,倦怠乏力,小便黄,大便陶土色,右胁痛已 2 天。查体:舌质红,苔黄腻。巩膜中度黄染,肝大肋下 2 cm,质软,触痛明显。余未发现异常。肝功能及表面抗原:HBsAg 阴性,胆红素定量 88 μmol/L,血清麝香草酚浊度试验 7 U,谷丙转氨酶 200 U/L。诊断为急性黄疸型肝炎。方药:茵陈 15 g,栀子 6 g,大黄(后下)3 g,醋柴胡 6 g,郁金 6 g,黄芩 6 g,黄柏 6 g,甘草 6 g。服药 5 剂后,巩膜黄染消退,精神转佳,纳食增加,腹胀减轻,苔微腻,脉略滑。上方去大黄,继服 3 剂,诸症悉除,复查肝功能正常。

按:本例由湿热蕴结中焦,胆汁外泄,浸渍肌肤而发黄;湿热蕴脾,脾失健运,则纳差、脘腹胀满、倦怠乏力;气机不畅而郁滞,则右胁痛。方用茵陈蒿汤加减,清热利湿、疏肝利胆、理气和胃。

案②:王某,男,62 天。因黄疸逐渐加重 59 天,于 1981 年 3 月 11 日就诊。患儿出生后 3 天,面目皮肤出现黄疸,逐渐加重,食纳差,大便较干,1~2 日 1 行,浅黄色,曾在某医院诊为胆汁黏稠症,先天性胆道狭窄待排。用去氢胆酸、抗生素、葡萄糖等治疗 22 天,黄疸反趋加重。母孕期体弱纳差,生后患儿人工喂养。查体见发育营养尚好,巩膜黄兼浅绿色,面部、周身皮肤呈黄褐色,腹胀,肝肋下触及,苔黄厚腻,舌质红。诊断:胆汁黏稠症;先天性胆道狭窄待排。茵陈 30 g,栀子 3 g,大黄(后下)3 g,滑石 12 g,车前子 9 g,猪苓 9 g,泽泻 9 g,竹叶 9 g,甘草 3 g。水煎服 2 剂后,大便转稀,面目皮肤黄染明显减轻。上方去大黄加焦三仙各 12 g,槟榔 9 g。又服 3 剂,巩膜黄染不明显。继服 2 剂,巩固疗效。

按:本案患儿为湿热阻滞,胆汁外溢而致发黄,以茵陈蒿汤加减清热利湿退黄,方中重用茵陈清热利湿,栀子、竹叶清郁热,大黄泻下通便,遵仲景"诸病黄家,但利其小便"之旨,用滑石、车前子、猪苓、泽泻利小便,甘草调和诸药,服 2 剂后,大便转稀,面目皮肤黄染明显减轻,遂去泻下之大黄,加焦三仙、槟榔消积导滞,5 剂而愈。

第四章　肾系疾病

肾为先天之本，内藏元阴元阳，为水火之脏；又主水纳气，维持机体气化及水液代谢平衡。人体水液的正常代谢，水谷精微输布、封藏，依赖于肺的通调、脾的转输、肾的开合及三焦、膀胱的气化完成。因此，肾系疾病以肾失开合、膀胱气化失司为主，同时肾系疾病也与肺失通调、脾失健运有关。小儿肾脏虽具备大部分成人肾的功能，但尚未发育成熟，调节功能较弱，贮备能力差，受外感、先天因素或疾病的影响，导致肾气不足，水液代谢失常，出现水肿病、遗尿、尿频、淋证等多种病证。故肾系疾病为儿科常见疾病，临床上多以浮肿、尿少、尿血、尿频、尿痛等为主要临床表现，病证相对复杂，虽亦有单纯的虚证、实证可见，但更多的是虚实夹杂证。

第一节　水　肿　病

水肿病为小儿时期常见的病证，以头面、眼睑、四肢，甚至全身浮肿及小便短少为特征，有阳水、阴水之分。一般来说，阳水病程短，预后较好；阴水病程长，且反复发作，预后较差。西医学多种疾病均可出现水肿病，但儿科临床常见于肾病综合征、急性肾小球肾炎。

肾病综合征是一组由多种病因引起的肾小球基底膜通透性增加，导致血浆内大量白蛋白从尿中丢失的临床综合征。临床以大量蛋白尿、低白蛋白血症、高胆固醇血症及不同程度浮肿为主要特征。肾病综合征可发于任何年龄，多发于2～8岁，男多于女，临床易反复发作，预后与病理类型密切相关，微小病变型预后较好。肾病的治疗应紧扣"本虚标实"的病机，以扶正培本为主，重在益气健脾补肾、调理阴阳以治其本，同时注意配合宣肺、利水、清热、化瘀、化湿、降浊等祛邪之法以治其标。临床常用于治疗小儿肾病综合征的经方有当归芍药散、防己黄芪汤、真武汤、猪苓汤、麻黄连翘赤小豆汤、麻黄汤等。

急性肾小球肾炎，简称急性肾炎，临床以急性起病、浮肿、少尿、血尿、蛋白尿及高血压为主要特征。急性肾小球肾炎可发病于任何年龄，以3～12岁多见，2岁以下少见，常于感染后发病,多由溶血性链球菌感染引起,少数由其他细菌、病毒等引发,临床轻重悬殊,预后多为良好。本病的辨证论治应紧扣急性期以邪实为患,恢复期以正虚邪恋为主的病机。治法上急性期以祛邪为旨,宜宣肺利水,清热凉血,解毒利湿;恢复期则以扶正兼祛邪为要,并应根据正虚与余邪孰多孰少,确定补虚药及祛邪药的比重。临床常用于治疗小儿急性肾小球肾炎的经方有防己黄芪汤、竹叶石膏汤、防己地黄汤、麻黄杏仁薏苡甘草汤、麻黄连翘赤小豆汤、越婢汤、越婢加术汤等。

【病案举例】

1. 当归芍药散

患儿,女,12 岁。因"颜面、双下肢浮肿 3 个月"入院。患儿 3 个月前出现全身浮肿,在外院诊断为肾病综合征,予口服激素治疗 3 个月。血胆固醇 8.3 mmol/L,白蛋白 32 g/L。尿常规示:尿蛋白(＋＋),红细胞(＋)。现症见双下肢轻度浮肿,满月脸,神疲乏力,大便秘结,小便短赤,纳呆,舌质暗红,苔黄腻,脉滑。证属气虚血瘀、湿热蕴结。治宜健脾益气、活血化瘀、清热利湿。予当归芍药散加减:当归、赤芍、川芎、茯苓、泽泻各 15 g,白术 12 g,石韦、白茅根、丹参、蒲公英各 30 g,地龙、黄柏、大黄各 10 g。每剂水煎 2 次,共取汁 200 mL,分 2 次服,每日 1 剂。用药 3 个月,尿蛋白转阴。

按:该方本用于妇科疾病,方中当归、赤芍,川芎活血利水,茯苓、白术、泽泻健脾利水,故亦常用于水肿病。本例中患儿由于脾气亏虚,脾失运化,水湿蕴久化热,湿热蕴结,致使水液流于肌肤而发为水肿;气虚推动无力,致使血液瘀滞不行,故用当归芍药散加减。

2. 防己黄芪汤

刘某,6 岁。其母代诉:患儿患肾病综合征,在某医院住院 2 个月,但未痊愈即出院,遂来寻求诊治。观其小儿四肢均浮肿,尤以下肢为甚,按之凹陷、尿少。查尿常规示:蛋白(＋＋)、红细胞 2～5 个/HP、白细胞 7～9 个/HP、扁平上皮细胞 6～8 个/HP,当即采用金匮防己黄芪汤主治:防己、炙黄芪各 20 g,白术 25 g,炙甘草 15 g,以生姜、大枣为引。治疗 2 周尿常规正常,又 7 天后尿常规又有变化,蛋白(＋),红细胞 10～12/HP,白细胞 5～8/HP,吞噬细胞 0～1/HP,黏液丝(＋)。辨证用药在上方的基础上加仙鹤草、茯苓各 15 g,白茅根 20 g,党参 10 g,水煎服,每日早晚各 1 次。1 个半月后尿常规正常,痊愈,随访未有复发。

按:本例中患儿症见四肢均浮肿,尤以下肢为甚,按之凹陷、尿少,多因小儿腠理疏松,卫外不固,肾气不足,易为外邪所侵,伤及脏腑,常影响肺、脾、肾三脏水液代谢功能,水液外溢肌肤所致。故方用防己黄芪汤健脾祛湿固表、调和营卫,达到祛湿固表消肿的目的。

3. 真武汤

患儿,男,14 岁 6 个月,2020 年 5 月 4 日因"发现双下肢及双眼睑浮肿 15 天"由门诊以"肾病综合征"收治入院。入院症见双下肢及双眼睑浮肿,偶有恶心,无呕吐,无发热,无鼻塞、流涕,无咳喘,无腹痛、腹泻,无胸闷、胸痛,无尿频、尿急、尿痛,无头痛等不适,查体合作,皮肤、黏膜无黄染,右侧手臂内侧近肘窝处可见直径5 cm大小淡紫色瘀斑,咽部无充血,扁桃体无充血,颈软,双肺呼吸音正常,双肺未闻及干、湿啰音,腹软,腹部无压痛及反跳痛,肝脾肋下未及,移动性浊音阴性,肝肾区无叩击痛。既往有肾炎病史。患儿双下肢浮肿明显,按之没指,面色无华,神疲畏寒,四肢欠温,小便少,舌淡胖,苔白腻,脉沉细,证属水肿病,脾肾两虚证,故中药处方以真武汤加减:附片10 g,生白芍10 g,炒白术6 g,茯苓15 g,茯苓皮15 g,半支莲10 g,泽泻10 g,车前草10 g,山茱萸6 g,炙甘草10 g,泽兰10 g,玉米须20 g,青风藤6 g,桂枝3 g。同时西药予以头孢哌酮抗感染、肝素钙抗凝、足量甲强龙静滴。服药6剂,小便量增多,浮肿消退。

按:患儿幼时有肾炎病史,可知其素有肺、脾、肾三脏亏虚,水液的正常代谢,有赖于肺的通调水道、脾的运化、肾之气化功能,肺、脾、肾三脏亏虚,三焦壅塞,水液代谢失常。此次因感受外邪,伤及肺脏,肺失宣肃,继而使水液代谢失常而再发水肿,结合其神疲畏寒、四肢欠温、脉沉可确证属脾肾阳虚证。《华氏中藏经》:"水者肾之制也,肾者人之本也,肾气壮则水还于海,肾气虚则水散于皮。"故选用真武汤温补肾阳,化气行水以获愈。

4. 猪苓汤

牛某,男,10岁。以"间断浮肿、尿少7年,加重3天"于1992年4月3日住入我院儿科病房,经检查诊断为"肾病综合征",经西药青霉素、氨苄西林、激素、呋塞米、能量合剂等治疗半个月,病情无好转,5月16日请中医会诊。症见患儿全身浮肿,满月脸,腹部膨胀如蛙状,腹水(+),双下肢浮肿(++),查尿蛋白(++++)。脉浮滑数,舌苔白,舌质略红。给猪苓汤加味:猪苓15 g,泽泻15 g,茯苓20 g,阿胶25 g,滑石10 g,大腹皮15 g,陈皮10 g,桑白皮10 g,生山药30 g,白术10 g,麻黄5 g,黄芪15 g。水煎服,每日1剂。服药3剂后尿量明显增加,浮肿减轻,腹部较前明显缩小,自觉腹胀明显减轻,精神较前好。继服6剂,浮肿全消,腹水(-),尿蛋白(++),前方去麻黄、桑白皮,加何首乌25 g,黄芪10 g,继服16剂。患儿精神好转,饮食正常,大小便正常,尿常规正常,守方继服5剂巩固疗效。停药后观察半个月,未再复发。尿常规、血常规、肝功能、总蛋白、蛋白比例均正常,病愈出院,随访至今未再复发。

按:中医学认为其病因与外感风、寒、湿、热、毒邪及肺、脾、肾三脏功能失调有关。水肿初期邪气盛者,多属阳水;水肿日久不消,正气耗损者多属阴水。肾病迁延过程中,脾肾虚弱,精微下注外溢是导致蛋白尿的主要原因。蛋白丢失日久,势必耗损阴精。且小儿又脾常不足,运化功能尚未健全,水谷精微不能化生气血而酿成湿浊,湿蕴化热,渐致湿热搏结,而形成气阴两虚,湿热内停的虚实夹杂证候。此证治疗颇为棘手。利水则更伤阴,育阴则易恋邪,故用猪苓汤养阴清热利水,加黄芪、白术、生山药益气健脾,何首乌配阿胶益阴养血,补益肝肾。

5. 麻黄连翘赤小豆汤

叶某,男,11岁,2017年5月16日初诊。主诉:发现尿蛋白1个月余,加重伴尿少浮肿 3 天。患儿 1 个月前发现尿蛋白（＋），未予治疗，自行服中成药，无效，近 1 周阵咳有痰，为黄黏痰咳，晨起明显，鼻流清涕，3 天前出现眼睑及双下肢浮肿，尿少，色如深茶样，纳减，无腹痛，无发热，汗可，手足不温。现尿蛋白（＋＋＋）。既往有肾病综合征病史 2 年，停用激素 1 个月，有过敏性鼻炎病史，平素易感冒。查体：一般可，眼睑及双下肢浮肿明显，为凹陷性水肿。咽稍红，扁桃体不大，舌淡红，舌体胖大，苔薄黄，脉细数。西医诊断：原发性肾病综合征（复发）。中医诊断：水肿病（脾肾阳虚、风湿侵渍），方用麻黄连翘赤小豆汤合五苓散、防己黄芪汤加减化裁：炙麻黄 10 g，连翘 15 g，赤小豆 20 g，杏仁 10 g，桂枝 10 g，白术 10 g，茯苓 30 g，猪苓 20 g，泽泻 10 g，车前草 15 g，防己 10 g，黄芪 10 g，芡实 20 g。免煎颗粒剂，3 剂，开水冲服，每日 1 剂，分次频服。2017 年 5 月 19 日二诊：服药后，浮肿大部分消退，现双下肢轻度浮肿，眼睑未见浮肿，白天偶咳，咳少量白痰，无发热，无鼻塞、流涕，纳差，二便正常，小便色黄质清，夹有少量泡沫。查体：咽部稍有充血，双侧扁桃体Ⅰ度肿大，舌淡红舌尖稍红，苔薄白，脉沉细。处方：守初诊方去连翘、赤小豆，加附子 5 g，细辛 3 g，金樱子 10 g，五味子 10 g，菟丝子 10 g。3 剂，用法同前。2017 年 5 月 22 日三诊：患儿双下肢仍有轻度浮肿，夜间偶咳 1～2 声，无其他不适。处方：守二诊方，猪苓加至 30 g，6 剂，用法同前。患儿服用上方后浮肿完全消失，尿蛋白仍为（＋＋），后激素足量，尿蛋白很快转阴。出院后门诊继续观察，近几个月来水肿未发作。

按：该例为阴水阳水皆俱，以阴水为本，阳水为标，急则治其标，缓则治其本，患儿前期病情较为急迫，故以治标为主，兼顾扶正，因此以麻黄连翘赤小豆汤合五苓散、防己黄芪汤加减治疗浮肿，兼以补气健脾利水。患儿鼻流清涕，咳黄痰，咽红，舌红胖大，苔薄黄，脉细数，表明部分表邪郁滞化热，故用炙麻黄解其表，并合杏仁一宣一降，改善患儿的咳嗽症状，另外炙麻黄合杏仁有“提壶揭盖”之意，即通过恢复肺宣发肃降功能，以促进小便排出。连翘清其郁热，使邪从内而解，并防邪热进一步传变，赤小豆利其小便，使邪从小便而解，五苓散与麻黄连翘赤小豆汤二者相辅相成，一方面麻黄连翘赤小豆汤辅助五苓散利水消肿，另一方面五苓散中的桂枝与麻黄连翘赤小豆汤中的炙麻黄配伍，增强了麻黄连翘赤小豆汤发汗解表之功，故为治其标。后期患儿浮肿大部分消退，以本虚为主，故易麻黄连翘赤小豆汤为麻黄附子细辛汤，以温阳扶正利水，以扶其本。因患儿持续蛋白尿，肾中精微外漏，久则伤及肾精，故用芡实补肾益精，加强肾气的固涩收敛作用。后期添加菟丝子、五味子、金樱子用意也与芡实相似。从整个病程来看，该患儿本为阴水，因感受外邪产生了阳水的表证，故在治疗期间需灵活分清主次，才能发挥更好的疗效。

6. 麻黄汤

患儿，女，8 岁，2020 年 5 月 3 日就诊。因“发现颜面及双下肢浮肿 4 天，加重 1 天”收入院。患儿于 4 天前无明显诱因出现颜面及双下肢浮肿，小便减少（具体尿量不详），夹有泡沫，未予特殊处理，1 天前颜面及下肢浮肿加重，偶咳，无发热，无鼻塞流涕，无心慌胸闷，无呕吐腹泻，无尿频、尿急、尿痛，至当地医院就诊，诊断为“肾病综合征”，至我院以"肾病综合征"收入院。刻下症见颜面及双下肢浮肿,小便减少(具体尿量不详)夹有泡沫,昨日夜间偶咳几声,今自行缓解,患儿起病以来,精神可,纳食可,睡眠正常,不畏寒,无夜尿,无口干,汗可,大便可,小便黄。既往史:近 1 个月内无感染史;平素体健。家族史:母亲患有甲状腺功能减退症;爷爷有肾病综合征病史,病程一年半,于 2018 年 6 月治愈;父亲体健。查体:神清,全身皮肤、黏膜未见皮疹、黄染及出血点。颈软,咽(一),心肺听诊无异常。左侧胸部发育畸形,胸大肌及胸小肌缺如,胸围:55 cm,脊柱无畸形。腹部膨隆,全腹无压痛及反跳痛,移动性浊音(十)。肝脾肋下未触及肿大。颜面及双下肢中度凹陷性水肿。舌淡红,苔白腻。脉细滑。辅检:尿蛋白(24 小时)2599.1 mg;白蛋白 15.4 g/L;总胆固醇 8.34 mmol/L;甘油三酯 1.86 mmol/L;肌酸激酶同工酶 41 U/L;维生素 D 10.11 ng/mL;双肺 CT 示右侧少量胸腔积液。左侧胸廓塌陷。第三代促甲状腺激素 13.026 mIU/L,FT3、FT4 正常。中医诊断:水肿病(肺脾两虚,兼水湿内蕴证)。西医诊断:1.肾病综合征(原发性,单纯性);2.心肌损害;3.维生素 D 缺乏病;4.腹水;5.先天性胸大肌缺如(左侧);6.亚临床甲状腺功能减退。2020 年 5 月 4 日拟方:泽泻 10 g,茯苓 15 g,白术 10 g,猪苓 10 g,炙黄芪 20 g,防己 10 g,麻黄 6 g,桂枝 8 g,焦山楂 10 g,神曲 10 g,炙甘草 6 g,苦杏仁 10 g,大腹皮 10 g。并予抗感染、扩容、利尿、营养心肌等对症支持治疗。患儿 2020 年 5 月 4 日下午 4 点出现前额部头痛明显,具体疼痛性质描述不清,为阵发性,可自行缓解,呕吐 2 次胃内容物。2020 年 5 月 5 日调整中药辨证方如下:麻黄 10 g,桂枝 8 g,炙甘草 6 g,连翘 10 g,赤小豆 20 g,陈皮 10 g,大腹皮 10 g,葶苈子 15 g,大黄 3 g,椒目 6 g,泽泻 15 g,茯苓 20 g,白术 15 g,猪苓 20 g,黄芪 20 g,防己 10 g。每日 1 剂,分次频服,开水冲服。患儿口服上药 2 日后双下肢浮肿较前减轻,双眼睑仍浮肿,腹泻黄稀水样便,每日 6 次,量不多,暂停用中药辨证方改为姜枣茶温胃止呕。加用足量激素,并予奥美拉唑护胃治疗。2020 年 5 月 9 日加大利尿剂量,2020 年 5 月 10 日患儿双眼睑浮肿、双下肢浮肿较前明显减轻,无呕吐、腹痛、腹胀不适,未诉明显头疼,24 小时入量 1993 mL,出量 2170 mL。查体:移动性浊音(±),颜面无浮肿,双下肢轻度凹陷性浮肿。舌红,苔白,可见少许花剥,中根部稍厚腻,舌下脉络稍迂曲,脉沉细。药用:泽泻 15 g,茯苓 20 g,白术 15 g,猪苓 10 g,黄芪 10 g,防己 10 g,麻黄 6 g,桂枝 6 g,炙甘草 6 g,山楂 10 g,神曲 10 g,杏仁 6 g,薏苡仁 15 g,竹茹 10 g,车前草 6 g。3 剂。2020 年 5 月 13 日,守 2020 年 5 月 10 日辨证方,去防己、竹茹、神曲,加太子参、麦冬、五味子益气养阴,具体为:麻黄 6 g,杏仁 6 g,桂枝 6 g,泽泻 15 g,猪苓 10 g,茯苓 20 g,白术 15 g,黄芪 10 g,太子参 10 g,炙甘草 6 g,山楂 10 g,麦冬 10 g,薏苡仁 15 g,车前草 6 g,五味子 6 g。5 月 14 日自测尿蛋白转阴,后随证加减,移动性浊音消失。5 月 19 日查白蛋白 28.4 g/L,肝功能、血脂降低,改用六味地黄丸加味,带药出院。门诊定期复诊,中药随证加减,激素规律减量,2021 年 10 月激素减停,随访至今无复发。

按:本病属于"水肿病(阴水)"范畴,开始辨证为肺脾两虚,兼水湿内蕴证。患儿禀赋不足,肺脾肾常不足,水液代谢失调,水谷精微输布、封藏均依赖肺的通调、脾的传输,若肺脾虚弱,功能失常,导致水精四布失调,泛滥肌肤则出现浮肿;精微不能输布、封藏而下泄则出现蛋白尿;肺脾失职,气化不利,水湿内停,发为水肿。舌脉亦为佐证。先投麻黄汤合五苓散及防己黄芪汤以"宣肺利水,益气健脾"。但随之患儿出现头痛呕吐,考虑表邪未解,上犯清阳,故见头痛,水湿阻遏中焦,故发呕吐,此时考虑证属风湿侵渍,故采用麻黄连翘赤小豆汤合防己黄芪汤、己椒苈黄丸加减。后患儿虽因呕吐头痛不适暂停中药辨证方,但调整后中药仍以麻黄汤为主宣肺解表,提壶揭盖,合五苓散增强健脾利水消肿之效,且加用薏苡仁、车前草淡渗利湿,竹茹和胃降逆、利湿化浊,浮肿消退,考虑激素为阳热之品,易灼伤津液,故收效后改用滋阴补肾、益气健脾之方。回顾本例可见,临证肾病综合征患儿病情变化多端,需牢牢把握病机,随证加减,有是证、用是方。

7. 防己黄芪汤

沈某,女,5岁,1986年5月6日初诊。患儿母亲述,患儿于1年前患水肿病,眼睑浮肿渐至下肢、全身均肿,住院治疗,症状缓解后出院,但症状反复1年不愈,尿常规示红细胞或白细胞(+),蛋白(+)。用防己黄芪汤加减:汉防己、白术各6 g,黄芪12 g,甘草3 g,生姜5 g,大枣2枚。内服治疗3周,浮肿消退,尿常规检查正常,随访9年未复发。

按:急性肾小球肾炎多见于3~12岁儿童,中医根据其临床表现,多将其归为"水肿病"范畴。本例患儿因感受外邪发病,由于治疗不当,病情反反复复,日久不愈。水湿又易伤阳气,湿性重浊黏腻、不易骤化,病情缠绵,病程效长,使卫阳受损,甚则损伤脾阳,水邪泛滥,故用防己黄芪汤加减治疗。

8. 竹叶石膏汤

张某,男,10岁,10月12日初诊。患儿1周前开始发热,咽喉肿痛,昨日起出现颜面下肢浮肿,倦怠乏力,小便短赤,大便偏干,1日1行,口苦口黏,苔薄黄舌质红,脉沉数。查尿常规蛋白(++),红细胞(++),血清抗"O"800 IU/mL,补体C 30.6 mg/mL,血沉26 mm/h。证属湿热壅盛。诊断:急性肾小球肾炎。予竹叶石膏汤加减清热利湿,凉血止血。处方:淡竹叶、车前草、大小蓟、芦根、粳米各10 g,生石膏30 g,牡丹皮炭8 g,白茅根20 g,鹿衔草、茜草、忍冬藤各15 g,六一散各15 g,蝉蜕5 g。水煎2次,早晚分服,每日1剂。同时加用青霉素肌内注射,每日2次。10月19日二诊:患儿浮肿已退,尿量增加,无发热咽痛,查尿常规蛋白(+),红细胞少许,遵初诊方再进7剂。10月26日三诊:患儿浮肿等症状消失,尿常规检查正常,血沉5 mm/h,补体C正常,血清抗"O"<400 IU/mL。随访一年无恙。

按:小儿急性肾小球肾炎起病急,以浮肿、血尿、蛋白尿、少尿为临床特征,归属于中医"水肿""尿血"等范畴。由于小儿腠理疏松,卫外不固,肾气不足,易为外邪所侵,伤及脏腑,常影响肺、脾、肾三脏水液代谢功能,导致水液潴留而见浮肿,又由于小儿为稚阴稚阳之体,感邪之后极易化热而呈湿热之象,热伤血络即见尿血,治以竹叶石膏汤清热凉血,加车前草、白茅根等清热利湿,鹿衔草、茜草等化瘀止血,蝉蜕祛风抗敏。

9. 防己地黄汤

任某,男,14岁,1985年2月6日初诊。患儿半个月前感冒发热,咳嗽咽痛,继而出现眼睑浮肿,伴有血尿。经用青霉素、酚磺乙胺、激素等治疗,效果不显著。症见发热,体温 38 ℃,但四肢不温,微恶寒,面浮肢肿,咽红,口渴,尿少色赤,舌质稍红,苔薄白,脉浮数。尿常规示:尿蛋白(＋＋＋),红细胞(＋＋＋＋),白细胞 4～6/HP,颗粒管型 2～5/HP。证属风热袭表,肺气失宣,热伤肾络而致血尿水肿。西医诊断:急性肾小球肾炎。治则:清热解毒,疏风凉血,防己地黄汤加味:生地黄 30 g,防己、天花粉各 15 g,防风、桂枝、紫草、甘草各 10 g,鲜浮萍一把。2 剂,水煎服。3 日后浮肿消退,体温正常,微渴有汗,但血尿未消。仍予上方生地黄加至 60 g,加白茅根 30 g,贯众炭 15 g。5 剂,每 2 日服 1 剂。1 个月后小便转清,血尿消失,尿常规正常。随访 2 年未复发。

按:本例虽属风水,但因郁热郁于血分,故用防己地黄汤疏风凉血。

10. 麻黄杏仁薏苡甘草汤

案①:徐某,男,14 岁,2012 年 3 月 28 日初诊。主诉:面目及下肢浮肿 3 天。刻下症见眼睑、下肢浮肿,恶寒头痛,咳嗽阵作,恶心纳呆,双侧肾区轻微叩击痛,小便色黄量少,大便溏薄,脉滑,舌苔白而微腻。尿常规示蛋白(＋＋＋＋),白细胞少许,颗粒管型(＋＋)。诊断为急性肾小球肾炎,证属风水。风湿郁肺,肺气失宣,水道不通,故身肿咳嗽;湿阻脾胃,清浊失常,故厌食恶心,便溏。治宜宣肺利水,健脾除湿。方以麻黄杏仁薏苡甘草汤加味:炙麻黄 10 g,苦杏仁 15 g,薏苡仁、白茅根、车前草、玉米须 30 g,茯苓片、泽泻各 15 g,制半夏 10 g,生甘草 3 g。5 剂。2012 年 4 月 2 日二诊:药后浮肿已消,恶心已除,食欲增加。尿常规示蛋白(＋),红细胞少量,以本方合防己黄芪汤善后。后电话随访获悉,服药 10 剂后诸症告安,多次尿常规无异常。

按:临床所见,急性肾小球肾炎常于链球菌感染后突然发病,辨证多属风湿遏阻脾肺。本例以炙麻黄、苦杏仁宣肺,内调水道,使水湿下输膀胱,外"开鬼门"使湿从汗解;薏苡仁等健脾胃、分清浊、利水消肿。药尽症除,并且未有反复。

案②:陈某,男,10 岁。1984 年 3 月 20 日初诊。10 日前晨起发现面部、眼睑浮肿,时觉畏寒,小便减少。查血常规:白细胞分类及计数正常。尿常规示红细胞(＋),透明管型(＋＋),白细胞少许,尿蛋白(＋＋)。诊为"急性肾小球肾炎"。现症见面部及四肢浮肿,小便少、微黄,饮食减少,时咳嗽、吐泡沫痰,口不渴,苔薄白而润,脉微弦。血压:128/84 mmHg,诊为风水。治法:祛风宣肺、除湿消肿。处方:麻黄、杏仁各 9 g,薏苡仁 20 g,茯苓 12 g,益母草、陈皮各 10 g,甘草 5 g。嘱低盐饮食。服上方 2 剂后,遍身微汗出,尿量大增,浮肿明显消退,仅双下肢踝关节以下轻度浮肿,觉身软倦怠,乃以健脾利水法治之。处方:党参 10 g,薏苡仁 20 g,茯苓 10 g,防己 10 g,益母草 12 g,陈皮 6 g,炙甘草 10 g。连服 5 剂。半个月后复查,诸症悉愈,小便化验正常,血压 92/58 mmHg。

按:本例为急性肾小球肾炎,风湿侵渍肌表,肺失宣降,水湿不能下输膀胱而溢于肌肤。治以祛风宣肺、除湿消肿,方以麻黄杏仁薏苡甘草汤。

11. 麻黄连翘赤小豆汤

案①:患儿,女,8 岁。患儿 7 天前出现咽喉肿痛,继而发热,体温 40 ℃,静脉注射青霉素等对症治疗效微。2天前渐见颜面浮肿,并迅速向下蔓延,全身躯干肿胀,伴头痛乏力,无汗,胃纳差,恶心欲呕,尿黄短赤。西医诊断为急性肾小球肾炎。中医诊断为水肿病,属风水犯肺,郁而生热。处方:麻黄(先煎)6 g,白花蛇舌草、益母草各10 g,连翘12 g,赤小豆30 g,桑白皮、石膏各15 g。每日1剂。3剂后,水肿渐退,舌红苔少。上方麻黄减至3 g,加墨旱莲、女贞子各15 g,继进12剂,尿检(-),诸症除,随访1年未复发。

按:本例患儿证属风邪外袭,肺失通调,致水湿内生,风水相搏,蕴而生热。投以麻黄连翘赤小豆汤加味,外能解表散热,内能清热利湿解毒,达疏风消肿利水之效。方证相合,其证自除。可供参考。

案②:患儿,女,10岁。突然于感冒后颜面浮肿,发热,恶寒,无汗,小便短少,苔白,脉浮,查尿蛋白(++),红细胞5~10/HP。处方:麻黄5 g,连翘5 g,桑白皮5 g,杏仁5 g,白茅根10 g,赤小豆10 g,生姜3片,大枣5枚。服上方5剂后诸症消除,后未复发。

按:风水相搏之水肿病当开鬼门,鬼门系指汗孔,而开鬼门则属开发汗孔使之发汗之法,主要适用于先有面部浮肿而后遍及全身,并以上半身肿为主的水肿病。

12. 越婢汤

案①:蒋某,女,12岁,1996年3月2日初诊。患儿晨起面部眼睑浮肿,足踝亦肿,纳呆乏力,小便短赤。1周前曾发热、咽痛、鼻塞、咳嗽,服退热药及感冒药后症状缓解。刻下体温37 ℃,血压140/85 mmHg,神萎,全身浮肿,咽红,扁桃体Ⅱ度肿大,胃纳欠佳,小便短赤,大便少,舌质红,苔薄黄,脉浮数。尿常规:尿蛋白(++),红细胞(++),白细胞、上皮细胞少许。诊断为急性肾小球肾炎。此属风邪犯肺、肺气不宣、水失通调。治拟宣肺利水、通调水道。以越婢汤加减。处方:麻黄、炙甘草、防风、防己、白术、茯苓、石菖蒲、杏仁、车前子、藕节、小蓟、菊花各10 g,赤小豆、石膏各20 g。5剂。水煎,分2次服。药后全身浮肿悉退,纳食正常,尿常规示蛋白、红细胞少许。效不更方,续服5剂后诸症悉平,尿常规示蛋白与红细胞均转阴性。随访至今未复发。

按:本例为急性肾小球肾炎,风邪犯肺、肺气不宣症状明显。用越婢汤加减,防己具有肾上腺皮质激素样作用,能抗菌、消炎、抑制免疫,却无激素之弊端,同时还能有效控制蛋白尿。

案②:曲某,男,12岁,1992年6月3日初诊。患儿2周前曾因扁桃体炎高热、咽痛,经治热退痛止。昨日突然颜面浮肿,晨起为甚,夜间发现双脚也有浮肿,小便量少,色红如茶,今晨查尿常规:红细胞满视野,白细胞10~20/HP,蛋白(++),遂来就诊。症见颜面浮肿,自觉小便不利、身困乏力,舌红,苔薄白,脉浮滑而数。证属风热犯肺,肺宣降失常、通调失职、水邪泛滥,兼以热伤阴络、血从下出,治宜宣肺散水、清热利湿、凉血解毒、消肿止血,方用越婢汤合麻黄连翘赤小豆汤、四苓散加减。处方:麻黄10 g,生石膏30 g,炙甘草10 g,生姜10 g,大枣6枚,白术10 g,连翘20 g,赤小豆15 g,茯苓30 g,泽泻30 g,荆芥穗12 g,黄芪20 g,小蓟30 g,白茅根30 g,侧柏炭20 g,白花舌蛇草30 g,败酱草15 g,水煎分2次服。1992年6月8日二诊:上药服5剂,浮肿略消、小便量增,尿常规示:红细胞 5~20/HP、白细胞 0~5/HP、蛋白(+)。初诊方去荆芥穗,加桑白皮 15 g,金银花 20 g,再进 7 剂。1992 年 6 月 16 日三诊:浮肿基本消退,尿常规示:红细胞 0~2/HP、蛋白(+),上方去败酱草、白花舌蛇草,加丹参 20 g,继服 7 剂,诸症告愈,随访 1 年,未见反复。

按:中医认为,本病因外感风邪、水湿,或是皮肤疮毒入内,使肺气不宣、脾气失运、肾失蒸化,影响水液的"通调""转输"和"气化",导致排泄障碍,潴留体内,泛溢于肌肤而形成水肿。由于其多由外邪诱发而发病,病变部分又偏于肺卫,故其辨治多从"风水"论之。本病常根据其发病 1~4 周前曾有上呼吸道感染(如咽喉炎、扁桃体炎、感冒等)病史,发病时出现眼睑或颜面浮肿、晨起尤甚,小便不利,或量少色深,舌红,苔薄白,脉浮数等症状,而以"风热水肿"辨证论治。在选方用药方面,用越婢汤合麻黄连翘赤小豆汤、四苓散等方化裁以祛风解表、宣肺消肿、清热利湿。

13. 越婢加术汤

案①:陈某,女,8 岁。因"受凉感冒后浮肿,尿少 10 天"于 1990 年 1 月 10 日住院。浮肿初起以眼睑为著。翌日,遍及四肢全身,伴恶寒,无汗,咳嗽,发热不甚,尿每日 800 mL,色如浓茶,不思饮食。苔薄白,脉浮紧。此证乃风邪外袭,首先犯肺,肺失肃降,不能通调水道,下输膀胱,故小便不利,津液不能输布,水湿潴留,泛滥于肌肤而出现浮肿;风为阳邪,其性浮越,风水相搏,故水肿自眼睑面部开始,迅即遍布周身;肺气失宣,故咳嗽;卫阳被郁,故恶寒,无汗。治当发表疏风、宣肺、利水。投越婢加术汤:麻黄 7 g,石膏 8 g,白术 8 g,甘草 8 g,生姜 8 g,大枣 5 枚,白茅根 15 g,杏仁 8 g,茯苓 8 g,泽泻 8 g。水煎服。服 5 剂后尿量明显增加,每日 1000 mL,尿蛋白(+)。浮肿有消退之势,咳嗽明显减轻。此药已中病,唯饮食减少,恐苦寒败胃,故减石膏为 5 g,续服 10 剂,诸外感症若失。浮肿全消,精神转佳,尿常规:蛋白(+)、红细胞 10~15/HP,白细胞 0~5/HP。因表证得解,减麻黄为 5 g,去杏仁,加用补益肺气的黄芪 15 g,继服 15 剂,精神、食欲均佳。化验:尿常规无异常,遂告痊愈。

按:由小儿脏腑娇嫩,腠理疏松,易为外邪侵袭,外邪首先犯肺,肺为五脏六腑之华盖,主一身之气,又为水之上源,当六淫之邪客于肌表,壅塞肺气,肺气不宣,风水相搏,通调失职,风遏水阻,致水溢肌肤,谓之"风水"证,与小儿急性肾小球肾炎证候相似。越婢加术汤正是为风水证而设,疏风清热,宣肺利水。

案②:孙某,男,8 岁。患儿就诊前 2 周曾患急性扁桃体炎,现以"面部浮肿 2 天"就诊,伴发热,恶寒,咽喉红肿疼痛,小便不利,舌质红,脉弦。尿常规示:蛋白质(++),红细胞 3~5/HP,白细胞 3~5/HP,肾功能检查结果正常。诊断为急性肾小球肾炎。中医辨证属"风水"。以疏风清热、宣肺利水法治疗。方选越婢加术汤加减。服药 5 剂后患儿浮肿消退,小便通利,尿液检查结果改善。随访 2 个月尿检均正常。

按:急性肾小球肾炎大多起病较急,临床以血尿、蛋白尿、少尿、浮肿、高血压等为特征。属中医学"风水"之范畴。多因外感风邪,内合于肺,肺失宣肃,肺主通调水道的功能失常所致。肺有通调水道的功能,即肺气能调节和维持水液的代谢平衡,促进水液代谢。若此功能失调可出现尿少、浮肿等症,如"风水",治疗上可以从治"肺"入手,即宣肺行水法。越婢加术汤有"宣肺气""启上闸",恢复肺"通调水道"之功能。其中麻黄宜散肺气,发汗解表,以去在表之水气,生石膏解肌清热,白术、甘草、生姜、大枣健脾化湿,有培土制水之意,诸药合用共奏散风清热、宣肺利水之功,故而用于临床能取得很好的效果。

第二节　尿　　血

　　尿血,又名溺血、溲血,是指小便中混有血液或伴有血块,排尿无疼痛为特征的一种病证。根据血量多少不同,小便可呈淡红色、鲜红色或伴有血块。本病属于中医学"尿血""血证"范畴。治疗上实证尿血以祛邪为主,在疏风散邪、清热利湿的基础上,佐以凉血止血;虚证尿血则以扶正为要,在补中益气、滋阴清热的基础上,配以凉血、固涩之法。临床常用于治疗小儿尿血病的经方有肾气丸、抵当汤、越婢汤、鳖甲煎丸、小柴胡汤、桃核承气汤、黄土汤、猪苓汤、泻白散等。

【病案举例】

1. 肾气丸

　　黄某,男,7岁,1997年11月20日初诊。主诉:发现蛋白尿、血尿、高血压10个月。患儿10个月前,因感冒后出现全身浮肿尿少,头昏乏力呕吐。在外院查血压高,尿蛋白(＋＋),红细胞(＋＋＋),尿素氮42 mmol/L,诊断为肾炎。经对症及中药(益气温阳利水方)治疗,浮肿稍减,但每遇感冒、劳累则加重。尿蛋白持续(＋＋＋)~(＋＋＋＋),尿素氮持续升高。来院时全身浮肿,夜尿多,腰酸乏力,恶心呕吐,纳差便干。询问病史知患儿2岁曾患"肾炎",已治愈。查体:血压105/60 mmHg,神疲乏力,面色黧黑,全身中度浮肿,语音低微,心肺(一),腹软,肝右肋下2.0 cm,质欠软,压痛(＋),双肾区叩痛明显,双下肢浮肿,按之如泥。舌淡暗,苔薄白,脉沉细。尿常规示:蛋白(＋＋),颗粒管型(＋＋＋),红细胞(＋＋)。血生化:尿素氮20 mmol/L,HCO_3 13.4 mmol/L,血钾5.8 mmol/L,血钠118 mmol/L,血氯92 mmol/L,血清磷2.8 mmol/L,血清肌酐177 mmol/L,碱剩余10.3 mmol/L。肝功能、乙肝全套均正常。双肾B超示:左肾3.1 cm×4.0 cm,右肾8.7 cm×4.3 cm,提示左肾缩小。双肾图呈梗阻图形。诊断为水肿病(脾肾阳虚,兼有瘀血)。西医诊断为慢性肾小球肾炎并慢性肾衰竭(失代偿期)。治以温肾利水,活血化瘀。方用加味肾气丸:制附片5 g,肉桂5 g,生地黄、熟地黄各15 g,泽泻15 g,车前草15 g,路路通15 g,山药25 g,山萸萸10 g,牡丹皮10 g,牛膝10 g,赤芍10 g,红花10 g,

川芎 10 g,连皮茯苓 20 g。8 剂,水煎服,每日 1 剂。1997 年 11 月 29 日二诊:浮肿消,精神好转,无恶心、呕吐,纳增便调。舌淡,苔白,脉细滑。效不更方,继续从肾论治,治其根本,再进 5 剂。注意预防感冒、忌海鲜发物。低盐、低脂、低蛋白饮食。随访 2 年,水肿未再发。

按:患儿幼时有肾炎病史,可知其素有肺、脾、肾三脏亏虚,水液的正常代谢,有赖于肺的通调水道、脾的运化、肾之气化功能,肺、脾、肾三脏亏虚,三焦壅塞,水液代谢失常。此次因感受外邪,伤及肺脏,肺失宣肃,继而使水液代谢失常而再发水肿,结合其面色黧黑、腰酸、脉沉可确证属脾肾阳虚证。肾气丸是补肾之祖方。尤在泾称其为"补阴之虚,可以生气,助阳之弱,可以利水,乃补下治上之良剂也"。然前医屡治不验,是不知有瘀结之实。《血论证》指出:"血与水本不相离。"气血的运行赖肾阳的温煦和推动,所谓"气为血之帅"。脾肾阳虚,寒从内生,寒凝则血涩,宜温肾活血,除其水肿之根源。

2. 抵当汤

张某,男,12 岁。镜下血尿 1 年,在当地医院多次行肝功能、肾功能以及 B 超检查均正常后,经行肾脏穿刺病检确诊为隐匿性肾炎。经中西药治疗,镜下血尿(+)~(+++),近期因感冒咳嗽,前来我院儿科门诊,就诊时患儿面色苍白,鼻塞流涕,头痛咳嗽,舌淡苔白,舌边有瘀点,舌下静脉紫暗,脉浮紧。血常规、肾功能均正常,尿常规:红细胞(+++)。胸部 X 线摄片:双肺纹理增重。此属风寒咳嗽兼有下焦瘀血,治当疏风散寒,宣肺止咳,兼活血化瘀。处方:杏仁 10 g,紫苏 10 g,桔梗 10 g,陈皮 10 g,前胡 10 g,半夏 4 g,枳壳 6 g,水蛭 4 g,䗪虫 4 g,大黄 4 g,桃仁 6 g,川芎 8 g,益母草 6 g,没药 5 g。5 剂后患儿咳嗽消失,尿常规示红细胞(+),改用活血化瘀为主,兼清利湿热法。处方:水蛭 4 g,䗪虫 4 g,大黄 4 g,桃仁 6 g,川芎 8 g,益母草 8 g,没药 5 g,龙胆草 8 g,苍术 8 g,黄柏 6 g,萆薢 8 g。后以此方出入,再调治 2 个月,尿常规示红细胞消失,多次复查尿常规均正常,随访 1 年未再复发。

按:血尿多属下焦湿热壅滞。本病早期多表现为湿热标实证,病久迁延不愈,亦可出现脾肾阳虚的本虚证。治标以清热利湿,治本则补肾益气。以往治疗小儿迁延性镜下血尿多应用清热利湿剂加止血药,临床疗效不显著。然根据《伤寒论》"……小便自利。其人如狂者,血证谛也,抵当汤主之"及"久病多瘀""瘀血不去,新血不生"的理论,可应用活血化瘀治疗小儿迁延性镜下血尿,对病久伤及脾肾者加补肾益气药以提高疗效。

3. 越婢汤

李某,女,9 岁,1998 年 8 月 31 日初诊。患儿 1 个月前患过敏性紫癜,经治紫癜基本消退,近日又因感冒发热而出现颜面浮肿、小便量少,验尿:红细胞(++),蛋白(+)。检查:舌红苔少,脉浮数。考虑病为紫癜肾,证属风邪伤络、血溢脉外,治宜祛风解毒抗敏、清热凉血止血。处方:麻黄、生姜各 10 g,生石膏、凤眼草、侧柏叶各 30 g,大枣 6 枚,金银花、连翘、茯苓、泽泻、小蓟各 20 g,赤小豆 15 g,蝉蜕、荆芥穗各 12 g,水煎分 2 次服。二诊:服上药 4 剂,浮肿消退、小便通畅,验尿:红细胞(+),蛋白(一)。初诊方去荆芥穗,加三七6 g,再进6剂。三诊:患儿家长诉说病儿目前无不适,尿检:红细胞(±)。为巩固疗效,嘱再服前方7剂,病告痊愈,随访半年,病未复发。

按:过敏性紫癜、紫癜肾多有"夙根",即常与体质禀赋有关,而其发病与诸多过敏因素密切相关,这又与中医所说的"风毒"相似。由于寄生虫感染、食物或药物过敏,风挟湿热毒邪侵犯人体,肺卫失调,故有发热恶寒、脉浮数等表证;风毒、热毒、风热邪毒伤络,血溢脉外,故有腹痛便血、关节肿胀疼痛、尿血等不同症状表现;而感受风毒,肺气失宣,三焦不利,水液潴留,则会发生浮肿、小便不利。既然紫癜肾属风毒侵袭,肺卫失调,水液潴留,热伤血络,因此应立祛风解毒、利水消肿、清热止血为治疗大法。临床上即以本法为依据,以祛风解表、利水消肿的越婢汤,疏风清热解毒的银翘散,淡渗利水的四苓散为主,加蝉蜕、凤眼草与荆芥穗祛风抗敏,小蓟凉血止血,组成治疗紫癜肾炎的固定处方。

4.鳖甲煎丸

患儿,男,10岁,2012年9月10日初诊。患儿于2012年8月5日因"发热5天,腹痛伴下肢多发性瘀斑4天"入住某医院诊治。诊断:过敏性紫癜;紫癜性肾炎。住院治疗后体温下降,腹痛消失,下肢瘀斑消退,但尿潜血、尿蛋白阳性。现因服用激素表现为满月面容,纳好,眠可,舌淡红,苔白,舌下静脉细长暗紫,脉沉细而数。查尿常规示:隐血(+++),蛋白(++)。证属肾元不足,气化失司,孙络瘀阻。治则:益肾元,化气通脉,养血通络,佐以条达枢机,淡渗化饮。拟方鳖甲煎丸合益元通脉方意易汤加减。处方:柴胡、黄芩、红参片、桂枝、炒白芍、赤芍、瞿麦、萹蓄、石韦、葶苈子、地龙、土鳖虫、鼠妇、凌霄花、知母、炒王不留行、川牛膝、炮蹄甲、醋鳖甲、生姜、大枣各10 g,姜半夏、熟大黄、炒枳壳、厚朴各6 g,射干、麸炒山药、附片各12 g,芦根、大血藤、穿山龙、熟地黄、生地黄、山茱萸各15 g,黄芪30 g,三七粉、肉桂、炙甘草各3 g。水煎,每日1剂,早晚分服。服药16剂后,查尿常规示:隐血(++),尿蛋白(+)。续服50剂后查尿常规示:隐血(+),尿蛋白(—),满月面容消退。服药3个月,复查尿常规、肾功能未见明显异常。患儿精神好,剧烈活动及感冒后皮肤未见瘀斑,舌淡红,苔薄白,脉略沉。

按:本例患儿就诊时血尿、蛋白尿,满月面容,脉沉细而数,此肾元不足症状明显,孙络瘀阻故舌下静脉细长暗紫,证属肾元不足,气化失司,孙络瘀阻,治则:益肾元,化气通脉,养血通络,佐以条达枢机,淡渗化饮。拟方鳖甲煎丸合益元通脉方意易汤加减。鳖甲煎丸由小柴胡汤、桂枝汤及大承气汤三方加用活血、化痰之品化裁而成。诸药合用能除痰消症,行气化瘀,寒热并用,攻补兼施,以攻为主。此方中有附片与姜半夏之伍,因附子乃乌头之属,十八反有乌头反半夏之说,但柳少逸先生考证文献,验之临床,此二药相伍,可使湿浊得以悉除。

5.小柴胡汤

患儿,女,7岁5个月,2018年3月6日初诊。患儿因"反复尿检异常2年3个月,左下颌肿痛伴发热2天"收治入院。患儿于2年3个月前(2015年12月)曾因被蚊虫叮咬出现双下肢瘀点瘀斑,腹痛及关节肿痛,至当地医院住院治疗,诊断为"过敏性紫癜,紫癜性肾炎",2016 年 8 月至医院行肾活检,诊断为"过敏性紫癜;紫癜性肾炎(ISKDC Ⅲ b 级)"。后坚持口服中药辨证方,期间因上呼吸道感染、尿蛋白、尿红细胞波动升高先后住院治疗三次,后出院定期复查尿蛋白均阴性,尿红细胞波动于 36.1～114.5 个/μL。2 日前患儿无明显诱因出现左下颌肿痛,咀嚼疼痛,伴发热,最高体温达 38.2 ℃,无皮疹,无关节疼痛及腹痛,小便呈酱红色(患儿自述),自查尿蛋白波动在(＋＋)～(＋＋＋)。食纳欠佳,夜寐安,大便可。查体:血压 99/60 mmHg,神清,精神可,面黄少华,双侧下颌第二前磨牙见龋齿,左颊肿胀,肤色与周围皮肤无异,压痛明显,咽部充血,双侧扁桃体Ⅰ度肿大,浅表淋巴结未触及肿大。颈软,心肺(一)。眼睑及双下肢无浮肿。舌红,苔薄黄,舌下静脉稍迂曲,脉滑。诊断:过敏性紫癜性肾炎;龋病。拟方小柴胡汤及玉女煎加减:柴胡 10 g,黄芩 10 g,法半夏 10 g,党参 10 g,大枣 6 g,炙甘草 6 g,生姜 6 g,升麻 6 g,川牛膝 10 g,石膏 20 g,知母 5 g,生地黄 10 g,藕节 20 g。3 剂,水煎服。上药口服 3 剂后疼痛明显缓解,守上方去生地黄、知母,加黄芪、当归、陈皮、白术、益母草、夏枯草以加强健脾益气扶正兼以活血,经治疗疼痛明显缓解,尿蛋白较入院时明显降低,病情好转出院。

按:患儿脏腑娇嫩,形气未充,脾常不足,过食肥甘厚腻食物,脾失健运,蕴湿生热,或某些疾病后,湿热余邪未清,蕴结下焦,清浊相混。患儿病患部位为足少阳胆经及足阳明胃经循行部位,故以小柴胡汤及玉女煎加减,以和解少阳,清阳明之热,方中柴胡苦平,入肝胆经,透泄少阳之邪,并能疏泄气机之郁滞,使少阳之邪得以疏散,黄芩苦寒,清泄少阳之热,柴胡、黄芩相配伍,一散一清,恰入少阳,以解少阳之邪,佐以法半夏、生姜和胃降逆止呕,邪从太阳传入少阳,缘于正气本虚,故又佐以党参、大枣益气补脾,一者取其扶正祛邪,一者取其益气以御邪内传,使正气旺盛,邪无向内之机,石膏辛甘大寒,善清阳明胃热而兼生津止渴,佐知母助石膏清胃热而止烦渴。川牛膝引热下行,且补肝肾,为佐使之用,生地黄、藕节凉血止血,升麻引药上行,诸药合用,共奏疏风清热止痛之功。

6. 桃核承气汤

宋某,女,13 岁,1991 年 3 月 16 日初诊。患儿 2 个月前患感冒,恶寒发热,随之尿血,夹有血丝、血块。经治,寒热解,尿血不止,后在某医院做肾造影、膀胱镜检查均未发现异常。住院治疗月余,亦曾服凉血止血中药,血仍不止,镜检示尿红细胞(＋＋＋),遂来求诊。尿色呈洗肉水样,不急不烦,不痛不灼,非湿热下注也。知饥欲食,大便正常,口渴思饮,苔薄白,脉沉滑略数,亦非脾不统血之候。腹诊:脐右、左少腹拒按。为少腹急结者,瘀血证也。是为初患太阳病,以未及时宣散,致瘀结膀胱,瘀血不去,新血难安,故尿血 2 个月不止。凉血止血用于血热者宜,血瘀者则非所宜也,当桃核承气汤逐瘀以治。然思冷脉数,热象较著,桂枝辛温显属不当,宜化裁用之。拟:桃仁 10 g,川大黄 10 g,柴胡 10 g,甘草 6 g,芒硝 6 g,三七 3 g。二剂。二诊:药后泄泻 4 次,尿血止,脐右压痛及左少腹急结消失,为瘀血已尽,仍口干,思饮思冷,系阴津亏损,虚火上炎。此时之治,宜养阴生津,清热凉血。拟:生地黄 30 g,牡丹皮 10 g,白芍 15 g,白茅根 30 g,石膏 30 g,麦冬 10 g。3 剂。三诊:小便未见红,镜检阴性,口干、思饮亦轻,嘱前方续服 3 剂。

按:临床所见之桃核承气汤证,其病位多在直肠、胞宫,症见便血、崩漏者。许多医家注解泛指少腹部。综观本例,确有蓄血于膀胱者。

7. 黄土汤

丁某,男,6岁,因"小便肉眼血尿"于2009年7月经某医院诊为慢性硬化性肾小球肾炎,泼尼松治疗40天,镜检尿潜血(＋＋＋),身体无浮肿,尿蛋白(＋＋＋),遂予:黄土汤加白茅根30 g,每日1剂,1周后检尿潜血(＋),4周后尿检转阴,随访至今正常。

按:黄土汤出自张仲景《金匮要略》:"下血,先便后血,此远血也,黄土汤主之。"原方名后有"亦主吐血、衄血"的提示。"远血"一词,非指出血部位之远近,亦非指先便后血之症状,实为黄土汤病机之代词。临床运用黄土汤时,应紧扣"脾不统血"这一病机,凡符合脾阳不足,统摄无权之各种病证,均可用之。

8. 猪苓汤

王某,男,13岁,2006年11月26日初诊。患儿因双下肢皮肤紫癜3个月余就诊,外院诊断为过敏性紫癜,治疗1周后效果欠佳。尿常规示:红细胞16～22/HP,尿蛋白(＋)。自觉无不适。查体:血压102/60 mmHg,一般情况可,双下肢散在紫癜,咽部红,心肺正常,腹软,舌质稍红,苔黄厚腻,脉弦。诊断:紫癜性肾炎。证属湿热伤络,治以清热凉血,祛湿利咽,予水牛角30 g,生地黄10 g,牡丹皮10 g,赤芍10 g,蒲公英15 g,紫草10 g,金银花10 g,玄参10 g,麦冬20 g,蝉蜕10 g,乌梅5 g,防风10 g,银柴胡10 g,太子参15 g,马鞭草15 g,白茅根30 g,桔梗10 g,生甘草6 g。先后以该方治疗4个月余,患儿皮肤紫癜及血尿时重时轻。2007年3月25日,患儿出现声嘶。查体:血压90/60 mmHg,一般情况可,呼吸平,咽部红,心肺正常,舌体胖、舌质略红,苔薄白略显伤津,脉弦。尿常规示少量红细胞。辨证属湿热伤络兼阴津耗伤,予猪苓汤加减以清热除湿,养阴生津。处方:猪苓10 g,阿胶(烊化兑服)10 g,白术8 g,泽泻10 g,茯苓30 g,女贞子12 g,墨旱莲12 g,连翘10 g,漏芦5 g,甘草5 g,马鞭草15 g,太子参12 g,山药10 g,山茱萸6 g,白扁豆10 g,杏仁8 g,薏苡仁8 g,白茅根20 g,蒲黄8 g。7剂。之后患儿以此方加减治疗约1个月,后多次复查尿液分析,均正常。

按:此患儿血尿是继皮肤紫癜之后出现的,缠绵难愈,时轻时重,舌质红,苔黄厚腻,脉弦。故考虑为湿热蕴结,伤及血络,血溢肌肤及膀胱,故出现皮肤紫癜及血尿。以犀角地黄汤加减治疗约4个月,病情时有反复,后期患儿皮疹得以控制,而血尿反复,舌体胖、舌质略红,略显伤津,从而考虑湿热蕴结过久伤及津液,故主以养阴生津为法,兼清热利湿,方选猪苓汤加减以清热利湿,养阴止血。方中猪苓甘淡以清热利湿,泽泻利水而不伤阴,茯苓淡渗利湿,3味药都属利湿之平和之品,利水不伤阴,阿胶补血而又止血,一药两用,从而使血尿得治,不至于反复难愈。

9. 泻白散

吴某,男,16岁,2018年2月4日初诊。以"发现尿检异常9个月余"由门诊以"过敏性紫癜性肾炎"收治入院。患儿于2017年4月23日无诱因出现双下肢、双手臂、腹部散在鲜红皮疹,至外院诊治1周后皮疹消退。2017年4月28日因发现尿红细胞及尿蛋白异常住院治疗,诊断为"过敏性紫癜性肾炎;左肾静脉压迫综合征",经治好转出院。后于门诊定期复查尿常规示尿红细胞时有波动,偶见尿蛋白。2周前出现咳嗽,偶咳几声,无痰,无发热,无鼻塞及流涕,小便色清,量可,无尿频尿急尿痛,予中药辨证方口服后较前好转。现精神可,偶咳几声,无痰,纳食可,睡眠正常,大便可,小便色清,量可。查体:神清,全身皮肤黏膜未见皮疹、黄染及出血点,咽部稍红,扁桃体无肿大,颈软,颈软,心肺(一)。肾区无叩击痛,双下肢无浮肿。舌淡红,苔薄白,脉缓。西医诊断:紫癜性肾炎(孤立性血尿型);胡桃夹综合征;支气管炎。中医诊断:尿血病(气阴两虚兼风热伤络证);咳嗽病(风热犯肺证)。拟方泻白散加减:地骨皮10 g,桑白皮15 g,瓜蒌皮15 g,陈皮10 g,百合10 g,石斛15 g,麦冬10 g,太子参10 g,姜半夏15 g,柴胡10 g,黄芩10 g,枳壳10 g,赤芍10 g,炙甘草6 g,辛夷15 g。3剂,每日1剂,分次温服。患儿口服3剂药后咳嗽明显好转。

按:患儿外感风热之邪,由皮毛或口鼻而入,风热犯肺,清肃失司,肺气上逆,则致咳嗽、喉中有痰,入里蕴于下焦,灼伤下焦血络,故有尿血;风为阳邪,易袭阳位则见咽稍红,为外感风热之征。本方以泻白散为主方加减,桑白皮甘寒性降,专入肺经,善清肺热,泻肺气,平喘咳,为君药。地骨皮甘寒入肺,可助君药清降肺中伏火,为臣药。君臣相合,清泄肺热,以使金清气肃。瓜蒌皮、陈皮理气化痰,姜半夏燥湿化痰;黄芩助君药清泄肺热;柴胡、枳壳调畅气机,合赤芍调肝柔肝;百合、石斛、麦冬养阴益肺,太子参补肺益气,以固其本;辛夷宣通鼻窍,共为佐药。炙甘草调和诸药。共奏清热泻肺、理气化痰之功。

第三节 尿 频

尿频是儿科临床常见疾病,以小便频数为特征。本病可归属中医学"淋证"范畴。泌尿系统感染、结石、肿瘤、白天尿频综合征(神经性尿频)等现代医学疾病均可出现尿频,但儿科临床以泌尿系感染和白天尿频综合征最为常见,故本节以此两个疾病为重点进行论述。本病治疗要分清虚实,实证宜清热利湿,虚证宜温补脾肾或滋阴清热。临床常用于治疗小儿尿频病的经方有五苓散、甘麦大枣汤、真武汤、柴胡加龙骨牡蛎汤、麻杏甘石汤、麻黄附子细辛汤、黄连阿胶汤、猪苓汤、赤石脂禹余粮汤等。

【病案举例】

1. 五苓散

患儿,男,5岁,2011年3月25日初诊。主诉:尿频1个月余。患儿于1个月前无明显诱因出现小便次数频多,约 15 分钟 1 次,量少。刻下症见无明显尿痛,尿道口轻微发红,小便黄,纳可,寐安,舌质红,苔薄白。尿常规正常。诊断:尿频。证属水湿内盛型。治宜利水渗湿。温阳化气。方用五苓散加味。药物组成:猪苓 12 g,泽泻 12 g,茯苓 12 g,通草 10 g,桂枝 10 g,生地黄 12 g,甘草 6 g,淡竹叶 9 g。5 剂,水煎 2 次取汁 100 mL,分早、中、晚 3 次服,每日 1 剂。二诊:患儿尿频消失。未再用药。

按:《伤寒论》载"太阳病,发汗后,大汗出。胃中干,躁烦不得眠,欲得饮水者,可少少饮之,令胃气和则愈;若脉浮,小便不利,微热消渴者,五苓散主之",临床中,凡小便不利皆可使用五苓散,五苓散在伤寒论中主治太阳膀胱蓄水证。桂枝主入太阳经,温化膀胱之气,泽泻利湿化浊,猪苓、茯苓利水渗湿。此外,太阳经由头至足,贯穿三焦,桂枝可温上焦之气,茯苓可健脾化湿,主中焦,猪苓、泽泻主下焦,因此,五苓散可主全身蓄水。结合该病例,患儿尿频、伴尿道口发红,小便黄,故可以五苓散利膀胱之气,另外以通草、生地黄、淡竹叶清下焦之热。

2. 甘麦大枣汤

患儿,女,10 岁,2006 年 6 月 18 日初诊。主诉:反复尿频尿急 3 年余。3 年前曾因衣物不洁,出现尿道刺激征就诊,确诊"急性尿道感染",经住院系统抗菌消炎治疗,症状消失,自行出院。出院 2 个月后出现尿频尿急症状进行性加重,其间多方求治,曾运用西药系统治疗,中药方剂八正散、缩泉丸、补中益气汤等,病情未见明显改善。刻下症见尿频,每小时 2~6 次,尿急不能自禁,屡湿着装,无尿痛。尿频、尿急仅见于白天,紧张、休息时症状加剧,夜睡多梦,纳少,汗多,大便不调。神乏胆怯,脉细,舌淡少苔。辅助检查:尿细菌培养阴性。尿常规:WBC(+++),RBC(+++)。西医诊断:尿道综合征。中医诊断:淋证(劳淋)。治疗:甘麦大枣汤加黄芪 10 g,党参 8 g,山药 10 g,升麻 3 g,丹参 10 g,鱼腥草 10 g。7 剂,水煎服,每日 1 剂。2006 年 6 月 26 日二诊:尿频、尿急明显好转,每小时 1~2 次,余症已稍有转佳,但尿常规无变化,守初诊方加益智仁 8 g,百合 10 g。药后尿频尿多症状消除,精神健旺,尿常规 WBC(+),RBC(+),守二诊方去鱼腥草加芡实 10 g,并嘱药后复查。2006 年 8 月 15 日查尿常规阴性,临床治愈。

按:本例患儿因正虚邪恋,病程旷日持久,严重影响其正常生活学习,家长及外界环境压力致使患儿有"心病"。主要表现在神乏胆怯和疾病随精神紧张状况加剧,其病在少阴,在上则心神不宁精神症状明显,在下则肾失固藏,心肾不交,故尿频尿多。陈念祖在其《金匮要略论注》对甘麦大枣汤的阐述颇为精妙:"麦者,肝之谷也,其色赤,得火色而人心;其气寒,秉水气而入肾,其味甘,具土味而归脾胃。又合甘草大枣之甘,妙能联上下水火之气而交会于中土也。"在儿科泌尿性疾病中,原发性遗尿,精神性尿频既是多发病,往往也是疑难病。这些病证中往往有心神失养、心肾不交的表现,说明患儿身心俱病,神伤阴损。甘麦大枣汤正合交通少阴,养心滋肾,以润脏躁,从而达到水火既济,上明下安,以去病于无形。

3. 真武汤

王某,男,7 岁,2013 年 3 月 17 日初诊。2 个月来小便频数,20~30 分钟排尿 1 次,每次尿量不多,色清,无尿急、尿痛。曾用中西药(山莨菪碱等)治疗,均无效。症见面色苍白,眼睑微浮,形体适中,夜寐不安,无遗尿,晨尿清长,舌淡有齿痕、苔薄白,脉细弱。尿常规检查及泌尿系统 B 超检查未见异常。中医诊断为尿频,为肾虚气化失职、膀胱失约所致。治宜温阳补肾利水消肿。方用真武汤加减:制附子(先煎)6 g,生姜、茯苓、车前子、生黄芪、白术、益智仁、桑螵蛸、升麻各 6 g,炒酸枣仁 9 g,炙甘草 6 g。水煎,分早、中、晚温服,每日 1 剂。5 剂后小便次数减少,药证相投,继服上方 5 剂,尿频症状消失,病愈。随访半年未见复发。

按:小儿因受惊吓或其他不良精神刺激后致小便次数明显增多、排除尿路感染等器质性疾病者,称小儿神经性尿频,其特点是白天有尿频尿急现象,但无明显尿痛,无遗尿,夜间睡眠时无此症状,常数日不愈,尿常规无异常。1 岁以内婴儿,因脏腑之气未足,气化功能尚未完善,小便次数较多,无尿急及其他不适者,不为病态。本方用制附子温阳补肾;生姜含辛辣素、姜油,能促进血液循环;茯苓、车前子渗湿通淋;白术健脾和胃,以后天补先天;益智仁、桑螵蛸暖肾缩尿;升麻、生黄芪升提固摄;炒酸枣仁宁心安神,以助睡眠;炙甘草调和药性,使肾关得固,膀胱开合有权,尿频趋愈。

4. 柴胡加龙骨牡蛎汤

男,4 岁,2002 年 2 月初诊。患尿频 6 个月,白天排尿次数 30 余次,睡眠时症状消失,无尿痛,无烦渴多饮,精神一般。曾多方求医无效,服过补中益气汤、八正散,西药用吲哚美辛、山莨菪碱、谷维素、维生素 B$_6$ 等无效。尿常规、尿培养阴性。B 超:膀胱未发现器质性病变。消瘦,舌淡白,苔薄白,脉弦细。西医诊断:尿频综合征。中医辨证属脾肾气虚,邪入少阳,气机逆乱,下元不固,开合失常。治则:和解少阳,补气固肾。方用柴胡加龙骨牡蛎汤加减:柴胡 5 g,黄芩 6 g,桂枝 4 g,龙骨(先煎)、牡蛎(先煎)各 15 g,黄芪 10 g,桑螵蛸 6 g,白术 6 g,升麻 3 g,五味子 3 g,法半夏 4 g,山药 8 g,茯苓 5 g,甘草 3 g。每日 1 剂,连服 5 剂,病愈。后予补中益气汤合缩泉丸调服 10 天,随访 1 年未复发。

按:小儿尿频综合征属中医学尿频范畴,中医认为系由脾肾气虚,气化功能失常,下元不固,膀胱开合无度所致。阳行于昼,阳气不足则白天尿频,阴行于夜,阳得阴藏,则夜间尿频自止。小儿脏腑元气未充,神气怯弱,肝有余,脾常不足,易受惊,当小儿受惊或伤寒误下,邪犯少阳易致气机逆乱,表里三焦之气不和,膀胱开合无度,致使尿频。本病除与脾肾气虚外,与少阳受邪,表里三焦不和关系密切。方中柴胡、黄芩和解少阳之邪,使少阳气和,三焦通利;龙骨、牡蛎镇惊安神、收涩,桑螵蛸缩泉止尿,黄芪、桂枝温补脾肾,升麻取其升阳,法半夏、茯苓降浊,以求升降调和,五味子安神收敛。综合全方,扶正而不留邪,祛邪而不伤正,使少阳气和,气机通利。升降功能正常,膀胱开合有度,而尿频自愈。

5. 麻杏甘石汤

张某,女,5 岁,2007 年 7 月 13 日初诊。主诉:尿频 1 周。近 1 周患儿白天尿频短赤,尿臊味大,无尿急尿痛感,咳嗽,痰少,声音嘶哑。舌质偏红,苔薄白,脉数。处方:麻黄、杏仁、黄柏各 6 g,石膏 20 g,黄芩、桑白皮、白前、炙枇杷叶、知母、萆薢、瞿麦、萹蓄各 10 g。7 剂,水煎服。

按:肺主通调水道,为水之上源,麻黄具有宣肺和利水的两大功能,应用麻杏甘石汤化裁宣上焦肺热,利下焦水湿,属下病治上之法。正如《景岳全书·杂证·遗溺》所云:"凡小便不禁古方多用固涩,此固宜然,然固涩之剂不过固其门户,此标之意而非塞源之道也。盖小水虽利于肾,而肾上连肺,肺气无权,则肾水终不能摄,故治水必须治气,治肾者须治肺。"因此小儿尿频、遗尿虽病在下焦肾和膀胱,然其源在上焦肺,以麻杏甘石汤宣肺利水,则可获奇效。

6. 麻黄附子细辛汤

赵某,女,9 岁,1987 年 3 月 9 日初诊。患儿于 1 个月前感冒后,不久自觉小便频数,每次点滴无,有尿痛感,数分钟一次,曾在当地医院诊为"泌尿系统感染",服消炎利尿剂治疗数日不效,近日加重,每日夜尿数十次,伴行咳验胸闷、食饮不振、面部轻度水肿、舌淡苔白、脉沉。证属寒邪束肺,肿气不宣。治宜畅肺气,疏通水道。方用麻黄附子细辛汤:麻黄 6 g,附子 10 g,细辛 3 g。2 剂后小便得畅,诸症消失。

按:肺主治节、主通调水道,为水之上源。正常情况下小便的通畅有赖于肺气的宣发和肃降功能。患儿感受外邪、上焦之气不宣,金令不及州都,则下窍不利,即所谓"上窍闭而下窍亦塞"也,故用麻黄、细辛宣畅肺气、疏通水道,令方可使华盖得宣、膀胱得畅,则小便自如。

7. 黄连阿胶汤

患儿,男,5 岁,2014 年 12 月 10 日初诊。近半年来无明显原因出现尿频,数分钟排尿 1 次,入睡后尿频消失,小便黄,心烦,盗汗。症见舌红少苔、脉细数。辅助检查腰骶椎平片、泌尿系统 B 超、尿常规、尿细菌培养等均未见异常。西医诊断为神经性尿频,中医诊断为尿频,证属心肾不交。方选黄连阿胶汤加减:黄连 9 g,黄芩 6 g,阿胶 6 g,白芍 6 g,知母 6 g,枸杞子 6 g,车前子 6 g,炙甘草 3 g。阿胶烊化,余药水煎,每日 1 剂,服药 9 剂尿频消失。

按:黄连阿胶汤出自《伤寒论》,成无己云:"阳有余,以苦除之,黄芩、黄连之苦以除热;阴不足,以甘补之,鸡黄、阿胶之甘以补血;酸,收也,泄也,芍药之酸,收阴气而泄邪热。"知母凉心去热、滋阴降火,枸杞子补肾益精,全方共奏清心火、滋肾阴之功效。

8. 猪苓汤

张某,男,14 岁,1978 年 7 月 4 日初诊。患儿 3 个月来"肾盂肾炎"反复发作。2 天前病情转重,体温 39.2 ℃,尿意窘迫,淋沥涩痛,夜难安寐,少腹胀痛拒按,咽干口苦,舌质红,苔黄腻,六脉细数。诊断:热淋、阴虚。方用猪苓汤加味:猪苓 15 g,泽泻 10 g,茯苓 12 g,滑石 25 g,阿胶 9 g,瞿麦 10 g,萹蓄 10 g,炒栀子 9 g,连翘 7 g。上方加减化裁服 6 剂,尿清痛止热退而愈。

按:《幼科全书》云:"淋病有五……个虽不同,小儿得之,不过肾热流于膀胱,故令水道不利……"小儿淋证中以热淋最多见,常因下阴不洁,秽浊之邪上犯膀胱所致。患儿热淋郁久伤阴,其尿频尿急尿痛是病之标,阴虚挟热,水结膀胱是病之本,猪苓汤加通淋药服之,则阴受育,热得祛,水得利,源清而流自洁,故疾可疗。

9. 赤石脂禹余粮汤

杨某,男,13 岁,1988 年 7 月 10 日初诊。患儿于 5 年前患肺炎后出现渴饮尿频,历治未痊。刻下症见昼夜尿次频多,约半小时 1 次(寐后稍减),大渴引饮,嗜食酸物,形本色憔,耳轮枯焦,身材矮小,胃纳正常。舌前散见芒刺,质淡,苔薄白,脉沉细略数。辨为肾气不足、中气陷下、膀胱失约,治拟缩泉升阳、补益脾肾,处方:赤石脂、禹余粮各 45 g,五味子 30 g,乌梅 9 g,炙升麻、桔梗各 12 g,党参 30 g,山茱萸、肉苁蓉各 9 g,肉桂(后下) 2 g。服 5 剂后,夜尿次数基本正常,白昼排尿次数亦减,唯口渴增甚,此乃肾气振复、阴阳一时尚未平衡,毋须易则,于前方加知母、麦冬各 9 g。7 剂后症状大减,遂循原意加减进退,治疗 3 个月获全效。

按:《灵枢》云:"中气不足,溲便为之便。"《素问》曰:"有癃者,一日数十溲,此不足也。"脾为中土,主运化制水,脾虚则中气下陷,运化失健,水失制约;肾为水脏,主封藏而司二便,尿之开合,主责于肾。小儿肾元未充,复以重病相加,则气虚固摄无权。此类顽固性疾病,治疗当补肾与封固兼顾,健脾益气补肾固摄。禹余粮可"主下焦前后诸病"。故用本方收涩封堵与培补升提,互为辅助而终收佳效。

第四节 遗 尿

遗尿是指 5 岁以上的小儿不能自主控制排尿,经常睡中小便自遗,醒后方觉的一种病证,又称尿床、遗溺,类似西医学儿童单症状性夜遗尿。婴幼儿由于经脉未盛,气血未充,脏腑未坚,智力未全,排尿的自控能力尚未完善;学龄期儿童可因白天游戏玩耍过度,夜晚熟睡不醒,偶尔发生遗尿,均非病态。年龄超过 5 岁的儿童,睡中经常遗尿,轻者数夜一次,重者可一夜数次,则为病态。本病以温补下元、固摄膀胱为基本治则。临床常用于治疗小儿遗尿病的经方有甘草干姜汤、五苓散、四逆散、肾气丸、苓桂术甘汤、真武汤、桂枝加附子汤、桂枝加龙骨牡蛎汤、柴胡桂枝汤、麻杏甘石汤、葛根汤、黄土汤等。

【病案举例】

1. 甘草干姜汤

案①:曹某,男,6 岁,1957 年 5 月 3 日初诊。半年来每天夜间遗尿,白天小便频数。平素自汗,经常感冒,面色淡白,语言低怯,神疲乏力,舌质淡嫩,苔白,脉迟,经当地医院治疗,先后服缩泉丸数十剂,遗尿依然,故前来诊治。此由肺气虚寒,制约无权所致,治宜温肺补气,方选甘草干姜汤加味:炙甘草 15 g,干姜(炮)8 g,炙黄芪 10 g,党参 10 g。药服 3 剂后,症情减去过半,夜间遗尿偶见,面色转红,语言有力。效不更方又进 4 剂,遗尿已除。随访半年未复发。

按:小儿遗尿,多从温补肾阳、固摄下元、清利湿热着手治疗,然而本例遵从"上虚不能制下"之说,重取炙甘草甘温补气,干姜辛温温肺,再配炙黄芪、党参之品补气,使肺气温复,水液得到制约,则遗尿自除。

案②:牛某,男,9 岁,2008 年 12 月 6 日初诊。主诉:遗尿 6 年余,加重伴乏力 1 年。自幼尿床,不分季节,每夜遗尿少则 2 次,多则 6 次,夜间困寐不醒,白天注意力不集中。曾多次求医疗效甚微。查面色少华,身体瘦小力弱,四肢欠温,舌淡苔白,脉无力。血尿常规均正常。诊断为小儿遗尿。药用炙甘草 12 g,炮干姜 6 g,黄芪 9 g,山药 9 g,党参 9 g,石菖蒲 6 g,远志 6 g,菟丝子 9 g,覆盆子 6 g,大枣 3 枚。7 剂。二诊:精神佳,遗尿次数明显减少,偶有尿床,尿后即醒。上药续服 7 剂,遗尿基本消失,夜间欲小便会自觉醒来。随访至今未发。

按:甘草干姜汤主治少阴虚寒,本病以甘草干姜汤为主方,患儿夜间困寐不醒,白天注意力不集中,伴四肢欠温,提示阳气虚弱,故以甘草干姜汤以复其阳。而遗尿的病机与肺、脾、肾功能不足,心肾不交,肝经湿热下注有关。其中尤以肾气不固、下元虚寒所致的遗尿为多。黄芪益气升阳,助炮干姜温复脾肺之阳气,合山药益肺健脾,促进水液运化。石菖蒲、远志舒心气、畅心神、益心智,使神旺而自我约束能力增强。菟丝子、覆盆子温阳益肾缩尿。

2. 五苓散

患儿,女,13 岁,2018 年 5 月 14 日初诊。反复夜间遗尿,加重半年。患儿无明显诱因出现反复遗尿,时轻时重,每周 2~3 次,醒后方觉,家长外出工作,一直未予重视,半年前患儿遗尿严重,重时每日 1~2 次,予以中药口服,大致为补肾缩尿、清利湿热等药物,效果欠佳。症见患儿面白,体形偏胖,近期偶感头晕,口干欲饮,饮后欲干呕,平时感胃胀,不觉饥饿,自诉学习压力大,精神紧张时遗尿加重,夜间睡眠说梦话,自卑,不与其他朋友玩耍,平素月经量多,现正值月经第 3 天,余无不适,舌体稍胖大,舌尖红,苔薄白腻,脉弦细。方药:茯苓、泽泻、猪苓、远志、当归、白芍各 9 g,白术 12 g,桂枝、柴胡各 6 g,益智仁、党参、石菖蒲各 10 g。5 剂,水煎服,每日 1 剂。

按:《伤寒论》:"中风发热,六七日不解而烦,有表里证,渴欲饮水,水入即吐者,名曰水逆,五苓散主之。"此条文主用于太阳表证未解,内有水饮内停之证。本例的主要思路在于患儿有口干欲饮,饮后欲干呕,且舌脉亦从其证,属典型水逆证,经方的特点是见一证便是,不必悉具。而小儿遗尿的病机主要为脾肾气虚,故对于遗尿的患儿,皆可根据患儿特点使用一些健脾补肾之品。

3. 四逆散

田某,女,8 岁 8 个月,2017 年 9 月 9 日初诊。间断夜间尿床 2 年,每周 2~4 次,平素易有烦躁,肢体乏力,纳少腹胀,大便先干后稀。刻下精神一般,乏力纳差,舌质淡红,脉太白、左关弦滑,右关濡而稍弱,证属肝郁脾虚,给予四逆散合逍遥散化裁:柴胡9 g,白芍9 g,炒枳实9 g,当归9 g,茯苓9 g,白术9 g,薄荷9 g,生姜6 g,炙甘草6 g,桑螵蛸9 g。6剂,水煎服,每日1剂。2017年9月16日二诊:服药后尿床2次,诸症减轻,舌质红,苔薄白,脉左关稍弦,右关濡,初诊方增益智仁9 g,五味子6 g,继服6剂。

2017年9月23日三诊:服药后未再尿床,诸症明显减轻,舌质红,苔薄白,脉左关稍弦,右关濡,以初诊方继服6剂。

按:四逆散可通畅三焦,主治三焦气机不利。从该病例来看,患儿烦躁、纳少,腹胀、遗尿,提示患儿中下二焦气机不利,患儿又伴有乏力、大便先干后稀,提示患儿脾胃气虚,此时当健脾扶正。故以四逆散合逍遥散疏肝健脾益气,同时,小儿遗尿的根本就是肾常虚,故治疗时加用固肾补肾之品。因此,上方服用后疗效显著。

4. 肾气丸

案①:薛某,男,12岁,1999年5月20日初诊。患儿自幼患有夜间遗尿,每日1次或数次,伴有夜游,醒后对自己所做之事一概不知,经多方治疗无效。观其面黄肌瘦,身材矮小,发育不良,畏寒怕冷,舌淡,苔白,脉沉细,尺无力。中医辨证属脾肾两虚,膀胱失约,肾气不固,神不守舍。治以益气健脾,温肾固涩。予金匮肾气丸加味。药用:附子(先煎)、肉桂、牡丹皮、泽泻各10 g,生地黄、山茱萸、山药、杜仲、党参、白术、黄芪、桑螵蛸各12 g,茯苓、益智仁各15 g。4剂,水煎服,每日1剂。1999年5月24日二诊:遗尿明显减少,未再出现夜游。初诊方去牡丹皮、泽泻,继服1剂。1999年5月28日三诊:诸症皆愈。为巩固疗效,继服初诊方5剂。随访2年,未再复发。

按:《素问》云"膀胱不利为癃,不约遗溺",遗尿与膀胱气化有关。肾与膀胱相为表里,膀胱气化有赖于肾阳温煦;肾阳不足,下元虚冷,膀胱气化失司,不能制约水液,则为遗尿。本例中患儿小便清长,畏寒,怕冷,身材矮小为脾肾两虚,肾阳虚不能温阳化气,膀胱失约而遗尿。金匮肾气丸为温补肾阳之专方,方中配伍阴中求阳,阳得阴助,生化无穷,用此方温补肾阳,肾得所养,则膀胱自固。加杜仲加强温补肾阳之功;党参、白术、黄芪益气健脾,补气助阳;桑螵蛸补肾助阳而固下;益智仁温肾纳气,暖脾摄津,固涩缩尿。诸药配合,共奏益气健脾、温肾固涩之功。

案②:患儿,男,10岁,2005年8月6日初诊。其母诉患儿10年来经常尿床,尤其是在疲倦、劳累后夜间十有八九尿床,求医多处效不佳。查患儿消瘦、面色稍黄,饮食精神一般,有时便溏,舌淡,苔薄白,脉稍弱,该患儿足月顺产,无外伤及手术史,无传染病及遗传病史,体重身高正常,常规化验血尿常规、肝功能、肾功能均正常。属肾气不足,固摄无力,州都之官开合失常所致,治当固本培元,补益肾气。给以金匮肾气丸(水丸)6丸,3次/日,口服,服药2个月遗尿渐好转,继续服药4个月遗尿渐愈,至今未再复发。

按:尿液的生成和排泄,与肾中精气的蒸腾气化直接相关;肾与膀胱通过经脉互为络属,构成表里关系,膀胱的贮尿和排尿功能均依赖于肾的气化,肾气充足,则固摄有权,膀胱开合有度,从而维持水液的正常代谢,若肾气不足气化失常,固摄无权,则膀胱之开合失度,即可出现小便不利或失禁,或遗尿、尿频等病,本例患儿即为肾气不足,固摄无力,而致遗尿,疲倦、劳累后耗气益甚肾阳益亏故常发作;病久缠绵肾阳益虚,故见消瘦、面色稍黄,饮食精神一般。予肾气丸固本培元,补益肾气,该病疗程较长,非一朝一夕就能痊愈,该患儿坚持服药6个月而愈。

5. 苓桂术甘汤

患儿,男,2岁,2009年10月30日初诊。患儿出生时为足月儿,暖箱养护1周后出院,曾因支气管肺炎住院治疗。平时易感咳嗽,近2个月反复咳喘不愈,曾在外院西医诊治未见好转。刻下症见夜咳稍喘,痰多清稀,纳少厌食,形瘦偏矮,面黄少华,盗汗较多,大便每日4~5次,质糊,色黄,舌淡红,苔薄白腻。证属营卫不和,肺脾俱虚,寒饮内停。治宜调和营卫,益气健脾,温化痰饮。方拟苓桂术甘汤合桂枝汤加减:茯苓10 g,桂枝3 g,焦白术10 g,党参10 g,炒白芍10 g,炒白扁豆10 g,炒山药10 g,大枣5枚,生姜3片,炙甘草3 g。7剂,水煎服,每日1剂。2009年11月6日二诊:药后咳喘均平,大便每日仍3~4次,质稀,色黄,便前腹痛,夜尿较多,睡中自遗,面黄无华,眼睑浮肿,神疲乏力,盗汗减少,纳增不多,舌红,苔薄白。患儿因先天不足,下元虚冷,小便失禁,故治以健脾补肾、固涩止遗。处方:茯苓10 g,桂枝3 g,炒白术10 g,炙甘草3 g,党参10 g,炒白扁豆10 g,炒山药10 g,益智仁10 g,乌药6 g,炒白芍10 g,桑螵蛸10 g。继服14剂,诸症痊愈。

按:本例患儿先天不足,营卫不和,阴阳失调,肺、脾、肾俱虚,脾为后天之本,脾虚运化不健,停湿生痰,痰阻气道,故见咳喘;元虚久病,肾气不足,命门火衰,故见神疲乏力;肺脾气虚,上虚不能制水,下虚不能上承,致使无权约束水道,下元虚寒,不能温养膀胱,膀胱气化功能失调,闭藏失职,不能约束水道而为遗尿。以桂枝汤和营卫、调阴阳;苓桂术甘汤健脾利湿、温化痰饮;四君子汤益气健脾、培土生金;加炒白扁豆健脾利湿;炒山药补脾养胃、生津益肺、补肾涩精;又久病及肾,下元虚寒而致遗尿,加缩泉丸以温补肾阳、固涩小便。诸药合用,恰中病机,故能向愈。

6. 真武汤

陈某,男,6岁7个月,2010年10月16日初诊。间断遗尿1个月,使用抗菌药及清热解毒类中药后,每周尿床2~5次。刻下症见畏寒肢冷,体困乏力,面色稍黧黑,小便次多而量少,舌质淡,舌体胖,苔白滑,脉弱,证属下焦虚寒、水气内停,给予真武汤合肾气丸化裁:附片3 g,桂枝3 g,生地黄12 g,山茱萸8 g,山药8 g,茯苓4 g,泽泻4 g,牡丹皮4 g,白术4 g,白芍6 g,生姜4 g。6剂,水煎服,每日1剂。2010年10月23日二诊:服药后尿床2次,诸症好转,舌质稍红,舌体胖,苔白脉弱,初诊方去生姜,加五味子6 g。2010年10月30日三诊:服药后尿床1次,诸症明显好转,舌质淡红,苔白脉弱,二诊方加桑螵蛸6 g。2010年11月6日四诊:服药后未再尿床,诸症明显好转,舌质淡红,苔白,脉稍弱,改用成药肾气丸调理。

按：四诊合参，证属肾阳不足、水气内停证，初诊以真武汤合肾气丸温补肾阳，化气行水。二诊水气内停之症减轻，稍有化热之象，故去生姜，加五味子收摄肾气，缩尿止遗。三诊水气内停之症消失，加桑螵蛸缩尿止遗。四诊患儿未再遗尿，故以肾气丸调服以善后。

7. 桂枝加附子汤

案①：王某，女，14岁，1994年4月21日初诊。患遗尿9年余。初期程度较轻，每2～3日遗尿1次，未予重视，3年前开始症状逐渐加重，几乎每晚遗尿，有时1晚遗尿2～3次，严重影响了患儿学习。曾多方求治，服用过补中益气汤、金匮肾气丸、缩泉丸及民间验方等，疗效不显。症见体质瘦弱，面白少华，神疲懒言，形寒气怯，动则多汗，易于感冒，舌质淡红，苔薄白而润，脉沉细无力，多次查尿常规无异常。证属膀胱虚寒，约束无力。治宜温阳益气，固涩膀胱。方用桂枝加附子汤加味：炮附片9g，桂枝9g，白芍12g，生姜9g，甘草6g，大枣9枚，生黄芪15g，覆盆子9g，芡实30g，桑螵蛸6g。6剂，水煎服。二诊：药后遗尿大减，服药期间遗尿1次，自汗畏寒等症亦减，饮食较前增加。予原方加金樱子9g，益智仁6g，再服6剂。三诊：遗尿停止，精神转佳。家长恐其病复发，要求再治，予二诊方加白术9g，防风6g，紫河车6g。5剂，制为蜜丸，每丸重9g，每日3次，每次1丸。随访3年未复发。

按：遗尿，病在膀胱，此古有明训，而后世治之，多责肺、脾、肾三脏者，如《素问·脉要精微论》："水泉源止者，是膀胱不藏也。"此言其病理，隋朝巢元方《诸病源候论·遗尿候》中说："遗尿者，此由膀胱虚冷，不能约于水故也。"膀胱虚寒、约束无力是遗尿病发生的基本病机，方用桂枝加附子汤直入足太阳膀胱经，外则固表解肌而和营卫，内则温阳散寒而助气化；再加生黄芪、芡实、覆盆子以补肺、涩脾、固肾，分调三焦气化，如此则水津四布，五经并行，收藏之令可行，膀胱约束有度，故遗尿之疾可除。

案②：元某，男，5岁1个月，2014年6月21日初诊。服用寒凉药后间断尿床3周，每周尿床2～4次。刻诊精神稍差，纳差肢凉，大便稍稀，舌质淡红，苔白稍腻，脉滑稍弱，证属外邪未净、脾肾虚寒，给予桂枝加附子汤加味：制附片4g，桂枝6g，白芍6g，生姜4g，白术4g，益智仁8g，炙甘草4g，大枣1枚。5剂，水煎服，每日1剂。2014年6月25日二诊：服药期间遗尿1次，初诊方继服4剂而愈。

按：该患儿过用寒凉药物损伤脾阳，故见纳差、大便稀，脾虚中气下陷而水液无制。本例中患儿肢凉，舌质淡，脉滑稍弱，均提示阳虚不足，气化不利，故治疗以温肾固摄为宜。药用益智仁、制附片温肾助阳；桂枝、白芍调和营卫；生姜、大枣温补脾胃；白术淡渗利湿。有补有泄，相和相济，从而调节阴阳气机，使其开合有度。

8. 桂枝加龙骨牡蛎汤

案①：杨某，男，6岁，2013年6月3日初诊。夜间遗尿约半年，常自汗出，易感冒，食欲一般，大便正常。查体：面色少华，精神欠佳，舌质淡，苔薄白，脉细弱。尿常规及尿培养未见异常，腰骶部X线片正常。诊为遗尿。治以补肺健脾，升阳固涩。方用桂枝加龙骨牡蛎汤加味。处方:龙骨 60 g,牡蛎 30 g,炙黄芪 20 g,益智仁、山药各 10 g,乌药 6 g,桂枝、升麻、甘草各 5 g。水煎服,每日 1 剂。服药半个月后,患儿 2~3 日遗尿 1 次,精神好转,胃纳增。前方龙骨减为 40 g,继续服药 1 个月。患儿自汗基本消失,5 天遗尿 1 次。守上方再服药 1 个月,遗尿基本痊愈。半年后随访无遗尿。

按:患儿遗尿系由于肺脾气虚,治节无权,统摄失职,膀胱失约所致。《神农本草经》载"龙骨缩小便"。又《本经逢原》曰:"龙骨入肝敛魂,收敛浮越之气,益肾镇心,为收敛精气要药。"故治疗重用龙骨,功效敛涩益气,固涩小便。《本草经疏》认为牡蛎入足少阴、厥阴、少阳经,能敛涩精气。炙黄芪补气升阳;桂枝交通心肾,扶土平木;山药补脾养胃,益肺固肾;益智仁温肾暖脾,固气调中;乌药温通行气,固摄膀胱;升麻开窍醒神。诸药合用,共奏补肺健脾、升阳固涩之效,方药合拍,故疗效明显。

案②:楼某,女,11 岁。2004 年 11 月初诊。患儿自幼遗尿,曾经多方治疗,包括中医补肾固涩治法,收效不显。尿频,小溲清长,夜睡较深,不易唤醒,睡中常见汗出,平素畏寒,纳食欠佳,舌质淡红,苔薄白,脉细。尿常规及尿培养无异常发现,并排除脊柱裂、大脑发育不全等导致的遗尿。诊断为小儿遗尿。证属营卫不和,脾胃虚寒,清阳不升,固涩无力。治拟调和营卫,健脾温中,升阳固涩,以桂枝加龙骨牡蛎汤加味。处方:桂枝 10 g,白芍 10 g,生姜 3 片,甘草 5 g,大枣 7 枚,龙骨 12 g,牡蛎 12 g,干姜 5 g,小茴香 3 g,炒白术 15 g,炙黄芪 20 g,柴胡 5 g,升麻 5 g,煨益智仁 12 g。清水煎,分 2 次温服,每日 1 剂。以上方为主服药 6 周后,睡中遗尿逐渐减少并停止。

按:本例患儿睡中易汗出,纳食欠佳,平素畏寒,舌淡,苔白,其主要病机是营卫不和,肺脾气虚,脾阳下陷,清阳不升,固涩无力,不能约束水道而遗尿。故用桂枝加龙骨牡蛎汤调和营卫,收敛固涩,加上干姜、炒白术、炙黄芪健脾益气,温中和胃,柴胡、升麻升举清阳,小茴香、煨益智仁温肝暖肾兼固涩。前医已用补肾治法无效,故改从调营卫、温脾胃着手,以桂枝加龙骨牡蛎汤为基础,诸药配合,共同起到调和营卫、健脾温中、升阳固涩的作用。对于小儿遗尿的治疗,目前尚无特效方法。从患儿的发病情况看以功能性问题居多,在中药治疗的同时,家长要多与患儿沟通,注意改变其不良习惯,减轻其精神压力。

9. 柴胡桂枝汤

患儿,男,6 岁 5 个月。患儿系独生子,表现为神经质和过敏性体质,于幼儿期常主诉下肢疼痛,时有夜间盗汗及夜尿症,其中,夜尿症在上学以后更严重,每周数次,清晨可反复。应用柴胡桂枝汤 2 周后好转。治疗 1 个月后,患儿每周遗尿 1 次,遗尿时间带移向黎明时分。此外,患儿增加了自信,心情愉快。

按:该例患儿为神经过敏体质,虽不知有无胸胁苦满,但应用柴胡桂枝汤是对症的。柴胡有助于缓解情绪,加上芍药所具有的松弛功用,可给膀胱有益影响。患夜尿症小儿常并发过敏,感染发生恶化。即使从这一角度看,柴胡也是合乎情理的生药。与抗抑郁药物不同的是,中医药可长期连续服用,并纠正心身的不调。

10. 麻杏甘石汤

张某,男,6 岁,2006 年 12 月 20 日初诊,其母代述:患儿 2 个月前出现小便自遗,未给予特殊治疗。近一周病情加重,遗尿频,一周遗尿4~6次,量不多,呈黄色,无发热,诉口渴,时咳吐稠痰,色黄,睡中遗尿后能自醒,查其舌质红,苔薄黄,脉浮数有力。尿液分析无异常,双肾及膀胱B超未发现异常。追问病史,患儿2个月前曾因感冒发热咳嗽,经服中西药治疗,其发热已愈但咳嗽未愈,继而出现小便自遗。因此该患儿病主要在其肺,故可辨证为肺内蕴热之遗尿。治以清泄肺热,开窍醒神。拟麻杏甘石汤加减:麻黄10 g,生石膏(先煎)15 g,杏仁10 g,石菖蒲8 g,甘草4 g。水煎服,每日1剂,分早中晚3次服。患儿服药3剂后遗尿明显减轻,舌淡红,苔薄微黄,脉弦。效不更方,上方继服3剂而愈。

按:《景岳全书·杂证谟·遗溺》曰:"凡小便不禁古方多用固涩,此固宜然,然固涩之剂不过固其门户,此标之意而非塞源之道也。盖小水虽利于肾,而肾上连肺,肺气无权,则肾水终不能摄,故治水必须治气,治肾者须治肺。"《素问·五脏生成篇》说:"诸气者,皆属于肺。"《灵枢·终始篇》指出:"病在下者高取之。"可见小儿遗尿其病虽在下焦肾,然其源在上焦肺,故以清泄肺热之法治之,每获疗效。

11. 葛根汤

张某,男,10岁,2016年9月19日初诊。患儿自小一直尿床,有时一夜2~3次,出汗较少,睡眠程度深,尿床不易醒,饮食及大便可。经中西医多地治疗均无效,视其前方,大多采用温补肾阳的药。患儿性情自卑,不愿与人交谈。刻诊:形体壮实(体重36 kg),面色偏黑,沉默寡言,腹部胀满,按之有抵触感,舌质淡红,苔薄白,脉细。中医诊断为小儿遗尿,证属寒郁机表,治以宣发肺气、温阳化气。处方:葛根15 g,麻黄3 g,桂枝8 g,茯苓10 g,炒白术12 g,炒白芍12 g,生姜6 g,大枣4枚,炙甘草6 g。7剂,水煎,分2次口服,每日1剂。2016年9月26日二诊:尿床次数、频率较前减轻,继续服用10剂,痊愈告终。

按:中医对于遗尿症大多从肾论治,采用补助肾阳、收敛固涩等药,多获成效,但临床有一部分患儿肾气充足,因腠理固密,太阳寒水不可宣发,故从小便而解,遂致遗尿,可用葛根汤治疗。临床中该类患儿形体壮实,出汗较少,睡眠深不易醒,尿床不自知。

12. 黄土汤

肖某,男,8岁,1982年2月就诊。患儿体质羸弱,行动迟缓,食少纳呆,经常自汗,长期遗溺。症见舌体淡胖,苔薄白,脉弱。细思此乃先天不足,后天调养亦失摄。若论健脾缩溺,想必前医皆为。前以黄土汤能止血摄溺,患儿虽是汗泄遗溺之症,然其病机仍为脾虚失其统摄,肾虚失其气化。遂取异病同治之理,与黄土汤加龙骨、牡蛎2剂。1周后其父喜告曰:诸症已愈。嘱其加强营养调理、体质锻炼。

按:该方中阿胶、地黄滋肝养阴血;附子、白术温肾阳而健脾气;使阴能守于内,阳能护于外,阴阳相得,人得安和。黄土、甘草温涩扶中;黄芩清肝使木不贼、土不郁,疏泄正常。该方之治标在摄津血,其本在调节人体精津气血的生化运行,所以无论吐衄下血,或津液外泄均可用之。应用该方,抓症三要,其一,津血外溢诸症,须重视"不止"二字。不止即诸寒凉药不效,日久不止。其二,不可固执《金匮要略》"脉沉弦者,衄。脉弱,手按之绝者,下血"之说,总以脉来"无力"为要。其三,外溢津血清稀暗淡,神倦无力,口淡不渴,皆为要症。津血上溢者,加龙骨、牡蛎、肉桂;津血下泄者,加黄芪、人参、淮山药;腹痛则去茯苓加芍药。

第五节　五迟、五软

五迟指立迟、行迟、齿迟、发迟、语迟;五软指头项软、口软、手软、足软、肌肉软。本病多源于先天禀赋不足,古代归属于"胎弱""胎怯",可见于西医学之脑发育不全、脑性瘫痪、智能低下等病。五迟、五软多属虚证,以补为其治疗大法,着重补肾填髓,养肝强筋,健脾养心,补益气血;因难产、外伤、中毒,或温热病后等因素致痰瘀阻滞者,以涤痰开窍、活血通络为主。亦有部分患儿属虚实夹杂者,须补益与涤痰活血配伍用药。临床常用于治疗小儿五迟五软的经方有肾气丸等。

【病案举例】

肾气丸

张某,男性,2岁,1998年9月3日初诊。其母代诉患儿头项软,脚软,近2个月加重。患儿为早产儿,2个月前因乳食不洁,患严重腹泻后头向前倾,抬举无力,"O"形腿,足软,行走时常摔倒。观其面色萎黄,头发稀黄而细,神态疲困,语音无力,手足欠温,肌肉松软,舌质淡,苔白,脉沉无力。证属脾肾阳虚,筋骨不健之五软证。治以温肾健脾、强筋健骨,方用肾气丸加味:肉桂3 g,附子2 g,山药10 g,熟地黄10 g,山茱萸10 g,茯苓6 g,黄精10 g,甘草3 g,牛肋骨30 g。焙干研散,每次服3 g,日服2次,15日为1个疗程。1998年9月23日二诊:患儿服药15日,头项能自主竖起,较前有精神,食纳增加,腿较前有力,但行走时仍有脚软摔倒现象。于上方中加怀牛膝10 g,继续研散内服,并嘱其母平时用牛骨汤下面条,或用牛骨汤煮米粥喂患儿。半年后随访,患儿健康活泼,诸症悉除。

按:患儿为早产儿,胎秉不足,髓脑未充,脏气虚弱,筋骨肌肉失养而成五迟、五软。头为诸阳之会,骨为肾所主。患儿先天肾气不足,元阳亏损,则天柱软弱,复因腹泻伤脾,而肌肉松软。方用熟地黄为君,滋补肾阴,益精填髓。《本草经疏》谓:"干地黄乃补肾家之要药,益阴血之上品。"臣以山茱萸,补肝肾,涩精气;山药健脾气,固肾精。二药与熟地黄相配,补肾填精,谓之"三补"。臣以附子、肉桂,温肾助阳,生发少火,鼓舞肾气。佐以茯苓健脾益肾,渗湿泄浊、通调水道之功;黄精、怀牛膝、牛肋骨强筋健骨,益气健脾,方药对证则药到病除。

第五章　传染病

传染性疾病是由一类特殊的病原体侵入人体后引起一系列临床表现,并能够在人与人之间或人与动物之间相互传播并广泛流行的疾病。儿童免疫功能尚未完善,一旦发生传染病,则会严重影响儿童生命健康。儿童传染病的种类繁多,其中幼儿常见的有百日咳、水痘、麻疹、流感、手足口病、流行性腮腺炎、痢疾、猩红热、流行性脑脊髓膜炎等。近些年来,由于计划免疫的逐渐完善以及生活环境卫生的改善,许多儿童传染性疾病的发生率已逐年下降。

第一节　麻　疹

麻疹,是一种以发热,鼻塞流涕,咳嗽,眼泪汪汪,口腔两颊黏膜可见麻疹黏膜斑,周身皮肤按序布发红色斑丘疹,疹退时皮肤有糠麸样脱屑和棕色色素沉着斑为特征的传染性疾病。麻疹一年四季皆可发病,以春冬季节多见,具有传染性,可引起流行,其发病有"顺证""逆证"之分,若因失治误治,调护失宜,邪毒内陷,发生"逆证",则可危及生命,因此被列为古代儿科四大要证("麻、痘、惊、疳")之一。其中"顺证"治以透、清、养;"逆证"治以透疹、解毒、扶正,临床上常用的经方有小陷胸汤、桂枝芍药知母汤、葶苈大枣泻肺汤、竹叶石膏汤等。

【病案举例】

1. 小陷胸汤

占某,男,3岁半,1985年5月11日初诊。患儿1周来身热,咳嗽,流涕,麻疹黏膜斑阳性,西医诊断麻疹。经用清解透表汤后,颜面及颈际现疹,因疹出不快复用上方2剂,孰知随即出现壮热,面赤,神烦口渴,手足颤抖,频咳,肺部啰音增多,舌苔灰黑而干,扪之少津,询知大便4日未行。辨证:病属肺胃痰热壅滞,郁而不宣,影响疹毒透发,亟宜清泄肺胃,解毒透疹为上。方用小陷胸汤加减:川黄连3g,法半夏6g,瓜蒌12g,葛根6g,蝉蜕 5 g。2 剂后便通热降，皮疹已遍及胸腹四肢，患儿神清气爽，咳嗽亦减，肺部啰音吸收，后以沙参麦冬汤增损调服而愈。

按：麻疹初起，临床习用辛凉透表以宣疹毒外出，然本例患儿屡投清解透表不应，疹出不快，病势由轻转重，究其因由痰热壅滞太过，肺胃气机郁闭不宣，影响麻疹透发，以致麻毒内攻而出现壮热频咳，神烦肢颤等症，案中及时选用小陷胸汤加味，着重开其痰热，涤痰通腑，以防毒陷，俟其痰热泄降，则玄真（玄府，即汗孔）会通，卫气复畅，疹毒自获外达之机，而诸病悄然而退，病亦始入坦途。

2. 桂枝芍药知母汤

朴某，男，3 岁。3 天前发热，咳嗽，鼻塞，打喷嚏，经注射青霉素、链霉素，并给服退热片，遍体大汗，热稍退，但烦躁，复去求医，遭大雨遂归。今晨小儿面色苍白，咳呛不畅，神萎气急，腹泻肢冷，身上有黯淡不红之疹点，疑为麻疹，故急来就诊。患儿体质瘦弱，舌淡嫩，苔白干，指纹淡紫，已过命关，抚之肌肤津润而冷。化验白细胞 11.8×10^9/L，中性粒细胞百分比 77%。听诊心音低钝，140 次/分，两肺细湿啰音颇多。透视见两肺有大量云絮状阴影，知已成麻疹并发肺炎。输液并用链霉素外另处中药：炙麻黄 2 g，桂枝、知母、附片、五味子各 3 g，赤芍、前胡、炙甘草，麦冬各 5 g，茯苓、山药、潞党参各 10 g，生姜 3 片。1 剂，连煎 2 次，灌暖瓶内，代茶频饮，留院观察。翌日咳呛渐减，肢暖汗收，疹点色转红艳，仍用西药，续与原方 1 剂。服后神情大振，咳、泻均止，已思纳谷，听诊基本正常。前方减知母、附片、前胡、赤芍，加白术、白芍各 5 g，香谷芽、地骨皮各 10 g。携方 3 剂欣喜返家。

按：患儿素体较差，复因大汗时突受雨淋，以致疹毒内陷，并发肺炎。《麻疹活人书》云："麻疹之色，最喜通红，……故麻鲜红者，毒得尽发而去也；若麻色淡白者，乃心血不足也。"肺炎虽多为阳、热、实症，但因疹色淡白内隐，故予附片、桂枝补心阳，配赤芍以畅血行。炙麻黄宣肺平喘，前胡、知母、茯苓、山药、炙甘草止咳润肺生津。

3. 葶苈大枣泻肺汤

杜某，男，1 岁 2 个月。麻疹出后 7 天因高热喘急于 1958 年冬住某医院。住院检查摘要：咽培养示金黄色葡萄球菌阳性。血化验：白细胞 6.4×10^9/L。右肺叩诊音浊，两肺水泡音，肝肋下 4 cm，体温 40 ℃。诊断：疹后肺炎。病程与治疗：曾用抗菌药及中药养阴清热之剂，病势不解。12 月 20 日请中医会诊，患儿仍高热嗜睡，气喘息促，咳嗽痰阻，舌红，苔黄燥，脉沉数，此证由疹后气液两伤，痰热互结，肺气不降所致，治宜泻肺涤痰，生津润燥，补泻并施。处方：沙参 6 g，麦冬 3 g，白前 6 g，桑白皮 3 g，竹叶 6 g，法半夏 6 g，莱菔子 3 g，葶苈子 3 g，甘草 3 g。服后即大便下黏液，高热微降，喘促亦减，黄燥苔稍退，脉仍沉数，于前方去沙参、麦冬、甘草，加冬瓜仁 9 g，薏苡仁 9 g，通草 3 g，淡以通阳，辛以涤痰为治。三诊时，患儿已热退睡安，诸症悉平，唯咳而有痰，脉缓，苔薄微腻，继以理肺化痰，以善其后。处方：茯苓 6 g，法半夏 6 g，化橘红 3 g，甘草 1.5 g，冬瓜仁 9 g，杏仁 6 g，白前 4.5 g，天冬 6 g，川贝母 3 g，麦芽 6 g，枇杷叶 6 g。服 3 剂而获痊愈。

按：此患儿疹出后，仍高热不退、喘息气促，咳嗽痰多，系疹后里热未清，痰热互结，肺气不降，清肃之令不行，故用葶苈子泻肺，佐以桑白皮，莱菔子降气涤痰，服后即下涎液，此借仲景葶苈大枣泻肺之义。疹出之后气液未复，故用沙参、麦冬益气生津。竹叶、白前不仅清热，且能宣透未尽余邪，不用大枣而用甘草，防其滞气满中。

4. 竹叶石膏汤

黄某，女，7岁，2000年4月7日初诊。主诉：发热1周，皮疹4天。症见发热，干咳，口干唇燥，红疹满布全身，精神食欲欠佳，尿黄，便干，舌红少津，苔黄，脉数。查体：体温38.5℃。神清、呼吸平稳，全身皮肤满布暗红色斑丘疹，双眼结膜充血，口腔颊黏膜可见麻疹斑。咽部充血。双肺呼吸音粗糙，心腹无异常，手足心可见稀少红疹。舌红少津，苔黄，脉数。证属麻疹后期，余热未尽，气阴两伤。治予清热解毒，益气养阴。方用竹叶石膏汤加减：竹叶、桔梗、知母、牡丹皮各8g，石膏20g，麦冬、玄参、生地黄、粳米各6g，金银花、山栀子各10g，甘草5g。2剂后，体温正常，手心、脚心满布疹点，颜面、躯干疹点消退。可见脱屑，精神食欲好转，二便正常。上方去石膏、知母，再进2剂而愈。

按：本例中患儿症见发热1周，全身皮肤满布暗红色斑丘疹，口腔颊黏膜可见麻疹斑，双肺呼吸音粗糙，干咳，口干唇燥，证属麻疹后期，余热未尽，气阴两伤，故以竹叶石膏汤加减治疗。

第二节 猩 红 热

猩红热，是一种以发热，咽喉肿痛或伴腐烂，全身布发猩红色皮疹，疹后脱屑脱皮为特征的传染性疾病。在中医属于温病范围，根据其具有传染性及临床特点，将其命名为"疫痧""疫疹""烂喉痧"等。本病为感受"疫毒时邪"所致，治疗上应以清热解毒利咽为原则。临床上常用于治疗猩红热的经方有调胃承气汤、葛根芩连汤等。

【病案举例】

1. 调胃承气汤

杨某，男，12岁，1999年11月4日初诊。5日前出现恶寒发热，头痛身楚，口微渴，咽喉红肿疼痛，肌肤丹痧密布、赤紫成片，便秘，4日未解，时有谵语，舌干绛、有芒刺如杨梅，脉滑细数。诊为烂喉丹痧，辨为毒燔气营，阳明腑实。治以通腑泄热凉营解毒。方用调胃承气汤合清营汤加减：大黄(后下)12g，芒硝(冲服)30g，甘草6g，玄参15g，生地黄15g，麦冬12g，黄连6g，栀子12g，金银花15g，连翘心15g，丹参12g，赤芍12g，石膏30g，水牛角60g。水煎分3次服，每日1剂。服1剂后泻下坚硬燥屎数枚，随之热势大减,谵语除,神志清。继服 1 剂(大黄同煎)后咽喉红肿大减,肌肤丹痧消退,唯午后低热,口干手足心热,舌红少津,脉细数。为喉痧后期余毒伤阴。改用清咽养营汤滋阴生津,消除余毒。药用西洋参 15 g,生地黄 15 g,玄参 15 g,麦冬 15 g,白芍 15 g,天花粉 15 g,天冬 15 g,知母 15 g,甘草 6 g。连服 4 剂而愈。

按:烂喉丹痧,病机为温毒外袭,肺胃受邪。其章虚谷说:"热闭营中,故多成斑疹,斑从肌肉而出属胃,疹从血络而出属经。"李东垣说:"小儿斑后,大便实者,亦当下之。"一经通下,温毒随大便排出,则热退疹消。

2.葛根芩连汤

杨某,男,2 岁,1993 年 12 月 20 日初诊。昨日下午突然高热,口渴,无汗,继则肤色焮红,身出红疹,宛如纹斑,咽喉肿疡,舌苔灰黄,尖红如梅,指纹青紫。此疫毒内侵,发为疫喉痧证也,治宜疏表达邪,清泄肺胃。处方:葛根、乌梅、连翘各 9 g,黄芩、川黄连、蝉蜕、牡丹皮、马勃、人中黄各 3 g,银花、青黛各 6 g,薄荷 4.5 g,玄明粉 2.5 g。2 剂。二诊:药后汗出便解,热度稍降,皮肤仍红,舌如红梅,表邪渐去,毒热伤阴,前方去薄荷,加玄参 6 g。2 剂。

按:小儿外感热病,具有起病急,传变快,入里速的共同特点,病理上多表现为"腠理失疏,肺胃蕴热",表证未罢,里证已急,表现出表里相兼,卫气同病的证候,因此,选用具有解表清里的葛根芩连汤,正恰中病机,方中葛根升阳发表,解肌退热,生津又可助汗液,黄芩、黄连清泄里热,甘草和中,确有安内襄外之功。

第三节　流行性腮腺炎

流行性腮腺炎是一种以发热、耳下腮部肿胀、疼痛为主要临床特征的传染性疾病。其中医病名为"痄腮""时行腮肿""蛤蟆瘟"等。本病预后一般良好,少数患儿可因体质虚弱或邪毒炽盛而见邪陷心肝、毒窜睾腹等变证。治疗上以清热解毒,消肿散结为基本原则。临床上常用于该病的经方有大承气汤、奔豚汤、白虎汤等。

【病案举例】

1.大承气汤

周某,女,13 岁,1985 年 8 月 26 日初诊。右腮肿痛 5 天,某医院诊为"腮腺炎"。服腮腺炎片、板蓝根等药无效。昨日高热不退,左腮、两颌下腺也见肿痛,伴头痛难忍,腹痛胀满,烦热口渴,纳呆,恶心,1 天呕吐十余次,呈喷射状呕吐。先后到两家医院诊治,均诊为"腮腺炎合并脑炎",注射溴米那普鲁卡因、甲氧氯普胺均未效,而来就诊。症见体温

39.5 ℃,痛苦表情,口唇红干,舌尖红,苔黄燥,咽充血,扁桃体Ⅱ度肿大,右侧腮腺3 cm×3 cm,左侧腮腺4 cm×4 cm,两颌下腺肿大均3 cm×3 cm,腹胀满,全腹均有压痛,左下腹可触到粪块,无脑膜刺激征,脉滑数。此乃疫毒时邪外受,郁而化火,燔灼肝胆、肠胃,少阳阳明同病。治宜通腑泄热,行气止痛。方用大承气汤:生大黄(后下)10 g,玄明粉(冲服)15 g,厚朴6 g,枳实6 g。1剂,水煎服。二诊:昨日服第1煎药,腹部呈阵发性绞痛,3小时后第1次大便,先干后稀,量多,其味臭秽。腑气通,腹痛消失,头痛明显减轻。服第2煎未加玄明粉,但药后仍腹泻2次,入暮身热已解,诸症消失。患儿精神好,唇红,苔黄,脉滑,两侧腮腺与颌下腺明显消肿。治宜清热解毒,软坚散结。处方:柴胡10 g,黄芩10 g,蒲公英10 g,紫花地丁10 g,赤芍10 g,生牡蛎30 g,夏枯草10 g,山慈菇10 g。2剂,水煎服。药后两侧腮腺均消肿,病告痊愈。

按:痄腮为外受疫毒时邪,郁阻少阳阳明经所致。由于热邪入里,故壮热烦躁,头痛,呕吐。热结肠胃气滞痰阻,故腹痛胀满而拒按。实热郁结,耗伤津液,故烦热口渴,大便秘结。用大承气汤,荡涤阳明腑热,以去其上燔之火势,少阳相火亦消失,腮肿自然消退,起到"釜底抽薪"的作用。

2. 奔豚汤

患儿,女,3岁。门诊以"急性腮腺炎"收住,症见寒热往来,头痛,体温40.7 ℃,心烦喜呕口渴欲饮,双腮红肿,一夜如鸡卵大,热痛拒按,口不堪张,饮食困难,小便短赤,大便3日未行,舌苔燥,脉洪大,此为少阳经热并阳明腑实,治宜清少阳热,通腑泻火,方药为加味奔豚汤减半夏,加大黄(后下)9 g,2剂热退,腑通,头痛消失,诸症明显减轻,大黄减为6 g,继服3剂痊愈出院。

按:小儿腠理疏松,卫外不固,易感外邪,加之小儿"阳常有余,阴常不足""肝常有余",本例患儿感受时邪或风热暑邪,从阳化热化火,转为少阳经热并阳明腑实证,邪正交争则寒热往来,热毒之邪循经搏结于腮腺,则双腮红肿疼痛,口不堪张,饮食困难;热盛又易致津伤,故心烦喜呕口渴欲饮,小便短赤,大便3日未行。方用加味奔豚汤,去温燥之半夏,加泄热通腑之大黄,共行清少阳热,通腑泻火之功。

3. 白虎汤

患儿,男,9岁,2014年1月17日初诊。患儿因"高热1日余"就诊,来诊前1日于当地医院点滴治疗,未见好转,今晨两耳下腮部出现肿胀疼痛,以右腮部肿甚,当地医院辅助检查提示:流行性腮腺炎,并建议转入传染科治疗,患儿家长拒绝转入传染科,遂要求中医治疗。刻下症见患儿精神萎靡,两腮部肿胀疼痛,喉咙痛,咽部红肿,扁桃体轻度肿大,高热、汗出,体温39.5 ℃,口干欲饮冷水,无恶寒,伴腹胀拒按,大便3日未行,小便短赤,舌质红,苔黄,脉洪大。西医诊断:流行性腮腺炎。中医诊断:痄腮,辨证属阳明胃热兼腑实证,治以泄热通腑,散结解毒。方用大承气汤合白虎汤加减:大黄(后下)6 g,芒硝(溶服)5 g,厚朴10 g,枳实6 g,石膏10 g,知母6 g,金银花8 g,连翘8 g,蒲公英8 g,生甘草6 g。3剂,水煎服,每日1剂。二诊:2014年1月20日,患儿家长诉上药服用1次后,泄泻 2 次,大便臭秽,高热渐退,当晚体温降至 37.1 ℃,次日清晨恢复到 36.7 ℃。刻下症见体温已恢复正常,腹部胀痛症状及左腮部肿块完全消失,仅右腮部尚未完全消退,仍有轻微口干,舌淡红,苔薄黄,脉微数。予五味消毒饮加减以善其后,处方:金银花 10 g,野菊花 10 g,蒲公英 12 g,紫花地丁 12 g,白花蛇舌草 8 g,芦根 10 g,生甘草 6 g。6 剂,水煎服,每日 1 剂。患儿服药 4 剂后,诸症告愈,随访至今,未再见复发。

按:《伤寒论》曰:"阳明之为病,胃家实是也。"本案患儿辨证属阳明胃热兼腑实之证,治以泄热通腑,散结解毒。初诊予大承气汤荡涤肠腑,峻下热结,正合中医"与其扬汤止沸,莫如釜底抽薪"之意;此外,患儿阳明气分热盛证亦较为明显,所谓"有是证,用是方",故用白虎汤清解气分热盛,同时亦可生津止渴。

第四节　病毒性脑炎

病毒性脑炎,是一种以发病急骤、高热、头痛、呕吐、项强,重者神昏、抽搐为特征的传染性疾病。本病属于中医"春温"范畴,小儿脏腑娇嫩,感受时邪,可发为此病,治疗上以清热、豁痰、开窍、息风为基本治则。临床上常用于治疗该病的经方有大青龙汤、调胃承气汤、奔豚汤。

【病案举例】

1. 大青龙汤

庄某,女,8 岁。无明显诱因出现发热恶寒,头痛项强,并见喷射性呕吐,吐出宿食痰涎,周身出现紫色瘀斑,神志时清时昧,体温 41 ℃。血常规示:白细胞 $2.87×10^9$/L,中性粒细胞百分比 92%,淋巴细胞百分比 7%。脑脊液检查:外观呈乳白色,混浊,白细胞 $1.2×10^6$/L,中性粒细胞百分比 96%,淋巴细胞百分比 40%,糖 0.56 mmol/L 以下,蛋白(+++)。诊为流行性脑脊髓膜炎。中医辨为太阳少阴两感证,以大青龙汤加附子治疗。服药 2 剂后,发热、恶寒、头痛、项强等症减轻,四肢转温,呕吐停止,体温降至39.4 ℃。前方加重石膏用量,续服 3 剂,上述诸症消失,患儿神情活泼,未发现呆滞等后遗症。

按:本例诊为"太阳少阴两感于寒"之温病。所谓"两感证",《黄帝内经》曰:"巨阳主气,故先受邪,少阴与其为表里也。得热则上从之,从之则厥也。"因为少阴与太阳相表里,故太阳与少阴俱病称"两感证"。"两感证"是外感热病中的最为严重之证,不仅邪盛,而且正气亦衰,所以预后要较太阳伤寒证为差。本例患儿发热恶寒、头痛项强等为感天地之寒邪,伤及太阳之表,致玄府闭塞,卫气不得发越;周身发斑等乃寒伤少阴及其化热之象。故治以大青龙汤加附子，一以解表清里，一以温经散寒，使汗出、热退、寒祛而病除。

2. 调胃承气汤

刘某，男，11 岁。1975 年 7 月 28 日晚急诊入院。发热，头痛、头昏，大便秘结 5 天，曾在当地医疗室用青霉素以及中药清热、解毒、养阴之剂治疗，均未获效。入院沉默寡言，继之进入浅昏迷，呕吐 2 次，四肢呈间歇性抽搐。检查：体温 40.1 ℃，脉搏 105 次/分，呼吸 31 次/分，血压 110/70 mmHg。全身皮肤黏膜未见出血点和皮疹，周身表浅淋巴结无肿大，牙关紧闭，颈有抵抗，呼吸急促，肺部呼吸音粗糙，膝反射亢进，巴宾斯基征阳性。化验：血液中白细胞 13.7×10⁹/L，中性粒细胞百分比 89%，淋巴细胞百分比 11%。脑脊液压力 2.34 kPa，无色透明。脑脊液常规及生化：细胞总数 0.084×10⁶/L，白细胞 41%，中性粒细胞 56%，单核细胞 14%，蛋白 82.4 mg/L，糖 100 mg/L，氯化物 720 mg/dL。尿常规正常。二氧化碳结合力 64.4%。西医诊断：乙型脑炎。行吸氧、降温、止惊、降低颅内压、抗炎、能量合剂等治疗 2 日余，病情未明显好转，故邀中医会诊。会诊时体温 39.5 ℃，神昏谵语，烦躁不宁，手足妄动，身热无汗，四肢微厥，目赤不闭，腹满微硬，脐周似有压痛，秽声连续，舌红，苔黄，脉滑数有力。昨晚下利纯青黑粪水。辨证为邪羁阳明，热结旁流。治宜泄热通便，拟调胃承气汤：生大黄 20 g，芒硝（烊化）20 g，炙甘草 6 g。3 剂，先取 1 剂煎服，后取 2 剂药同煎汤保留灌肠，药后 3 小时许，排便 2 次，臭秽异常。翌日，热退神清，汗出厥回，诸症霍然。后以清热、养阴、和胃之剂善后调理，7 剂，痊愈出院。

按：本例患儿之临床表现，辨证属"热结旁流"，乃热入阳明，燥屎结于大肠，水从大肠空隙而出，故下利清水是燥屎内结的一种外候。治当因势利导，"通因通用"，用生大黄苦寒泄降，荡涤胃肠，峻泻实火；辅以芒硝咸苦大寒，润燥软坚，通导大便，佐以炙甘草，以其甘平缓中兼益胃气，全方合力，推陈致新，使实热得下，胃气得和，热退神清，汗出厥回，谵语自止，故获速效。

3. 奔豚汤

吴某，女，10 岁。恶寒发热，头痛 2 天，当时以感冒自服感冒药（具体不详），诸症不见减轻并出现呕吐，嗜睡，故前来我院门诊就诊，门诊以"发热头痛原因待查"收入院。症见发热，体温 40.4 ℃，头疼剧烈，喷射样呕吐，颈项强直，口渴喜饮，饮而复吐，舌尖红，苔微黄，脉复数而弦，嗜睡手足蠕动，治宜：气营两清，凉血息风，清热解毒，方药以加味奔豚汤加石青 30 g，知母 15 g。3 剂。服完后，头痛减轻，体温降至 39 ℃，继服 3 剂，体温降至正常，诸症明显减轻，而后调理药味及剂量，半个月后痊愈出院。

按：本例患儿外感时疫毒邪，热入营血，气营两燔，则高热；热毒上扰则头痛剧烈，喷射样呕吐，颈项强直；热盛伤津，经脉失于濡养，则口渴喜饮，手足蠕动。方用加味奔豚汤凉血清热，平肝息风，加石青祛痰解毒，知母滋阴泻火，3 剂后症状明显好转。

第五节 百 日 咳

百日咳,是一种以阵发性痉挛性咳嗽,咳嗽末伴有特殊的鸡鸣样吸气性吼声为临床特征的传染性疾病。其中医病名为"顿嗽""顿咳""疫咳"等,病因为感受百日咳时邪(百日咳杆菌)。近些年来,由于百白破疫苗接种的推广,百日咳的发病率有所下降。临床上常用于治疗该病的经方有十枣汤、小半夏加茯苓汤、越婢加半夏汤等。

【病案举例】

1.十枣汤

患儿,男,5岁,2002年6月20日因"咳嗽约2个月"就诊。症见频繁剧烈的痉挛性咳嗽,夜间为主,咳声成串,每次数十声,咳甚面色青紫,直至呕吐少量黏液,纳差,舌淡,苔白而薄,脉数。大便隔日1行,西医确诊为百日咳,疗效不明显。处理:停用前药,十枣丸2粒,每日晨服1次。3日后,告知咳嗽基本痊愈,唯每日腹泻3~5次。改隔日1服,每次服1丸,腹泻止,2周痊愈。

按:百日咳或类百日咳是儿科的疑难病,西医无特效药,常病情反复,迁延难愈,本例中患儿症见咳嗽牵引胸胁,短气,呕吐黏液,虽病久,但脉数,说明邪盛而正不虚,为水饮壅盛,客居胸胁之象,宜急祛邪实,但患儿体弱不耐攻伐,故用十枣丸,但小儿脾常不足,起效后即减量。

2.小半夏加茯苓汤

葛某,女,6个月。患儿出生半个月即咳嗽兼喘,经检查诊断为百日咳,迄未治愈。面色㿠白,额上显出青纹,口唇青白,有时呕吐清水,或吐奶汁,一咳连续一二十声,咳不出痰,有时感到喉中有痰,随即咽下,大便较稀,哭时声不洪亮。舌质淡红,苔白腻。其母在妊娠期中喜吃生冷、瓜果、冰糕等。此系胎儿在母体内受损,生下后现阳虚之象。患儿吸食母乳,母亲身体不健康,奶汁不浓,以致婴儿因阳虚而伤水饮咳嗽,法当温阳逐水以利咳,小半夏加茯苓汤治之:茯苓6g,半夏6g,生姜12g,甘草12g。尽剂后,咳嗽微有减轻。由于其母有病,故必须兼治其母,俗语云"云娘壮儿肥",又可由乳汁过药。其母22岁,症见一身悉痛,心累,感觉疲倦,嗜睡,全身怕冷。舌苔微黄,脉浮紧而细。此阳虚而寒中三阴,法当温经散寒,予以麻黄附子细辛汤治之,患儿亦同服此药。麻黄9g,制附子31g,细辛3g,桂枝15g,生姜31g,甘草31g。连服2剂,患儿喘咳有所减轻,但水湿仍重。其母服药后,全身疼痛告愈,仍感无神,不思饮食,此为阳虚之象。为之分别处方用药,患儿用苓桂术甘汤加半夏、生姜,祛湿降逆而止咳:茯苓6g,桂枝6g,白术6g,甘草 12 g,半夏 6 g,生姜 15 g。其母用附子理中汤扶阳:制附子 31 g,党参 31 g,白术 24 g,干姜 31 g,炙甘草 31 g。患儿服药后,咳喘大减,但阳虚甚,必须扶阳固本止咳。其母服药后,精神渐佳,饮食增多,但仍疲乏嗜睡,行走仍觉心累,乃为阳不足之征。故母女皆须扶阳,同服通脉四逆汤:干姜 62 g,炙甘草 31 g,制附子 31 g,葱白 31 g。服药 2 剂,诸症均减轻,患儿仅微咳,母亲精神亦转好。仍用四逆加茯苓汤扶阳利水以平咳:制附子31 g,干姜 31 g,炙甘草 31 g,茯苓 24 g。母女共服 2 剂,诸症悉愈。因母女身体皆虚,故用六君子汤加桂枝补其虚,巩固疗效:党参 31 g,茯苓 24 g,白术 24 g,炙甘草 31 g,半夏 18 g,陈皮 15 g,肉桂 9 g。

按:此例中患儿母亲在妊娠期中喜吃生冷、瓜果、冰糕等,导致胎儿在母体内受损,生下后现阳虚之象。患儿吸食母乳,母亲身体不健康,奶汁不浓,以致患儿因阳虚而伤水饮咳嗽,法当温阳逐水以利咳,方用小半夏加茯苓汤温阳化湿止咳。

3. 越婢加半夏汤

杨某,男,6 岁,1994 年 3 月 20 日初诊。患儿阵发性咳嗽,伴有气急,呕吐痰涎 1 周。体温 39 ℃。血常规:白细胞 $14.1 \times 10^9/L$,中性粒细胞百分比 84%。胸透:两肺纹理粗重,并见到右中上肺大片阴影。诊断为百日咳合并肺炎。查阅前面所用之药:西药镇咳、抗生素注射和口服;中药服过麻杏甘石汤、鸡胆冰糖膏。患儿仍发热不退,烦躁,咳喘,呕吐痰涎。脉浮数,舌尖边红、苔白微腻。综观脉症,邪热壅肺,肺失清肃,又痰浊饮邪使胃失和降,壅迫于肺而咳喘上气,呕吐痰涎。治当清热肃肺蠲饮,用越婢加半夏汤化裁。处方:麻黄、赤芍、甘草各 5 g,生石膏 30 g,生姜 3 片,大枣 5 枚,法半夏 6 g,黄芩、茯苓、僵蚕各 10 g。水煎,分 3 次服,每日 1.5 剂。药后 36 小时,体温降至 37.5 ℃,痰涎减半,咳喘基本平息。续用上方增减,以调理肺胃,清气化痰为主,前后服药 10 剂而愈。

按:本方原是治疗饮热之邪郁肺的咳喘证,病情热象既重,又兼夹饮邪,热重于饮。而百日咳发病机制,正是六淫邪热遏肺,并与痰浊饮邪互结不解,使患儿发热咳喘,呕吐痰涎,咳甚面部潮红,涕泪俱下。所以用越婢加半夏汤发泄、透达肺中邪火,同时润饮化痰。在呼吸系统疾患中,不管诊断为百日咳,或支气管肺炎,只要辨证属饮热之邪郁于肺而热重于饮者,用本方加减治疗均可获取良效。

第六章　寄生虫病

寄生虫病指寄生虫侵入人体后而引起的一系列病理变化和临床表现,因寄生虫的种类及寄生部位不同而临床表现各有不同,本病多发生在贫穷落后、卫生条件欠佳的地区。儿童因其具有探索世界及好奇新事物的特点,在生活、玩耍过程中,容易被寄生虫经手、口、皮肤侵入体内,而引起疾病。儿童常见的寄生虫病有蛔虫病、蛲虫病等。近些年来,随着我国经济的发展、卫生条件的改善以及人们健康意识的提高,寄生虫类疾病的发生率正逐年下降。

【病案举例】

1. 乌梅丸

患儿,女,11 岁,2017 年 3 月 14 日初诊。患儿精神疲倦,时常紧皱眉头,学习积极性低,纳差,常咬指甲。舌红,体瘦,脉细滑。辨证为虫证,方以乌梅丸加减:乌梅 10 g,淡附片 6 g,肉桂 3 g,干姜 3 g,花椒 3 g,细辛 3 g,黄连 3 g,黄柏 6 g,太子参 15 g,当归 10 g,白芍 10 g。3 剂,免煎颗粒,开水冲服,每日 1 剂。药后患儿精神好转,未再咬指甲;眉头未再紧皱,学习主动性明显提高,并主动要求家长带其复诊。

按:乌梅丸出自《伤寒论》,其曰"厥阴之为病,消渴,气上撞心,心中疼热,饥而不欲食,食则吐蛔……令病者静,而复时烦者,此为脏寒。蛔上入其膈,故烦,须臾复止,得食而呕,又烦者,蛔闻食臭出,其人常自吐蛔。蛔厥者,乌梅丸主之"。吴玉泓教授认为,张仲景所言之"烦"与患儿之疲倦、皱眉、学习积极性低、咬指甲等临床表现相符,又其纳差、舌红、体瘦、脉细滑,属寒热错杂、虚实夹杂之证,与乌梅丸寒热并用、攻补兼施的组方原则亦相符合。故辨证为虫证,以乌梅丸治之。

2. 甘草附子汤

甘某,男,14 岁,1985 年 5 月 17 日初诊。久患胆道蛔虫病合并胆道感染,经多方诊治无效。来诊时症见胁腹绞痛,时作时止,按之有癥块,四肢厥冷,烦闷,得食则呕,吐蛔,全身骨节疼痛,活动后加剧,汗出短气,恶风,小便不利,疼痛辗转反侧,舌质淡青,苔薄白,脉弦紧。此由久病脾肾阳虚,内外皆寒,蛔虫内扰,风寒湿相搏所致。治宜温经散寒,祛湿止痛。予甘草附子汤合乌梅丸:炙甘草、炮附子、白术、乌梅、黄柏、花椒各 10 g,桂枝、党参各 15 g,细辛 3 g,黄连、干姜 5 g,当归 12 g。1 剂痛减,连服 5 剂后腹痛止,小便利,大便时排便出蛔虫数十条,仍骨节疼烦,屈伸不便,汗出短气,舌质淡,苔薄白,脉沉细,继用前方。7剂后,大便常规未找到蛔虫卵,用香砂六君子汤善后调治2个月愈,至今未复发。

按:虫居肠间,喜温恶寒,蛔虫为避脏寒而就上热,故上窜入胃入胆,发为蛔厥,症见胁腹绞痛,时作时止,按之有癥块,四肢厥冷,烦闷,得食则呕,吐蛔。同时风寒湿邪侵袭内扰,则见全身骨节疼痛,活动后加剧,疼痛辗转反侧。日久脾肾阳虚则见汗出短气,恶风,小便不利,治疗用甘草附子汤温经散寒,祛湿止痛,同时配合安蛔止痛要方乌梅丸温脏补虚,服药后腹痛止,大便时排出蛔虫数十条,但风寒湿邪仍未除,脾肾阳虚仍在,继用本方温阳补中,散风除湿,待邪气尽除则用香砂六君子汤护胃善后。

3. 调胃承气汤

胡某,女,12岁。1982年10月18日初诊。素有蛔虫病史,腹痛经常发作,时痛时止。2天前突然腹痛剧烈,伴呕吐,经当地医院治疗无效,故来就诊。西医检查诊断为"胆道蛔虫症"。经抗感染、解痉等治疗,效果不显,家属要求改用中药治疗。检查见患儿急性病痛苦面容,精神欠佳,神志清楚,检查合作,右胁下疼痛拒按,压痛明显,已3日未解大便,舌质深红,苔黄干,脉弦数有力。此乃虫热内结,升降失调之明证。治宜泄热通腑,安蛔止痛。方用调胃承气汤加味:大黄12 g,芒硝(冲服)12 g,炙甘草6 g,乌梅12 g,川楝子10 g,黄连3 g。2剂便通,泻下蛔虫10余条,继以柴芍六君子汤加味调理善后。

按:胆道蛔虫症属于中医"蛔厥"范畴,恙由肠内蛔虫窜入胆道而发病。胆为六腑之一,助消化,以通降下行为顺,滞塞上逆为逆。本例患儿因虫热互结,虫不安位,上窜胆道,致使胆气不利,腑气不通,传化失常,引起呕、痛、闭三大主症。"不通"是本病最基本的病机,根据"六腑以通为用"的理论,故以通下为主,佐以安蛔而获效。

第七章 其他病证

第一节 发 热

发热是儿科多种疾病中的症状,可有壮热、低热、潮热等不同的证候表现。因疾病不同与病因病机的差异,小儿发热应按原发疾病进行辨病辨证治疗。然而临床上部分发热患儿难以找到确切的病因及原发病灶,治疗时当"观其脉症,知犯何逆,随证治之"。临床常用于治疗各种不明原因发热的经方有大青龙汤、四逆散、白虎加桂枝汤、白虎加人参汤、当归芍药散、柴胡桂枝汤、酸枣仁汤、葛根芩连汤、大陷胸汤、黄芪桂枝五物汤等。

【病案举例】

1. 大青龙汤

王某,女,14 岁,2016 年 10 月 16 日。主诉:发热 9 天。患儿反复低热,体温最高38 ℃,热峰 1 次/日,无抽搐,无皮疹及关节肿胀,无咳喘,无腹痛、腹泻及呕吐,无头痛头晕,无尿频、尿急及尿痛等不适。患儿体形稍胖,舌红,苔白,脉浮数。入院第 4 天,见患儿神清,面红,双目有神,追问病史,诉发热前有恶寒、热起无汗的症状,舌淡红,苔白厚,脉浮数。辨证为外有寒邪,内有郁热,遂予大青龙汤加柴胡、葛根:生麻黄 9 g,桂枝 10 g,粉葛根 12 g,生石膏(先煎)30 g,炒苦杏仁 10 g,大枣 2 枚,甘草 6 g,柴胡 10 g。4 剂。服药 2 剂后周身微汗出,恶寒减轻,发热间隔延长,热峰下降,继服 2 剂,热退痊愈。

按:寒为阴邪,易伤阳气,寒邪束表,卫阳郁遏,所以可出现恶寒、发热、无汗之症。而"不汗出"多因寒邪袭表、腠理闭合,导致机体营阴向外输布不畅而郁滞,又有寒性凝敛固表,由此导致卫阳不得外散而郁闭于里,日久则化为郁热,出现烦躁,从而成为外有表寒、内有郁热之象。故投以大青龙汤外解表寒、内清里热,营卫调和,其病自愈。

2. 四逆散

谭某,女,3 岁。因反复发热 4 天就诊,昨日体温高达 39.8 ℃,咽痛,发热时伴四肢冷、左下腹疼痛,大便1~2日1行,大便烂、臭秽,指纹不显。体咽部无充血,扁桃体无肿大。证属阳郁发热。方用四逆散合升降散加减。药用柴胡7g,枳壳5g,白芍5g,炙甘草3g,蝉蜕6g,僵蚕5g,姜黄3g,大黄3g,黄芩6g,金银花7g,连翘7g,银花藤10g,丝瓜络10g。2剂,水煎服,每日1剂。家属诉服药第1日晚上排大便1次,为燥屎、如算盘子大、油亮光滑,排便后微汗出,发热退,体温37.5℃,第2天又排出燥屎5~6枚,仍硬结,排便后发热退,知饥欲食。舌稍红,苔薄白,指纹不显,手温暖。继续予升降散加减。药用蝉蜕6g,僵蚕5g,姜黄3g,大黄3g,银花藤10g,丝瓜络10g。2剂,水煎服,每日1剂。

按:本例患儿因感受外邪,正邪相争以致反复发热,身热不退,伴手足发凉,热势越高,手足越凉,此为外邪传经入里,气机为之郁结,不得疏泄,导致阳气被郁,不能外达于表,而致热厥之象,正如李中梓云:"此证虽云四逆,必不甚冷,或指头微温,或脉不沉微,乃阴中涵阳之证,唯气不宣通,是为逆冷。"治宜和解退热、透邪解郁,予四逆散主之。

3. 白虎加桂枝汤

案①:患儿,男,9岁。主诉:阵发性发热半个月。患儿于半个月前无明显诱因出现发热,其母以"感冒"给予双黄连口服液、柴胡口服液后,发热不缓解,测体温39.0℃。遂在多个诊所诊治,高热仍未控制,有时体温竟超过40.0℃,发热由持续性转为时发时止,发无定时,遂来我科求治。症见患儿面红目赤,烦躁,壮热大汗,大渴欲饮,苔黄燥,脉洪有力,考虑为阳明经热盛津伤,营卫失调,治宜清热养阴,调和营卫,投以白虎加桂枝汤。方药:生石膏30g,知母15g,桂枝9g,白芍10g,甘草6g。3剂。二诊:体温降至37.5℃,唯唇干舌燥,口渴思饮,干呕。考虑患儿发热日久,必胃气大伤,阴液亏耗,而白虎汤中本有粳米益胃生津,未用。参照张锡纯《医学衷中参西录》"生山药代替粳米",遂守前方加生山药20g,服6剂。患儿体温恢复正常,烦渴尽解,饮食好转,后用调补脾胃之方,以善其后。

按:白虎加桂枝汤由白虎汤加桂枝组成,方中白虎汤清热生津,桂枝解肌发表,合用既可清解人体内外之热,又可生津止渴。因小儿高热时发时止,发无定时,高热发作时,常见大热、大渴、大汗、脉洪大有力等症状,此时投白虎汤恰合病情;但因小儿为稚阴稚阳之体,感受外邪,每易致营卫伤而失协调,阴阳失去相对平衡而出现高热,故用白虎加桂枝汤配以白芍,一则清热生津,使邪热退除,缓其燃眉之急;一则调和营卫,使营卫恢复,以顾其根本,其病自愈。

案②:患儿,男,10岁。主诉:发热10天。10天前,因患"高热"在某诊所就诊,给予青霉素及头孢曲松钠后,体温仍高达40.0℃,继而出现尿频、尿急、浮肿等症状,在某医院儿科治疗后,体温忽升忽降,反复无常,经多种抗生素及激素治疗,效果仍不明显,遂来我科就诊。症见壮热气粗,胸闷微喘,烦渴欲饮,大汗淋漓,尿急尿黄,头痛目赤,唇舌干燥,苔微黄而干,脉洪数有力,考虑阳明经热波及肺金,影响膀胱,其热忽高忽低,实属营卫不和所致,即拟清热生津,调和营卫,利尿通淋之法,投以白虎加桂枝汤加味。方药:生石膏 30 g,知母 15 g,桂枝 10 g,白芍 15 g,黄芩 15 g,滑石 20 g,甘草 10 g,生山药 20 g。3 剂。二诊:体温降至 37.0 ℃,患儿回家又感风邪,发热又起,偶见抽搐,此乃初愈之体,虚难御邪,病邪复伤之故。守前方加石决明、板蓝根、连翘、龙胆草等清肝息风之品,药后获大效,遂投以清肺养胃巩固疗效,恢复体力。

按:患儿壮热气粗,胸闷微喘,烦渴欲饮,大汗淋漓,尿急尿黄,系为阳明经热波及肺金,影响膀胱气化,其热忽高忽低,实属营卫不和所致,故投以白虎加桂枝汤加味以清热生津,调和营卫,并佐以利尿通淋。药后患儿复感外邪,发热再起,伴见抽搐,此由于小儿神气怯弱,热邪内炽,真阴极易伤耗,柔不济刚,致筋脉失养而出现抽搐等肝风内动之证,故于原方中加入解毒清肝息风之石决明、龙胆草、板蓝根、连翘等以清热平肝,息风止痉。

4.白虎加人参汤

患儿,男,7 岁,2011 年初夏,因降温淋雨感冒,发热 39 ℃。自服解热镇痛药布洛芬混悬液,出汗后热稍退,旋即体温又上升。电话问诊,建议服用白虎汤 1 次。并约好第 2 日来面诊。次日晨起体温 37.8 ℃,刻诊患儿精神已转好,舌质红,苔薄白,脉浮滑。摸其背部,干燥无汗,摸额头仍有热感微微透出。大便偏干。腹诊柔软。尚有余热,炉焰虽熄,防其灰中有火。告知家属尚不能排除下午体温再度上升的可能。方用变通白虎加人参汤:生石膏 60 g(其中 30 g 另包),生白芍 15 g,生山药 15 g,炙甘草 15 g,党参 15 g,薄荷 6 g,蝉蜕 3 g,连翘 9 g,白茅根 15 g。3 剂,水煎服。嘱家属注意观察,如下午体温不升高,即只用生石膏 30 g;如体温升高,即把另包的 30 g 生石膏全部加入一起煎药;如体温升高,而身无汗,可先服布洛芬混悬液一次,5 分钟后开始出汗时,马上服药。服药时如同喝茶,一口一口慢慢喝。300 mL 药液 15 分钟内喝完即可。体温持续升高时,每 2 小时服药一次,当日服 3 次;体温不升即 4 小时服药一次,当日服 2 次。嘱家长注意体温升高要看患儿有汗无汗,有汗直接喝汤药,无汗要配合服用布洛芬混悬液,出汗时再服中药。当日下午患儿体温又升高,且无汗。家长遵医嘱给患儿布洛芬混悬液加中药,患儿全身湿润,体温缓缓下降,一夜安睡,晨起体温复常。电话联系之后,石膏减为 30 g,继服白虎汤 1 日,巩固疗效。

按:有汗无汗、汗多汗少为应用白虎类方的关键。此例患儿发热,服用布洛芬混悬液后汗出热退,然患儿精神欠佳,背部干燥无汗,额头仍有热感微微透出,大便偏干,脉浮滑,系热在阳明经表,汗后伤津,故投以白虎加人参汤清热生津,用党参代人参,生白芍代知母,生山药代粳米;加用薄荷开表,因为背部摸上去干燥无汗,以防表闭不开,蝉蜕以皮达皮,使药力外达肤表,热邪可随汗而解;连翘使汗出柔和而绵长,不留余邪;白茅根出汗利小便,配生白芍使内热由小便而去。

5.当归芍药散

陈某,男,6 岁,2004 年 9 月 20 日初诊。患儿从 4 月间患感冒后一直低热,时起时伏,日渐消瘦。经几次医院诊治为低热待查,用各种方法治疗,未见改善,低热缠绵 4 个月不愈。症见口臭、渴不多饮、食欲不佳,脘腹按之稍硬,倦怠乏力,寐时汗出。或见抽

321

搐,小便频数,忽赤忽清、大便时溏时秘、其脉细弱,舌苔薄,面色萎黄无华,每于傍晚低热即出现,近来又出现双脚稍有浮肿,低热时浑身疼痛。证属湿热相搏。立法利湿行水,用当归芍药散,4剂低热已消失,浮肿亦随之而消。

按:本例患儿症见每于傍晚出现低热,低热时浑身疼痛,双脚稍浮肿,口臭,渴不多饮,证属湿热相搏,脾失健运,肝血失养,故用当归芍药散肝脾同调,利湿行水而愈。

6.柴胡桂枝汤

案①:万某,男,12岁,2017年8月13日初诊。因高热在某医院住院,诊断为人类疱疹病毒4型(EB病毒)感染,西医用抗病毒药物及丙种球蛋白治疗多日,发热不退,寻求中医治疗。主诉:高热14天。症见先怕冷,后发热,发热39℃以上,一日发热数小时,后汗出热退,第二天复发热,仍先怕冷,后发热,口稍渴,饮水不多,伴两侧太阳穴疼痛,恶寒发热,寒轻热偏重,支节烦疼、肌肉酸痛,烦躁,口苦,时而恶心,纳呆,大便软,小便黄,舌质淡,苔白,脉浮弦数。查体:肝脾不大,无皮疹,未见淋巴组织增生。辨证为少阳兼太阳表证,治当解表散寒、和解少阳。处方:柴胡桂枝汤,其中柴胡10 g,桂枝10 g,法半夏10 g,党参10 g,甘草5 g,黄芩10 g,白芍10 g,生姜3片,大枣3枚,服用3剂后热退。二诊:已无发热,服药后体温逐渐下降至正常值,咽红,扁桃体稍大,脉浮不数,予以银翘散加僵蚕、(浙)贝母善后,数日后随访,患儿家属告知服药后未见发热。

按:患儿先恶寒,后发热,汗出后热退,第二天复发热,发热规律如前,是典型的恶寒发热、寒热往来,是辨证为少阳兼太阳表证的主要依据。患儿支节烦疼,口苦,为少阳枢机不利的主要表现;肌肉酸痛,汗出恶风,脉浮,提示太阳中风。四诊合参,辨证为少阳兼太阳表证,故投以柴胡桂枝汤3剂而愈。小儿脾常不足,方中大枣重用3枚以和胃。

案②:李某,男,5岁,2008年2月18日初诊。发热3天,体温37.6～38.2℃,浊涕,夜间咳,胸闷,呕吐,精神不振,舌淡红,苔薄黄,脉浮数。此为表证未解入里化热之少阳证,治以疏风散热,和解太阳少阳。药用柴胡12 g,黄芩12 g,半夏9 g,桂枝9 g,党参12 g,赤芍12 g,白芍12 g,川贝母9 g,蝉蜕9 g,瓜蒌15 g,甘草6 g。3剂,水煎分4～5次口服,每日1剂。服3剂后汗出热退而愈。

按:小儿外感发热应注意抓其主证,"发热微恶寒,支节烦疼"为风寒滞于肌表。而"微呕,心下支结"为邪已入少阳,横逆犯胃则纳差微呕,少阳经脉布胁肋,故出现胸胁苦满之轻症——心下支结。方中以柴胡桂枝汤为主方和解太阳、少阳,佐以瓜蒌降逆止呕,川贝母止咳化痰,蝉蜕疏风解表。

7.酸枣仁汤

李某,男,10岁。1983年4月16日初诊。患儿低热3个月,经多次检查原因不明。平素心烦失眠。近1周尿涩淋痛,尿检有少量白细胞。口苦,尿黄,舌红,苔薄黄,脉数。此乃心火亢盛,治宜清心养血。方以酸枣仁汤加味:莲子须10 g,盐水炒酸枣仁、知母各9 g,茯苓10 g,川芎、甘草各6 g。3剂。二诊:服药后口苦消失,尿痛减轻,脉已平缓。继续服5剂,诸症痊愈。

按:患儿发热 3 个月,以低热为主,且无外感症状,可以诊断为内伤发热,近 1 周出现尿涩淋痛、口苦尿黄等症状,此乃心火亢盛之症,结合患儿平素心烦失眠,究其根本原因为肝血不足,肝,罢极之本,魂舍之,心为火藏,神藏之,肝木不能养心火,心火亢于上,致虚烦、虚热症状明显,舌红,苔薄黄,脉数亦可确证。此属肝血不足,心火亢盛之证,治宜清心养血。予酸枣仁汤加味养阴清热、安神宁心。

8. 葛根芩连汤

患儿,男,8 岁,2014 年 4 月 16 日初诊。主诉:反复发热 1 年余。现病史:患儿自 2013 年入冬后出现不明原因发热,体温 38～39 ℃,最高可达 39.8 ℃,服西药退热药(头孢克洛、对乙酰氨基酚、布洛芬)30 分钟后降至正常,6～8 小时后再度上升至 38～39 ℃,约 2 日后体温逐渐正常。发作频率由 2 个月 1 次发展至 2 周 1 次或每周 1 次不等,发热前颈部不适。2014 年 4 月 3—5 日、13—14 日各发病 1 次,发热时伴有头晕、汗出、恶寒、大便干燥、扁桃体红肿。实验室检查有 EB 病毒感染痕迹。中医诊断:风热内伏,正气不足,郁而发热。治法:清热解毒,透发伏邪,分消表里。处方:葛根 12 g,黄芩、姜黄各 9 g,黄连、炙甘草、蝉蜕、大黄各 6 g,僵蚕 10 g。14 剂,水煎分 2 次温服,每日 1 剂。后经电话随访,告之服 14 剂后,体温未再升高,恶寒、汗出症状消失。

按:本例以葛根芩连汤合升降散治疗,主症为不明原因发热、恶寒、汗出,病机为风热内伏,郁而发热。方中葛根解表热、升清阳、透邪气,黄芩清肺胃热,黄连清热解毒,与黄芩同用,增强清热透邪之力。升降散主治表里三焦大热,具有辛凉宣泄、降浊升清、逐秽祛邪进而表里双解的作用,合用则加强清透伏邪的功效。

9. 大陷胸汤

陈某,14 岁。患儿为独生子,其母极其溺爱。一日忽然生病,请众医出诊。症见:脉洪大,大热,口干,自汗,右足屈伸不利,病属阳明。然口虽渴,终日不欲饮水,胸部如塞,按之似痛,不胀不硬,又类悬饮内痛。大便 5 日未解,上湿下燥,于此可见。且太阳之湿内入胸膈,与阳明内热同病,不攻其湿痰,燥热焉除?大陷胸汤与之。制甘遂 4.5 g,大黄 9 g,芒硝 6 g。服后大便畅通,燥屎与痰涎先后俱下,其他诸症均霍然。

按:上有痰饮内停,下有燥屎结聚,外有太阳之湿,内有阳明之热,相互结聚于胸膈脘腹,而见上证。当与大陷胸汤攻其湿痰,下其燥热,待邪从前后分下,则体腔坦荡,诸症自消。

10. 黄芪桂枝五物汤

患儿,男,10 岁。低热 2 个月余,体温波动于 37.5～38 ℃。伴有乏力,面色白,动辄自汗出,无咳、痰、喘,无关节酸痛等症,纳呆,大便不成形,每日 1～2 次。查体:咽无充血,周身无皮疹,且余未见阳性体征。舌质淡胖有齿痕,苔白,脉缓无力。患儿平素易感,既往 2 年内有慢性荨麻疹病史,常因遇冷诱发。曾于外院给予阿奇霉素、头孢类抗生素抗感染治疗无效,于儿童医院经过各项化验检查,无阳性发现。为寻求中医治疗,来本院儿科门诊。西医诊断:发热原因待查。中医诊断:气虚发热。治以益气退热、调和营卫为法。方以黄芪桂枝五物汤化裁。处方如下:黄芪15 g,桂枝10 g,白芍10 g,白术10 g,生姜3 g,大枣5枚,浮小麦10 g。服上方第4剂后,体温恢复正常,汗出减少,且食欲好转。继服7剂巩固疗效。随访3个月,发热未复发,且荨麻疹发作次数亦较前明显减少。

按:本方可益气温阳通痹,主要用治阴阳俱微,营卫气血不足,血脉痹阻之重证。根据此患儿症状及舌脉表现以及既往病史,考虑患儿属中气虚弱,气血生化乏源,营卫失调。李东垣《脾胃论》中认为"脾胃气衰,元气不足",会导致阴火内生,故治疗此发热当以甘温除热之法、兼以调和营卫。方选黄芪桂枝五物汤,既利用黄芪的甘温除热、善走肌表、补气升阳,又利用桂枝、白芍、生姜、大枣相配以温经通阳,健脾养血,调和营卫。审证求因,表里兼顾,方可奏效。

第二节　皮肤黏膜淋巴结综合征

皮肤黏膜淋巴结综合征又名川崎病,是一种以全身血管炎性病变为主要病理改变的急性发热性出疹性疾病,临床以发热、皮疹、球结膜充血、草莓舌、颈淋巴结肿大、手足硬肿为特征,属于中医学温病范畴。治疗上以清热解毒,活血化瘀为基本治疗原则。临床常用于治疗川崎病的经方有调胃承气汤等。

【病案举例】

调胃承气汤

杨某,男,5岁,1993年5月25日初诊。其母代述:5天前患儿无明显诱因发热,曾在某医院服感冒药,静滴"先锋Ⅴ、地塞米松",发热稍退。2天后复高热,症见:体温39.5 ℃,双目红赤,口干喜饮,唇周潮红,手足心潮红、硬肿,咽红,双侧扁桃体Ⅱ度肿大,左侧颈部触及淋巴结2~3个,约黄豆大小,二便正常,舌红绛如杨梅,脉数。检查外周血白细胞$17.5×10^9$/L,中性粒细胞百分比85%,淋巴细胞百分比15%,血小板$340×10^9$/L。胸部Ⅹ线片:双肺门影增浓。心电图:窦性心动过速。西医诊为川崎病。中医辨证为阳毒发斑,证属邪入气营、热盛血瘀。治以清营解毒,泄热通腑。用化斑汤合调胃承气汤化裁。处方:水牛角30 g,生石膏30 g,玄参10 g,知母10 g,连翘15 g,金银花10 g,牡丹皮12 g,制大黄3 g,芒硝(冲服)3 g,甘草3 g。水煎频服。服药半天泻下多次稀便,热退七八。前方去制大黄、芒硝续服2天。3日后二诊:眼结膜充血消除,皮疹大部分消退,指、趾端红肿减轻,舌红少苔,脉细数。又以凉血解毒、养阴化瘀法治之。处方:金银花10 g,连翘10 g,生地黄10 g,赤芍6 g,玄参10 g,麦冬10 g,太子参12 g,牡丹皮6 g,甘草3 g。服2剂后出现指端膜样脱皮,多汗口干,余症基本愈。前方去赤芍、生地黄,加麦芽10 g、淡竹叶 15 g、芦根 10 g 再服半个月巩固疗效,2 个月后复查各项指标均无异。

按:中医学无川崎病病名,根据临床症状及体征本病属于中医学温病范畴。由于小儿脏腑娇嫩,形气未充,抗病能力差,属纯阳之体。感受温热毒邪,易化热化火,深入气营,而致阴耗血瘀,形成热、毒、瘀为特点的病理改变。故以清热凉营、解毒化瘀、通腑泄热为其治法。此案虽无腑实症,但已是热盛伤营阴之极,故配调胃承气汤以急下存阴。即吴鞠通所谓"存阴退热,为第一要法""留得一分津液便有一分生机"。所以临床上凡邪热炽盛,虽无腑实之证,亦可运用该法,但需中病即止。

第三节　夏　季　热

夏季热又称暑热症,是婴幼儿在暑天发生的特有的季节性疾病。临床以长期发热、口渴、多饮、多尿、少汗或汗闭为特征。本病治疗上以清暑泄热、益气生津为主。临床常用于治疗夏季热的经方有四逆散、白虎汤、竹叶石膏汤、肾气丸、葛根芩连汤、麻杏甘石汤等。

【病案举例】

1. 四逆散

患儿,女,2 岁。因外感暑热,加之饮食不节而致发热反复不退 1 周余。在儿科门诊经抗炎、退热等对症治疗未能控制而入院治疗。经多日输液、抗炎、激素等多日治疗仍然无效。发热反复发作,以午后热更甚。血常规:白细胞 $7 \times 10^9/L$,中性粒细胞百分比 76%,淋巴细胞百分比 24%。请中医科会诊,症见发热(体温 39 ℃),精神较倦怠,唇红,纳少,腹胀,四肢末端冷,大便已 3 日未解,舌红,苔黄白厚,指纹紫红。此乃外感暑热,又内伤饮食,湿热蕴滞,肝脾失调所致(因传经热邪陷入于里,阳气内郁,不能外达四末,故四肢末端冷),治宜疏肝泄热,理脾通滞。方用四逆散加味,药为:柴胡 5 g,杭白芍 12 g,枳实 5 g,白术 6 g,甘草 3 g,蝉蜕 1.5 g,乳香 1 g,连翘 6 g,蚕沙 3 g。2 剂,水煎服,每日 2 次。服上药 1 剂后浑身出汗。当夜解便 2 次,恶臭,发热渐退。患儿夜寐佳,精神转好,纳食欠佳。故改投保和丸加减,以健脾开胃,消食导滞而善其后。

按:小儿脏腑娇嫩,阴阳稚弱,禀赋不足,易受时令暑气熏蒸。暑必伤气,加之平素饮食不节,湿热内蕴,而致脾胃之气不足。脾虚则肝旺,肝木横逆犯脾土,而致肝脾失调,故见纳少腹胀,热结于里。腑气不通,则大便不解,因传经热邪陷内于里,阳气内郁。故不能外达四肢而见四末冷。本例患儿既有饮食不节、湿热蕴脾的病史,又有外感暑热,热邪传里,阳气内郁,肝脾失调,这些实为导致发热持续不退的病因病机。故予四逆散加味治疗最为合拍。

2. 白虎汤

王某,男,3岁,1983年7月25日初诊。患儿身热,呈持续型,常波动在38～40 ℃,无汗,口渴引饮,尿频数而清长20多天。近日天气炎热,上症加剧,精神疲倦,不思饮食,形体日益消瘦,烦躁好哭,舌红苔少。实验室检查无异常发现。系胃热耗津,肾气不足,蒸化无权,开合失司。治以清热生津,温补下元。用白虎汤加味,处方:石膏20 g,知母12 g,甘草6 g,粳米一小撮,补骨脂8 g,覆盆子10 g,淮山药12 g,附子6 g。3剂。二诊:诸症大减,用前方再进4剂。后因未见再诊而追访,其母言服药后病愈。

按:小儿幼稚之体,气血未充,对四时气候适应力较差。尤其体质虚弱者在入夏后不耐炎暑之气熏蒸,最易导致暑热耗津,肾气不足,津液不能蒸腾上承,且开合失司,津液反直趋于下。故治用清热生津,兼温补下元之法。

3. 竹叶石膏汤

李某,女,2岁,2007年7月6日初诊。高热少汗、口渴引饮、多尿1个月余。患儿自入夏以后,出现体温增高,发热不退,已持续1个月余,体温波动在38.5～40.5 ℃,发热以午后为甚,曾在某西医院住院治疗,经用青霉素类、头孢菌素类抗生素,抗病毒药、解热药、激素等药物静滴治疗,治疗期间体温波动较大,静滴和物理降温时,体温下降至38 ℃左右,药液输完约半小时,体温旋即回升至40 ℃以上。来诊时患儿症见面色淡黄少华,精神略显困倦,心烦不安,口唇干燥,测得体温为39.3 ℃,皮肤及手心灼热,口渴引饮汗少,小便多而频,纳呆,大便不实,咽微红,舌红,苔薄黄,指纹紫红显于风关。中医诊断:夏季热(暑伤肺胃型)。治以清暑透邪,益气养阴。方用竹叶石膏汤加减:淡竹叶、青蒿各6 g,生石膏20 g,太子参、麦冬、茯苓各8 g,芦根、鲜荷叶各15 g,甘草3 g,粳米15 g。随证加减。连服3剂后,体温降至38 ℃以下,口渴多饮,多尿已有改善,皮肤及手心已不感灼热,续服2剂后,体温降至37 ℃,仅偶见午后低热。

按:本例发生时正值夏季,因小儿脏腑娇嫩,形气未充,肺脾常不足,入暑之后,暑气熏蒸,蕴于肺胃,灼伤肺胃之津,津亏内热炽盛,故出现发热,口渴多饮,多尿,少汗,发热常缠绵不退,食欲不振,疲乏无力等暑伤肺胃证。因此采用竹叶石膏汤加减以奏发表解暑、清热生津、益气和胃之功,使汗出热退,气津两复,诸症自除。

4. 肾气丸

患儿,男,1岁。患儿去年曾患夏季热,今年又发病1个月余。现症见肛温40 ℃,夜半热盛,汗多,烦躁多啼,渴喜冷饮,小便清长,频数,不思饮食,形体消瘦,口唇干燥,四肢不温,舌苔白干,质淡少津,指纹细青而淡,此肾气不足,邪入阴分,治以温肾滋阴,清透热邪,用肾气丸加味:干地黄10 g,山茱萸10 g,山药10 g,牡丹皮、泽泻、茯苓、肉桂、附片各6 g,黄芪20 g,鳖甲、五味子各6 g,青蒿、桑螵蛸各10 g,水煎服,每日1剂。4剂后身热大减,前方肉桂、附片各增加10 g,去鳖甲,再服5剂,热退,体温正常,四肢微温,继服3剂而痊愈,次年未复发。

按:此例患儿为肾气不足。暑易伤津、耗气、夹湿,疾病初起,暑热多伤津伤气,且本例病情迁延,患儿年幼,脏腑娇嫩脾肾虚弱,外为暑气熏蒸,内则真阳不足,水火不济,则易出现热淫于上,而见肛温40℃,夜半热盛,汗多,烦躁多啼;阳虚于下,则小便清长,频数,不思饮食,形体消瘦,四肢不温之"上盛下虚"证。热盛津伤则见渴喜冷饮,口唇干燥。方用肾气丸温补肾阳,加黄芪补气固表,鳖甲、五味子、桑螵蛸滋阴潜阳、补肾涩精,青蒿滋阴清热,共奏温肾滋阴,清透热邪之功,加减8剂而愈。

5. 葛根芩连汤

陈某,男,2岁,1990年8月11日初诊。因高热住某医院,经多种检查,除血中白细胞略偏高外均无明显异常发现,先后用青霉素、氯霉素、激素等治疗热不降要求中药治疗。症见腋温39℃,少汗,口渴烦躁,腹胀腹泻,脉洪数,苔灰黑。证系暑热内蕴,肺胃同病,治宜清暑泄热。处方:葛根12 g,黄芩5 g,川黄连3 g,牡丹皮6 g,金银花、连翘、知母、乌梅、神曲、人中黄各10 g,大黄2 g,琥珀抱龙丸1粒另化服。上方2剂热退,诸症亦逐渐而除。

按:本病患儿于暑期起病,高热持续不退,湿邪未散,高热已甚。邪热内盛,不能透达于外,而见高热、少汗、口渴烦躁;邪热内迫大肠故腹胀腹泻;脉洪数,苔灰黑皆为邪热内盛,暑湿不化之证,遂予以葛根芩连汤解表清里,又加用大黄以泄代清,湿热之邪皆从下走。

6. 麻杏甘石汤

林某,女,3岁,6月30日初诊。患儿半个月前受凉后出现发热无汗,口渴烦躁,小便清长而多,西医用抗生素及对症治疗未能缓解,并见食欲不振。今查体温39℃,心率110次/分,呼吸31次/分,咽部稍充血。颈软无抵抗。血液、大小便、胸部X线检查无特殊改变。舌苔薄白而燥,舌质红,脉数。诊断:暑热症。系由肺气不宣,腠理闭塞,暑热郁而不达所致,治宜宣肺开腠理以发汗,清热除烦以止渴。用麻杏甘石汤加味治之。麻黄、甘草各3 g,生石膏10 g,杏仁、鸡内金各5 g,水煎服,每日1剂。服药1剂后头部微汗,4剂后全身皆有汗出,体温正常,其他症状亦随之消失,病获痊愈。

按:本例患儿外感暑热之邪,致使肺气不宣,腠理闭塞,故而发热无汗;暑热内盛则见口渴烦躁,暑湿不化,脾失健运故见食欲不振。遂用麻杏甘石汤清宣肺热,加鸡内金健脾消食。

第四节 传染性单核细胞增多症

传染性单核细胞增多症是由EB病毒引起的急性感染性疾病,临床表现多样化,以发热、咽峡炎、淋巴结及肝脾大,外周血淋巴细胞显著增多并出现异常淋巴细胞为主要特征。任何年龄皆可发病,多数病例呈良性经过,年长儿症状较重,严重病例可出现脑炎、格林-巴利综合征、肺炎、呼吸道梗阻等并发症。本病病程长短不一,自数周至数月不等。患病后一般可获得终生免疫。治疗上以清热解毒,化痰祛瘀为基本治则。临床常用于治疗传染性单核细胞增多症的经方有柴胡桂枝干姜汤、桂枝麻黄各半汤等。

【病案举例】

1.柴胡桂枝干姜汤

患儿,7岁,2019年6月10日初诊。主诉:发热10天。现症见:发热,咽痛,手足凉,纳眠一般,大便溏,日行1~2次。查体见右侧颈部、颌下可触及数枚肿大淋巴结,轻微压痛;眼睑略浮肿;右侧耳后可见鲜红色皮疹,咽充血,双侧扁桃体Ⅱ度肿大,表面可见脓性分泌物,舌红苔黄,面色萎黄。辅助检查:EB病毒核酸检测(单个核细胞)4.33E+005 copies/mL;异常淋巴细胞12%;谷丙转氨酶117 U/L;谷草转氨酶83 U/L。腹部彩超:脾厚41 mm,脾大。诊断:传染性单核细胞增多症;肝功能损害。入院后经静脉滴注人免疫球蛋白、更昔洛韦、还原型谷胱甘肽等药物治疗4日后,患儿仍发热,夜间1:00—3:00体温逐渐增高,可高达39.5 ℃,清晨热降。综合脉证,四诊合参,并结合实验室检查,认为该患儿为胆热脾寒证。在原西医治疗方案基础上,予柴胡桂枝干姜汤口服以清热解毒,寒热平调,透胀散结。处方:柴胡18 g,桂枝12 g,干姜6 g,黄芩15 g,天花粉12 g,牡蛎18 g,葛根24 g,马勃9 g,赤芍12 g,桔梗9 g,山慈菇12 g,甘草6 g。患儿服药1剂后热势即降,发热时间缩短,服3剂后体温稳定。待病情好转、实验室检查恢复正常后,患儿顺利出院。

按:该患儿发热,咽痛,伴见右侧颈部、颌下淋巴结肿大及脾大,系少阳胆腑郁热,痰瘀互结于少阳经脉。同时,患儿还兼有手足凉、大便溏、眼睑浮肿、面色萎黄等太阴虚寒之象。此外,该患儿实验室检查存在肝功能损害;中医学中肝脏的含义,首先为解剖意义上的肝,肝功能损害亦提示邪在肝胆,兼脾虚有寒。故予柴胡桂枝干姜汤。

2.桂枝麻黄各半汤

于某,男,6岁8个月。因"发热10天"于2013年3月10日收入院治疗,就诊时患儿发热,最高体温39 ℃,每日1次热峰,予退热药后体温可降至正常,有汗。无寒战、抽搐及头痛。纳可,二便调。查体:神清,精神可。周身无皮疹、出血点。颈侧各可触及1枚肿大淋巴结,直径1.5 cm,质韧,边界清,活动度可,无触痛,表面皮色正常。余浅表淋巴结无明显肿大。咽充血,双侧扁桃体Ⅰ度肿大,未见分泌物,呼吸平稳,双肺呼吸音清,未闻及干、湿啰音。心音有力,律齐,腹软,肝脏于右肋下1 cm可触及,质软边锐,脾未及。生理反射存在,病理反射未引出。四肢关节无肿胀、压痛及功能受限。舌红,苔白腻,脉浮数。入院前查血常规在10日内白细胞数量从5.93×10⁹/L降至3.82×10⁹/L,分类始终以淋巴细胞为主,波动于62%~68%,红细胞、血小板数量及血红蛋白浓度在正常范围内,无进行性减少。血片分类中异常淋巴细胞比例为7%。CRP正常。入院时诊断为患儿发热伴淋巴结肿大原因待查,高度怀疑传染性单核细胞增多症,但仍不能除外肝脏疾病、血液病、结缔组织病等,故继续完善相关实验室检查。主治医生按照传统思路,中医辨证其属卫气同病,予银翘散合五味消毒饮加减以清热解毒、软坚散结。处方:金银花10 g,连翘10 g,牛蒡子10 g,薄荷(后下)6 g,柴胡10 g,赤芍10 g,牡丹皮10 g,苦地丁10 g,蒲公英6 g,瓜姜15 g,黄芩10 g,山慈菇10 g,半夏10 g,天葵子10 g,夏枯草10 g,野菊花10 g。2剂。服药30小时后,患儿高热不退,最高至40.2 ℃,且热峰间隔时间缩短至4~6 h,伴有寒战,头痛,无汗。舌红,苔白,脉浮。追问家属诉夜间患儿洗头,头发未干即入睡。考虑患儿风寒袭表,符合太阳经证,改予麻黄桂枝各半汤加减以辛温解表、祛风散寒。处方:生麻黄6 g,苦杏仁10 g,炙甘草6 g,桂枝10 g,白芍10 g,大枣3枚,生姜3片,柴胡10 g,葛根15 g,黄芩10 g。3剂,嘱其少量频服。期间化验回报:血常规中白细胞数量降至2.10×10^9/L,中性粒/淋巴细胞比例同前,血片分类中异常淋巴细胞比例为11%。EB病毒DNA(+)2×10^5/L,EBV-VCA-IgM(+)。肝功能中谷丙转氨酶97.2 U/L,谷草转氨酶91.4 U/L;心肌酶中谷草转氨酶91.4 U/L,乳酸脱氢酶741.6 U/L,羟丁酸脱氢酶473.1 U/L。上腹部彩超示脾左肋下1 cm,肝右肋下2.5 cm。尿常规、大便常规、肾功能、免疫全项、风湿4项、风湿抗体、心电图均正常,PCT、PPD试验、MP-PCR、咽拭子培养、肝炎抗体示阴性。据此,确诊患儿为传染性单核细胞增多症,合并有肝功能损伤、心肌损伤,并予对症支持治疗。上方服用3剂后,患儿仍发热,最高至39.5 ℃,但热峰间隔时间有所延长,寒战缓解,微有恶寒及前额痛,晨起自觉恶心、口苦、咽干,且大便干燥,淋巴结触诊较前缩小至1.0 cm×1.5 cm,余症同前。舌红,苔黄,脉数。根据患儿主症,考虑此时邪气循经入里,系少阳阳明经合病,应治以表里双解法,故改予大柴胡汤加减。处方:柴胡15 g,黄芩15 g,半夏15 g,大黄(后下)6 g,葛根15 g,连翘15 g,鳖甲10 g,党参15 g,生姜3片,大枣3枚。服用2日后患儿体温逐渐降至正常,未诉恶寒及头痛,无恶心、口苦等症,大便正常,肿大淋巴结及肝脏恢复正常,复查血常规中红细胞升至2.85×10^9/L,血片分类中异常淋巴细胞比例为4%。肝功能中谷丙转氨酶39.5 U/L,谷草转氨酶91.4 U/L;心肌酶中谷草转氨酶72.4 U/L,乳酸脱氢酶480.6 U/L,羟丁酸脱氢酶313.4 U/L,均较前好转。后予对症调理后患儿出院。

按:本例患儿院外病程较长,正气已虚,后因护理不当而外受风寒,症见发热、寒战、头痛、无汗,考虑其病机是寒邪伤于肌表,卫阳被遏肺卫失宣。风寒之邪外束肌表,卫表不和见恶寒、发热;肺主气合皮毛毛窍闭塞无汗;清阳不展路脉失和则头重或痛,四肢酸楚不适。此时,治疗上既要疏风散寒,又要照顾受损的正气;同时,结合小儿稚阴稚阳及脏气清灵、易趋康复的生理病理特点,选择发汗轻剂之麻黄桂枝各半汤。服用上方后,患儿仍有发热,且出现恶心、口苦、咽干、大便干等症,此时考虑病邪已由太阳经化热入里,累及少阳,胆经郁热,故可见恶心、口苦;邪热伤津化燥可见咽干;又因燥成阳明腑实而致大便干,故为少阳阳明合病,改予大柴胡汤加减以表里双解。

第五节　湿　疹

湿疹是由多种内外因素引起的一种具有明显渗出倾向的炎性皮肤病,临床以皮损形态多样,对称分布,剧烈瘙痒,有渗出倾向,反复发作为特征。本病治疗上以祛风除湿止痒为基本治则,标本兼顾,内外合治。临床常用于治疗湿疹的经方有苦参汤、桂枝加大黄汤、桂枝加黄芪汤、麻黄连翘赤小豆汤、薏苡附子败酱散等。

【病案举例】

1.苦参汤

案①:某男,2岁7个月。出生后3个月,面部及会阴部出现红色丘疹,诊断为"婴幼儿湿疹",外用"复方醋酸地塞米松乳膏"、马来酸氯苯那敏、炉甘石擦剂等,初期效果较好,以后逐渐无效,面部、头皮、会阴、四肢均见红色皮疹,面部皮肤变薄,渗出较重,皮损部位均见黄色结痂及抓痕,用苦参汤15剂外洗而愈,半年未见复发。

按:本例患儿由禀受胎毒及外感风湿,蕴结肌肤所致。肌肤营卫不得通行,郁而化热,腐而成脓水,面部、头皮、会阴、四肢均见红色渗出性皮疹,热毒蕴于肌肤,日久化燥,风燥相兼而使局部皮肤干燥且痒,故皮损部位均见黄色结痂及抓痕。苦参清热解毒、燥湿止痒,苦参汤外洗药力直达病所,发挥清热透邪、祛风除湿之功效。

案②:肖某,男,13岁,1985年5月26日初诊。阴囊部瘙痒半个多月,某医院诊为阴囊湿疹。用抗过敏药和高锰酸钾外洗,见效甚微。症见:阴囊部密集细小疹子成片状,有少量渗出液,表面轻度糜烂、瘙痒,烦躁,尿黄便稀,舌黄微腻,舌边尖红,脉弦数。证属湿热下注。治宜清热解毒,除湿止痒。外用蛇床苦参汤加轻粉8 g,熬水外洗,一日数次。内服龙胆泻肝汤。1剂后,症情明显好转,再用2剂,诸症消失而告愈。随访四年,未见复发。

按:小儿肌肤薄、藩篱疏、腠理不密、卫外未固,加之幼儿寒温不知自调,易遭六淫病气侵袭,且易受蚊虫叮咬,因此,小儿皮肤疾病较为多见。对于小儿皮肤病,应以外治为主,内治为辅。本着小儿肝常有余、脾常不足、心热为火的生理特点和内湿易生、外湿易浸、感邪之后易于化热、化火、酿毒的病理特点,故临床多选用具有清热解毒除湿之类的方药进行治疗。

2.桂枝加大黄汤

李某,男,9个月,2017年3月10日初诊。主诉:皮肤湿疹3个月。患儿3个月来反复皮肤湿疹,于皮肤科就诊,每用激素外涂,湿疹退后几日又反复。曾用清热利湿中药,患儿服后腹泻,未再服用。症见:精神烦躁,易哭闹,面色黄,面部、躯干可见淡红色湿疹,汗出多,纳食少,易腹胀,大便干,排出不畅,舌淡,苔白厚腻稍黄,指纹淡红。西医诊断:湿疹。中医诊断:湿疹。辨证:太阴脾虚,阳明积热,营卫不和。治法:发汗解肌,通下导滞。处方:桂枝加大黄汤加减。方药:桂枝 6 g,白芍 12 g,生姜 6 g,炙甘草 3 g,大枣 10 g,大黄 3 g,黄芩 10 g,苦参 10 g。中药颗粒剂 2 剂,1 剂,分 2 次服,开水冲服。2017 年 3 月 14 日二诊:皮肤瘙痒好转,湿疹减少、消散,纳食增加,汗出稍减,大便排出,仍稍干,守初诊方 3 剂。2017 年 3 月 21 日三诊:服后湿疹消退,纳食可,汗出明显减少,大便正常,舌淡红,苔白。与初诊方去大黄、苦参,加黄芪 10 g,当归 10 g。3 剂。2 个月后因感冒复诊,家属诉中药难以服用,未再来诊,服药后,面部偶有少量湿疹,可自行消退,纳食、大便、出汗均正常。

按:慢性湿疹多为虚实夹杂之证,或以正虚为主,常见脾虚、血虚之症兼夹湿邪为患。本例患儿面色黄、纳少、易腹胀均为脾虚之象。脾失健运,湿自内生,湿邪郁久化热,湿热蕴表见皮肤淡红色湿疹,湿热上扰心神见烦躁、易哭闹;脾失健运,饮食停滞化热,见大便干、苔厚;脾虚营卫化源不足,营卫失和,见汗出,营卫郁滞亦可见皮肤瘙痒;《金匮要略》曰:"四季脾旺不受邪",脾虚卫表不固则易感风邪,使湿疹反复。本例中,太阴脾虚为本,湿热、阳明积滞、营卫不和、卫表不固为标。

3. 桂枝加黄芪汤

许某,女,11 岁。双小腿远侧端皮疹 10 年余,出生后 2 个月即发现左小腿外侧有一铜钱大小潮红区,时有渗出液。随着患儿长大,病损区逐渐侵至整个双小腿远端,病损区呈红色粟状疹,因瘙痒而抓破流水,昼轻夜重,冬天明显加重,甚时遍及全身。曾经使用皮炎膏,醋酸氟轻松乳膏外涂,有时内服中药,症状时轻时重,终难痊愈。时至冬季,病情加重,就诊时见双小腿远端散布红色粟状疹,有抓痕血痂,皮损区皮肤增厚变粗糙,表面有少量糠秕状鳞屑。常自汗出,舌质淡红,苔薄白,脉细。辨证:营卫不和,风湿偏盛。治宜调和营卫祛风除湿。药用桂枝 8 g,熟附片 6 g,白芍 8 g,干姜 6 g,大枣 4 枚,炙甘草 6 g,生黄芪 15 g,白术 15 g,地肤子 20 g,白鲜皮 12 g。水煎,分 2 次服,每日 1 剂。药进 4 剂,瘙痒明显减轻,又服 10 剂,瘙痒除,丘疹消失,血痂部分脱落。唯皮肤增厚粗糙同前。前方去地肤子、白鲜皮,加当归 12 g,桃红 8 g,又服 20 剂,皮肤增厚粗糙明显好转,再服防风通圣丸 1 个月以巩固之。

按:慢性湿疹是顽固性皮肤病,常反复难愈,多由营卫不和或阴阳失调所致。本例自幼患病,其病根较深。临床表现为夏天轻。冬天明显加重,说明了除营卫失调外,还有阳虚。故用桂枝汤调和营卫,熟附片补阳,生黄芪、白术固卫除湿。白鲜皮、地肤子祛风除湿,诸药相合,使其正气复,邪气退,病自向愈。

4. 麻黄连翘赤小豆汤

吴某,男,6 岁,2012 年 12 月 5 日初诊。患儿 1 周前户外玩耍时未戴棉帽子(户外温度零下 20℃左右),当晚回家后出现双侧腮部皮肤潮红伴有瘙痒,第 2 日晨起出现皮损面积扩大和皮肤表面糜烂,遂就诊于某医院皮肤科,诊断为湿疹,给予口服及外敷药物治疗,治疗后瘙痒稍止,然皮损逐渐扩大。望之双面颊部糜烂、渗出,双耳及耳道结黄色厚痂。自诉口苦、咽干、时有头晕、小便黄、大便正常,苔黄腻,脉浮而弦。此何廉臣先生所说"黄耳伤寒"也,宜麻黄连翘赤小豆汤加减。用药如下:麻黄 2 g,连翘 3 g,杏仁 3 g,赤小豆 10 g,大枣 3 g,桑白皮 5 g,生姜 2 g,甘草 3 g,北柴胡 6 g,黄芩 3 g,法半夏 3 g。5 剂,颗粒剂,每次 1 包,每日 2 次,开水冲后搅匀,温服。2012 年 12 月 10 日二诊:双耳及耳道结黄色厚痂消失,双面颊部已经无糜烂、渗出,皮肤表面仍有少许红肿,苔黄腻,脉浮而弦。上方继服 5 剂痊愈。

按:《伤寒论》曰:"伤寒,瘀热在里,身必黄,麻黄连轺赤小豆汤主之。""伤寒"指的是外有表寒,"瘀热在里"指的是内有湿热,"身必黄"指的就是黄疸。由条文可知麻黄连翘赤小豆汤是表里双解的方剂,其中麻黄、杏仁、生姜意在辛温宣发,解表散邪;连翘、桑白皮、赤小豆旨在清热解毒;甘草、大枣甘平和中,诸药配伍,共奏辛温解表散邪、解热祛湿之效。麻黄连翘赤小豆汤证的病机是外有表寒内有湿热,本例患儿有受寒的病史且脉浮,可知这是表有寒邪外束;双面颊部糜烂、渗出,双耳及耳道结黄色厚痂、小便黄、大便正常、舌苔黄腻,这是内有湿热;加之口苦、咽干、时有头晕且脉弦,这是少阳病之小柴胡汤证无疑,同时患儿的皮损部位主要在双耳及耳道、双面颊部,这是胆经的循行部位,说明有胆经病变。

5. 薏苡附子败酱散

穆某,男,12 岁,2011 年 10 月 29 日初诊。患儿自述无明显诱因于 3 年前躯干及双下肢出现泛发性皮疹,瘙痒剧烈,搔抓后流黄色疮水,伴局部皮肤脱屑,经多方中西医治疗,只能当时控制皮疹及瘙痒,停药则复作。症见周身泛发皮疹,个别部位融合成片,皮疹质硬色暗红,瘙痒剧烈,夜间尤甚,纳欠佳,不喜饮,大便不爽,舌暗红、胖大,苔白略厚,脉浮、尺略沉。观前医病历,皆凉血活血、清热利湿等治法。然太阳不开,阳明不合,前医诸治法唯重清凉,合阳明则可,而太阳未开,邪陷于里,更损及太阴,观其脉证,可谓坏病。可以桂枝汤开太阳表气,少佐通降阳明,使邪从太阳阳明上下分解,以半夏厚朴汤醒脾化湿以运太阴,以观后效。处方:桂枝、白芍、生姜各 50 g,桔梗 40 g,皂角刺 45 g,炙甘草、厚朴、当归、半夏、生大黄各 30 g,紫苏叶、莪术、牡丹皮各 20 g,大枣 12 枚。5 剂,水煎服,每日 1 剂。二诊:患儿诉服药后有汗,瘙痒加重,大便每日 2 次,此太阳阳明开合通畅之象;查疹色稍转浅,脉浮、尺脉略沉,此少阴阳气不足。初诊方去生大黄、牡丹皮,加薏苡附子败酱散,以略佐温阳托疮治法。处方:制附子 10 g,薏苡仁、防风、莪术各 20 g,皂角刺、败酱草、黄芪各 45 g,桂枝、白芍、生姜各 50 g,桔梗 40 g,炙甘草、枳壳、当归各 30 g,大枣 12 枚。5 剂,水煎服,每日 1 剂。

按:本例患儿皮疹瘙痒剧烈,搔抓后流黄色疮水,此为肌肤营卫不和,郁而化热,腐而成脓水,面部、头皮、会阴、四肢均见红色渗出性皮疹;热毒蕴于肌肤,日久化燥,风燥相兼而使局部皮肤干燥且痒,故皮损部位均见黄色结痂及抓痕,为慢性湿疹。初诊时用半夏厚朴汤以宣化太阴湿气,二诊时太阳阳明开合,瘀毒症状明显,疹色稍转浅,脉浮、尺脉略沉,此少阴阳气不足。初诊方去生大黄、牡丹皮,加薏苡附子败酱散,以略佐温阳托疮治法,薏苡仁性燥能除湿,味甘能入脾补脾,兼淡能渗湿为君药,臣以温阳散结之制附子,不单振奋排脓,辛温可达表里,又制约诸药寒凉之性。败酱草清热解毒、祛瘀止痛、消痈排脓。三药合用,共奏排脓解毒,通阳散结之效。

第六节 过敏性紫癜

过敏性紫癜是一种以小血管炎为主要病变的全身性血管炎综合征,以皮肤紫癜,关节肿痛、腹痛、便血,以及血尿、蛋白尿等肾脏损伤的症状为主要临床表现。属中医"血证""肌衄""紫癜风"等范畴。本病各年龄均可发生,以学龄期儿童多见,3~14岁为好发年龄,男孩多于女孩,男女发病比例为(1.4~2)∶1。本病的治疗,实证以清热凉血为主,随证配用祛风通络、缓急和中;虚证以益气摄血、滋阴降火为主。紫癜为离经之血,皆属瘀血,常在辨证的基础上加用活血化瘀之品。临床常用于治疗紫癜的经方有大承气汤、芍药甘草汤、防己黄芪汤、吴茱萸汤、桃核承气汤、黄土汤、麻黄连翘赤小豆汤、鳖甲煎丸、黄芪桂枝五物汤等。

【病案举例】

1. 大承气汤

张某,女,6岁,于2002年2月入院。患儿1周前双下肢出现紫斑,曾在某院诊为"过敏性紫癜",使用激素及多种中药治疗,病情反复发作。症见:双下肢布满点片状斑疹,呈鲜红色,按之不褪色,边缘清,心烦,大便干结,舌质红,苔薄黄,脉细数有力。证属血分热盛,迫血妄行,治宜清热解毒,凉血止血。考虑患儿清热、凉血之品用之不少,虽亦收效,但反复发作,遵以古训治宜清热解毒,凉血止血,而在此基础上,加用大承气汤灌肠。方药:枳实12 g,加水250 mL,煎15分钟后下大黄15 g,约2分钟,取汁150 mL,冲芒硝10 g,每日1次,清洁灌肠。2日后紫斑开始消退,1周后紫斑皆退,停用灌肠,继续口服中药,巩固疗效月余,随访1周紫癜未复发。

按:患儿因卫外不固,外邪入侵,热伏血分,迫血妄行而见双下肢紫斑;血热内盛,肠道失润,则见心烦,大便干结;舌质红,苔薄黄,脉细数有力亦为之佐证。治宜清热解毒,凉血止血,然患儿屡用清热解毒、凉血止血之品,虽见成效,但余邪内滞,郁久复燃,故反复发作,遂投以大承气汤灌肠"釜底抽薪"以通大便,泄其血分之热,给邪以出路,从而使得余邪皆除,其病自愈。

2. 芍药甘草汤

潘某,女,6 岁,2019 年 3 月 20 日初诊。主诉:双下肢反复点状出血斑 1 个月。现病史:1 个月前患儿无明显诱因下双下肢出现数颗点状出血,后皮疹逐渐增多,压之不褪色,皮疹局限于双下肢,3 日后出现间歇性腹痛、呕吐 2 次,呕吐物为胃内容物,于当地医院就诊后诊断为"腹型紫癜",住院予以甲泼尼龙琥珀酸钠等治疗,症状缓解后出院。出院 5 天后复发,急查尿常规示蛋白(++),血常规无明显异常,再次住院治疗,经治疗后皮疹大部分消退,尿蛋白转阴,制动、注意饮食后每日仍有少量新发皮疹,于 2019 年 3 月 20 日来我科就诊,症见:双下肢、踝关节散在暗红色、鲜红色点状出血,未高出皮肤,互不融合,压之不褪色,膝关节无压痛,腹部无压痛,舌质淡红,苔薄白,脉数滑。辅检:血常规、尿常规未见明显异常。西医诊断:过敏性紫癜。中医诊断:葡萄疫(脾虚湿盛,气血不调)。予参苓白术散合芍药甘草汤加减,具体方药如下:党参、茯苓、炒白术、陈皮、大枣、泽泻、当归、生白芍、川芎各 10 g,炒白扁豆 15 g,桔梗、阳春砂、黄连各 3 g,甘草 6 g,薏苡仁、黄芪各 30 g。水煎服,每日 1 剂,服用 3 剂后点状出血点基本消退,无明显新发鲜红色出血点,1 周后饮食恢复正常,制动解除,为巩固疗效,原方续服 14 剂。随访 2 个月,患儿无新发皮疹,原发皮疹消退。

按:本例患儿因病情复发反复使用糖皮质激素,损伤正气,气不摄血,血溢脉外,加之患儿年幼,脾胃虚弱,气血化生不足,失于运行,血不归经,而发紫癜。治以参苓白术散合芍药甘草汤加减益气摄血、调和肝脾,达到治疗过敏性紫癜的目的。

3. 防己黄芪汤

李某,男,12 岁,1994 年 4 月 23 日初诊。2 日前,患儿周身出疹、瘙痒,在村卫生所诊治,服盐酸吗啉胍、马来酸氯苯那敏 3 日,上半身痒疹渐退,小腿则奇痒不止,再诊时发现小腿散在紫红色斑点,又服赛庚啶、马来酸氯苯那敏等药近 2 周,紫斑加重,即来我院就诊。症见两小腿紫斑密布,融合成片,大者直径达 7~8 cm,色紫暗,压之不褪色,并有明显痒感。精神尚好,微恶风,不发热,面黄无华,饮食二便正常,口不甚渴。舌红,苔少,脉缓无力。尿、血常规及血小板、出凝血时间均正常。诊为过敏性紫癜,证属气阴双虚,卫表不固,外风侵袭,气虚血热。治宜益气固表,凉血和营,以防己黄芪汤加味:生黄芪 30 g,防风、防己、当归 12 g,赤芍、白芍、焦山栀子、女贞子、墨旱莲各 12 g,白术、地骨皮、黑荆芥穗、蝉蜕各 10 g,生地黄、牡丹皮、丹参各 20 g,白茅根 30 g,生姜 3 片,大枣 3 枚。连服 3 剂后,大片状紫斑消退,初诊方加败酱草 20 g,续服 3 剂,紫斑全退,再加玄参 20 g,知母 12 g,又进 5 剂,斑点再未出现。

按:本例中患儿症见两小腿紫斑密布,融合成片,色紫暗,压之不褪色,舌红,苔少,为阴虚血热所致;然患儿周身有明显痒感,微恶风,舌红,苔少,脉缓无力,为气虚受风之证,故方用防己黄芪汤加味益气固表,凉血和营。

4. 吴茱萸汤

张某,女,5 岁。患儿双下肢散在紫癜反复发作,色紫暗,伴有关节疼痛肿胀,食欲不振,大便溏泻,舌淡脉沉。查血:红细胞 $3.74 \times 10^{12}/L$,血红蛋白 115 g/L,血小板140×$10^9/L$。曾按过敏性紫癜在外院治疗无效。证属中焦虚寒,血不循经,拟吴茱萸汤以温中和胃。处方:吴茱萸 1.5 g,党参 1.5 g,生姜 3 g,大枣 2 枚。服法:水煎 100 mL,分服。共服 6 剂,紫癜消失,腿痛消失,食欲及一般情况均好。半年后随访未见复发。

按:本例患儿食欲不振,大便溏泻,舌淡脉沉,系中阳不足,阴寒内盛无疑;中焦虚寒,气不摄血,致使患儿紫癜反复发作。遂投以吴茱萸汤温中散寒,中阳足则脾气健运,脾的运化功能健旺,则气血充盈,气能摄血;气旺则固摄作用亦强,血液也不会溢出脉外而发生紫癜及其他出血现象。

5. 桃核承气汤

杨某,男,7 岁,2017 年 1 月 11 日初诊。患儿双下肢紫色斑点反复发作 1 年余,皮疹高出皮面,压之不褪色,呈对称分布,西医诊断为"过敏性紫癜",经激素治疗效果欠佳。现患儿体形较瘦,双下肢成片对称性皮疹,色暗红,扁桃体肿大、疼痛,口干无口苦,纳差,眠可,二便调,舌淡,苔白腻,脉细弦。西医诊断:过敏性紫癜。中医诊断:紫斑。辨证:瘀血内结。治宜活血化瘀,温经通络。方用桃核承气汤加减。用药如下:桃仁 10 g,桂枝 10 g,大黄 3 g,芒硝 3 g,益母草 30 g,炙甘草 6 g,姜枣(适量)。7 剂。每剂药煎 2 次,500 mL浓缩至 200 mL,每日 2 次。2017 年 1 月 19 日二诊:患儿皮疹大部分消失,扁桃体缩小,疼痛明显减轻,无特殊不适,舌淡,苔薄,脉弦细,效不更方,继服 14 剂。2017 年 2 月 5 日三诊:患儿皮疹全部消失,遗留色素沉着,扁桃体无疼痛,余症状无特殊不适,继服 7 剂。经随证加减治疗 2 个月余,患儿无新皮疹出现,无特殊不适,继续服药巩固治疗。

按:本例患儿紫癜反复发作 1 年余,久病必瘀,虽无少腹硬满,其人如狂等症,但因瘀血阻滞,不仅失去正常血液的濡养作用,而且反过来还影响全身或局部血液的生成和运行,新血不生,机体失养,故见体形较瘦;瘀血阻滞于咽喉而见扁桃体肿大、疼痛;瘀血阻络,迫血妄行,蕴于肌肤导致发斑,而见双下肢成片对称性皮疹,色暗红;口干,小便自利,舌淡,苔白腻,脉细弦等俱为瘀血阻络之象。根据"瘀血不去,新血不生""血得温则行,得寒则凝"的原则,采用温经化瘀法,可使血液归于常道,故在治疗上选用桃核承气汤活血化瘀,通下瘀热,加益母草活血祛瘀,凉血消斑,加姜枣适量,调和营卫,又合炙甘草补中焦之气,气旺则固摄作用亦强,统摄血液行于脉中。

6. 黄土汤

邵某,女,7 岁。其母代诉,患儿于 2 年前不明原因出现下肢紫癜,经多次检查未发现致病原因,经中西药治疗,但紫癜未能明显改善,近因紫癜加重前来诊治。刻下症见下肢紫癜多达 20 余处,小的如绿豆,大的似 1 元硬币,手足不温,倦怠乏力,口干不欲饮水,舌质暗淡边夹瘀紫,苔薄白,脉沉弱略涩。辨为阳虚不固夹瘀证,治当温阳健脾,养血止血,给予黄土汤与失笑散合方加味:生地黄 10 g,白术 10 g,附子 10 g,阿胶 10 g,黄芩 10 g,灶心黄土 24 g,五灵脂 10 g,蒲黄 10 g,人参 10 g,炙甘草 10 g。6 剂,第 1 次煎 35

分钟,第2次煎25分钟,合并药液,每次服40 mL,每日服8次,每日1剂。二诊:紫癜略有减轻,以初诊方6剂继服。三诊:手足转温,紫癜较前又有减轻,以初诊方6剂继服。四诊:紫癜基本消除,以初诊方6剂继服。之后,以初诊方治疗20余剂。随访1年,一切正常。

按:根据紫癜、手足不温辨为寒,再根据倦怠乏力辨为气虚,因舌质暗淡边夹瘀紫辨为瘀血,以此辨为阳虚不固夹瘀证。方以黄土汤温阳健脾,养血止血;以失笑散活血化瘀,加人参益气固摄。方药相互为用,以奏其效。

7. 麻黄连翘赤小豆汤

患儿甲,女,9岁,2012年3月初诊。主诉:双下肢紫癜半个月。半个月前因食羊肉出现双下肢皮肤紫癜,伴腹痛,便血等,在某医院诊断为"过敏性紫癜",经抗过敏等常规治疗1周后,皮肤紫癜消退。刻下症见双下肢复出现紫癜,纳可,便干,尿蛋白(＋＋)、尿潜血(＋＋＋),血小板计数正常。舌红苔黄。咽无充血,扁桃体无肿大,脉数有力。中医辨证为湿热内蕴,迫血妄行。方以麻黄连翘赤小豆汤合犀角地黄汤化裁,药物组成:炙麻黄6 g,连翘10 g,赤小豆15 g,白茅根30 g,仙鹤草30 g,牡丹皮10 g,赤芍、白芍各15 g,苍术、白术各6 g,小蓟炭15 g,生地黄15 g,侧柏炭15 g,藕节炭10 g,紫草15 g,生薏苡仁30 g,水牛角(先煎)30 g,墨旱莲15 g,黄柏6 g,炙甘草6 g。12剂。二诊:紫癜大部分消退,尿蛋白(＋),尿潜血(＋),上方去水牛角、生地黄、苍术、白术,加桑白皮10 g,乌梅炭10 g。12剂,患儿痊愈。

按:中医认为小儿脏腑娇嫩,形气未充,又为纯阳之体,感受外邪易从阳化热;小儿脾常不足,若饮食失节,损伤脾胃,易致湿滞内停,内外合邪,伤及血络而成本病。湿热伤及脉络则发为紫癜;湿热下注,灼伤肾络而致血尿;肾封藏失职而成蛋白尿。湿性黏滞,则病情缠绵反复。治以清热利湿,凉血止血滋阴。

8. 鳖甲煎丸

万某,男,8岁。2011年11月7日初诊。患儿家人代诉,1周前患儿感冒,服用"阿莫西林""止咳糖浆",4天前双下肢起红色斑丘疹,略痒,斑点渐增大,压之不褪色,斑点先鲜红,后扩大约豆粒大,色暗红,无腹痛,11月5日于某医院诊断为"过敏性紫癜",查血常规、尿常规均未见异常。服抗过敏药无效。昨晚开始双手无明原因红肿,左手腕部起斑疹,无发热恶寒,面色无华,心肺听诊未见明显异常,腹部平坦柔软,无压痛,纳食一般,二便调。舌淡红,有裂纹,苔剥,脉细数。辨证:风热蕴于肌肤,迫血妄行。治法:宣发风邪,清利湿热,活血通脉。方药:鳖甲煎丸(易汤)合消风散化裁。炙鳖甲6 g,柴胡10 g,黄芩6 g,党参10 g,桂枝6 g,赤芍6 g,酒大黄3 g,土鳖虫6 g,地龙6 g,鼠妇6 g,射干6 g,凌霄花6 g,瞿麦6 g,石韦6 g,牡丹皮6 g,炒桃仁6 g,葶苈子6 g,荆芥10 g,防风10 g,金银花15 g,连翘10 g,石膏10 g,蝉蜕6 g,蛇衣6 g,浮萍6 g,紫草6 g,当归6 g,川芎6 g,水牛角10 g,生地黄10 g,女贞子10 g,墨旱莲10 g,茯苓10 g,炒杏仁6 g,甘草

3 g,生姜 10 g,大枣 10 g。水煎服。2011 年 11 月 21 日二诊:服药 10 剂后双下肢红色斑疹逐渐好转,纳可,二便调。仍宗原意,守初诊方继服。2011 年 12 月 14 日三诊:双上、下肢红色斑丘疹已消,大便正常,纳可,眠好。予以消风散合滋肾敛肝饮化裁。生地黄 15 g,党参 10 g,桂枝 6 g,赤芍 6 g,炒白芍 6 g,山茱萸 15 g,地龙 6 g,射干 6 g,石韦 6 g,牡丹皮 6 g,芦根 15 g,葶苈子 6 g,荆芥穗 10 g,连翘 6 g,浮萍 6 g,紫草 6 g,当归 3 g,柴胡 10 g,水牛角 6 g,炙乌梅 10 g,枸杞子 10 g,女贞子 10 g,墨旱莲 10 g,茯苓 10 g,地骨皮 6 g,生薏苡仁 10 g,黄芪 15 g,大枣 10 g,生姜 10 g,甘草 3 g。水煎早晚分服。2011 年 12 月 21 日四诊:药后斑丘疹消退,至今未再出现新的斑疹。舌淡红,苔薄白,脉略沉。服下方巩固疗效:生地黄 15 g,党参 10 g,桂枝 6 g,赤芍 6 g,炒白芍 6 g,山茱萸 10 g,地龙 6 g,石韦 6 g,牡丹皮 6 g,浮萍 6 g,紫草 6 g,当归 3 g,防风 6 g,炙乌梅 10 g,枸杞子 10 g,女贞子 10 g,墨旱莲 10 g,茯苓 10 g,地骨皮 6 g,生薏苡仁 10 g,黄芪 15 g,炒沙苑子 6 g,炙甘草 6 g。水煎服。

按:此例患儿因外感风热,病情较短,未伤内络,而无腹痛,故予鳖甲煎丸。以鳖甲入肝,除邪养正,以杜血不归经之源。方含小柴胡汤、桂枝汤、大承气汤,为三阳经之药,以透理三焦,调和营卫,推陈致新,以防热郁胃肠血络,而致腹证。射干、葶苈子利肺气;石韦、瞿麦化气散结,以防肾脏受累,而致紫癜性肾病;血因邪聚而热,故以牡丹皮、凌霄花,去血中伏火、胃肠实热。合以加味消风散,解肌透邪。于是热邪得除,营血得清,离经之血得除,新血得安,而病臻痊愈。

9. 黄芪桂枝五物汤

患儿,男,12 岁,2016 年 3 月初诊。主诉:双下肢红色斑丘疹反复发作 1 年余,加重伴瘙痒 1 个月。患儿 1 年前出现上症,当时未引起重视,近 1 个月来出现双下肢大面积红色斑丘疹,伴有瘙痒,丘疹高出皮面,抚之碍手,压之不褪色,偶有腹痛及关节痛,于社区医院予地塞米松输液治疗后出现颜面部丘疹,而下肢斑丘疹有所减轻。查尿常规示:蛋白(＋＋),隐血(＋＋＋),白细胞(＋),红细胞(＋～＋＋),余(－);血常规示:白细胞 $10.33×10^9$/L,血小板 $240×10^9$/L,余(－);肾功示:肌酐 152 μmol/L,余(－)。纳眠可,大便正常,舌红,苔黄,脉弦。辨为肾型过敏性紫癜(阴虚内热型),治以清热凉血解毒,调和营卫。方用黄芪桂枝五物汤加减,处方:炙黄芪 10 g,白芍 10 g,仙鹤草 10 g,珍珠母 10 g,威灵仙 10 g,菟丝子 10 g,枸杞子 10 g,连翘 6 g,夏枯草 10 g,炒麦芽 12 g,紫草 6 g,桂枝 6 g,大枣 6 g,乌梅 6 g,虎杖 6 g,牡丹皮 6 g,芡实 10 g。服 7 剂前来二诊,诉服药后红色斑丘疹减少,继服上方 1 周后,症减如常,嘱患儿继续服用 2 周巩固疗效,随访未复发。

按:过敏性紫癜的预后较好,病程一般在 2 周左右,少数肾型患者预后较差,病程较长,因反复发作可演变为慢性肾炎或肾病综合征,西医治疗多采取抗过敏药物、糖皮质激素等,虽然缓解较为迅速,但易致病情反复。以黄芪桂枝五物汤为基础加减治疗过敏性紫癜有良好的疗效,同时中药所致的肾损害较小,病情不易反复,值得临床推广。

第七节 厥 证

厥证是由多种原因引起的,以气机逆乱,升降失调,气血阴阳不相接续为基本病机,以突然昏倒,不省人事,或伴有四肢逆冷为主要临床表现的一种急性病证。醒神回厥是主要的治疗原则。实证以开窍、化痰、辟秽而醒神为法,虚证以益气、回阳、救逆而醒神为要。临床常用于治疗厥证的经方有四逆散、葛根汤等。

【病案举例】

1. 四逆散

宋某,男,1岁,2019年6月4日初诊。家属代诉:患儿于1个月前因需求未得到满足而剧烈啼哭,突然出现哭声不出、气息不续、面唇青灰、神昏肢厥、口张目闭,家人立即拨打急救电话,进行急诊治疗。经西医检查,心肺功能未见明显异常,脑电图检查正常,神经系统未见明显异常。苏醒后面色苍白、频出冷汗、语声低微。随后每逢情志不随,激烈啼哭之时便昏厥,急诊检查仍未见异常,故寻求中医药治疗。细询小儿史,足月顺产,发育正常,无外伤史。刻下症见:身体瘦弱,唇色淡暗,神疲气怯,语声低微,平素多汗、易反复感冒。舌淡,苔白腻,指纹淡,脉微细。中医诊断:厥证,证属气厥。据缓则治其本,以疏畅气机、解郁透达为治则。经方用四逆散:柴胡4 g,枳实3 g,白芍5 g,生甘草2 g。7剂,颗粒剂冲服。2019年6月11日二诊:家属代诉服药期间仍有2次因生气后出现抽搐、憋气,但发作时暂未出现昏厥,少气懒言,纳可,自汗症状较前减轻,夜眠可,继服上方14剂,嘱患儿家属如再次出现昏厥,可掐压针刺水沟、合谷、内关、涌泉等穴醒神回厥。随访1个月再无复发,嘱继服7剂以巩固疗效。

按:患儿先天禀赋不足或因后天失养导致其体质虚弱,脾常不足,气血不足,大哭烦闹,肝气亢逆上壅心胸,阴阳之气不相贯通,致一时中气下陷,清阳不升,蒙蔽神识,清窍闭阻,故突然昏倒,不省人事。阳气被郁不能外达,故可见四肢逆冷;血不上达,则面色苍白;气逆则血菀,故同时可见口唇发紫;气虚腠理不固,津液外泄,则出冷汗,此乃气厥阳郁表现。总体而言,本证病机为阳气郁遏、气机不畅。缓则治其本,治疗以疏肝解郁、调畅气机为主。治则以治气为根本,运气、顺气、调气、使得阴阳之气相顺接,气贯全身,气血充盈,血脉调和,乃正常人也。

2. 葛根汤

王某,男,8岁,2016年3月29日初诊。患儿体重32 kg,身体壮实,面色偏黑,自诉体育跑步考试后自觉心悸,随即晕厥,呼之不省人事,过少许时刻自行恢复,经心电图、彩超等诸多检查,心脏无殊。患儿诉醒后感项背部僵硬,活动不利,已有数次,不敢运动,平素少汗,运动后感觉体内烘热不得出,睡眠、饮食及大小便无殊,腹部按之正常,舌质淡红,苔薄白,脉紧。中医诊断为厥证,证属邪客腠理、阳郁不舒,治以开宣腠理、疏解阳气。处方:葛根 10 g,麻黄、桂枝各 8 g,炒白芍、生姜各 6 g,大枣 6 枚,炙甘草 4 g。7 剂,水煎,分 2 次口服,每日 1 剂。二诊:患儿服药后自诉出汗较前增多,体内烘热感较前好转,项背僵硬减轻,继续服用 7 剂。三诊:患儿自诉从未如此轻松,但因心理作用仍不敢加强活动度,遂对其进行心理疏导,同时在上方基础上合温胆汤增其胆气,继续服用 2 周,痊愈告终。

按:运动后晕厥是指运动后大脑突然供血不足而引起的短暂性意识丧失。引起运动后晕厥的原因众多,如低血糖、运动后失水过多引起的低血容量性、运动性紧张等,大多是由回心血量及输出血量减少所致。现代药理研究表明葛根汤可以使心率和乳头肌张力增加,从而增强心功能。临床中运动后晕厥儿童的病机为邪客腠理,阳气抑郁于体内不得宣发,故用葛根汤开宣腠理、宣发阳气,使肺宣发有度,诸症自除。

第八节 痉 证

痉证是以项背强直,四肢抽搐,甚至口噤、角弓反张为主要临床表现的一种病证。治疗原则是急则舒筋解痉以治其标,缓则扶正益损以治其本。临床常用于治疗痉证的经方有桂枝附子汤、苓桂术甘汤等。

【病案举例】

1. 桂枝附子汤

徐某,男,8 岁。其母代诉,3 年来经常汗后手指拘急抽搐,经检查未发现明显器质性病变,近因病症加重前来诊治。刻下症见手足不温,汗后手指拘急抽搐,面色不荣,口淡不渴,舌质淡,苔薄白,脉虚弱。辨为营卫虚弱筋急证,治当温阳固摄,调和营卫,给予桂枝加附子汤与玉屏风散合方加味:桂枝 10 g,白芍 10 g,生姜 10 g,附子 5 g,大枣 12 枚,黄芪 30 g,白术 30 g,防风 15 g,五味子 12 g,炙甘草 6 g。6 剂,第 1 次煎 30 分钟,第 2 次煎 25 分钟,合并药液,每次服 40 mL,每日服 6 次,每日 1 剂。二诊:汗出减少,手指拘急抽搐减轻,继服 6 剂。三诊:手温较温和,手指拘急抽搐较前又有减轻,继服 6 剂。四诊:诸症基本消除,继服 12 剂,巩固治疗效果。随访 1 年,一切正常。

按:根据手足不温、汗多辨为卫虚不固,再根据手指拘急抽搐辨为营虚不滋,因面色不荣、脉虚弱辨为气虚,以此辨为营卫虚弱筋急证。方以桂枝加附子汤温阳固摄,调和营卫;以玉屏风散益气固表止汗,加五味子敛阴止汗。方药相互为用,以奏其效。

2.苓桂术甘汤

案①:刘某,女,8岁,1976年3月28日初诊。其母代诉:患儿手足间做一些不自主的动作,面肌跳动,每日发作十余次,每次持续1～2分钟。当时医生以镇静药治疗3天,未见效,而赴省级医院诊断为:小儿风湿舞蹈病。刻诊:右手足不自主地间歇性舞动,每次2～3分钟,精神紧张或劳动后手足舞动较甚,发作频繁,日发二十余次,未发时如常人,形体消瘦,面色萎黄,舌淡白,脉细。家住平房,地处山区,环境较为潮湿,脾虚湿盛,痰饮内生,阻遏脾阳,不能通达四肢,肝气不能正常疏泄,故手足不自主舞动。治以温运中阳,健脾祛湿,佐以祛风活血。方用苓桂术甘汤加味:茯苓8g,桂枝6g,白术8g,甘草3g,秦艽6g,独活8g,丹参8g,刺蒺藜8g,大枣4枚,3剂。嘱其改变居住房间,注意通风,适当注意休息。服药3剂,症状消失,数日后因劳动过度,右手又有轻微不自主的抖动,继服原方3剂,至今未见复发。

按:《黄帝内经》云:“诸风掉眩,皆属于肝。”此例患儿病本在脾,标在肝。患儿外有风湿阻滞,内素有脾虚湿盛,中焦运化失权,营血不足,肝藏血,主筋,血源不足,筋脉失养,虚风则动;痰饮内停,肝经经脉疏泄不利,饮邪入于经则身为振振摇。用温运中焦阳气,佐以活血祛风湿药,使饮邪去,脾气生,气血运化正常,筋脉得养,肝气疏泄正常故诸症消失。

案②:冀某,男,7岁。患儿发热数日,即出现下肢软弱无力,不能站立,经儿科诊断为“小儿麻痹”,针灸治疗2个月,稍有好转。但仍不能行走,下肢浮肿,有振振摇感,时有呕吐清水,按之胸下胀满,似有痛感。此为痰饮停聚中焦,治以温化痰饮,投以苓桂术甘汤轻剂,除痰消肿。连服4剂,下肢肿消,行动好转。意外收效,即按此方加当归、川芎等,服药1个月患儿健步如常。

按:患儿下肢软弱无力,下肢浮肿,时有呕吐清水,按之胸下胀满,似有痛感,辨为痰饮停聚中焦,脾主运化水谷水液功能失常,气血不能正常化生,故出现下肢乏力水肿,治以温化痰饮,投以苓桂术甘汤轻剂,除痰消肿。

第九节 神 志 病

小儿神志病是与其精神、心理、情绪等有关的疾病,儿童情志波动更易导致相关疾病的发生。对于神志病的治疗,不仅需要重视患儿的客观躯体表现,更要重视患儿的主观神志感受;经方随证立法,寒温并用,尤其应注意小儿“稚阴稚阳”和“易寒易热”的生理病理特点,神志病处方药应少而精,所以辨证处方常能取得较好的疗效。临床常用于治疗小儿神志病的经方有桂枝加附子汤、酸枣仁汤、半夏厚朴汤等。

【病案举例】

1. 桂枝加附子汤

段某,男,7岁。1984年9月29日初诊,患儿难产,经产钳始下,自幼神智呆钝,有时独语,初进小学,学习成绩欠佳。言少手抖,走路蹈行,面色苍黄,动辄多汗,大便时干,小溲夜遗。脉濡细弱,舌苔淡润。心神受损,表阳久虚,治以桂枝加附子汤。桂枝3 g,白芍6 g,清甘草3 g,生姜2片,红枣3枚,黄厚附片4.5 g,干菖蒲9 g,制首乌9 g,当归6 g,大麻仁9 g,麻黄根9 g,7剂。因住外地,嘱以连服。1984年12月29日二诊:神思已清,智能渐开,能言能写,手足亦舒,尚有夜遗,脉濡苔润。其后治宗原法,合以扶元固肾,继服2个月余,智力接近正常,诸症亦平。

按:本例之症,虽是神智呆钝,独语言少,手抖行,动即汗出,遵《难经》"损其心者调其营卫"之旨,根据《伤寒论》"太阳病,发汗,遂漏不止,其人恶风,小便难。四肢微急,难以屈伸者,桂枝加附子汤主之"即投该方,并贯串于治疗始终,取得良效。其间曾参入扶元固肾,但桂枝法的益神开智之功,昭然若揭。可见和营振阳之法不仅适用于血脉之心,也可用于神明之主。

2. 酸枣仁汤

案①:王某,男,6岁,1987年10月20日初诊。患儿仲夏发病,满头疮疡,遍流黄水,奇痒难忍,烦躁不安,夜寐不宁,兼常鼻衄。经消炎、抗过敏、止血等法治疗,头疮鼻好痊愈。唯烦躁不安,夜间失眠加重,精神恍惚,夜间不能平卧,非趴在大人肩膀否则不能入眠,长躺之后即烦,捶头闷胸,哭闹不安,口干舌燥,嘴唇干裂,不欲饮,脉细数。如此数月,多家医院心电图、脑电图及多种化验均正常,诊为小儿神经官能症,送进中西药物无效。观其脉症,乃属虚烦也。试投酸枣仁汤加味。药用:酸枣仁、百合各15 g,知母、茯苓、小麦各10 g,川芎6 g,甘草3 g,大枣3枚。服药10剂,夜已能平卧,有时易惊。守方继服药6剂,诸症除,夜已能寐。

按:本例证属肝血不足,虚热内扰,临床表现可见烦躁不安,夜间失眠加重,精神恍惚,夜间不能平卧,非趴在大人肩膀否则不能入眠,长躺之后即烦,捶头闷胸,哭闹不安,此肝阴虚内热,上扰心神而致,虚热灼津,故见口干舌燥,嘴唇干裂,脉细数,本例患儿临床虚烦症状明显,虚烦不得眠者,血虚生内热,而阴气不敛也,治以养阴清热、安神宁心,方用酸枣仁汤加味。

案②:鲍某,女,12岁,1982年9月9日就诊。患儿精神失常半年、被迫停学。据其母亲说因考试不及格被父亲责骂两次,其后到处乱跑,哭骂不休,夜不睡觉,神志失常,大小便不避人群,服药不效。舌淡,苔腻,脉律紊乱,此乃情志内伤,心神紊乱,故以酸枣仁汤加味:炒酸枣仁12 g,知母、茯苓各9 g,川芎、甘草各6 g(茯苓、甘草用朱砂拌),3剂。

二诊：服后症状改善，哭闹妄动减少，坚持服 10 剂症状控制。故原方茯苓改茯神，甘草不再用朱砂拌，服 30 剂症状全控制，可照常上学。

按：狂症主要临床表现以狂躁妄动，胡言乱语，少寐多梦，打人骂詈，不避亲疏，语无伦次，登高而歌，弃衣而走为主，患儿有被责骂之情志诱因，后出现夜不睡觉，到处乱跑，哭骂不休，神志失常，符合狂症表现，诊视其舌质淡，苔腻，脉律紊乱，此乃情志内伤所致心神紊乱，当用酸枣仁汤加味。如儿科应用此方，可加朱砂，名朱砂枣仁汤，能镇痫而止狂。总之此方加味适当，应用灵活，收效颇佳。

3. 半夏厚朴汤

患儿，女，7 岁。20 日前因和同学打架，遭到父母打骂指责。醒后即觉咽中如有一球状物堵塞，咽不下去，吐不出来。伴有气喘胸闷，睡眠不实，时有便秘，白天症状稍减，睡前诸症加重，舌质淡红，苔薄微黄，脉弦滑。诊断为梅核气，证属肝郁气滞，治用半夏厚朴汤加减，以疏肝理气，解郁化痰。处方：半夏、厚朴、紫苏叶、柴胡、郁金、栀子各 6 g，茯苓 10 g，生姜 3 g。服上方 3 剂后。症状减轻大半。继以原方加减，共服 9 剂痊愈。

按：梅核气属郁症范畴，临床主要表现为咽中似有异物感，吞咽不下，吐之不出，或兼有胸闷不舒，食欲不振等症，亦有随情志变化而症状减轻或加重的特点。本例中患儿有明显的情志抑郁不舒之内因，肝失疏泄，气机郁滞，气滞痰郁，痰气阻于胸膈之上，出现咽中有物梗阻，气喘胸闷；郁久化热，肝火犯胃，胃肠有热，见大便秘结。方用半夏厚朴汤加柴胡、郁金疏肝理气，又佐以栀子解郁清热。

参考文献

[1] 安世栋.经方治小儿哮喘案[N].中国中医药报,2014-12-22(004).

[2] 包翠娣.小儿呕吐验案四则[J].辽宁中医杂志,2006,33(8):1027.

[3] 毕可恩.茵陈蒿汤治疗小儿胆汁粘稠症四例[J].山东中医药大学学报,1986,10(1):28-29.

[4] 曹华勋.麻黄杏仁薏苡甘草汤治风水[J].四川中医,1986,4(10):32-33.

[5] 曹霞,张焱,贺文彬.贾六金教授儿科经方验案3则[J].中医儿科杂志,2020,16(4):4-7.

[6] 曹颖甫.经方实验录[M].北京:人民军医出版社,2010.

[7] 柴程芝,刘志刚,寇俊萍,等.当归芍药散医案药物剂量研究[J].中医杂志,2009,50(11):1042-1044.

[8] 陈丁丁,静文,彭昌.小儿肺炎并发腹泻的临床辨治心得[J].中医儿科杂志,2013,9(1):28-29.

[9] 陈刚,严坤.加味乌药汤合芍药甘草汤治疗小儿肠痉挛48例观察[J].浙江临床医学,2000,2(5):327.

[10] 陈桂荣,杨莹.老中医陈芝圃先生运用吴茱萸汤治疗儿科疾病举隅[J].天津中医药大学学报,2000,19(3):12.

[11] 陈华容.大黄甘草汤在儿科病中的临床应用[J].中华现代儿科学杂志,2004,1(4):369-370.

[12] 陈辉,史载祥.病毒性心肌炎伴二度Ⅰ型房室传导阻滞验案1则[J].北京中医药,2018,37(3):280-281.

[13] 陈金城.四逆散加味治疗小儿泄泻[J].福建中医药,1985(2):23.

[14] 陈娟.当归芍药散临床应用体会[J].西部中医药,2005,18(12):27-28.

[15] 陈俊明.竹叶石膏汤治疗小儿夏季厌食[J].四川中医,1990,8(6):26.

[16] 陈锴,李宗起,徐浩岑,等.桂枝汤加减治疗小儿厌食症临床运用举隅[J].中医儿科杂志,2017,13(3):45-46.

[17] 陈明.金匮名医验案精选[M].北京:学苑出版社,2001.

[18] 陈乃麦.炙甘草汤治小儿汗证32例[J].国医论坛,1996,11(1):20.

［19］ 陈培英.活用桂枝加龙骨牡蛎汤治疗小儿病举隅［J］.浙江中医药大学学报,2006,30(4):383.

［20］ 陈祺.桂枝甘草龙骨牡蛎汤儿科妙用［J］.中国基层医药,2003,10(6):66-67.

［21］ 陈锐.苓甘五味姜辛汤临床新用［J］.中国社区医师,2011,27(28):28.

［22］ 陈天翼,郭彦荣,李芸,等.分期辨治小儿肺脓肿经验［J］.中医杂志,2016,57(4):344-346.

［23］ 陈雯,王树霞,王霞芳.王霞芳运用百合地黄汤治疗儿童精神神经系统疾病验案4则［J］.江苏中医药,2021,53(2):55-57.

［24］ 陈贤君,喻闽凤.喻闽凤教授运用小柴胡汤验案举隅［J］.中国中西医结合儿科学,2014,6(2):114-116.

［25］ 陈艳.遗尿合并夜游症治验1例［J］.山西中医,2004,20(3):59.

［26］ 陈胤夫.小儿流涎治验［J］.四川中医,1989,7(2):18.

［27］ 陈忠宙.苓桂术甘汤加味治疗小儿风湿舞蹈病体会［J］.江西中医药,2001,32(6):61.

［28］ 程图.张锡纯变通应用白虎加人参汤［J］.山东中医杂志,2016,35(3):253-254.

［29］ 丛丽,旋秀俊,郑琳,等.小儿腹痛证治浅识［J］.吉林中医药,2001(6):18.

［30］ 崔建卓,史正刚.史正刚教授应用旋覆代赭汤治疗小儿咳嗽经验［J］.中医儿科杂志,2011,7(5):5-7.

［31］ 崔文成.经方治疗儿童心肌炎体悟［J］.中医杂志,2008,49(4):307-309.

［32］ 崔正昱,李燕宁.李燕宁用苓甘五味姜辛汤治疗儿童肺寒伏饮咳嗽经验［J］.时珍国医国药,2014,25(3):730.

［33］ 邓丽莎.《金匮要略》治咳喘四法在儿科临床中的应用［J］.中国中医基础医学杂志,2002,8(6):72-73.

［34］ 邓沂,韩涛.越婢汤治疗肾炎的体会［J］.甘肃中医药大学学报,2001,18(4):24-26.

［35］ 刁娟娟.桂枝加葛根汤治疗多发性抽动症分析［J］.光明中医,2018,33(20):2970-2972.

［36］ 丁德正.桂枝救逆汤在精神病临床上的运用［J］.河南中医,1985(6):16-17,19.

［37］ 董继业,董幼祺.董廷瑶教授儿科临证运用桂枝汤经验［J］.中医儿科杂志,2020,16(1):1-4.

［38］ 董幼祺,董继业,郑含笑.董氏儿科运用杜痰法治疗小儿哮喘缓解期经验［J］.中华中医药杂志,2014,29(4):1127-1128.

［39］ 董幼祺.经方联用治疗儿科疾病举隅［J］.浙江中医杂志,2000,35(7):302.

［40］ 董玉岗,薛飞,李燕宁.柴胡桂枝汤临床应用举隅［J］.实用中医药杂志,2011,27(1):55.

[41] 杜青雄,邓文均.应用《金匮要略》栝蒌桂枝汤治疗小儿热性惊厥——对痉病病因病位病机的思考[J].亚太传统医药,2014,10(21):42-43.

[42] 范中林医案整理小组.范中林六经辨证医案选[M].沈阳:辽宁科学技术出版社,1984.

[43] 房念东,孙天顺."十枣汤"治疗小儿耐药菌株肺炎[J].中国中西医结合杂志,1985(7):407.

[44] 冯娟,马婷.小儿喘憋性肺炎合并肺不张治验[J].山东中医杂志,2010,29(12):853.

[45] 冯启廷,何彬,陈泉.经方治疗急症3例[J].实用中医药杂志,2015,31(2):153-154.

[46] 冯万志.附子汤治小儿阴痫[J].新中医,1985(9):25.

[47] 付剑楠,付建霆.朱宗元运用小青龙加石膏汤加味治疗小儿重症肺炎验案2则[J].湖南中医杂志,2016,32(1):98-99.

[48] 高锋,安雪梅.马文红运用真武汤治疗小儿秋季腹泻述略[J].四川中医,2014,32(4):23.

[49] 中国中医研究院.蒲辅周医案[M].北京:人民卫生出版社,2005.

[50] 高军.孙浩运用桂枝加黄芪汤治疗儿科疾病验案4则[J].江苏中医药,2009,41(12):54-55.

[51] 高军.小柴胡汤加减治疗儿科疾病验案4则[J].中医儿科杂志,2013,9(1):48-49.

[52] 高新利.小半夏加茯苓汤治疗小儿秋季性腹泻的临床体会[J].中国民族民间医药,2010,19(18):40.

[53] 高永平.小陷胸汤治疗小儿厌食症[J].四川中医,1989,7(12):13.

[54] 葛国岚,韩雪,孙凤平,等.郑启仲教授运用经方治疗寒热错杂类儿科疾病经验探讨[J].浙江中医药大学学报,2018,42(2):114-117.

[55] 葛国岚.《伤寒论》桂枝加大黄汤方加减治疗儿科疾病验案[J].浙江中医药大学学报,2017,41(12):990-992.

[56] 葛国岚.温法治疗小儿长期发热疾病临证举隅[J].浙江中医药大学学报,2017,41(7):605-608.

[57] 耿全达.过敏性紫癜治验3例[J].中国中医急症,1995,4(3):144.

[58] 弓艳玲,李永佳,冯天明.冯天明副教授以麻杏石甘汤治疗小儿遗尿经验浅谈[J].光明中医,2007,22(11):40.

[59] 古华倩,顾丽丽,赵坤.赵坤教授运用麻黄附子细辛汤加减治疗毛细支气管炎经验[J].中医临床研究,2014,6(7):121-122.

[60] 顾为政.越婢加半夏汤治疗百日咳50例[J].江苏中医药,1995,16(1):15.

[61] 关庆增,陆云平.伤寒论古今研究[M].沈阳:辽宁科学技术出版社,1994.

[62] 关洋洋,付雪娇,王有鹏.桂枝加厚朴杏子汤在儿科中的应用[J].中医药学报,2012,40(4):100-102.

[63] 郭晋民.自拟加味越婢汤治疗小儿肺炎支原体肺炎 82 例[J].医药前沿,2017,7(11):329-330.

[64] 郭靖宁,张金虎.张金虎柴胡龙骨牡蛎汤治疗小儿睡眠障碍[J].实用中医内科杂志,2017,31(3):19-20.

[65] 郭腊生.抵当汤加减治疗小儿迁延性镜下血尿 30 例[J].河南中医,2011,31(7):723.

[66] 哈小博.漫谈防己地黄汤[J].开卷有益(求医问药),2009(2):37-38.

[67] 韩秀芝.附子汤加肉桂治愈小儿阴痛[J].中医学报,1995,10(3):20.

[68] 韩亚平,郭奎廷,黄秋凤,等.经方治疗儿科疾病验案举隅[J].云南中医中药杂志,2017,38(8):59-60.

[69] 韩英林,王卿斌,柳静华.防己黄芪汤治疗小儿肾病综合征 3 例[J].中国现代医生,2010,48(10):95.

[70] 郝文梅.射干麻黄汤在儿科临床的应用[J].光明中医,2015,30(3):598-599.

[71] 肖子曾.现代名医用方心得[M].太原:山西科学技术出版社,2013.

[72] 何耀普,万庚辰,杨玉会.防己地黄汤新用 2 则[J].国医论坛,1993,8(5):17.

[73] 何院生.经方治验举隅 5 则[J].光明中医,2012,27(5):993-994.

[74] 贺江飞,杜洪喆.大青龙汤加减治疗儿童不明原因发热验案 1 则[J].湖南中医杂志,2018,34(3):107-108.

[75] 贺倩倩.1 例参苓白术散合芍药甘草汤治疗过敏性紫癜[J].世界最新医学信息文摘,2019,19(84):220-221.

[76] 洪建英,盛丽先.盛丽先运用柴胡桂枝汤治疗儿科疾病经验[J].浙江中医杂志,2017,52(2):95.

[77] 胡冬梅.竹叶石膏汤加减在小儿肺炎后期的临床体会[J].中国现代医生,2009,47(7):97,147.

[78] 胡立新.茵陈五苓散治疗新生儿黄疸 6 例[J].中国社区医师,1993(9):43.

[79] 胡爽杨.《金匮要略》白虎加桂枝汤治疗小儿咳嗽的临床应用心得[J].环球中医药,2013,6(S1):58.

[80] 胡学曾.仲景甘草干姜汤运用一得[J].天津中医药,1986(4):14-15.

[81] 黄道富,肖美珍.甘草附子汤治疗急症举隅[J].中国中医急症,1992,1(4):188.

[82] 黄和涛.经方治疗流行性腮腺炎的体会[J].中国中医急症,2014,23(9):1674,1691.

[83] 黄顺祥.柴胡加龙骨牡蛎汤加减治疗小儿尿频综合征 30 例[J].山东中医杂志,2008,27(1):27.

［84］ 黄晓华,陈勇.竹叶石膏汤治疗小儿盗汗 86 例[J].四川中医,2001,19(1):49.

［85］ 黄勋,孔令万.杜昌华教授应用葛根芩连汤治疗儿科疾病经验[J].中医儿科杂志, 2018,14(2):18-20.

［86］ 黄阳生.白虎汤加减运用举隅[J].中南医学科学杂志,1987,15(2):158-159.

［87］ 黄永凯.黄永凯经方带教录[M].北京:中国中医药出版社,2016.

［88］ 黄玉克,刘孝忠,齐翼.竹叶石膏汤加减治疗小儿夏季热 11 例[J].辽宁中医药大学学报,2008,10(3):97-98.

［89］ 吉吉木日.小儿汗证辨治心得[J].内蒙古中医药,2015,34(7):62.

［90］ 贾高峰,李芳,田丽.高雅主任医师运用小青龙汤加减治疗外寒内饮型肺系疾病经验[J].中医研究,2021,34(11):77-80.

［91］ 贾书琴,骆素英.茵陈五苓散治疗小儿急性黄疸型肝炎 55 例临床分析[J].医学文选,1995,16(4):314-315.

［92］ 贾太莲.经方治疗心悸体验 4 则[J].陕西中医,2005,26(1):82,33.

［93］ 贾永鹤,钟菊莲.当药芍药散的临床应用[C]//甘肃省中医药学会.甘肃省中医药学会 2008 年学术年会论文集.兰州:甘肃省中医药学会,2008:190-192.

［94］ 江春燕,李成国,姚伟光.葶苈大枣泻肺汤加味外敷治疗小儿痰湿咳嗽 200 例临床观察[J].中医儿科杂志,2015,11(4):28-30.

［95］ 江大为.桂枝汤儿科临证验案三则[J].浙江中医杂志,2020,55(7):532.

［96］ 江山市政协学习文史委员会.江山中医医案[M].北京:中医古籍出版社,2016.

［97］ 姜宏伟,黄勇,于作义.大黄甘草汤治疗小儿厌食症[J].中国民间疗法,2000,8(2):38.

［98］ 姜润林.黄连阿胶汤儿科新用[J].江西中医药,1998,29(5):38.

［99］ 姜宗瑞.十枣汤的临床运用[J].中国社区医师,2003,19(8):37-38.

［100］ 蒋健,周华.伤寒论汤证新解[M].上海:科学技术出版社,2016.

［101］ 蒋健,朱抗美.金匮要略方药临床应用与研究[M].上海:科学技术出版社,2012.

［102］ 蒋美荣,于红亮,白学斌.芍药甘草汤治疗小儿秋季腹泻 68 例[J].现代中医药,2009,29(5):13-14.

［103］ 靳丹.罗世杰应用半夏泻心汤治疗小儿支气管炎初探[J].现代中医药,2018,38(2):17-18.

［104］ 寇晓华,陈慧.半夏泻心汤治疗儿科杂病的运用举隅[J].时珍国医国药,2019,30(4):919-920.

［105］ 邝浩丹,温成平,曹灵勇.张仲景桂枝汤加减芍药类方辨析与临床运用[J].中华中医药杂志,2020,35(3):1257-1260.

［106］ 李安娜,郭立中.郭立中教授运用麻黄附子细辛汤经验[J].河北中医,2013,35(6):806-808.

[107] 李超群.大黄牡丹皮汤调节过敏性紫癜患儿肠道菌群紊乱及其代谢物乳酸保护肠黏膜的治疗机制研究[D].广州:广州中医药大学,2018.

[108] 李华,王霞芳.王霞芳教授运用四逆散治疗小儿脾胃病经验举隅[J].上海中医药大学学报,2014,28(4):1-4.

[109] 李建荣.防己黄芪汤加减治疗小儿水肿病 54 例[J].华夏医学,1995(1):29.

[110] 李今庸.经典理论指导下的临床治验(五)——辨治咳嗽验案[J].中医药通报,2014,13(4):11-13.

[111] 李晶,骆芳,黄刚.桂枝麻黄各半汤临证举隅[J].中国中医基础医学杂志,2016,22(7):977-978,981.

[112] 李克艳,任勤.半夏泻心汤在儿科异病同治的应用[J].内蒙古中医药,2019,38(1):26-27.

[113] 李莉.大承气汤灌肠治疗儿科疾病举隅[J].河南中医.2005,25(5):12.

[114] 李蔷华.千金苇茎汤加味治疗小儿肺炎喘嗽 112 例[J].新中医,2000(8):48.

[115] 李少皓.黄土汤治验二则[J].新中医,1983(11):23.

[116] 李世君.大黄附子汤治小儿泄泻重症体会[J].四川中医,1988,6(12):15.

[117] 李素卿.大承气汤儿科治验举隅[J].广西中医药,1987,10(2):11-12.

[118] 李卫妮,樊省安.黄芪桂枝五物汤在儿童腹泻治疗中的应用[J].中国社区医师,2018,34(23):86-87.

[119] 李文瑞,李秋贵.伤寒论汤证论治[M].北京:中国科学技术出版社,2000.

[120] 李晓林,王玉芬.宋孝志教授应用防己地黄汤经验[J].北京中医药大学学报,1996,19(2):41-42.

[121] 李鑫峰,周亚滨.周亚滨运用柴胡加龙骨牡蛎汤临床验案举隅[J].湖北中医杂志,2015,37(11):25-26.

[122] 李玉霞,张弢,史正刚,等.杏雨轩医论:张士卿教授学术经验集[M].兰州:甘肃人民出版社,2015.

[123] 李宗起.郑启仲教授运用升降学说治疗小儿常见病经验[J].中医儿科杂志,2019,15(2):15-17.

[124] 廖芳菊,周静冬.桂枝加葛根汤治疗儿科疾病举隅[J].山东中医杂志,2017,36(4):337-339.

[125] 廖翰元.加减黄土汤治愈小儿腹泻[J].江西中医药,1960(5):19-20.

[126] 林洁琪,陈红梅,林鹤,等.陈燊主任医师运用中医药治疗小儿胃食管反流性咳嗽经验介绍[J].中医儿科杂志,2016,12(6):25-26.

[127] 林盛进.经方直解[M].2 版.北京:中国中医药出版社,2016.

[128] 林武,卢永兵.黄土汤加减治疗儿童慢性菌痢 38 例体会[J].中华中医药学刊,2006,24(6):1119.

[129] 林贞.用中药治疗小儿中毒性消化不良[J].福州大学学报(自然科学版),1995,23(1):116-118.

[130] 林珍臣.柴胡加龙骨牡蛎汤治疗情志类疾病128例之文献研究[D].北京:北京中医药大学,2012.

[131] 刘春莲.小半夏加茯苓汤治疗再发性呕吐[J].光明中医,2006,21(8):44-45.

[132] 刘锋.葶苈大枣泻肺汤治疗小儿肺炎68例疗效观察[J].西部中医药,1996,9(1):30-31.

[133] 刘兰英,刘金辉,胡满香.当归芍药散在肾病中的应用[J].中国民间疗法,2006,14(4):36-38.

[134] 刘莉,汪受传.江育仁教授关于儿童反复呼吸道感染"不在邪多而在正虚"观点探究[J].中医儿科杂志,2019,15(3):1-3.

[135] 刘璐佳,刘志伟,刘进哲,等.经方治疗儿科疾病验案举隅[J].环球中医药,2019,12(5):767-769.

[136] 刘全慧,魏娟,刘向亮,等.马融平冲降逆法治疗癫痫临证经验[J].中华中医药杂志,2020,35(7):3481-3483.

[137] 刘先洋,李薇薇,刘磊,等.张国海运用大柴胡汤治疗儿科疾病医案3则[J].新中医,2021,53(17):32-34.

[138] 刘小菊.竹叶石膏汤加减治疗小儿急性肾炎112例[J].四川中医,2000,18(11):39.

[139] 刘璇,陈汉江,马融.从六经辨证论治小儿传染性单核细胞增多症1例报告[J].湖南中医杂志,2014,30(6):111-112.

[140] 刘亚青,牛阳.牛阳教授运用四逆散治疗小儿气厥的临证经验[J].内蒙古中医药,2020,39(4):103-104.

[141] 刘延庆,应栩华.葛根汤治疗儿科疾病验案举隅[J].中医儿科杂志,2018,14(3):31-33.

[142] 刘洋,刘晓鹰,陈爱明.倪珠英教授运用芍药甘草汤治疗儿科疾病经验[J].世界中医药,2020,15(1):99-103.

[143] 刘洋,刘晓鹰,张雪荣.麻黄附子细辛汤治疗儿童难治性肾病激素拖尾期外感病的疗效分析[J].世界中西医结合杂志,2021,16(7):1181-1183,1195.

[144] 刘永华,梁建庆,张磊,等.吴玉泓教授应用乌梅丸治疗小儿嗜异症的理论解析[J].中医临床研究,2018,10(4):66-67.

[145] 刘渝生,禹晓红.小陷胸汤加味治疗小儿肺炎60例[J].中国中医急症,2002,11(3):219.

[146] 刘玉珍,魏小维.风引汤治疗小儿癫痫50例[J].陕西中医,2007,28(7):778-779.

［147］ 刘运波,曲范博,曲翠微.辨证论治急性扁桃体炎 36 例[J].江西中医药,1996 (S1):33.

［148］ 柳少逸.柳少逸医案选[M].北京:中国中医药出版社,2015.

［149］ 娄莘杉.娄绍昆经方医案医话[M].北京:中国中医药出版社,2019.

［150］ 卢祥之.国医圣手顾兆农经验良方赏析[M].北京:人民军医出版社,2015.

［151］ 罗世惠,周登科.芍药甘草汤加味治疗婴儿肠绞痛 68 例[J].中国中医急症, 2002,11(4):309.

［152］ 吕晶华,罗光芝,张恒,等.张葆青教授运用柴胡桂枝干姜汤治疗小儿抽动障碍经 验[J].吉林中医药,2020,40(10):1308-1310.

［153］ 吕鹏宇,李燕宁.李燕宁运用大柴胡汤治疗儿童感冒夹滞的经验[J].世界最新医 学信息文摘,2019,19(99):270.

［154］ 吕旭阳.沈元良教授运用经方治疗杂病医案 4 则[J].新中医,2017,49(3):184- 186.

［155］ 吕英.白虎汤加减治疗小儿乳蛾 96 例[J].河南中医,2000,20(4):21-22.

［156］ 马凤彬.泄泻危重症治验 1 则[J].新中医,2004,36(12):53.

［157］ 马建平.甘草干姜汤治重症肺炎[J].四川中医,1986,4(5):55.

［158］ 马文红.马百平运用通腑泻热法治疗儿科疾病的经验[J].四川中医,2009,27 (2):7-8.

［159］ 马云贵,赵香华.加味奔豚汤治疗小儿病毒感染发热性疾病[J].新疆医学,2009, 39(7):141-142.

［160］ 毛进军.小青龙加石膏汤咳嗽治验[N].中国中医药报,2013-09-30(004).

［161］ 毛绍芳,刘世恩.鸡屎白散治验 2 则[J].新中医,2003,35(1):64.

［162］ 毛伟松.橘皮竹茹汤临床应用举隅[J].中医儿科杂志,2012,8(4):22-23.

［163］ 苗冲,张士卿.张士卿教授辨治小儿厌食症经验举要[J].现代中医药,2007,27 (3):1.

［164］ 蔡铁如,宁泽璞,钟颖.国医大师专科专病用方经验(第 2 辑):肾系与气血津液、 头身肢体病分册[M].北京:中国中医药出版社,2017.

［165］ 牛磊,张凤春.张凤泰运用奔豚汤治疗多发性抽动症经验[J].中医药临床杂志, 2016,28(7):943-944.

［166］ 牛忻群.麻黄附子细辛汤治疗小儿小便频数[J].成都中医药大学学报,1989(3): 34.

［167］ 彭明浩,宋桂华.麦门冬汤加减治疗小儿慢性咳嗽经验[J].中国中西医结合儿科 学,2018,10(4):358-360.

［168］ 彭万年.大青龙汤的临床运用与研究[J].新中医,1994(S1):100-101.

［169］ 彭振声.经方在儿科夜啼中的应用[J].国医论坛,1993,8(4):15-16.

[170] 钱林超.四逆散儿科临证举隅[J].光明中医,2010,25(7):1292-1293.

[171] 秦亮.甘草干姜汤加味治小儿遗尿[J].内蒙古中医药,1991,10(3):11.

[172] 邱建烽.大黄甘草汤临床应用体会[J].实用中医药杂志,2016,32(6):616.

[173] 任亚轩.半夏厚朴汤运用举隅[J].北京中医药,1995(5):44.

[174] 邵桂珍,王延周.栝蒌桂枝汤治疗小儿抽搐症60例[J].陕西中医,1985,6(7):304.

[175] 邵锦华.加味芍药甘草汤治疗婴幼儿便秘60例观察[J].中国临床医生,2012,40(1):59-60.

[176] 沈桂珍.四逆散在儿科的临床活用[J].江西中医药,2005,36(6):52-53.

[177] 沈湘妹,吴柱中.苇茎汤加味治疗小儿过敏性咳嗽60例[J].辽宁中医杂志,1997,24(3):28.

[178] 沈昱颖,严仲庆.严仲庆经方治疗小儿慢性肾病举隅[J].浙江中医杂志,2015,50(11):848-849.

[179] 沈昱颖,严仲庆.严仲庆治疗小儿多发性抽动症验案三则[J].浙江中医杂志,2018,53(2):146.

[181] 石维莲.黄芪建中汤治疗小儿反复发作性腹痛30例[J].中国校医,2003,17(6):548.

[181] 宋满祝.从临床案例浅谈调胃承气汤之"胃气不和"[J].亚太传统医药,2017,13(13):68-69.

[182] 宋文杰,傅延龄.傅延龄应用桂枝加龙骨牡蛎汤治疗小儿咳嗽经验[J].中华中医药杂志,2019,34(10):4623-4626.

[183] 宋哲,罗光芝,吕晶华,等.张葆青灵活运用柴胡桂枝干姜汤治疗儿科疾病经验[J].中医药导报,2020,26(11):196-199.

[184] 宋知行,王霞芳.《伤寒论》三阴病方在儿科临床的运用[J].吉林中医药,1985(1):17-18.

[185] 宋知行.董廷瑶老师治疗小儿神志病验案[J].浙江中医药大学学报,1986,10(5):26-27.

[186] 宋知行.董廷瑶治小儿便秘案四则[J].湖北中医杂志,1986(2):10-11.

[187] 苏靖,王蓉.浅析五苓散加减治疗小儿遗尿[J].中国中西医结合儿科学,2020,12(4):335-337.

[188] 孙伯青.麻杏薏甘汤急症临床治验[J].中国中医急症,2014,23(2):359-360.

[189] 孙丹,李新民,韩耀巍,等.从湿热论治小儿肺炎喘嗽[J].中医杂志,2017,58(22):1965-1967.

[190] 孙凤平,韩雪,葛国岚,等.王付辨治小儿遗尿经验[J].中国中医基础医学杂志,2019,25(10):1441-1444.

[191] 孙海龙.麻杏甘石汤加味治疗小儿暑热症[J].黑龙江中医药,1993(3):33.

[192] 孙礼强,伍建光.伍炳彩运用柴胡桂枝汤治疗发热验案 2 则[J].江西中医药,2019,50(2):23-24.

[193] 孙永峰,吴迪祥.仲景方治疗小儿睡眠障碍举隅[J].贵阳中医药大学学报,2004,26(3):33-34.

[194] 孙永峰.芍药甘草汤治疗儿童功能性再发性腹痛疗效观察[J].山西中医,2008,24(10):11.

[195] 孙月蒙,樊树芳,刘凤智,等.徐书教授运用桃核承气汤治疗过敏性紫癜临床经验[J].四川中医,2020,38(3):62-64.

[196] 谭日强.金匮要略浅述[M].北京:人民卫生出版社,1981.

[197] 唐国衡.麦门冬汤治疗儿科病症举隅[J].湖南中医杂志,2002,18(6):47.

[198] 唐凯.小青龙加石膏汤治疗小儿喘息性支气管炎 40 例[J].国医论坛,1994,9(4):12.

[199] 唐雅琴,唐学敏.运用仲景法治疗小儿夏季急性吐泻[J].辽宁中医杂志,2008,35(5):671-672.

[200] 田雨灵,张喜莲.运用柴胡加龙骨牡蛎汤化裁治疗儿科神经系统疾病验案 3 则[J].江苏中医药,2021,53(12):59-61.

[201] 王爱蓉.理中丸加味治疗小儿泄泻 50 例[J].湖南中医杂志,2002,18(2):49.

[202] 王峰,陈宏群.奔豚汤新用三则[J].国医论坛,1992,7(3):17.

[203] 王付.历代经方方论[M].北京:人民军医出版社,2013.

[204] 王付.王付儿科选方用药技巧[M].2 版.郑州:河南科学技术出版社,2018.

[205] 王富德,余节山.白虎加桂枝汤加味治疗小儿高热临床验案[J].中国现代医生,2010,48(18):60.

[206] 王海云.盛丽先运用葛根汤治疗儿科疾病经验拾零[J].浙江中医杂志,2020,55(1):70.

[207] 王欢.石效平教授运用四逆散加减治疗儿科疾病举隅[J].中医儿科杂志,2018,14(6):15-17.

[208] 王惠娟.茵陈蒿汤治疗小儿急性黄疸性肝炎 258 例[J].中国中医药信息杂志,1998,5(6):46.

[209] 王慧敏,王东华.半夏厚朴汤加减治疗小儿梅核气[J].中国临床医生,2008,36(6):77.

[210] 王隆.烂喉丹痧治验举隅[J].实用中医药杂志,2006,22(11):711.

[211] 王其仙.桂枝附子汤在儿科临床上的应用[J].云南中医杂志,1987(03):37.

[212] 王庆,陈银银.盛丽先论治毛细支气管炎经验[J].吉林中医药,2011,31(1):21-22.

[213] 王绍洁,桂美茹,于晓.真武汤在儿科临床应用举隅[J].中医儿科杂志,2015,11(5):18-20.

[214] 王万全.半夏泻心汤加减治疗小儿消化不良187例[J].四川中医,2010,28(08):94-95.

[215] 王咸宁,杨燕燕,周莹.小儿干疳证选方用药之浅见[J].中医临床研究,2017,9(36):6-7.

[216] 王永前.鳖甲煎丸易汤在水肿病中的应用[J].中国民间疗法,2019,27(16):82-83.

[217] 王玉.半夏厚朴汤治疗儿科病证验案3则[J].山西中医,2008,24(11):19.

[218] 王阅军,李开平.黄土汤临证发挥[J].中国民族民间医药,2011,20(3):78-79.

[219] 魏蓬春.栀子豉汤的临床运用[J].新中医,1985(3):46-14.

[220] 魏如恢,谢慧明.桂枝加龙牡汤治疗小儿肺炎[J].江西中医药,1985(4):64.

[221] 魏雪舫,陈忠琳.防己地黄汤临床新用[J].陕西中医,1991,12(4):173-174.

[222] 温淑端,洪冰.小儿夏季热四逆散加味治验1则[J].海军医学杂志,2006,27(2):179.

[223] 温耀峰,左淑霞.麻杏石甘汤合葶苈大枣泻肺汤治疗小儿支气管肺炎疗效观察[J].饮食保健,2018,5(21):89.

[224] 吴碧.加味薯蓣丸膏方治疗小儿哮喘缓解期的临床观察[D].武汉:湖北中医药大学,2017.

[225] 吴聪,刘晓鹰.刘晓鹰教授运用经方治疗儿科疾病举隅[J].亚太传统医药,2018,14(8):116-117.

[226] 吴桂荣.肾气丸新用举隅[J].中国民间疗法,2001,9(9):30-31.

[227] 吴佳,徐雯.徐雯诊治小儿咳嗽经验[J].广州中医药大学学报,2019,36(12):2040-2043.

[228] 吴力群.刘弼臣教授临床应用麻杏石甘汤的经验[J].中国中西医结合儿科学,2010,2(1):56-58.

[229] 吴士杰,韩军.葶苈大枣泻肺汤治疗小儿喘证128例[C]//中华中医药学会.全国张仲景学术思想及医方应用研讨会论文集.北京:中华中医药学会,2001:310-311.

[230] 伍利芬,石勇,徐荣谦.徐荣谦教授关于儿童肾虚体质指导临床治疗小儿支气管炎经验[J].中医临床研究,2019,11(31):108-110.

[231] 向红,经方乌梅丸儿科临证举隅[J].中国伤残医学,2014,22(8):177-178.

[232] 肖国兴.蛇床苦参汤治疗小儿皮肤病[J].四川中医,1990,8(11):41.

[233] 肖浪,鲁艳芳.鲁艳芳教授治疗小儿血尿经验[J].中医儿科杂志,2011,7(6):9-11.

[234] 肖琦,钱雄,陆玉廷.等.白虎汤加减治疗儿科疾病验案举隅[J].中国乡村医药,2021.28(22):27-28.

[235] 肖钦文,徐荣谦.徐荣谦教授运用大青龙汤和玉屏风散治疗小儿反复呼吸道感染浅析[J].中国中西医结合儿科学,2014,6(6):506-507.

[236] 谢崇杰,王雁飞.小陷胸汤加味治内儿科疾病举隅[J].江西中医药,1992,23(4):36-37.

[237] 谢景翠,孔祥娜,唐彦.小柴胡汤合升降散在儿科的应用举隅[J].福建中医药,2017,48(1):56-57.

[238] 谢兰星.芍药甘草汤合二陈汤加减治疗小儿多发性抽搐-秽语综合征16例[J].实用中西医结合临床,2003,3(2):31-32.

[239] 徐菊芳.越婢汤加减治疗急性肾炎31例[J].江苏中医药,2004,25(1):26.

[240] 徐衍.《金匮要略》厚朴七物汤与厚朴三物汤方证考辨[J].浙江中医药大学学报,2017,41(8):639-643.

[241] 徐萍萍,马丙祥,张建奎,等.马丙祥运用柴胡加龙骨牡蛎汤治疗小儿神经系统疾病经验[J].中国民间疗法,2020,28(20):37-39.

[242] 徐伟君,魏锡慧,徐伟.苦参汤在小儿皮肤病中的应用[J].中医外治杂志,1997(4):27.

[243] 许蓓华.小儿慢性胃炎证治体会[J].上海中医药杂志,1995(7):20-21.

[244] 许传礼,秦秀华,王茂芬."十枣汤"治疗小儿病毒性肺炎38例临床报告[J].临沂医专学报,1996,18(2):179-180.

[245] 薛江洲.越婢加术汤治疗急性肾炎32例[J].南京中医药大学学报,1995,11(5):47-48.

[246] 闫雁.从心论治小儿神经性尿频[J].中国中医基础医学杂志,2016,22(8):1131-1132.

[247] 闫雁,李杰.桂枝加芍药汤儿科治验四则[C]//山东省中医药学会,山东省中西医结合学会.山东中医药、中西医结合儿科第六届学术研讨会论文集.济南:山东省中医药学会,山东省中西医结合学会.2014:178-181.

[248] 严东标.真武汤在儿科急重症中的运用[J].吉林中医药,1989(3):30.

[249] 严伟.桂枝甘草龙骨牡蛎汤治疗小儿病医案5则[J].新中医,2017,49(6):195-196.

[250] 杨峰.感冒百家百方[M].北京:中国中医药出版社,2012.

[251] 杨会军,刘维,吴沅皞,等.防己黄芪汤现代临床应用证药规律分析[J].中华中医药杂志,2016,31(8):3041-3044.

[252] 杨慧敏,胡春英,高欣范.猪苓汤加味治疗小儿肾病15例[J].中医学报,1996,11(5):21-22.

[253] 杨建新,刘岁元.桂枝加附子汤加味治疗遗尿43例报告[J].西部中医药,2001,14(3):38-39.

[254] 杨卫星.葛根芩连汤在儿科热病中的应用[J].安徽中医临床杂志,2001,13(2):139-141.

[255] 杨勇,赵开学.肾气丸的临床运用[J].中国医药指南,2014,12(36):257,259.

[256] 杨作平.越婢加术汤治疗小儿急性肾炎33例[J].西部中医药,1997,10(5):27-28.

[257] 叶贺平.桂枝加黄芪汤在皮肤科的应用[J].实用中医内科杂志,2006,20(6):630.

[258] 叶渊渊,汪磊,农志飞,等.柴胡桂枝汤治疗儿科疾病验案举隅[J].湖南中医杂志,2018,34(5):127-128.

[259] 殷勤.半夏泻心汤在儿科应用体会[J].长春中医药大学学报,2006,22(4):39.

[260] 于丹杰,王伟明.王伟明教授应用半夏厚朴汤治验三则[J].广西中医药,2011,34(3):39-40.

[261] 于红雅,任勤.任勤运用柴胡加龙骨牡蛎汤治疗儿童胸闷变异性哮喘案[J].浙江中医杂志,2019,54(7):531.

[262] 于水灵,崔文成.崔文成教授治疗小儿急性支气管炎验案举隅[J].中国民族民间医药,2018,27(12):55-56.

[263] 余祥贵.厚朴七物汤加减治疗脘腹胀满疼痛[J].四川中医,1989,7(11):29-30.

[264] 余泽运.杏林发微——四十年杂病验案体悟随笔[M].北京:中国科学技术出版社,2017.

[265] 虞觐冠,袁茹坚.大黄甘草汤在新生儿疾病中的运用[J].中级医刊,1980(6):35-36.

[266] 袁红霞.袁红霞临床经验集——三境书屋临证录[M].太原:山西科学技术出版社,2015.

[267] 张曾亮,姚海强,李伟,等.王琦应用葛根黄芩黄连汤治疗伏邪发热经验[J].中医杂志,2017,58(11):913-915,945.

[268] 张存悌,徐放,黄靖淳.中医火神派医案新选[M].沈阳:辽宁科学技术出版社,2010.

[269] 张广梅.白虎汤类方在儿科热病中的运用体会[J].陕西中医,2005,26(5):461.

[270] 张洪钦,陈寿菲.射干麻黄汤加减在儿科呼吸系统疾病中的临床疗效观察[J].海峡药学,2017,29(5):74-75.

[271] 张建奎,郑宏,冯刚,郑启仲.郑启仲教授运用桂枝汤加减治疗儿科疾病经验[J].中医儿科杂志,2020,16(5):16-19.

[272] 张建明.赤石脂禹余粮汤临床应用撷零[J].湖北中医杂志,1991,13(1):29.

[273] 张建中.猪苓汤在急性热病中的运用[J].四川中医,1986,4(4):11.

[274] 张敬利.金匮肾气丸治疗遗尿、尿失禁举隅[J].中国社区医师(医学专业),2010,12(27):158.

[275] 张立山,弓雪峰.半夏厚朴汤治疗小儿咳嗽探析[J].环球中医药,2017,10(7):823-824.

[276] 张琳琳,张昊地,王颖雪,等.舒达少阳治疗儿科常见疾病经验[J].环球中医药,2020,13(1):110-112.

[277] 张玲.经方治疗小儿病症验案3则[J].河北中医,2012,34(3):378-379.

[278] 张龙生,薛燕星,张家成,等.薛伯寿运用四逆散加味治疗儿科病症举隅[J].辽宁中医杂志,2017.44(1):156-158.

[279] 张孟林.加味酸枣仁汤儿科治验四则[J].陕西中医,1985,6(7):316.

[280] 张绮湘.梁如镜治疗小儿发热验案四则[J].实用中医药杂志,2020,36(5):677-678.

[281] 张仁溪.调胃承气汤治疗流行性乙型脑炎一例[J].江西中医药,1983(2):7.

[282] 张胜男,朱立,苏汝旺,等.四逆散临床运用经验介绍及理论探析[J].环球中医药,2020,13(9):1605-1607.

[283] 张时根.大黄黄连泻心汤化裁在儿科急症中之应用[J].实用中西医结合临床,2004,4(6):64-65.

[284] 张世珍.泻心汤合生脉散治疗小儿病毒性心肌炎23例[J].浙江中医杂志,1999,34(12):18.

[285] 张田仓.刘弼臣治疗小儿病毒性心肌炎经验[J].中华中医药学刊,2005,23(12):2137-2138.

[286] 张婷婷,桂金贵.桂金贵辨治小儿汗证经验[J].中医药临床杂志,2016,28(10):1408-1410.

[287] 张秀妍.风引汤化裁治疗儿童多动症验案一则[J].四川中医,2013,31(2):87.

[288] 张学文.小儿神经官能症治验[J].中华中医药学刊,1993(2):42.

[289] 张亚松,黄甡.黄甡运用柴胡加龙骨牡蛎汤论治儿科疾病医案举隅[J].中国民间疗法,2019,27(22):16-18.

[290] 张延浒.经方拯幼举隅[J].陕西中医,1986,7(11):505.

[291] 张莺凡,张凤春.旋覆代赭汤治疗儿童发声性抽动案例分析[J].中医药临床杂志,2019,31(2):284-285.

[292] 张圆.马融教授治疗小儿长期发热经验撷菁[J].天津中医药,2015,32(7):393-396.

[293] 张圆圆.麻黄类方在小儿肺系疾病中运用探讨[J].黑龙江中医药,2016,45(4):3-5.

[294] 张月顺,张智平.甘草干姜汤加味治疗小儿遗尿症 28 例[J].实用中医药杂志,2014,30(8):707.

[295] 张挚甫.读《古方临床之运用》后的几点商榷[J].哈尔滨中医,1960(11):56.

[296] 赵朝庭,玉振熹,何舟.甘麦大枣汤加味在儿科病证中的运用体会[J].中国民间疗法,2007,15(9):33-35.

[297] 赵春江,蔡辉.吴佩衡麻黄附子细辛汤医案二则分析[J].四川中医,2012,30(11):22-23.

[298] 赵登科,赵玉田.半夏泻心汤儿科运用举隅[J].江苏中医,1998,19(9):42.

[299] 赵富生.经方儿科应用三则[J].陕西中医,1992,13(7):320-321.

[300] 赵聚凯.白虎汤治新病杂谈[J].新中医,1984(7):45-58.

[301] 赵丽娜,韩雪,葛国岚,等.韩雪教授乌梅丸治疗小儿肺炎喘嗽经验[J].中国中医药现代远程教育,2017,15(9):69-70.

[302] 赵丽娜,韩雪,葛国岚.韩雪教授麻杏石甘汤合千金苇茎汤治疗小儿肺炎喘嗽的经验[J].中国中医药现代远程教育,2016,14(21):65-67.

[303] 赵丽莹.芍药甘草汤在儿科应用举隅[J].中国中西医结合儿科学,2016,8(5):486-488.

[304] 赵林林,陈亮.泛发性慢性湿疹经方治验 1 则[J].新中医,2013,45(1):207-208.

[305] 赵龙飞.贾六金辨治小儿肺炎验案二则[N].中国中医药报,2017-06-28(005).

[306] 赵明锐.经方发挥[M].太原:山西人民出版社,1982.

[307] 赵启民,石亮.麻黄汤治疗小儿杂症验案 3 则[J].国医论坛,2012,27(1):11.

[308] 赵珊珊,肖宏.经方辨治小儿发热 3 例[J].中医药导报,2015,21(21):87-88.

[309] 赵玉生,赵金生.马融教授运用风引汤治疗儿科病症验案 2 则[J].吉林中医药,2011,31(06):564-565.

[310] 郑宏.郑启仲运用经方治疗小儿肺系疾病验案举隅[J].辽宁中医杂志,2007,34(4):511-512.

[311] 郑荣辉.升降散合芍药甘草汤治疗小儿肠系膜淋巴结炎 42 例[J].江苏中医药,2013,45(11):41.

[312] 中医研究院.蒲辅周医疗经验[M].北京:人民卫生出版社,1976.

[313] 钟仁华.竹叶石膏汤在儿科的运用[J].四川中医,2002,20(11):66.

[314] 周红三.生姜泻心汤加味治小儿腹泻 56 例[J].四川中医,2002,20(2):52.

[315] 周天寒.变用经方治疗急腹症 2 则[J].江西中医药,1994,25(1):25.

[316] 周晓媛,李小珊.李小珊教授治疗小儿咳嗽变异性哮喘经验[J].福建中医药,2017,48(2):60,64.

[317] 周也,李杰,张恒艳,等.秦国政教授运用黄芪桂枝五物汤治疗小儿过敏性紫癜经验[J].云南中医中药杂志,2017,38(5):2-4.

［318］ 朱凤龙,朱玉.肾气丸治验 3 则[J].河北中医,2007,29(6):525.

［319］ 朱小东.经方加减治疗小儿咳嗽验案 3 则[J].长春中医药大学学报,2012,28
　　　　(3):433-434.

［320］ 庄道琦.竹叶石膏汤儿科临床运用举例[J].新疆中医药,1994,12(2):55.